▶ 国家卫生和计划生育委员会"十二五"规划教材
▶ 全国高等医药教材建设研究会规划教材
▶ 全国高等学校医药学成人学历教育（专科）规划教材
▶ 供药学专业用

天然药物化学

第3版

主　编　宋少江

副主编　史清文　赵雪梅

编　者　（以姓氏笔画为序）

马骁驰（大连医科大学）　　　　宋少江（沈阳药科大学）

王志刚（黑龙江中医药大学）　　周应军（中南大学药学院）

史清文（河北医科大学）　　　　赵雪梅（泰山医学院）

乔　卫（天津医科大学）　　　　高慧媛（沈阳药科大学）

孙隆儒（山东大学药学院）

秘　书　李玲芝（沈阳药科大学）　　王立波（哈尔滨医科大学）

人民卫生出版社

图书在版编目（CIP）数据

天然药物化学/宋少江主编.—3 版.—北京：人民卫生
出版社，2013

ISBN 978－7－117－17615－6

Ⅰ.①天… Ⅱ.①宋… Ⅲ.①生物药-药物化学-成人
高等教育-教材 Ⅳ.①R284

中国版本图书馆 CIP 数据核字（2013）第 179185 号

人卫社官网	www. pmph. com	出版物查询，在线购书
人卫医学网	www. ipmph. com	医学考试辅导，医学数据库服务，医学教育资源，大众健康资讯

天然药物化学
第 3 版

主　　编：宋少江

出版发行：人民卫生出版社（中继线 010-59780011）

地　　址：北京市朝阳区潘家园南里 19 号

邮　　编：100021

E － mail：pmph @ pmph. com

购书热线：010-59787592　010-59787584　010-65264830

印　　刷：人卫印务(北京)有限公司

经　　销：新华书店

开　　本：787×1092　1/16　　印张：24

字　　数：599 千字

版　　次：2000 年 6 月第 1 版　　2013 年 9 月第 3 版
　　　　　2019 年 1 月第 3 版第 5 次印刷（总第 17 次印刷）

标准书号：ISBN 978-7-117-17615-6/R・17616

定　　价：43. 00 元

打击盗版举报电话：010-59787491　E－mail：WQ @ pmph. com
（凡属印装质量问题请与本社市场营销中心联系退换）

全国高等学校医药学成人学历教育规划教材第三轮
修订说明

    随着我国医疗卫生体制改革和医学教育改革的深入推进，我国高等学校医药学成人学历教育迎来了前所未有的发展和机遇，为了顺应新形势、应对新挑战和满足人才培养新要求，医药学成人学历教育的教学管理、教学内容、教学方法和考核方式等方面都展开了全方位的改革，形成了具有中国特色的教学模式。为了适应高等学校医药学成人学历教育的发展，推进高等学校医药学成人学历教育的专业课程体系及教材体系的改革和创新，探索医药学成人学历教育教材建设新模式，全国高等医药教材建设研究会、人民卫生出版社决定启动全国高等学校医药学成人学历教育规划教材第三轮的修订工作，在长达2年多的全国调研、全面总结前两轮教材建设的经验和不足的基础上，于2012年5月25～26日在北京召开了全国高等学校医药学成人学历教育教学研讨会暨第三届全国高等学校医药学成人学历教育规划教材评审委员会成立大会，就我国医药学成人学历教育的现状、特点、发展趋势以及教材修订的原则要求等重要问题进行了探讨并达成共识。2012年8月22～23日全国高等医药教材建设研究会在北京召开了第三轮全国高等学校医药学成人学历教育规划教材主编人会议，正式启动教材的修订工作。

    本次修订和编写的特点如下：

    1. 坚持国家级规划教材顶层设计、全程规划、全程质控和"三基、五性、三特定"的编写原则。

    2. 教材体现了成人学历教育的专业培养目标和专业特点。坚持了医药学成人学历教育的非零起点性、学历需求性、职业需求性、模式多样性的特点，教材的编写贴近了成人学历教育的教学实际，适应了成人学历教育的社会需要，满足了成人学历教育的岗位胜任力需求，达到了教师好教、学生好学、实践好用的"三好"教材目标。

    3. 本轮教材的修订从内容和形式上创新了教材的编写，加入"学习目标"、"学习小结"、"复习题"三个模块，提倡各教材根据其内容特点加入"问题与思考"、"理论与实践"、"相关链接"三类文本框，精心编排，突出基础知识、新知识、实用性知识的有效组合，加入案例突出临床技能的培养等。

    本次修订医药学成人学历教育规划教材药学专业专科教材14种，将于2013年9月陆续出版。

全国高等学校医药学成人学历教育规划教材药学专业
（专科）教材目录

教材名称	主编	教材名称	主编
1. 无机化学	刘 君	8. 人体解剖生理学	李富德
2. 有机化学	李柱来	9. 微生物学与免疫学	李朝品
3. 生物化学	张景海	10. 药物分析	于治国
4. 物理化学	邵 伟	11. 药理学	乔国芬
5. 分析化学	赵怀清	12. 药剂学	曹德英
6. 药物化学	方 浩	13. 药事管理学	刘兰茹
7. 天然药物化学	宋少江	14. 药用植物学与生药学	周 晔 李玉山

第三届全国高等学校医药学成人学历教育规划教材

评审委员会名单

前　言

　　天然药物化学作为全国高等学校医药学成人学历教育课程体系中的重要组成部分,在遵照成人继续教育培养目标及相关要求下,为适应教学改革和发展,根据我国现阶段成人学历教育特点,我们对高等学校医药学成人学历教育(专科)规划教材《天然药物化学》进行了修订。

　　本教材在前版教材基础上,继续保持知识体系的系统性、相对独立性,结合学生层次和特点,着重对各章节的内容、实际应用举例、最新应用成果上做了删减、变动和调整,尤其对一些内容过深、过多的地方进行适当删减,同时增加了一些实际应用的例子,力求使新版教材实用性更强、更有特色。

　　全书由宋少江(沈阳药科大学,第一章、第五章)、高慧媛(沈阳药科大学,第二章)、王志刚(黑龙江中医药大学,第三章)、马骁驰(大连医科大学,第四章)、周应军(中南大学药学院,第六章)、孙隆儒(山东大学药学院,第七章)、乔卫(天津医科大学,第八章)、赵雪梅(泰山医学院,第九章)、史清文(河北医科大学,第十章)九位教授、副教授共同编写完成。宋少江教授任主编,史清文、赵雪梅教授任副主编,沈阳药科大学李玲芝博士担任主编助理,负责全书的组织和整理工作。

　　本教材在编写过程中得到了人民卫生出版社和兄弟院校同仁们的热情鼓励和支持,也收到了许多宝贵意见和建议,在此深表谢意!

　　尽管大家编写非常努力、认真,但书中肯定还会存在缺点和不足,敬请广大师生和读者予以批评指正,使我们能切实得到进步和提高。

编　者
2013 年 7 月

目 录

第一章

总 论

学习目标 ▶

1. 掌握天然药物化学的定义;天然药物有效成分常用提取分离方法及特点;结构研究的主要程序;纯度鉴别方法;MS、IR、UV、NMR 等谱图的用途及特征。
2. 熟悉天然药物化学的研究范围;常见化合物的生物合成途径。
3. 了解天然药物提取分离新技术及应用。

第一节 绪 论

一、天然药物化学的研究内容

(一) 天然药物化学的基本含义及研究内容

天然药物化学是运用现代科学理论与方法研究天然药物中化学成分的一门学科。其研究内容包括各类天然药物化学成分(主要是生理活性成分或药效成分)的结构特点、物理化学性质、提取分离方法以及主要类型化学成分的结构鉴定,此外还涉及主要类型化合物的生物合成途径等内容。

(二) 天然药物的来源

天然药物是药物的一个重要组成部分。自古以来,人类在与疾病作斗争的过程中,通过以身试药,对天然药物的应用积累了丰富的经验。在中国,天然药物又称为中草药,更具有自己的特色,与中医一起构成了中华民族文化的瑰宝,是中华民族五千年来得以繁衍昌盛的一个重要原因,也是全人类的宝贵遗产。

天然药物来自植物、动物、矿物,而以植物来源为主,种类繁多。以中草药为例,仅《本草纲目》(明,李时珍)就记载 1892 种。《本草纲目拾遗》(清,赵学敏)又补充了 1021 种。随着科学技术的进步,医疗实践的发展以及国家、地区、民族间文化交流的扩大,中草药种类还会不断变化、发展。近来,号称"生命的摇篮"、占地球表面积 2/3 的海洋中所含的生物资源正在不断得到开发,出现了许多可喜的苗头。与此同时,随着生命科学的进步、人体自身功能调节系统的不断阐明,许多内源性生理活性物质也正在不断地被揭露出来。在此基础上,人们运用在酶、受体、细胞及分子水平上建立起来的新的生物活性测试体系进行广泛的筛选,将有助于发现更多的新天然药物。

二、天然药物化学简要发展史

(一) 有效成分

天然药物之所以能够防病治病,其物质基础在于所含的有效成分。然而一种天然药物往往含有结构、性质不尽相同的多种成分。例如中药麻黄(*Ephedra sp.* 的地上全草)中就含有左旋麻黄素[(-)-ephedrine]等多种生物碱类物质以及挥发油、淀粉、树脂、叶绿素、纤维素、草酸钙等其他成分;中药甘草(*Glycyrrhiza uralensis* 的根及根茎)中则含有甘草酸(glycyrrhizin)等多种皂苷以及黄酮类、淀粉、纤维素、草酸钙等成分。以上两例中,左旋麻黄素具有平喘、解痉作用,甘草酸则具有抗炎、抗过敏、治疗胃溃疡的作用,分别被认为是麻黄及甘草中的代表性有效成分,但淀粉、树脂、叶绿素等则一般被认为是无效成分或者杂质。以麻黄及甘草为原料制成的浸膏或制剂,其质量分别以左旋麻黄素及甘草酸的含量为基准进行控制。因此加工生产过程中,应注意设法除去那些无用的杂质,以得到富集有效成分的制剂或甚至直接得到这些有效成分的纯品。麻黄素盐酸盐及甘草酸的钠、钾盐及铵盐目前均已作为正式药品收载在许多国家的药典中。

麻黄素 甘草酸

应当强调指出,中草药及其他天然药物中,真正研究清楚有效成分的品种是不多的。更多的只是研究得到一些生理活性成分,即经过不同程度药效试验或生物活性试验,包括体外(*in vitro*)及体内(*in vivo*)试验,证明对机体具有一定生理活性的成分。但是,它们并不一定是真正代表各天然药物临床疗效的有效成分。另外,所谓有效成分或生理活性成分与无效成分或非生理活性成分的概念也不能简单、机械地理解。以氨基酸、蛋白质、多糖类成分为例,在多数场合下均被视为无效成分,并在加工过程中尽量设法除去,但在鹧鸪菜、天花粉、猪苓等药物中,却分别被证实是驱虫(鹧鸪菜中的氨基酸)、引产(天花粉中的蛋白质)及抗肿瘤(猪苓中的多糖)的有效成分。

(二) 天然药物化学发展简史

天然药物化学的发展离不开现代科学技术的进步。过去,一个天然化合物从天然药物中分离、纯化到确定结构、人工合成需要很长的时间。以吗啡(morphine)为例,从1804~1806年被发现、1925 年确定结构到 1952 年人工全合成,总共花了约 150 年时间。而利血平(reserpine)从发现、确定结构,到人工全合成,只用了几年时间(1952~1956 年)。近 30 年来,由于各种色谱技术及谱学技术的进步及广泛应用,天然药物化学的发展取得了更为显著的进步,研究工作的速度大大加快,研究工作的深度与广度也已今非昔比。许多过去令人望而生畏、不敢涉足的领域,如机体内源性生理活性物质,微量、水溶性、不稳定的成分以及大分子物质等都已提到了研究日程。仅以生物碱类成分为例,1952~1962 年中发现的新生物碱的数目(1107 个)就已超过了在此之前 100 年中发现的总和(950 个),而 1962~1972 年的十年中发现的新生物碱数(3443 个)又比前 10 年超出了三倍之多。此外,生物碱的新结构还以每年大于 1500 个的速度在增长,迄今已知的生物碱类成分总数已达到 13 万多个。

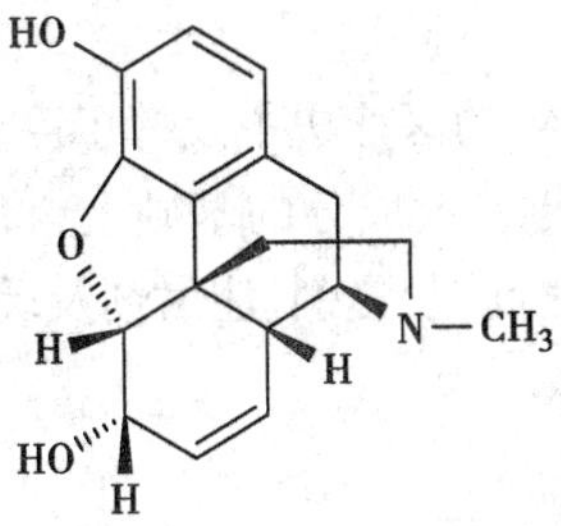

吗啡
(鸦片中成分,止痛)

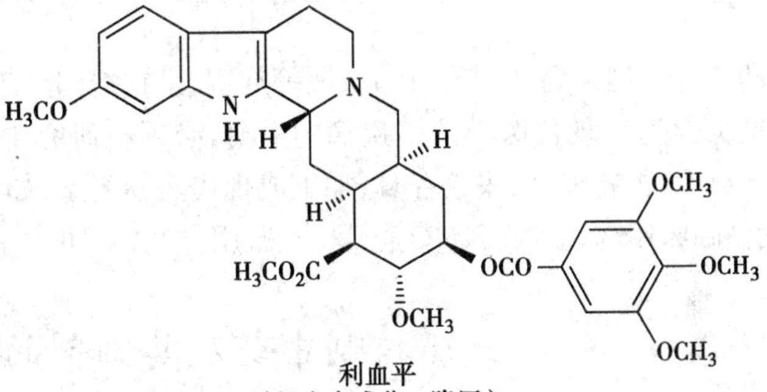

利血平
(蛇木中成分,降压)

另外,过去在测定一个化合物结构时,往往需要用化学方法进行降解或制成适当衍生物进行比较才有可能予以确认,因此一般需要至少几百毫克或甚至几克的纯物质。十几毫克乃至几十毫克的物质往往因为无法测定而被束之高阁。现在,由于科学技术的飞跃发展,尤其核磁共振(NMR)、质谱(MS)及 X 射线单晶衍射(X-ray crystal analysis)在设备、性能及测试技术方面的大幅度改善,以及计算机的广泛运用,结构测定需要的样品量已大幅度降低,十几毫克甚至几毫克就可以完成测定工作。

目前,我国天然药物化学研究工作的步伐已经大大加快,研究水平也有很大提高,加上我国拥有丰富的天然药物资源,相信在 21 世纪一定能对人类做出更大的贡献。

第二节 研究天然药物化学的意义

研究中药有效成分的重大意义可以从以下几个方面进行概括:

一、探索中药防治疾病的原理

对中药的有效成分研究清楚以后,便可应用现代科学技术,观察中药有效成分在人体内的吸收、分布和排泄过程。同时还可进一步研究有效成分的化学结构、理化性质与生物活性之间的关系。如常用的补气药人参,性甘微寒,滋补五脏,明目益智。应用人参的提取物,给大鼠腹腔注射,能明显促进肝细胞核和胞浆 RNA 及血清蛋白质的生物合成。在药理作用指导下,从人参中分离到有效部位,其有效部位包括含人参皂苷、糖类和其他成分,具有明显促进血清、肝脏、骨髓、睾丸等的核糖核酸、脱氧核糖核酸、蛋白质、脂质和糖的生物合成作用,并能提高机体的免疫能力。

中药主要是复方用药,从化学成分上看,可能存在同一中药共存成分之间和异种中药成分之间的复合作用。如麻黄汤中含麻黄、桂枝、杏仁、甘草,现已知麻黄碱为麻黄平喘主要有效成分,桂皮醛为桂枝挥发油中镇痛、解热的有效成分,苦杏仁苷为杏仁镇咳有效成分,甘草中所含的甘草酸具有解毒作用。这些有效成分发挥复合及协同作用,与麻黄汤治疗头颈强痛、恶寒、发热、咳嗽等症是相符的。

二、改进药物剂型,提高临床疗效

中药传统剂型如汤剂、膏、丹、丸、散等剂型,虽在祖国几千年的医疗史中发挥了巨大作用,但已不能完全适应现代医学防治疾病的需要,必须在研究中药有效成分的基础上,将中药经过提取分离后,去粗取精,去伪存真,加工成现代药物剂型,如片剂、胶囊剂、注射剂及缓释制剂等,从而使临床用药达到高效、安全、量小、服用方便的目的。

三、控制中药及其制剂的质量

中药发挥防病治病的作用,取决于有效成分的存在及其含量的多少,而有效成分又受中药的品种、产地、采收季节、贮存条件、品种变异或退化等自然及人工条件的影响。只有研究了中药的有效成分,才可通过含量测定的方法控制中药及其制剂的质量,鉴别其质量的优劣或真伪,为中药的 GAP 管理提供质量依据。例如,已知汉防己的有效成分是生物碱。通过含量测定得知,北京地区产汉防己生物碱含量为 1%,浙江产汉防己生物碱含量为 2%~3%;说明浙江产汉防己优于北京产汉防己。又如银黄注射液,由金银花和黄芩两味中药提取的有效部位配制成,已知绿原酸为金银花中的主要有效成分之一,黄芩苷为黄芩的主要有效成分,因此可用高效液相色谱法测定黄芩苷和绿原酸的含量以控制其质量。

四、提供中药炮制的现代科学依据

中药炮制是祖国传统医学中的一门制药技术,是来自中医辨证用药的经验总结,通过对中药的炮制,达到提高疗效、降低毒性和便于贮存的目的。明代医家陈家谟明确指出:"制药贵在适中,不及则功效难求,太过则气味反失……"。但传统炮制法没有客观标准可循,往往不同操作的人有不同的经验,所得产品很难一致。如果能搞清楚中药的有效成分,用谱学方法或化学方法对其进行定性或定量分析,就能有效地保证饮片的规格质量。

另外,发掘和提高祖国医药学遗产的一个重要工作是从物质分子结构层面阐明炮制的原理,进而改进和完善传统炮制的方法、丰富炮制方法学的内容。例如黄芩的炮制,因其有小毒,需用水法炮制后再作药用。有两种炮制方法,有人认为冷浸好,有人认为热蒸好,而药理实验表明,热蒸法的效果比冷浸法好。用有效成分化学变化可作如下解释:其有效成分为黄芩苷,冷浸法炮制时,黄芩苷容易被存在同一植物中的酶水解为苷元,水解后苷元又容易被氧化变为带有绿色的物质,使其药理作用降低。因此黄芩的炮制以热蒸为宜,可破坏其共存酶的活性,使药材保持黄色为佳,并使药材软化容易切片,中药化学的研究结果为黄芩的炮制提供了科学依据。

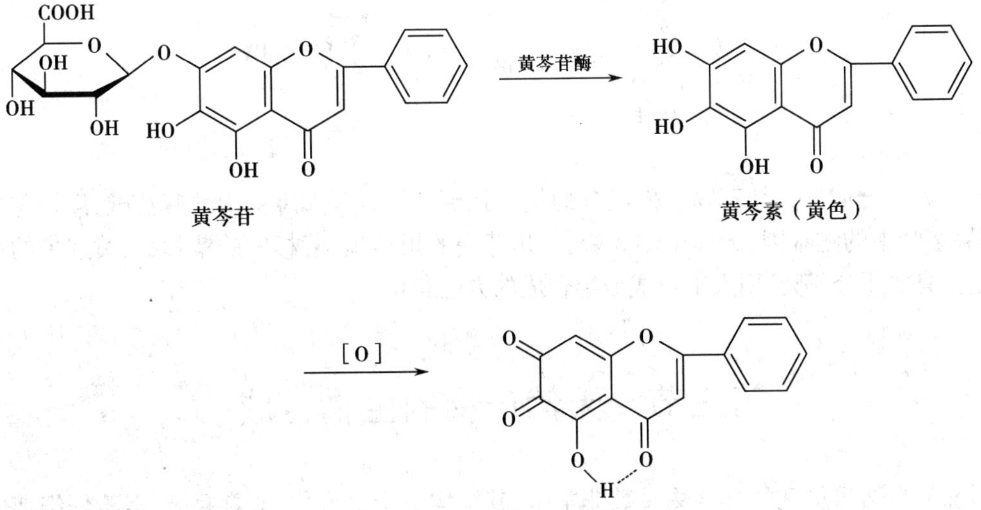

黄芩苷 → 黄芩苷酶 → 黄芩素(黄色)

[O] → 绿色

五、开辟药源,开发新药

开辟新药源的方法如下:从某中药中提取分离到一种有效成分,并对其分子结构进行了鉴定,根据有效成分的化学结构和性质,以此为依据分析其他动植物是否含有这种化学成分,从而寻找临床用药和工业生产的代用品。例如抗菌消炎的小檗碱,最初是从毛茛科植物黄连中发现的,因黄连的资源有限,供不应求,后来发现小檗属的三棵针、防己科的古山龙、芸香科的黄柏等植物也含有此成分。因此,三棵针、古山龙等是制药工业上提取小檗碱的主要原料。

研究中药有效成分的另一个重要目的,就是按照有效成分的化学结构特点进行人工合成,或通过改变有效成分的部分化学结构探索开发高效低毒的新药物。如香菇中的香菇嘌呤具有降低胆固醇的生物活性,若将香菇嘌呤分子中的羧基变为酯的结构,其降胆固醇的活性可提高10倍。又如吗啡镇痛作用的代用品——杜冷丁,保留了吗啡中起镇痛作用的结构部分,但成瘾性比吗啡小得多。

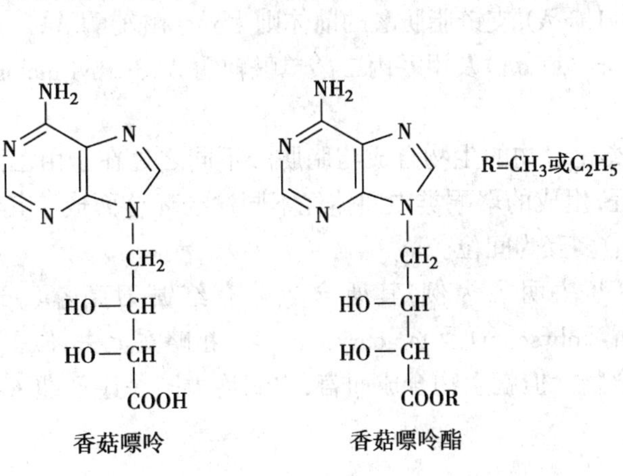

R=CH$_3$或C$_2$H$_5$

香菇嘌呤   香菇嘌呤酯

吗啡　　　　　　　　　　　　　　杜冷丁

至于人工合成的天然药物有效成分的例子就更多了。例如麻黄中的麻黄碱、洋金花中的阿托品、茶叶中的咖啡因、天麻中的天麻苷、川芎中的川芎嗪、紫杉中的紫杉醇、黄连中的小檗碱等主要有效成分,都已用人工合成或半合成的方法获得。

第三节　天然产物的生物合成

虽然从自然界得到的化合物总数非常多,其结构也千变万化、非常复杂,但若仔细加以分析,则不难看出它们均由一定的基本单位按不同方式组合而成。

常见的基本单位大概有以下几种类型:

C2 单位(乙酸单位):如脂肪酸、酚类、苯醌等聚酮类(polyketide)化合物。

C5 单位(异戊烯单位):如萜类、甾类等。

C6 单位:如香豆素、木脂体等苯丙素类化合物。

氨基酸单位:如生物碱类化合物。

复合单位:由上述单位复合构成。

天然化合物有如下几种主要生物合成途径,且大多数已用同位素示踪试验得到了证明。

(一)乙酸 - 丙二酸途径(acetate-malonate pathway,AA-MA 途径)

脂肪酸类、酚类、蒽酮类等均由这一途径生成。

1. 脂肪酸类　天然饱和脂肪酸类均由 AA-MA 途径生成。这一过程的出发单位是乙酰辅酶 A,但实际上起延伸碳链作用的是丙二酸单酰辅酶 A。碳链的延伸由缩合及还原两个步骤交替而成,得到的饱和脂肪酸均为偶数。碳链为奇数的脂肪酸,起始物质不是乙酰辅酶 A,而是丙酰辅酶 A(propyony1 CoA),支链脂肪酸的前体则为异丁酰辅酶 A(isobutyryl CoA)、α- 甲基丁酰辅酶 A(α-methylbutyryl CoA)及甲基丙二酸单酰辅酶 A(methyl malonyl CoA)等,但缩合及还原过程均与上类似。

2. 酚类　天然酚类化合物的生物合成与脂肪酸不同之处在于由乙酰辅酶 A 出发延伸碳链过程中只有缩合过程,生成的聚酮类中间体经不同途径环合而成。其特点是芳环上的含氧取代基(—OH、—OCH$_3$)多互为间位。

3. 蒽酮类　以中药决明子为例,其所含成分有红镰刀菌素(rubrofusarin)、决明内酯(toralactone)、大黄素甲醚(physcion)及 torachrysone 等。粗略看上去,似乎同一植物中出现了几种结构类型不同的化合物。但就生物合成而言,它们均由同一途径即 AA-MA 途径生成,都可归入聚酮类化合物中。

（二）甲戊二羟酸途径（mevalonic acid pathway，MVA 途径）和脱氧木酮糖磷酸酯途径（deoxyxylulose-5-P pathway，DXP 途径）

甲戊二羟酸途径和最近发现的脱氧木酮糖磷酸酯途径是萜和甾体（steroids）化合物的生物合成途径。萜类化合物是由异戊二烯单位头 - 尾或尾 - 尾相接生成的天然产物，按其聚合的异戊二烯单位数目可分为半萜、单萜、倍半萜、二萜、二倍半萜、三萜（两个倍半萜尾 - 尾相接而成）、四萜和多聚萜。萜类生物合成的主要机制是正碳离子机制和 Wagner-Meerwein 重排。而甾类化合物是经结构修饰的三萜类化合物。

1. 甲戊二羟酸途径（MVA 途径） 异戊二烯并不参与萜类化合物的形成，真正具有生物活性的异戊二烯单位是焦磷酸二甲基烯丙酯（DMAPP）和焦磷酸异戊烯酯（IPP），它们均由甲戊二羟酸（MVA）变化而来。

各种萜类分别经由对应的焦磷酸酯得来，三萜及甾体则由反式角鲨烯（trans-squalene）转变而成，再经氧化、还原、脱羧、环合或重排，最后生成种类繁多的三萜类及甾类化合物。由于 MVA 也是由乙酰辅酶 A 出发生成，故其生物合成基源也可以说是乙酰辅酶 A。

2. 戊酮糖磷酸酯途径（DXP 途径） 1- 去氧 -D- 木酮糖 -5- 磷酸酯是由丙酮酸和 3- 磷酸甘油醛脱羧形成的。由焦磷酸硫胺素（TPP）介导丙酮酸脱羧产生乙醛，并与相应的 TPP 结合，该分子以烯胺形式的中间体作为亲核试剂与 3- 磷酸甘油醛发生加成反应，接着释放 TPP 分子生成去氧木酮糖磷酸酯。去氧木酮糖磷酸酯经过类频那醇（pinacol）重排和 NADPH 还原生成 2- 甲基 -D- 赤藓糖 -4- 磷酸，再经多步骤转化成焦磷酸异戊烯酯（IPP），由此去氧木酮糖途径与甲戊二羟酸途径都通过共同的中间产物（IPP）联系起来。焦磷酸二甲基烯丙酯（DMAPP）可能通过 IPP 异构化生成，但也可能通过独立过程生成，目前还没有得到证明。去氧木酮糖磷酸酯在维生素 B_1 和维生素 B_6（VB）前体的合成中起重要作用。动物体内缺乏去氧木酮糖磷酸酯，所以只能利用甲戊二羟酸途径。

（三）桂皮酸途径（cinnamic acid pathway）及莽草酸途径（shikimic acid pathway）

天然化合物中具有 C_6-C_3 骨架的苯丙素类（phenylpropanoids）、香豆素类（coumarins）、木质素类（lignins）、木脂体类（lignans）以及具有 C_6-C_3-C_6 骨架的黄酮类化合物（flavonoids）极为多见。其中的 C_6-C_3 骨架均由苯丙氨酸（phenylalanine）经苯丙氨酸脱氨酶（phenylalanine ammonialyase，PAL）脱去氨后生成的桂皮酸而来。

苯丙素类经环化、氧化、还原等反应，还可生成 C_6-C_2、C_6-C_1 及 C_6 等类化合物。此外，与丙二酸单酰辅酶 A 结合，可生成二氢黄酮类化合物（C_6-C_3-C_6）。两分子的苯丙素类通过 β- 位聚合，则可得到木质素类化合物。

过去，桂皮酸途径一直以其前体——莽草酸命名，称为莽草酸途径（shikimic acid pathway）。可是由于莽草酸也是酪氨酸、色氨酸（tryptophane）等其他芳香酸类的前体，后两者又与生物碱的生物合成密切相关，故若命名为莽草酸途径将无法限定为仅由桂皮酸而来的苯丙素类化合物，故现已重新更名为桂皮酸途径。

（四）氨基酸途径（amino acid pathway）

天然产物中的生物碱类成分均由氨基酸途径生成。有些氨基酸脱羧成为胺类，再经过一系列化学反应（甲基化、氧化、还原、重排等）后转变成为生物碱。

已知作为生物碱前体的氨基酸，在脂肪族氨基酸中主要有鸟氨酸（ornithine）、赖氨酸（lysine）；芳香族中则有苯丙氨酸（phenylalanine）、酪氨酸（tyrosine）及色氨酸（tryptophane）等。

其中,芳香族氨基酸来自莽草酸途径,脂肪族氨基酸则基本上来自 TCA 循环及解糖途径中形成的 α- 酮酸经还原氨化(transamination)后生成,具体如下式所示:

$$RCOCOOH \xrightarrow{\text{transamination}} R-CH(NH_2)COOH$$

鸟氨酸为生物碱的形成提供了一个 C_4N 单元,主要生成吡咯烷环系统。L- 赖氨酸反应与鸟氨酸反应类似,但它提供的是一个 C_5N 单元,而其他多数氨基酸作为生物碱的前体,由于结构中不存在 δ- 氨基或 ε- 氨基,只能由 α- 氨基提供氮原子。邻氨基苯甲酸是 L- 色氨酸生物合成中的关键中间体之一,在吲哚生物碱的生物合成中发挥着重要作用。在生物合成过程中,邻氨基苯甲酸脱羧,形成 C_6N 骨架。从邻氨基苯甲酸生物合成的生物碱实例很多,此途径可以合成喹唑啉生物碱、喹啉和吖啶生物碱。

应当指出,并非所有的氨基酸都能转变为生物碱。大多数的生物碱来源于氨基酸,其过程是将氨基酸中的氮原子和整个碳骨架或大部分碳骨架引入生物碱的结构中。但有些生物碱并非如此,它们是以非氨基酸前体为底物,在生物合成相对较晚的阶段氮原子才插入到结构中。这样的生物碱经常是以萜类和甾类化合物为基本骨架。氮原子是通过氨基酸与萜类和甾类骨架中的醛或酮基发生转氨反应而引入的。

(五) 复合途径

由前述内容可看出,新生霉素那样结构稍为复杂的天然化合物,其分子中各个部位不可能来自同一生物合成途径,又如大麻二酚酸(cannabidiolic acid)、查耳酮(chalcones)、二氢黄酮(dihydroflavones)等,均来自两个以上不同的生物合成途径,即复合途径。

显然,上述天然化合物均来自 2 个以上不同的生物合成途径,即复合生合成途径。

常见的复合生合成途径有下列几种:

1. 乙酸 - 丙二酸——莽草酸途径。
2. 乙酸 - 丙二酸——甲羟戊酸途径。
3. 氨基酸——甲羟戊酸途径。
4. 氨基酸——乙酸 - 丙二酸途径。
5. 氨基酸——莽草酸途径。

最后应当指出,生物合成是天然药物化学学科中一个重要的领域。了解生物合成的有关知识,不仅对天然化合物进行结构分类或推测天然化合物的结构有帮助,而且对植物化学分类学以及仿生合成等学科的发展有着重要的理论指导意义,对采用组织培养方法进行物质生产有实际指导意义。

第四节 提取分离方法

天然药物化学的研究是从有效成分或生理活性化合物的提取、分离工作开始。在进行提取之前,应对所用材料的基源(如动、植物的学名)、产地、药用部位、采集时间与方法等进行考查,并系统查阅文献,以充分了解、利用前人的经验。

目的物为已知成分或已知化学结构类型,如从甘草中提取甘草酸、麻黄中提取麻黄素,或从植物中提取某类成分如总生物碱或总酸性成分时,工作比较简单。一般宜先查阅有关资料,搜集比较该种或该类成分的各种提取方案,尤其是工业生产方法,再根据具体条件加以选用。从中草药或天然药物中寻找未知有效成分或有效部位时,情况比较复杂。只能根据预先确定的目标,在适当的活性测试体系指导下,进行提取、分离并以相应的动物模型筛选、临床验证、反复实践,才能达到目的。这里先简要讨论物质提取分离的一般原理及常用方法。

一、有效成分的提取

从药材中提取天然活性成分的方法有溶剂法、水蒸气蒸馏法及升华法等。后两种方法的应用范围十分有限,大多数情况下是采用溶剂提取法。溶剂提取法系选择适当溶剂将中草药中的化学成分从药材中提取出来。如无特殊规定,药料须经干燥并适当粉碎,以利增大与溶剂的接触表面,提高萃取效率。一般而言,植物成分中,萜类、甾体等脂环类及芳香类化合物因为极性较小,易溶于三氯甲烷、乙醚等亲脂性溶剂中;而糖苷、氨基酸等类成分则极性较大,易溶于水及含水醇中;至于酸性、碱性及两性化合物,因为存在状态(分子或离子形式)随溶液而异,故溶解度将随 pH 而改变。但是,从药材中提取活性成分时,由于存在多种成分间的相互助溶作用,情况要复杂得多。因此,从药材中提取活性成分很难有一个固定的模式。通常须根据提取要求、目的成分及杂质的性质差别以及溶剂的溶解能力来确定。一般,可将固体药材按极性递增方式,用不同溶剂,如石油醚或汽油(可提出油脂、蜡、叶绿素、挥发油、游离甾体及三萜类化合物)、三氯甲烷或乙酸乙酯(可提出游离生物碱、有机酸及黄酮、香豆素的苷元等中等极性化合物)、丙酮或乙醇、甲醇(可提出苷类、生物碱盐以及鞣质等极性化合物)及水(可提取氨基酸、糖类、无机盐等水溶性成分)依次进行提取。得到的各个馏分经活性测试确定有效部位后再作进一步分离。另外,也可将药材直接用乙醇、含水乙醇或含水丙酮提取,提取液浓缩成膏,拌以硅藻土等辅料,减压干燥成粉后,再用上述不同溶剂进行分步处理。

(一)溶剂提取法

1. 提取原理 是根据"相似相溶"这一原理进行的,通过选择适当溶剂将化学成分从药材中提取出来。化合物亲水性和亲脂性程度的大小与其分子结构直接相关,一般来说,两种基本母核相同的成分,其分子中官能团的极性越大或极性官能团数目越多,则整个分子的极性就越大,表现亲水性强,而亲脂性就越弱。其分子非极性部分越大或碳链越长,则极性越小,亲脂性越强,而亲水性就越弱。植物成分中,萜类、甾体等脂环类及芳香类化合物因极性较小,易溶于三氯甲烷、乙醚等亲脂性溶剂中;而糖苷、氨基酸等类成分则极性较大,易溶于水及含水醇中;至于酸性、碱性及两性化合物,因存在状态(分子或离子形式)随溶液而异,故溶解度将随 pH 而改变。常见溶剂的极性度强弱顺序可表示如下:

石油醚(低沸点→高沸点) < 二硫化碳 < 四氯化碳 < 三氯乙烯 < 苯 < 二氯甲烷 < 乙醚 < 三氯甲烷 < 乙酸乙酯 < 丙酮 < 乙醇 < 甲醇 < 乙腈 < 水 < 吡啶 < 乙酸。

从药材中提取活性成分时,由于存在多种成分间的相互助溶作用,情况要复杂得多。因此,从药材中提取活性成分很难有一个固定的模式。

2. 溶剂法分类 按是否加热可分为冷提和热提两种方法。每种方法具体操作如下:

(1) 浸渍法:是在常温或低热(<80℃)条件下用适当的溶剂浸渍药材以溶出其中成分的方法。本法适用于有效成分遇热不稳定的或含大量淀粉、树胶、果胶、黏液质的中药的提取。但本法出膏率低,需要特别注意的是当水为溶剂时,其提取液易于发霉变质,须注意加入适当的

防腐剂。

(2) 渗漉法:是不断向粉碎的中药材中添加新鲜浸出溶剂,使其渗过药材,从渗漉筒下端出口流出浸出液的一种方法。但该法消耗溶剂量大、费时长、操作比较麻烦。

(3) 煎煮法:是在中药材中加入水后加热煮沸,将有效成分提取出来的方法。此法简便,但含挥发性成分或有效成分遇热易分解的中药材不宜用此法。

(4) 回流提取法:是用易挥发的有机溶剂加热回流提取中药成分的方法。但对热不稳定的成分不宜用此法,且溶剂消耗量大,操作麻烦。

(5) 连续回流提取法:该方法弥补了回流提取法中溶剂消耗量大,操作太繁琐的不足,实验室常用索氏(沙氏)提取器(图1-1)来完成本法操作。但此法时间较长,对受热易分解的成分不宜用此法。

(6) 超临界流体萃取技术:物质处于其临界温度(T_c)和临界压力(p_c)以上状态时,成为单一相态,将此单一相态称为超临界流体(supercritical fluid,SF)。将超临界流体作为提取溶剂,利用程序升压对不同极性的成分分步萃取,这种萃取方法称为超临界流体萃取(SFE)。

已知可作为超临界流体的物质很多,如二氧化碳、一氧化二氮、六氟化硫、乙烷、庚烷、氨、二氯二氟甲烷等,其中以CO_2最为常用。

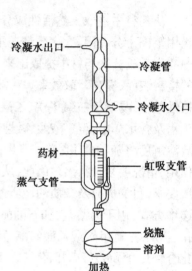

图 1-1 索氏(沙氏)提取器的简单装置图

(冷凝水出口、冷凝管、冷凝水入口、药材、虹吸支管、蒸气支管、烧瓶、溶剂、加热)

1) 其特点概括如下:①不残留有机溶剂、萃取速度快、收率高、工艺流程简单、操作方便;②无传统溶剂法提取的易燃易爆的危险;减少环境污染,无公害;产品是纯天然的;③因萃取温度低,适用于对热不稳定物质的提取;④萃取介质的溶解特性容易改变,在一定温度下只需改变其压力;⑤还可加入夹带剂,改变萃取介质的极性来提取极性物质;⑥适于极性较大和分子量较大物质的萃取;⑦萃取介质可循环利用,成本低;⑧可与其他色谱技术联用及IR、MS联用,可高效快速地分析中药及其制剂中有效成分。

2) 其局限性可概括如下:

①对脂溶性成分溶解力强,而对水溶性成分溶解能力低;②设备造价高而导致产品成本中的设备折旧费比例过大;③更换产品时清洗设备较困难。

3) 夹带剂的作用:超临界流体萃取中所用的夹带剂(entrainer)作为亚临界组分,挥发度介于超临界流体与被萃取溶质之间,以液体形式和相对小的量加入超临界流体中。其作用在于:①改善或维持选择性;②提高难挥发溶质的溶解度。一般情况下,具有很好溶解性能的溶剂也往往是很好的夹带剂,如甲醇、乙醇、丙酮和乙腈等。

4) 应用:超临界流体萃取技术在医药、化工、食品、轻工及环保等领域取得了可喜的成果。特别是在中药有效成分萃取技术领域,如中药生物碱、挥发油、苯丙素、黄酮、有机酸、苷类、萜类及天然色素方面得到广泛应用。

(7) 超声波提取技术:超声提取法是采用超声波辅助提取溶剂进行提取的方法。超声波是一种弹性机械振动波,其传播的振动频率在弹性介质中高达20kHz。超声波作用于液体介质引起介质的振动,当振动处于稀疏状态时,在介质中形成许多小空穴,这些小空穴的瞬间闭合,可引起高达几千个大气压的压力,同时局部温度可上升到千度高温,这一现象称为空化现象,它可造成植物细胞壁及整个生物体的瞬间破裂,使溶液能渗透到药材的细胞中,从而加速药材中的有效成分溶解于溶媒。根据这种作用机制可将超声波应用于提取。因超声波提取不会改变有效成分的结构,且缩短了提取时间、提高了提取率,从而为重要成分的提取提供了一种快速、高产的提取新方法。

超声波技术在中药成分提取中的应用近年来发展得较为广泛,如在对皂苷类成分的提取中,若对皂苷类成分采用加水煎煮或有机溶剂浸泡的方法提取,则耗时长、提出率低。而采用超声技术则可大大缩短提取时间,不但提高了浸出率,而且还有节约药材、杂质少等优点。如从穿山龙根茎中提取主要有效成分薯蓣皂苷,以 70% 乙醇浸泡 48h 为对照,用 20kHz 的超声波提取 30min,其提出率是对照组的 1.2 倍,用 1MHz 的超声波提取 30min,其提出率是对照组的 1.34 倍,此工艺可以节约药材 23.4%。此外超声波提取可应用于生物碱、蒽醌类和黄酮类成分的提取等。

超声波技术应用于药物的提取有它独特的优点,同时它的操作也非常简便,它在药学领域的应用已经日益广泛,但是在应用超声波技术提取药物时应注意以下两点问题:

1) 参数的选择:在超声提取实验中,选择的参数主要有频率、声强度、提取时间等。实验证明,不同的中药材选择不同的参数会出现不同的结果,即使同一药材也会因参数的不同影响实验结果。郭孝武等利用超声技术提取黄连素时,高频率(1100kHz)的超声波的提出率比低频率(20kHz)的降低了 1.33%,同时随提取时间的延长,在 30min 处出现一峰值,以后提出率逐渐降低。由此可见,超声提取中提高提取率的关键是找到适宜的参数。

2) 溶剂的选择:超声提取无需加热,因此,溶剂选择是否得当将会影响中药中有效成分的提出率。因而在选择提取溶剂时,最好结合有效成分的理化性质进行筛选。比如在提取皂苷、多糖类成分,可利用它们的水溶性特性选择水作提取溶剂;在提取生物碱类成分,可利用其与酸反应成盐的性质而采用酸提的方法。

(8) 微波提取技术:微波波长范围在 0.1~100cm,微波提取是把微波作为一种与物质相互作用的能源来使用,是在传统的有机溶剂萃取基础上发展起来的。用作能源的微波,其频率在几千兆赫兹。与传统方法相比,该方法具有提取成分不易分解、耗时短、耗能低、环境污染小等优点。

1) 原理:微波具有吸收性、穿透性、反射性,即它可为极性物质如水等选择性吸收,从而被加热,而不为非极性物质吸收,表现出穿透性。分子对微波具有选择性吸收,极性分子可吸收微波能,然后弛豫,以热能形式释放能量,使介质内部温度迅速上升,造成内部压力过大,导致成分流出溶解于溶剂中;另一方面,微波所产生的电磁场可使部分成分向萃取溶剂界面扩散,加速其热运动,缩短提取时间,既提高了提取速率,又降低了提取温度,对不耐热物质实用性较好。

2) 影响提取的因素:提取选用的溶剂;因微波在样品中的传播有反射性,故待提取样品的形状、粒度也影响到对微波的吸收和加热效果;对于易吸收微波的被提取样品,用量不能太大,否则因穿透深度小,提取效果不佳。此外,微波功率选择得恰当亦很重要,太大则浪费功率;太小,样品加热不够,内部靠传统方式受热。

微波萃取技术现已广泛应用到香料、调味品、天然色素、中草药、化妆品、土壤和环境分析等诸多领域。微波提取法是利用微波无温度梯度的热效应使被提取物的里外同时加热,增加物质扩散性和溶剂穿透性,从而加速提取过程的一种提取法,其起步较晚于超临界萃取法。

(9) 酶技术:植物药中的大部分生物活性成分存在于细胞壁内,少量存在于细胞间隙。一般说来,细胞壁是提取中药材有效成分的主要屏障。中药酶技术提取是在传统提取方法的基础上,利用酶反应具有高度的专一性的特性,根据药材植物细胞的构成,选择相对应的酶,将细胞壁的组成成分水解或降解,破坏细胞壁结构,使有效成分充分暴露出来,溶解、混悬或胶溶于溶剂中,从而达到提取细胞内有效成分的目的的一种新型提取方法。该方法操作简便、成本低廉,并具备大生产的可行性,如用纤维素酶从知母中提取甾体总皂苷。

(二) 水蒸气蒸馏法

水蒸气蒸馏法适用于具有挥发性的、能随水蒸气蒸馏而不被破坏且难溶或不溶于水的成分的提取。此类成分的沸点多在100℃以上,并在100℃左右有一定的蒸气压。水蒸气蒸馏所根据的原理是基于两种互不相溶的液体共存时,各组分的蒸气压和它们在纯粹状态时的蒸气压相等,而另一种液体的存在并不影响它的蒸气压。混合体系的总蒸气压等于两纯组分蒸汽压之和,由于体系的蒸汽压比任何一组分的蒸汽压都高,所以混合物的沸点要比任一组分的沸点都低。

(三) 升华法

固体物质在受热时不经过熔融直接转化为蒸气的过程叫做升华,蒸气遇冷后又凝结成固体的现象叫凝华。中药中有一些成分具有升华的性质,能利用升华 - 凝华法直接从中药中提取出来。如樟木中的樟脑,茶叶中的咖啡因等。

二、化学成分的分离与精制

以上提取方法所得的成分多为混合物,尚须进一步分离与精制。常用方法及原理如下:

(一) 根据物质溶解度差别进行分离

物质分离的许多操作往往在溶液中进行。实践中可以采用下列方法:

1. 利用温度不同引起溶解度的改变以分离物质,如常见的结晶及重结晶等操作。

2. 在溶液中加入另一种溶剂以改变混合溶剂的极性,使一部分物质沉淀析出,从而实现分离。常见如在药材浓缩水提取液中加入数倍量高浓度乙醇,以沉淀除去多糖、蛋白质等水溶性杂质(水 / 醇法);或在浓缩乙醇提取液中加入数倍量水稀释,放置以沉淀除去树脂、叶绿素等水不溶性杂质(醇 / 水法);或在乙醇浓缩液中加入数倍量乙醚(醇 / 醚法)或丙酮(醇 / 丙酮法),可使皂苷沉淀析出,而脂溶性的树脂等类杂质则留存在母液中等。

3. 对酸性、碱性或两性有机化合物来说,常可通过加入酸、碱以调节溶液的 pH,改变分子的存在状态(游离型或解离型),从而改变溶解度而实现分离。例如,一些生物碱类在用酸性水从药材中提出后,加碱调至碱性即可从水中沉淀析出(酸 / 碱法)。提取黄酮、蒽醌类酚酸性成分时采用的碱 / 酸法以及调节 pH 等电点使蛋白质沉淀的方法等也均属于这一类型。这种方法简便易行,在工业生产中应用很广泛。

4. 酸性或碱性化合物还可通过加入某种沉淀试剂使之生成水不溶性的盐类等沉淀析出。例如酸性化合物可作成钙盐,钡盐、铅盐等;碱性化合物如生物碱等,则可作成苦味酸盐、苦酮酸盐等有机酸盐或磷钼酸盐、磷钨酸盐、雷氏盐等无机酸盐。得到的有机酸金属盐类(如铅盐)沉淀悬浮于水或含水乙醇中,通入硫化氢气体进行复分解反应,使金属硫化物沉淀后即可回收得到纯化的游离的有机酸类化合物。至于生物碱等碱性有机化合物的有机酸盐类则可悬浮于水中,加入无机酸,使有机酸游离后先用乙醚萃取除去,然后再进行碱化、有机溶剂萃取,回收有机溶剂即可得到纯化了的碱性有机化合物。

(二) 根据物质在两相溶剂中的分配比不同进行分离

常见的方法有简单的液 - 液萃取法、纸色谱法、逆流分容法(CCD)、液滴逆流色谱法(DCCC)、高速逆流色谱法(HSCCC)、气液分配色谱法(GC 或 GLC)及液 - 液分配色谱法(LC 或 LLC)等。

以下重点就液 - 液萃取的基本原理及方法作简单概括。

1. 液 - 液萃取与分配系数 K 值 两种相互不能任意混溶的溶剂(例如三氯甲烷与水)如置于分液漏斗中充分振摇,放置后即可分成两相。此时如果其中含有溶质,则溶质在两相溶剂中的分配比(K)在一定温度及压力下为一常数,可以用下式表示:

$$K = C_U / C_L \qquad (式 1-1)$$

K:分配系数;C_U:溶质在上相溶剂中的浓度;C_L:溶质在下相溶剂中的浓度。

现在假定有 A、B 两种溶质用三氯甲烷及水进行分配,如 A、B 均为 1.0g,$K_A=10$,$K_B=0.1$,两相溶剂体积比 $V_{CHCl_3}/V_{H_2O}=1$,则在用分液漏斗作一次振摇分配平衡后,90% 以上的溶质 A 将分配在上相溶剂(水)中,不到 10% 的溶质 A 分配到下相溶剂(三氯甲烷)中。同理,$K_B=0.1=1/10$,则振摇平衡后,溶质 B 的分配将与 A 相反。留在水中的不到 10%,90% 以上分配在三氯甲烷中。这说明,在上述条件下,A、B 两种溶质在三氯甲烷及水中仅作一次分配就可实现 90% 以上程度的分离。

2. 分离难易与分离因子 β 现在,我们可以用分离因子 β 值来表示分离的难易。分离因子 β 可定义为 A、B 两种溶质在同一溶剂系统中分配系数的比值。即:

$$\beta = K_A / K_B (注:K_A > K_B) \qquad (式 1-2)$$

上例中,$\beta = K_A / K_B = 10/0.1 = 100$。

就一般情况而言,$\beta \geq 100$,仅作一次简单萃取就可实现基本分离;但 $100 > \beta \geq 10$,则须萃取 10~12 次;$\beta \leq 2$ 时,要想实现基本分离,须作 100 次以上萃取才能完成;$\beta \cong 1$ 时,则 $K_A \cong K_B$,意味着两者性质极其相近,即使作任意次分配也无法实现分离。而实际分离工作中,我们总是希望选择分离因子 β 值大的溶剂系统,以求简化分离过程,提高分离效率。

3. 分配比与 pH 梯度萃取法 对酸性、碱性及两性有机化合物来说,分配比还受溶剂系统 pH 的影响。因为 pH 变化可以改变它们的存在状态(游离型或解离型),从而影响在溶剂系统中的分配比。以酸性物质(HA)为例,其在水中的解离平衡及解离常数 K 可用下式表示:

$$HA + H_2O \rightleftharpoons A^- + H_3O^+$$

$$K_a = \frac{[A^-][H_3O^+]}{[HA]} \qquad (式 1-3)$$

两边取负对数

则:

$$pK_a = pH - \log \frac{[A^-]}{[HA]} \qquad (式 1-4)$$

K_a 及 pK_a 均可用来表示酸性物质的酸性强弱。酸性越强,K_a 越大,pK_a 值越小。若该酸性

物质完全解离,即 HA 均转变成 A⁻,则:

$$pH=pK_a+\log\frac{[A^-]}{[HA]}\cong pK_a+\log\left(\frac{100}{1}\right)$$

故:

$$pH\cong pK_a+2 \qquad\qquad (式1-5)$$

若该酸性物质完全游离,即 A⁻ 均转变成 HA,则:

$$pH\cong pK_a-2 \qquad\qquad (式1-6)$$

因为酚类化合物的 pK_a 值一般为 9.2~10.8,羧酸类化合物的 pK_a 值约为 5,故 pH<3 时大部分酚酸性物质将以非解离形式(HA)存在,因而易分配于有机溶剂中;而 pH>12 时,则将以解离形式(A⁻)存在,因而易分配于水中。

同理,碱性物质(B)的碱性强弱可用 K_b 或 pK_b 表示:

$$B+H_2O \rightleftharpoons BH^++OH^-$$
$$(共轭酸)$$

$$K_b=\frac{[BH^+][OH^-]}{[B]} \qquad\qquad (式1-7)$$

$$pK_b=-\log K_b \qquad\qquad (式1-8)$$

现在,碱性物质的碱性强弱更多系以其共轭酸(BH⁺)的解离常数 K_a 或 pK_a 值表示。

$$BH^++H_2O \rightleftharpoons B+H_3O^+$$
$$(共轭酸) \qquad (共轭碱)$$

$$K_a=\frac{[B][H_3O^+]}{[BH^+]} \qquad\qquad (式1-9)$$

$$pK_a=pH-\log\frac{[B]}{[BH^+]} \qquad\qquad (式1-10)$$

显然,碱性越强,则其共轭酸的 K_a 值越小,pK_a 值越大。与酸性物质相同,我们也可以由文献上给出的 pK_a 值求出各该碱性物质呈游离型或解离型时的 pH 条件。

一般 pH<3 时,酸性物质多呈非解离状态(HA)、碱性物质则呈解离状态(BH⁺)存在;但 pH>12,则酸性物质呈解离状态(A⁻)、碱性物质则呈非解离状态(B)存在。据此,可采用图 1-2 所示在不同 pH 缓冲溶液与有机溶剂中进行分配的方法,使酸性、碱性、中性及两性物质得以分离。

4. 液-液萃取与纸色谱 前已叙及,分离因子 β 是液-液萃取时判断物质分离难易的重要参数。一般 β>50 时,简单萃取即可解决问题,但 β<50 时,则宜采用逆流分溶法。问题是对于未知成分组成的混合物来说,不知道混合物中各个组分在同一溶剂系统中的分配比又如何求得 β 值呢? 这里可以借助纸色谱(PC)的帮助。PC 的原理与液-液萃取法基本相同,R_f 值与分配系数 K 之间有下列关系:

$$K_{有机相/水相}=\frac{1}{r}\frac{R_f}{(1-R_f)} \qquad\qquad (式1-11)$$

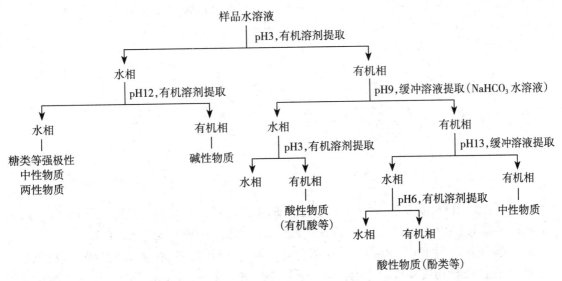

图 1-2　利用 pH 梯度萃取分离物质的模式图

（式 1-11）中，r 为纸层色谱定数。当色谱滤纸湿重（$W_{湿}$）为干重（$W_{干}$）的 1.5 倍时，$r=2$。设 A、B 两种（或两组）物质的 R_f 值分别为 R_{fa} 及 R_{fb}，则分离因子：

$$\beta = \frac{R_{fa}(1-R_{fb})}{R_{fb}(1-R_{fa})}$$

式中，$R_{fa} > R_{fb}$

据此，可用 PC 选择设计液 - 液萃取分离物质的最佳方案。

5. 液 - 液分配柱色谱　将两相溶剂中的一相涂覆在硅胶等多孔载体上作为固定相填充在色谱管中，然后加入与固定相不相混溶的另一相溶剂（流动相）冲洗色谱柱。这样，物质同样可在两相溶剂相对作逆流移动，在移动过程中不断进行动态分配而得以分离。这种方法称之为液 - 液分配柱色谱法。

（1）正相色谱与反相色谱：液 - 液分配柱色谱用的载体主要有硅胶、硅藻土及纤维素粉等。通常，分离水溶性或极性较大的成分如生物碱、苷类、糖类、有机酸等化合物时，固定相多采用强极性溶剂，如水、缓冲溶液等，流动相则用三氯甲烷、乙酸乙酯、丁醇等弱极性有机溶剂，称之为正相色谱；但当分离脂溶性化合物，如高级脂肪酸、油脂、游离甾体等时，则两相可以颠倒，固定相可用石蜡油，而流动相则用水或甲醇等强极性溶剂，故称之为反相分配色谱（reverse phase partition chromatography）。

除色谱柱外，液 - 液分配色谱也可在色谱用硅胶薄层色谱上进行。因此液 - 液分配柱色谱的最佳分离条件可以根据相应的薄层色谱结果（正相柱用正相板，反相柱用反相板）进行选定。

常用反相硅胶薄层及柱色谱的填料系将普通硅胶经下列方式进行化学修饰，键合上长度不同的烃基（R），形成亲油表面而成。

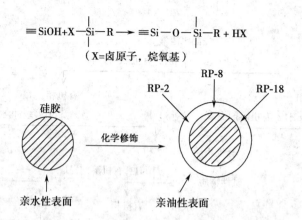

$$\equiv SiOH + X—Si—R \longrightarrow \equiv Si—O—Si—R + HX$$

（X=卤原子，烷氧基）

根据烃基(-R)长度为乙基($-C_2H_5$)还是辛基($-C_8H_{17}$)或十八烷基($-C_{18}H_{37}$),分别命名为 RP (reverse phase)-2、RP-8 及 RP-18。三者亲脂性强弱顺序如下:RP-18>RP-8>RP-2。

(2) 加压液相柱色谱:经典的液-液分配柱色谱中用的载体(如硅胶)颗粒直径较大 (100~150μm),流动相仅靠重力作用自上向下缓缓流过色谱柱,流出液用人工分段收集后再进行分析,因此柱效较低、费时较长。近来已逐渐被各种加压液相色谱所代替。加压液相色谱用的载体多为颗粒直径较小、机械强度及比表面积均大的球形硅胶微粒,如 Zipax 类薄壳型或表面多孔型硅球以及 Zorbax 类全多孔硅胶微球,其上键合不同极性的有机化合物以适应不同类型分离工作的需要,因而柱效大大提高。按加压强弱可以分为快速色谱(flash chromatography,约 $2.02 \times 10^5 Pa$)、低压液相色谱(LPLC,$<5.05 \times 10^5 Pa$)、中压液相色谱(MPLC,$5.05 \sim 20.2 \times 10^5 Pa$)及高压液相色谱(HPLC,$>20.2 \times 10^5 Pa$)等。各种加压液相色谱的分离规模如图 1-3 所示。

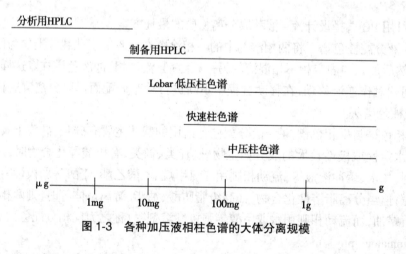

图 1-3 各种加压液相柱色谱的大体分离规模

近来,中低压液相柱色谱装置及 E. Merck 公司生产的配套用 Lobar 柱因分离规模较大(可达克数量级)、分离效果较好(有时不亚于 HPLC 所得结果)、分离速度较快(填充剂颗粒较大,约 40~60μm)、分离条件又可由相应的 TLC 结果直接选用,加之价格比较便宜、操作简便,故很受用户欢迎。

(3) 涡流色谱(turbulent flow chromatography,TFC):涡流色谱法是利用大粒径填料使流动相在高流速下产生涡流状态,从而对生物样品进行净化与富集的在线萃取技术。它可以实现生物样品处理并直接进样,具有速度快、选择性好、灵敏度高、易于实现自动化等优点。因此,TFC是一种高通量、高选择性的生物样品前处理方法,但色谱柱寿命较短是其不足之处。目前已有各种商品化的涡流色谱柱,对不同极性的化合物具有不同的萃取能力。主要分为四类:正相柱、反相柱、离子交换柱、混合模式柱等。近年来,在生物领域尤其是体内药物分析中得到了广泛的应用,如测定血浆中的芬氟拉明、替马西泮、奥沙西泮、他莫昔芬等碱性药物。

6. 液滴逆流色谱(DCCC)及高速逆流色谱(HSCCC) 1970 年,由Tanimura 在液 - 液分配色谱基础上创建的液滴逆流色谱装置(droplet counter current chromatography,DCCC)可使流动相呈液滴形式垂直上升或下降,通过固定相的液柱,实现物质的逆流色谱分离(图1-4)。

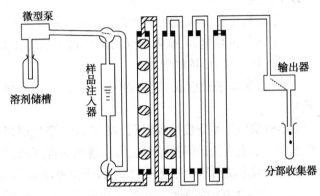

图 1-4 液滴逆流色谱装置示意图

该装置中分离管虽为玻璃材料,但因为整组固定而不易破损且分配用的两相溶剂不必振荡,故不易乳化或产生泡沫,特别适于皂苷类的分离。另外,近来由 Y. Ito 发明的高速逆流色谱(high speed counter current chromatography,HSCCC)也为类似原理:该装置依靠聚四氟乙烯(PTFE)蛇形管的方向性及特定的高速行星式旋转所产生的离心力场作用,使无载体支持的固定相稳定地保留在蛇形管内,并使流动相单向、低速通过固定相,实现连续逆流萃取分离物质的目的(图1-5)。

DCCC 以及 HSCCC 均可克服上述液相色谱中因为采用固体载体所引起的不可逆吸附消耗、试样变性污染及色谱峰畸形拖尾等弊病,试样还可以定量回收,目前已广泛用于皂苷、生物碱、酸性化合物、蛋白质、糖类等天然化合物的分离精制工作,并取得了良好的效果。

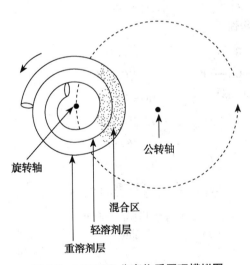

图 1-5 HSCCC 分离物质原理模拟图

(三)根据物质的吸附性差别进行分离

吸附现象在天然有机化合物分离及精制工作中有着十分广泛的应用,其中又以固 - 液吸附用得最多,另外有物理吸附、化学吸附及半化学吸附之分。①物理吸附(physical adsorption)也叫表面吸附,由于溶液的分子(含溶质及溶剂)与吸附剂表面分子的分子间力的相互作用引起。特点是无选择性、吸附与解吸附过程可逆且可快速进行,故在实际工作中用得最广。以硅胶、氧化铝及活性炭为吸附剂进行的吸附色谱即属于这一类型。②化学吸附(chemical adsorption):如黄酮等酚酸性物质被碱性氧化铝的吸附,或生物碱被酸性硅胶的吸附等,因为具有选择性、吸附十分牢固、有时甚至不可逆,故用得较少;③半化学吸附(semi-chemical adsorption):如聚酰胺对黄酮类、醌类等化合物之间的氢键吸附,力量较弱,介于物理吸附与化学吸附之间,也有一定应用。以下将重点围绕物理吸附进行讨论。

17

1. 物理吸附基本规律——相似者易于吸附 固液吸附时,吸附剂、溶质、溶剂三者统称为吸附过程中的三要素。

以静态吸附来说,当在某中药提取液中加入吸附剂时,在吸附剂表面即发生溶质分子与溶剂分子以及溶质分子相互间对吸附剂表面的争夺。物理吸附过程一般无选择性,但吸附强弱及先后顺序都大体遵循"相似者易于吸附"的经验规律。因硅胶、氧化铝均为极性吸附剂,故有以下特点:

(1) 对极性物质具有较强的亲和能力。故同为溶质,极性强者将被优先吸附。

(2) 溶剂极性越弱,则吸附剂对溶质将表现出越强的吸附能力。溶剂极性增强,则吸附剂对溶质的吸附能力即随之减弱。

(3) 溶质即使被硅胶、氧化铝吸附,但一旦加入极性较强的溶剂时,又可被后者置换洗脱下来。

活性炭因为是非极性吸附剂,故与硅胶、氧化铝相反,对非极性物质具有较强的亲和能力,在水中对溶质表现出强的吸附能力。溶剂极性降低,则活性炭对溶质的吸附能力也随之降低。故从活性炭上洗脱被吸附物质时,洗脱溶剂的洗脱能力将随溶剂极性的降低而增强。

2. 极性及其强弱判断 极性强弱是支配物理吸附过程的主要因素。所谓极性乃是一种抽象概念,用以表示分子中电荷不对称(asymmetry)的程度,并大体上与偶极矩(dipole moment)、极化度(polarizability)及介电常数(dielectric constant)等概念相对应。那么极性又应当如何判断呢?

(1) 官能团的极性强弱按表 1-1 顺序排列:

表 1-1 官能团的极性

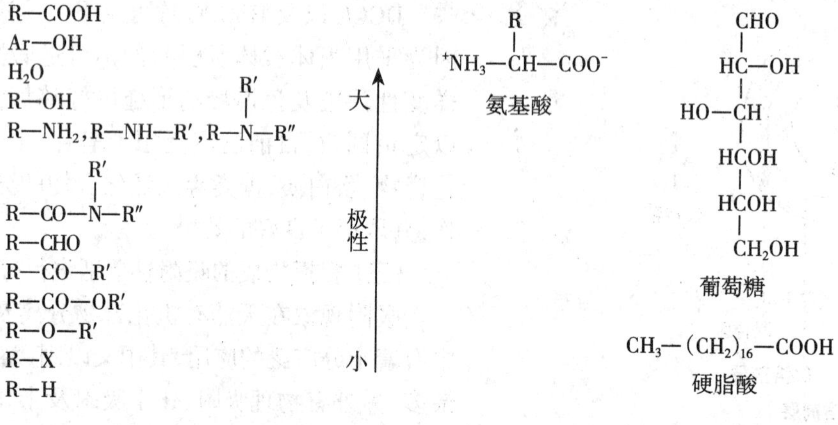

(2) 化合物的极性则由分子中所含官能团的种类、数目及排列方式等综合因素所决定。以氨基酸为例,分子结构中既有正电基团,又有负电基团,故极性很强。高级脂肪酸如硬脂酸,虽也含有如羧基这样的强极性基团,但因分子的主体乃由长链烃基所组成,故极性依然很弱。又如葡萄糖,因分子中含有许多 -OH 基,故为极性化合物,但鼠李糖(6- 去氧糖)及加拿大麻糖(2,6- 二去氧糖)因分子中 -CH$_2$OH 及 -CHOH 分别脱去氧变为 -CH$_3$ 及 -CH$_2$-,故极性即随之降低。

应当强调指出,酸性、碱性及两性有机化合物的极性强弱及吸附行为主要由其存在状态(游离型或解离型)所决定,并受溶剂 pH 的影响。以生物碱而言,游离型为非极性化合物,易为活性炭所吸附;但解离型则不然,为极性化合物,不易为活性炭所吸附。因此实践中常可通过改变溶剂 pH 以改变酸性、碱性及两性化合物的存在状态,进而影响其吸附或色谱行为进而达到分离精制的目的。

(3) 溶剂的极性可以大体根据介电常数(ε)的大小来判断。常用溶剂的介电常数及其极性排列如表 1-2 所示:

表 1-2 常用溶剂的介电常数及其极性排列

溶剂	ε	水溶度(g/100g)	极性
己烷	1.88	0.007	弱
苯	2.29	0.06	
乙醚(无水)	4.47	1.3	
三氯甲烷	5.20	0.1	
乙酸乙酯	6.11	3.0	
乙醇	26.0		
甲醇	31.2		
水	81.0		强

3. 简单吸附法进行物质的浓缩与精制 简单吸附,常见如在结晶及重结晶过程中加入活性炭进行的脱色、脱臭等操作,在物质精制过程中应用很广。但要注意,有时拟除去的色素不一定是亲脂性的,故活性炭脱色不一定总能收到良好的效果。一般须根据预试结果先判断色素的类型,再决定选用什么吸附剂处理为宜。

此外,从大量稀水溶液中浓缩微量物质时,有时也采用简单吸附方法。例如,黎莲娘等曾采用活性炭吸附法成功地从一叶萩水浸液中提取一叶萩碱。方法为:将水浸液 pH 调至碱性(pH=8.5),分次加入活性炭,搅拌,静置,直到上清液检查无生物碱反应时为止。滤集吸碱炭末,干燥后,与苯回流,回收苯液即得一叶萩碱。

4. 吸附柱色谱法用于物质的分离 吸附色谱法中硅胶、氧化铝柱色谱均属同一类型,在实际工作中用得最多。有关注意事项如下:

(1) 硅胶、氧化铝吸附柱色谱过程中,吸附剂的用量一般为样品量的 30~60 倍。样品极性较小、难以分离者,吸附剂用量可适当提高至样品量的 100~200 倍。

吸附柱色谱用的硅胶及氧化铝目前均有市售品供应,可以过筛选用。通常以 100 目左右为宜,如采用加压柱色谱,还可以采用更细的颗粒,或甚至直接采用薄层色谱用规格以大大提高其分离效果。

(2) 硅胶、氧化铝吸附柱色谱,应尽可能选用极性小的溶剂装柱和溶解样品以利样品在吸附剂柱上形成狭窄的原始谱带。如样品在所选装柱溶剂中不易溶解,则可将样品用少量极性稍大溶剂溶解后,再用少量吸附剂拌匀,并在 60℃下加热挥尽溶剂,置 P_2O_5 真空干燥器中减压干燥、研粉后再小心铺在吸附剂柱上。

(3) 洗脱用溶剂的极性宜逐步增加,但跳跃不能太大。实践中多用混合溶剂,并通过巧妙调节比例以改变极性,达到梯度洗脱分离物质的目的。一般,混合溶剂中强极性溶剂的影响比较突出,故不可随意将极性差别很大的两种溶剂组合在一起使用。实验室中最常应用的混合溶剂组合如表 1-3 所示。

表 1-3 吸附柱色谱常用混合洗脱溶剂

极性递增 ↓		
己烷	—	苯
苯	—	乙醚
苯	—	乙酸乙酯
三氯甲烷	—	乙醚
三氯甲烷	—	乙酸乙酯
三氯甲烷	—	甲醇
丙酮	—	水
甲醇	—	水

(4)为避免发生化学吸附,酸性物质宜用硅胶、碱性物质则宜用氧化铝进行分离。当然,硅胶、氧化铝用适当方法处理成中性时,情况会有所缓解。通常在分离酸性(或碱性)物质时,洗脱溶剂中分别加入适量乙酸(或氨、吡啶、二乙胺),常可收到防止拖尾、促进分离的效果。

(5)如液 - 液分配色谱中所述,吸附柱色谱也可用加压方式进行,溶剂系统也可通过 TLC 进行筛选。但因 TLC 用吸附剂的表面积一般为柱色谱用的二倍左右,故一般 TLC 展开时使组分 R_f 值达到 0.2~0.3 的溶剂系统可选用为柱色谱分离该相应组分的最佳溶剂系统。

5. 聚酰胺吸附色谱法 聚酰胺(polyamide)吸附属于氢键吸附,是一种用途十分广泛的分离方法,极性物质与非极性物质均可适用,但特别适合分离酚类、醌类、黄酮类化合物。

(1)聚酰胺的性质及吸附原理:商品聚酰胺均为高分子聚合物质,不溶于水、甲醇、乙醇、乙醚、三氯甲烷及丙酮等常用有机溶剂,对碱较稳定,对酸尤其是无机酸稳定性较差,可溶于浓盐酸、冰醋酸及甲酸。聚酰胺吸附物质的原理可用图 1-6 表示。

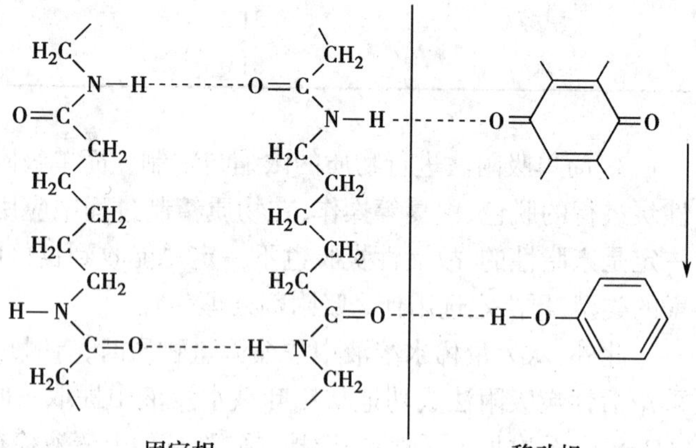

固定相　　　　　　　　移动相

图 1-6 聚酰胺吸附色谱的原理

一般认为系通过分子中的酰胺羰基与酚类、黄酮类化合物的酚羟基,或酰胺键上的游离胺基与醌类、脂肪羧酸上的羰基形成氢键缔合而产生吸附。至于吸附强弱则取决于各种化合物与之形成氢键缔合的能力。通常在含水溶剂中大致有下列规律:

1)形成氢键的基团数目越多,则吸附能力越强。

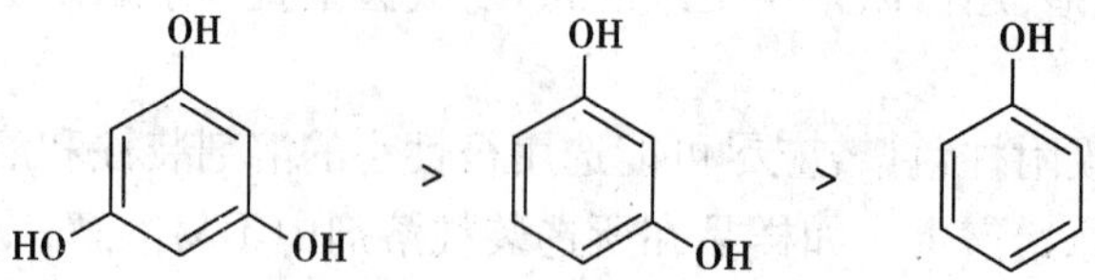

2)成键位置对吸附力也有影响。易形成分子内氢键者,其在聚酰胺上的吸附即相应减弱。

3) 分子中芳香化程度高者,则吸附性增强;反之,则减弱。

以上是仅就化合物本身对聚酰胺的亲和力而言。但吸附因为是在溶液中进行,故溶剂也会参加吸附剂表面的争夺,或通过改变聚酰胺对溶质的氢键结合能力而影响吸附过程。

一般情况下,各种溶剂在聚酰胺柱上的洗脱能力由弱至强,可大致排列成下列顺序:

水→甲醇→丙酮→氢氧化钠水溶液→甲酰胺→二甲基甲酰胺→尿素水溶液

(2) 聚酰胺色谱的应用:如上所述,聚酰胺对一般酚类、黄酮类化合物的吸附是可逆的(鞣质例外),分离效果好,加以吸附容量又大,故聚酰胺色谱特别适合于该类化合物的制备分离。此外,对生物碱、萜类、甾体、糖类、氨基酸等其他极性与非极性化合物的分离也有着广泛的用途。另外因为对鞣质的吸附特强,近乎不可逆,故用于植物粗提取物的脱鞣处理特别适宜。

聚酰胺色谱也有薄层色谱与柱色谱两种方式。目前,均有市售品供应,不必自己制备。

6. 大孔吸附树脂 大孔吸附树脂一般为白色球形颗粒状,通常分为非极性和极性两类。因其理化性质稳定,不溶于酸、碱及有机溶媒中,所以在天然化合物的分离与富集工作中被广泛应用。对有机物选择性好,不受无机盐等离子和低分子化合物的影响。

(1) 大孔吸附树脂的吸附原理:大孔吸附树脂主要以苯乙烯、α-甲基苯乙烯、甲基丙烯酸甲酯、丙腈等为原料加入一定量致孔剂甲酰胺聚合而成,多为球状颗粒,直径一般在 0.3~1.25mm 之间,通常分为非极性、弱极性和中极性,在溶剂中可溶胀,室温下对稀酸、稀碱稳定。大孔吸附树脂是吸附性和分子筛性原理相结合的分离材料,它的吸附性是由于范德华引力或产生氢键的结果。大孔树脂包含许多具有微观小球的网状孔穴结构,颗粒的总表面积很大,具有一定的极性基团,使大孔树脂具有较大的吸附能力;另一方面,分子筛性是由于其本身多孔性结构的性质所决定。这些网状孔穴的孔径有一定的范围,使得它们对通过孔径的化合物根据其分子量的不同具有一定的选择性。有机化合物常根据其被吸附的能力不同及分子量大小的不同,在大孔吸附树脂上经一定的溶剂洗脱而达到分离的目的。

(2) 影响吸附的因素:

1) 大孔树脂的吸附性能:主要取决于吸附剂的表面性质,如:比表面积、表面电性、能否与化合物形成氢键,即树脂的极性(功能基)和空间结构(孔径、比表面积、孔容)等。一般非极性化合物在水中易被非极性树脂吸附,极性物质在水中易被极性树脂吸附。溶剂的性质是另一个影响因素。物质在溶剂中的溶解度大,树脂对此物质的吸附力就小,反之就大。

2) 被吸附的化合物结构的影响:一般来说,被吸附化合物的分子量大小和极性的强弱直接影响到吸附效果。分子量大、极性小的化合物与非极性大孔吸附树脂吸附作用强。此外,能与大孔吸附树脂形成氢键的化合物易被吸附。糖是极性大的水溶性化合物,与 D 型非极性树脂吸附作用很弱。据此经常用大孔吸附树脂分离中药的化学成分和糖。同时,大孔树脂本身就是一种分子筛,可按分子量的大小将物质分离。如用大孔树脂纯化含不同母核化合物的有效部位混合物时发现吸附能力顺序为:生物碱 > 黄酮 > 酚性成分 > 无机物;若以指标成分计,吸附能力为黄酮 > 生物碱 > 酚性成分 > 无机物。

3) 洗脱剂的影响:通常情况下洗脱剂极性越小,其洗脱能力越强,一般先用蒸馏水洗脱,再用浓度逐渐增高的乙醇、甲醇洗脱。多糖、蛋白质、鞣质等水溶性杂质会随着水流出,极性小的物质后被洗出。对于有些具有酸碱性的物质还可以用不同浓度的酸、碱液结合有机溶剂进行洗脱。如用大孔树脂提取分离麻黄碱时,盐酸的洗脱效果明显优于有机溶剂,而 0.02mol/l 的盐酸与甲醇以不同比例混合时洗脱率明显提高。

4) pH 的影响:中药中的许多成分有一定的酸碱性,在 pH 不同的溶液中溶解性不同,在应用大孔树脂处理这一类成分时,pH 的影响显得至关重要。碱性物质一般在碱性溶液中进行吸附,在酸性溶液中进行解吸附;酸性物质一般在酸性溶液中进行吸附,在碱性溶液中进行解吸附。例如麻黄碱,在 pH 为 11.0 时吸附量最高,当 pH 为 5.0、7.0 时,由于麻黄碱已质子化,所以吸附量极少。又如用非极性大孔吸附树脂对生物碱的 0.5% 盐酸溶液进行吸附,其吸附作用很弱,极易被水洗脱下来,生物碱的回收率很高。

5) 温度的影响:大孔树脂的吸附是一种物理吸附,低温不利于其吸附,而在吸附过程中又会放出一定的热量,所以操作温度对其吸附也有一定的影响。对 LSA8 型树脂进行吸附动力学及热力学物质性的研究时发现,根据该树脂在不同温度下对大豆异黄酮的吸附等温线可知,在 35℃时对大豆异黄酮的吸附效果较好。

6) 其他影响因素:样品在上柱之前一般要经过预处理,预处理不好则会使大孔树脂吸附的杂质过多,从而降低其对有效成分的吸附。洗脱液的流速、树脂的粒径、树脂柱的高度也会产生一些影响。玻璃柱的粗细也会影响分离效果,当柱子太细,洗脱时,树脂易结块,壁上易产生气泡,流速会逐渐降为零。

(3) 大孔吸附树脂的预处理与再生:大孔吸附树脂现在已被广泛应用于天然化合物的分离和富集工作中,如苷与糖类的分离、生物碱的精制,并在多糖、黄酮、三萜类化合物的分离方面都有很好的应用实例。大孔吸附树脂的预处理:市售大孔树脂一般含有未聚合的单体、致孔剂(多为长碳链的脂肪醇类)、分散剂和防腐剂等,使用前必须经过处理。一般选用甲醇、乙醇或丙酮连续洗涤数次,洗至加适量水无白色浑浊现象,再用蒸馏水洗至无醇味即可。必要时还要用酸碱液洗涤,最后用蒸馏水洗至中性即可。树脂用久了吸附的杂质就会增多并降低其吸附能力,故使用一段时间后需要再生。树脂的再生通常可以用有机溶剂来实现,乙醇是常用的再生剂。采用 80% 左右的含水醇、丙酮进行洗涤的再生效果很好,某些低极性的有机杂质,可采用低极性溶剂进行再生。

(4) 洗脱液的选择:洗脱液可使用甲醇、乙醇、丙酮、乙酸乙酯等。根据吸附作用强弱选用不同的洗脱液或不同浓度的同一溶剂。对非极性大孔树脂,洗脱液极性越小,洗脱能力越强。对于中等极性的大孔树脂和极性较大的化合物来说,则选用极性较大的溶剂为宜。

(5) 大孔吸附树脂在中药中的应用:大孔吸附树脂对中药化学成分如生物碱、黄酮、皂苷、香豆素及其他一些苷类成分都有一定的吸附作用。其对糖类吸附能力很差,对色素的吸附能力较强。因此利用大孔吸附树脂的多孔结构和选择性吸附功能可从中药提取液中分离精制有效成分或有效部位,最大限度地去粗取精。因此目前这项技术已广泛地运用于各类中药有效

成分及中药复方的现代化研究中,但在运用大孔吸附树脂精制中药过程中应注意以下几点问题:

1) 安全性:树脂自身的规格标准与质量要求对中药提取液的纯化效果和安全性起着决定性作用。树脂的组成与结构既决定着树脂的吸附性能,也可从中了解可能存在的有害残留物。因此,在实际应用时首先应详细了解树脂的一系列指标参数。

2) 有效性:近年来,大孔树脂吸附技术在中药复方制剂领域中的应用日益增多。然而,由于中药复方中成分较复杂,其有效成分可能是结构类型不同的多种化合物。大孔树脂对不同成分的吸附选择性相同,使得实际吸附状况十分复杂,经过树脂精制后,会使实际上各药味间的用量比例产生改变。故中药复方运用大孔树脂精制,首先要明确纯化目的,充分考虑采用树脂纯化的必要性与方法的合理性。

3) 稳定性、可控性:大孔吸附树脂纯化的主要工艺步骤为:上柱 - 吸附 - 洗脱。在应用中要保证其吸附分离过程的稳定可控,可用目标提取物的上柱量、比吸附量、保留率、纯度等参数来评价纯化效果,建立纯化工艺的规范化研究标准,从而保证工业生产的稳定性,进而达到可控的目的。

表 1-4 国内外常用的代表性大孔吸附树脂一般性能

	型号	结构	极性	比表面(m²/g)	孔径(nm)
国外	Amberlite XAD4	苯乙烯	非极性	750	5.5~8
	XAD1600	苯乙烯	非极性	800	8~12
	XAD7HP	α-甲基丙烯酸酯	中极性	380	45~50
	XAD 9	亚砜	极性	250	8
	Duolite XAD761	苯酚 - 甲醛	极性	150~250	5.5~8
	Porapak S	乙烯吡啶	强极性	670	7.6
	Porapak R	乙烯吡咯烷酮	极性	780	7.6
	Diaion HP-20	苯乙烯	非极性	600	46
国内	SIP-1300	苯乙烯	非极性	550~580	6
	H-103	苯乙烯	非极性	1000~1100	8.5~9.5
	D3520	苯乙烯	非极性	480~520	8.5~9
	X-5	苯乙烯	非极性	500~600	29~30
	D101	苯乙烯	非极性	400	100
	MD	α-甲基苯乙烯	非极性	300	—
	CAD-40	苯乙烯	非极性	330	9
	AB-8	苯乙烯	弱极性	480~520	13~14
	NAK-9	苯乙烯腈	极性	250~290	15.5~16.5
	S-8	交联聚苯乙烯	极性	100~120	28~30
	DA	丙烯腈	弱极性	200~300	—
	GDX-105	苯乙烯	非极性	610	—
	D	α-甲基苯乙烯	非极性	400	100
	DM₂	α-甲基苯乙烯	非极性	266	2.4

(四) 根据物质分子大小差别进行分离

天然有机化合物分子大小各异,分子量从几十到几百万,故也可据此进行分离。常用有透析法、凝胶过滤法、超滤法、超速离心法等。前两者系利用半透膜的膜孔或凝胶的三维网状结构的分子筛过滤作用;超滤法则利用因分子大小不同引起的扩散速度的差别;超速离心法利用溶质在超速离心作用下具有不同的沉降性或浮游性。以上这些方法主要用于水溶性大分子化合物,如蛋白质、核酸、多糖类的脱盐精制及分离工作,对分离小分子化合物来说不太适用。可是凝胶过滤法不然,它可用于分离分子量1000以下的化合物。以下仅就凝胶过滤法进行说明。

1. 凝胶过滤法

(1) 原理:凝胶过滤法(gel filtration)也叫凝胶渗透色谱(gel permeation chromatography)、分子筛过滤(molecular sieve filtration)、排阻色谱(exclusion chromatography),是利用分子筛分离物质的一种方法。其中所用载体,如葡聚糖凝胶,是在水中不溶、但可膨胀的球形颗粒,具有三维空间的网状结构。当在水中充分膨胀后装入色谱柱中,再加入样品混合物。用同一溶剂洗脱时,由于凝胶网孔半径的限制,大分子将不能渗入凝胶颗粒内部(即被排阻在凝胶粒子外部),故在颗粒间隙移动,并随溶剂一起从柱底先行流出;小分子因可自由渗入并扩散到凝胶颗粒内部,故通过色谱柱时阻力增大、流速变缓从而较晚流出。样品混合物中各个成分因分子大小各异,渗入至凝胶颗粒内部的程度也不尽相同,故在经历一段时间流动并达到动态平衡后,即按分子由大到小顺序先后流出并得到分离(图1-7)。

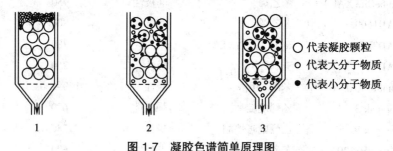

○ 代表凝胶颗粒
◦ 代表大分子物质
● 代表小分子物质

图1-7 凝胶色谱简单原理图

1. 待分离的混合物在色谱床表面;2. 样品进入色谱床,小分子进入凝胶颗粒内部,大分子随溶液流动;3. 大分子物质行程短,流出色谱床,小分子物质仍在缓慢移动

(2) 凝胶的种类与性质:商品凝胶的种类很多,常用的有葡聚糖凝胶(Sephadex G)以及羟丙基葡聚糖凝胶(Sephadex LH-20)。

Sephadex G 只适于在水中应用,且不同规格适合分离不同分子量的物质。Sephadex LH-20为 Sephadex G-25 经羟丙基化处理后得到的产物,除保留有 Sephadex G-25 原有的分子筛特性,可按分子量大小分离物质外,在由极性与非极性溶剂组成的混合溶剂中常常起到反相分配色谱的效果,适用于不同类型有机物的分离,在天然药物分离中得到了越来越广泛的应用。

2. 膜分离技术(membrane separation technique) 膜分离技术是一项新兴的高效分离技术,已被国际公认为 20 世纪末到 21 世纪中期最有发展前途的一项高新生产技术,目前已被广泛应用于医药、食品、化学、环保等各个领域。

(1) 分离原理:是以选择性透过膜为分离介质,当膜两侧存在某种推动力(如压力差、浓度差、电位差等)时,原料侧组分选择性的透过膜,以达到分离、提纯的目的。

(2) 特点:与传统的分离方法相比,膜分离用于中药体系有其独特的优势:

1) 分离时无相变,特别适用于中药中热敏性物质的分离、浓缩;

2) 分离不耗用有机溶媒(尤其是乙醇),可以缩短生产周期,降低有效成分的损失,且有利于减少环境污染;

3) 分离选择性高,选择合适的膜材料进行过滤可以截留中药提取液中的鞣质、淀粉、树脂和一些蛋白质,而且不损失有效成分,可提高制剂的质量;

4) 膜分离适用范围广,从热原、细菌等固体微粒的去除到溶液中有机物和无机物的分离;

5) 可实现连续化和自动化操作,易与其他生产过程匹配,满足中药现代化生产的要求。

(3) 分离膜的类型:按分离功能可划分为微滤($\geq 0.1\mu m$)、超滤($10 \sim 100nm$)、纳滤($1 \sim 10nm$)、反渗透($\leq 1nm$)几类。

1) 微滤膜:微滤是最早使用的膜技术。以多孔薄膜为过滤介质,使不溶物浓缩过滤的操作。截留的范围约为 $0.1 \sim 10\mu m$,主要应用于截留颗粒物、液体的澄清以及大部分细菌的去除,并作为超滤、反渗透过程的前处理。

2) 超滤膜:超滤膜上微孔具有不对称结构,超滤的分离技术原理近似机械筛,溶液经由水泵进入超滤器,在滤器内的超滤膜表面发生分离。溶剂(水)和其他小分子溶质透过具有不对称微孔结构的滤膜,大分子溶质和微粒(如蛋白质、病毒、细菌、胶体等)被滤膜阻留。液体在分离过程中大分子溶质和微粒随溶液切向流经膜表面时,由于液体的快速流动使得这些物质既不能进入致密细孔引起膜堵塞,又不会停留在膜面上形成表面堵塞,而小分子物质和溶剂则在压力驱动下穿过致密层上的微孔后,即能顺利穿过下部的疏松支撑层,进入膜的另一侧,从而达到分离、提纯和浓缩产品的目的。超滤膜在长期连续运行中保持较恒定的产量和分离效果,可长期、反复使用。

超滤膜能截留分子量在几千至数十万的大分子,除了能完成微滤的除颗粒、除菌和澄清作用外,还能除去微滤膜不能除去的病菌和热原、胶体、蛋白等大分子化合物,主要用于物体的分离、提纯和浓缩,是在医药行业中发展最快的膜分离技术。

3) 纳滤膜:纳滤膜是近年来国外发展起来的另一滤膜系列——纳米过滤。它介于反渗透与超滤之间,能分离除去分子量为 $300 \sim 1000$ 的小分子物质,填补了由超滤和反渗透所留下的空白部分。纳滤膜集浓缩与透析为一体,可使溶质的损失达到最小。

4) 反渗透膜:反渗透膜是从水溶液中除去无机盐及小分子物质的膜分离技术。反渗透膜所用的材料为有机膜,其分离特点是膜仅能透过上等小粉子溶剂,而截留各种无机盐、金属离子和低分子量的分子。反渗透膜在医药行业中的应用主要是制备各种高品质的医用水、注射用水和医用透析水,可代替离子交换树脂,主要用于水的脱盐纯化。

(4) 膜分离技术在中药提取分离研究中的应用

1) 用于提取中药有效成分:如采用超滤法对黄芩中有效成分黄芩苷进行提取,其收率、纯度及颜色方面均较常规水醇法为优,且经过一次超滤即可达到注射剂要求,不需再进行精制,工艺简单,生产周期大大缩短。

2) 用于制备中药注射剂及大输液:中药煎煮中存在大量的鞣质、蛋白质、淀粉、树脂等大分子物质及其微粒、亚微粒及絮凝物等,它们一般不具有药效作用,但可影响产品的质量,采用超滤技术制备中药注射剂的质量优于传统的制备方法,且操作简便易行。

3) 用于制备中药口服液:近年来,在制备各种中药口服液的实验研究中也有采用膜分离技术的。如采用超滤法和醇沉法对黄连解毒汤的水提取液进行纯化,并通过测定其主要成分小檗碱的回收率及残渣去除率。结果显示:超滤法比醇沉法能更多地去除料液中的杂质而保留有效成分,既节省了乙醇试剂用量,又简化了工序,缩短了生产周期。

4) 用于制备药酒等其他中药制剂:膜分离技术用于药酒生产可提高药酒的澄明度,对提高成品的内在质量、稳定性都显示出良好的效果,提高了产品的营养及功能。

中药多为复方药,制剂原料组成复杂,又多为复合组分的膏、药液形式,膜分离技术应用于中药制剂中时,就须考虑以下几点问题:

1) 中药药液的浓度:由于中药药液基本属于胶体混悬液,其有效成分的相对分子质量多在 1000 以下,而超滤膜的截留分子量最小也在 1000 以上,在超滤时有效成分便可和分子量较大的无效成分(蛋白质、鞣质、树脂、淀粉等)相分离,但滤液中仍存在小分子杂质和无机盐。若需进一步分离纯化,则可加大中药药液浓度。当中药药液浓度较大时,超滤时浓度极化现象比较严重,在膜面形成凝胶层,使得小于超滤膜分子量的有效成分也难于被滤过,而分子量更小的溶剂和无机盐等小分子杂质却仍能够滤过,从而达到浓缩、分离、纯化的目的。

2) 中药药液的 pH:弱电解质的分配系数受水相 pH 的影响很大:弱酸性电解质的分配系数随 pH 的降低而增大,而弱碱性电解质的分配系数则随 pH 的降低而降低。由此可知,根据中药药液有效成分和共存杂质的性质差异选择合适的 pH 超滤,不仅可以提高中药药液有效成分的收率,而且可以提高中药药液有效成分的选择性。

3) 膜的选择:选择适宜的滤膜是膜分离技术的关键所在。中药药液化学成分十分复杂,通常含有生物碱类、有机酸类、苷类、黄酮类、酚类、多糖类等,针对这么复杂的体系,有必要观察不同孔径的膜和不同材料制成的膜对不同类型有效成分的截留率和吸附率。同时,还应考虑以下几点问题:对杂质的截留率和吸附率;价廉易得;容易清洗再生;毒性小、腐蚀性小、使用安全;不与中药药液中的有效成分发生反应等。

(五) 根据物质解离程度不同进行分离

天然有机化合物中,具有酸性、碱性及两性基团的分子,在水中多呈解离状态,据此可用离子交换法或电泳技术进行分离。以下仅简单介绍离子交换法。

1. 离子交换法分离物质的原理　离子交换法系以离子交换树脂作为固定相,以水或含水溶剂作为流动相。当流动相流过交换柱时,溶液中的中性分子及与离子交换树脂交换基团不能发生交换的离子将通过柱子从柱底流出,而可交换的离子则与树脂上的交换基团进行离子交换并被吸附到柱上,随后改变条件,并用适当溶剂从柱上洗脱下来。即可实现物质分离。

2. 离子交换树脂的结构及性质　离子交换树脂外观均为球形颗粒,不溶于水,但可在水中膨胀。其基本结构以强酸性阳离子交换树脂为例,如图 1-8 所示:

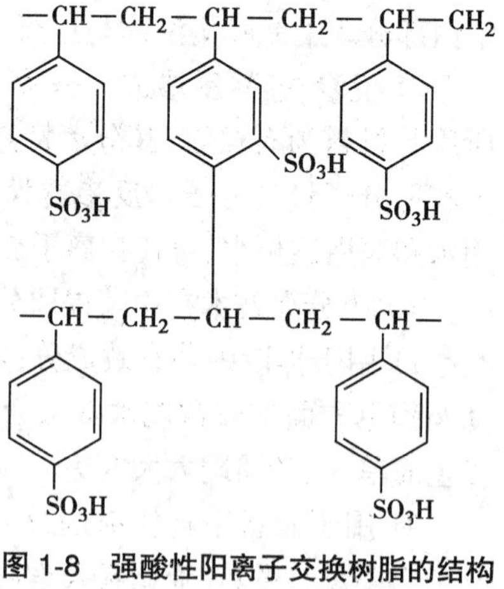

图 1-8　强酸性阳离子交换树脂的结构

表 1-5 离子交换树脂的等级

等级	阳离子交换树脂	阴离子交换树脂
低交联度	3%~6%	2%~3%
中等交联度	7%~12%	4%~5%
高交联度	13%~20%	8%~10%

显然,离子交换树脂由以下两个部分组成:

(1) 母核部分:为由苯乙烯通过二乙烯苯(DVB)交联而成的大分子网状结构。网孔大小用交联度(即加入交联剂的百分比)表示。交联度越大,则网孔越小,质地越紧密,在水中越不易膨胀;交联度越小,则网孔越大,质地疏松,在水中易于膨胀,常见交联度等级如表 1-5 所示。不同交联度适于分离不同大小的分子。

(2) 离子交换基团:上列结构式中的磺酸基($-SO_3H$),此外,并可能有 $-N^+(CH_3)_3Cl^-$、$-COOH$ 及 $-NH_2$、$\diagup NH$、$\equiv N$ 等基团,根据交换基的不同,离子交换树脂分为:

阳离子交换树脂
      强酸性($-SO_3^-H^+$)
      弱酸性($-COO^-H^+$)

阴离子交换树脂
      强碱性($-N^+(CH_3)_3Cl^-$)
      弱碱性($-NH_2$,$\diagup NH$,$\equiv N$)

3. 离子交换法应用

(1) 用于不同电荷离子的分离:天然药物水提取物中的酸性、碱性及两性化合物可按图 1-9 进行有效的分离,这在分离、追踪有效部位时很有用处。

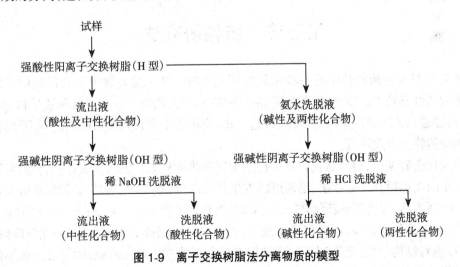

图 1-9 离子交换树脂法分离物质的模型

(2) 用于相同电荷离子的分离:以下列三种化合物为例,虽然均为生物碱,但碱性强弱不同(Ⅲ>Ⅱ>Ⅰ),仍可用离子交换树脂分离。例如将三者混合物的水溶液通过 NH_4^+ 型弱酸性树脂。随后先用水洗下(Ⅰ),继续用 NH_4Cl 洗下(Ⅱ),最后用 Na_2CO_3 洗下(Ⅲ)。

常见离子交换树脂的型号、性能及基本操作可参看有关专著。

（六）其他分离技术

1. 分子蒸馏技术（molecular distillation technology） 分子蒸馏技术又称短程蒸馏,是一种较新的液 - 液分离技术。其分离作用是利用液体分子受热会从液面逸出,而不同种类分子逸出后其平均自由程不同这一性质来实现的。与常规蒸馏技术相比,其具备蒸馏温度低于物料的沸点、蒸馏压强低、受热时间短、分离程度高等优点,可大幅度降低高沸点物料的分离成本以及对热敏性物质的分离。目前该项技术已广泛应用于高纯物质的提取,特别适用于天然物质的提取与分离,如用以蒸馏天然鱼肝油获得浓缩维生素 A,提取天然或合成维生素 E 及 β- 胡萝卜素,从动植物中提取天然的鱼油、米糠油、小麦胚芽油等。

2. 浊点萃取（cloud point extraction, CPE）技术 浊点萃取法是近年来出现的一种新兴的液 - 液萃取技术,是以中性表面活性剂胶束水溶液的溶解性和浊点现象为基础,改变实验参数引发相分离,从而将疏水性物质与亲水性物质分离。该法不使用挥发性有机溶剂,不影响环境。目前,该法已成功地应用于金属螯合物、生物大分子的分离与纯化,有机物的萃取和分析检测及环境样品的前处理中。

第五节 结构研究法

结构研究是天然药物化学的一项重要的研究内容。从天然药物中分离得到的单体即使具有很强的活性与较大的安全性,但如果结构不清楚,则无法进一步开展其药效学和毒理学研究,也不可能进行人工合成或结构修饰、改造工作,更谈不上进行高质量的新药开发研究,其学术及应用价值将会大大降低。

与合成化合物相比,对天然化合物进行结构研究难度较大。因为合成化合物原料已知,反应条件一定时可能得到什么产物、结构可能发生什么改变,事先均可做出某种程度的预测。但天然化合物则不然,即使不是新化合物,"未知"因素仍然很多。另外,对于一些超微量生理活性物质来说,因为得量甚少,有时仅几个毫克,故难以采用经典的化学方法（如化学降解、衍生物合成等）进行结构研究,而不得不主要依靠谱学分析的方法解决问题:即尽可能在不消耗或少消耗试样的条件下通过测定得到各种图谱,获取尽可能多的结构信息,而后加以综合分析,并充分利用文献数据进行比较鉴别,必要时则辅以化学手段,以推断并确认化合物的平面结构乃至立体结构。

一、化合物的纯度测定

在结构研究前必须首先确定化合物的纯度。纯度不合格会给结构测定工作带来极大难度，甚至会导致结构测定工作的失败。纯度检查的方法很多，如检查有无均匀一致的晶形，有无明确、敏锐的熔点等。但是最常应用的还是各种色谱方法，如在 TLC 或 PPC 上选择适当的展开剂，分别将样品推至薄板(或滤纸)的不同位置，并在可见光、UV 光下观察，或者喷以一定的显色剂(其中必有一种为通用显色剂)进行观察。一般，只有当样品在三种展开系统中均呈现单一斑点时方可确认其为单一化合物。个别情况下，甚至须采用正相和反相两种色谱方法加以确认。另外，气相色谱(GC)也是判断物质纯度的一种重要方法，但只适用于在高真空和一定加热条件下能够气化而不被分解的物质。

HPLC 则不然，不受 GC 那样的条件限制。与 GC 一样，HPLC 也有用量少、时间快、灵敏度高及准确的特点，但两者均须配置价格昂贵的仪器设备。

二、结构研究的主要程序

对未知天然化合物来说，结构研究的程序及采用的方法大体如下所示：

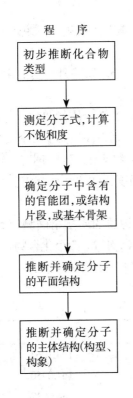

程 序

方法
1. 注意观察样品在提取、分离过程中的行为
2. 测定其有关理化性质，如不同 pH、不同溶剂中的溶解度及色谱行为、灼烧试验、化学定性反应等
3. 结合文献调研

分子式测定可采用下列方法
(1) 元素定量分析配合分子量测定
(2) 同位素峰法
(3) HI-MS

计算不饱和度
(1) 官能团定性及定量分析
(2) 测定并解析化合物的有关谱学数据，如 UV，IR、MS、^{1}H-NMR 及 ^{13}C-NMR

结合文献调研
(1) 综合分析谱学数据及官能团定性、定量分析结果
(2) 与已知化合物进行比较或化学沟通(化学降解、衍生物制备或人工合成)

推断化合物立体结构的常用方法
(1) 测定 CD 或 ORD 谱
(2) 测定 NOE 谱或 2D-NMR 谱
(3) 进行 X 射线衍射分析
(4) 进行人工合成

其中，每个环节的应用方法均各有侧重，且因每个人的经验、习惯及对各种方法熟练掌握、运用的程度而异。对已知化合物的结构鉴定更可大大简化，很难说有一个固定的、一成不变的程序。但是有一点是共同的，即文献检索、调研工作几乎贯彻结构研究工作的全过程。大量事

实证明,分类学上亲缘关系相近的植物,如同属、同种或相近属种的植物,往往含有类型及结构骨架类似或甚至结构相同的化合物,故在进行提取分离工作之前,一般应当先利用中、外文主题索引按中药名称或拉丁学名查阅同种、同属乃至相近属种的化学研究文献,以利充分了解、利用前人的工作。不仅要了解前人从该种或相近属种植物的哪个药用部位中分到过什么成分,还要了解该种或该类成分出现在哪个溶剂提取部位?用什么方法得到?具有什么性质?分子式、m.p.、[α]$_D$、颜色反应、色谱行为及各种谱学数据和它们的生物合成途径等,并最好整理概括成一览表以利检索、比较。通常在确认所得化合物的纯度后,即应根据该化合物在提取、分离过程中的行为、物理化学性质及有关测试数据,对比上述文献调研结果,分析推断所得化合物的类型及基本骨架,并可利用如分子式索引或主题索引(如推测为已知化合物)查阅各种专著、手册、综述,或者通过系统查阅美国化学文摘,进一步全面比较有关数据以判断所得到的化合物为"已知"或"未知"化合物。

三、结构研究中采用的主要方法

(一) 确定分子式,计算不饱和度

分子式的测定目前主要有以下几种方法,可因地制宜加以选用。

1. 元素定量分析配合分子量测定 一般在进行元素定量分析前应先进行元素定性分析,如采用钠熔法等。

分子量的测定有冰点下降法(固体物质)、沸点上升法(液体物质)、黏度法、凝胶过滤法等,但目前最常用的方法为质谱法(MS)。

2. 同位素峰度比法 已知组成有机化合物的主要元素(氟、磷、碘除外)均由相对峰度比一定的同位素所组成,且重元素一般比轻元素重 1~2 个质量单位。

故由重元素组成的分子也将较由轻元素组成的正常分子重 1~2 个质量单位。据此,在大多数有机化合物的MS图上,如能见到稳定的分子离子峰[M]$^{+}$时,则在高出其 1~2 个质荷比(m/z)处还可同时见到[M+1]$^{+}$及[M+2]$^{+}$两个同位素峰。对一定化合物来说,其[M]$^{+}$、[M+1]$^{+}$及[M+2]$^{+}$峰的相对强度应为一定值(含 Cl、Br 时除外)。同位素峰度比法之所以能求算分子式即系根据这一原理,具体方法可参见有关文献。

3. 高分辨质谱(HR-MS)法 高分辨质谱(HR-MS)仪可将物质的质量精确测定到小数点后第 3 位。因此,表 1-6 中所列的 $C_8H_{12}N_4$、$C_9H_{12}N_2O$、$C_{10}H_{12}O_2$、$C_{10}H_{16}N_2$ 四个化合物,它们的分子量虽都为 164,但精确质量则并不相同,在 HR-MS 仪上可以很容易地进行区别。

表 1-6 四个化合物的精确质量

序号	分子式	精确质量
M$_1$	$C_8H_{12}N_4$	164.1063
M$_2$	$C_9H_{12}N_2O$	164.0950
M$_3$	$C_{10}H_{12}O_2$	164.0837
M$_4$	$C_{10}H_{16}N_2$	164.1315

分子式确定后,即可按下式求算分子的不饱和度(index of unsaturation,以 U 表示)

$$U = \mathbb{IV} - \frac{\mathbb{I}}{2} + \frac{\mathbb{III}}{2} + 1$$

式中，$\mathbb{I}$ 为一价原子(如 H、D、X)的数目；

$\mathbb{III}$ 为三价原子(如 N、P 等)的数目；

$\mathbb{IV}$ 为四价原子(如 C、S)的数目。

O、S 等二价原子与不饱和度无关，故不予考虑。

(二) 质谱(MS)

如前所述，质谱可用于确定分子量及求算分子式和提供其他结构信息。

一般，MS 测定采用电子轰击法(electron impact ionization，EI)，故称电子轰击质谱(EI-MS)。EI-MS 测定时，需要先将样品加热气化，使之进入离子化室，而后才能电离。故容易发生热分解的化合物或难于气化的化合物，如醇、糖苷、部分羧酸等，往往测不到分子离子峰，看到的只是其碎片峰。而一些大分子物质，如糖的聚合物、肽类等，也因难于气化而无法测定。故近来多将一些对热不稳定的样品，如糖类、醇类等，进行乙酰化或三甲基硅烷化(TMS 化)，作成对热稳定性好的挥发性衍生物后再进行测定。另外，还开发了使样品不必加热气化而直接电离的新方法，如化学电离(chemical ionization，CI)、场致电离(field ionization，FI)、场解析电离(field desorption ionization，FD)、快速原子轰击电离(fast atom bombardment，FAB)、电喷雾电离(electrospray ionization，ESI)等，为对热不稳定的化合物的研究提供了方便。

(三) 红外光谱

分子中价键的伸缩及弯曲振动将在光的红外区域，即 4000~625cm^{-1} 处引起吸收。测得的吸收图谱叫红外光谱(infrared spectra，IR)(图 1-10)。

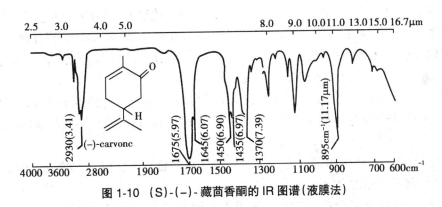

图 1-10　(S)-(-)-藏茴香酮的 IR 图谱(液膜法)

其中，4000~1500cm^{-1} 的区域为特征频率区(functional group region)，许多特征官能团，如羟基、氨基以及重键(如 C=C、C≡C、C=O、N=O)、芳环等吸收均出现在这个区域，并可据此进行鉴别。1500~600cm^{-1} 的区域为指纹区(finger print region)，其中许多吸收因原子或原子团间的键角变化所引起，形状比较复杂，犹如人的指纹，可据此进行化合物的真伪比较鉴别。

某些情况下，红外光谱可用于区别芳环的取代图式及构型、构象等。

(四) 紫外 - 可见吸收光谱

分子中的电子可因光线照射从基态(ground state)跃迁至激发态(excited state)。其中，$\pi \rightarrow \pi^*$ 跃迁以及 $n \rightarrow \pi^*$ 跃迁可因吸收紫外光及可见光所引起，吸收光谱将出现在光的紫外及可见区域(200~700nm)所测得的光谱叫紫外 - 可见光谱(ultraviolet-visible spectra，UV-

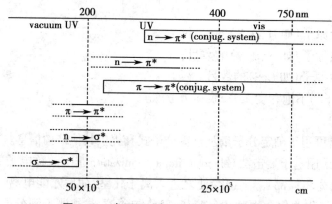

图 1-11 电子跃迁与 UV 及可见吸收光谱

vis)（图 1-11）。

含有共轭双键、发色团及具有共轭体系的助色团分子在紫外及可见光区域产生的吸收即由相应的 π→π* 及 n→π* 跃迁所引起。UV 光谱对于分子中含有共轭双键、α,β- 不饱和羰基（醛、酮、酸、酯）结构的化合物以及芳香化合物的结构鉴定来说是一种重要的手段。通常主要用于推断化合物的骨架类型；某些场合下，如香豆素类、黄酮类等化合物，它们的 UV 光谱在加入某种诊断试剂后可因分子结构中取代基的类型、数目及排列方式不同而改变，故还可用于测定化合物的精细结构。

（五）核磁共振谱

1. 核磁共振氢谱(^{1}H-NMR) 氢同位素中，^{1}H 的峰度比最大，信号灵敏度也高，故 ^{1}H-NMR 测定比较容易，应用得也最广泛。^{1}H-NMR 测定中通过化学位移(δ)、谱线的积分面积以及裂分情况（重峰数及偶合常数 J）可以提供分子中 ^{1}H 的类型、数目及相邻原子或原子团的信息，对有机化合物的结构测定具有十分重要的意义。

（1）化学位移(chemical shift,δ)：^{1}H 核因周围化学环境不同，其外围电子密度以及绕核旋转时产生的磁的屏蔽效应也不同。不同类型的 ^{1}H 核共振信号将出现在不同的区域。据此可以进行识别。

（2）峰面积：因为 ^{1}H-NMR 谱上积分面积与分子中的总质子数相当，故如分子式已知，可据此算出每个信号所相当的 ^{1}H 数。

（3）信号的裂分及偶合常数(J)：已知磁不等同的两个或两组 ^{1}H 核在一定距离内会因相互自旋偶合干扰而使信号发生分裂，表现出不同裂分，如 s(singlet,单峰)、d(doublet,二重峰)、t(triplet,三重峰)、q(quartet,四重峰)、m(multiplet,多重峰)等。

以上为一般 ^{1}H-NMR 测定时所能提供的结构信息。此外，还有其他许多特殊的测定方法，如测定 NOE 谱以确定 ^{1}H 核之间的空间距离，加 D_2O 交换以判断分子中有无活泼质子，改变测试溶剂或加镧系试剂以测定溶剂位移或试剂位移，改变测试温度以判断有无氢键缔合或相对构型、构象的变化等，对决定有机化合物的结构都具有重要的意义，可参阅有关专著作进一步了解，不再一一赘述。

2. 核磁共振碳谱(^{13}C-NMR) 在决定有机化合物(也叫碳化合物)结构时，与 ^{1}H-NMR 相比，^{13}C-NMR 无疑起着更为重要的作用。但是由于 NMR 的测定灵敏度与磁旋比(r)的三次方成正比,而 ^{13}C 的磁旋比因为仅为 ^1H 的 1/4,加之自然界中的碳元素中,^{13}C 的峰度比又只有 1%,故 ^{13}C-NMR 测定的灵敏度只有 ^1H 的 1/6000,致使 ^{13}C-NMR 长期以来不能投入实际应用。由于脉冲傅里叶变换核磁共振(pulse FT-NMR)装置的出现及计算机的引入,才使这个问题得以真正解决。

常应用的 ^{13}C-NMR 谱有下面两种:

(1) 噪音去偶谱(proton noise decoupling spectrum):也叫全氢去偶(proton complete decoupling,COM)或宽带去偶(broad band decoupling,BBD)。方法是采用宽频的电磁辐射照射所有 ^1H 核使之饱和后测定 ^{13}C-NMR 谱。此时,^1H 对 ^{13}C 的偶合影响全部消除,所有的 ^{13}C 信号在图谱(图1-12)上均作为单峰出现,故无法区别其上连接的 ^1H 数,但对判断 ^{13}C 信号的化学位移十分方便。另外,因照 ^1H 后产生的 NOE 效应,连有 ^1H 的 ^{13}C 信号强度将会增加,季碳信号因不连有 ^1H,将表现为较弱的吸收峰。

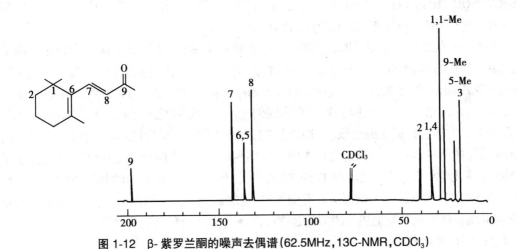

图 1-12　β-紫罗兰酮的噪声去偶谱(62.5MHz,13C-NMR,CDCl$_3$)

(2) DEPT(distortion1ess enhancement by polarization transfer):DEPT 法系通过改变照射 ^1H 核的脉冲宽度(θ)或设定不同的弛豫时间(delay time,2D$_3$),使不同类型的 ^{13}C 信号在谱图(图1-13)上呈单峰形式分别朝上或向下伸出,故灵敏度高,信号之间很少重叠,目前已成为 ^{13}C-NMR 谱的一种常规测定方法。

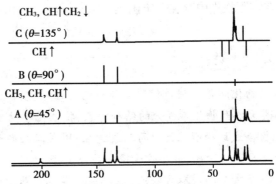

图 1-13　β-紫罗兰酮的 DEPT 谱

^{13}C-NMR 谱与 ^{1}H-NMR 谱不同,化学位移的幅度较宽,约为 200 个化学位移单位,故信号之间很少重叠,识别起来比较容易。

与 ^{1}H-NMR 一样,^{13}C 的信号化学位移也取决于周围的化学环境及电子密度,并可据此判断 ^{13}C 的类型。

显然,改变某个 ^{13}C 核周围的化学环境或电子密度,如引入某个取代基,则该 ^{13}C 信号即可能发生位移(取代基位移,substitution shift)。位移的方向(高场或低场)及幅度已经累积了一定经验规律。常见的有苯的取代基位移、羟基的苷化位移(glycosylation shift)、酰化位移(acylation shift)等,在结构研究中均具有重要的作用,详见有关章节。

3. 二维核磁共振谱(2D-NMR) 在前述一维核磁共振(1D-NMR)中,如果信号过于复杂或者堆积在一起难于分辨时,则识别信号之间的偶合关系将十分困难。若采用二维核磁共振谱(2D-NMR)技术则会获得良好的效果。常用的二维化学位移相关谱有 ^{1}H-^{1}H COSY、NOESY、HMQC(HSQC)、HMBC 等。必要时可参阅二维相关谱有关专著作进一步了解。

(六) 旋光光谱(ORD 谱)和圆二色光谱(CD)

平面偏振光通过手性物质时,能使其偏振平面发生旋转,这种现象称之为旋光。用不同波长(200~760nm)偏振光照射光学活性物质,并用波长 λ 对比旋光度 $[\alpha]$ 或摩尔旋光度 $[\varphi]$ 作图所得的曲线即旋光光谱(optical rotatory dispersion,ORD 谱)。圆二色谱(circle dichroic spectroscopy,CD 谱)是以左旋圆偏光和右旋圆偏光的吸收系数之差 $\Delta\varepsilon$ 或摩尔椭圆度 $[\theta]$ 为纵坐标,波长 λ 为横坐标记录的谱线。ORD 谱和 CD 谱是分子不对称性对光的作用,而显示出有关光学活性的两种表现。在决定化合物的立体结构时,不论是用 ORD 谱还是 CD 谱都应得出相同的立体化学结果。但一般的 CD 谱,峰型尖锐,简单明了,比 S 型的 ORD 曲线容易分析。利用 ORD 和 CD 的八区率可以测定含有酮基、共轭双键、不饱和酮、内酯、硝基以及通过简单的化学沟通能够转换成含有上述基团的化合物的立体化学结构(构型、构象)。

(七) X- 单晶衍射法

X- 单晶衍射是国际上公认的确证多晶型的最可靠方法,主要用于分子量和晶体结构的测定。将具有一定波长的 X 射线照射到结晶性物质上时,X 射线因在结晶内遇到规则排列的原子或离子而发生散射,散射的 X 射线在某些方向上相位得到加强,从而显示与结晶结构相对应的特有的衍射现象。利用所测得的 X 射线衍射图,确定分子中键长、键角等结构参数,进而确定结晶构型和分子排列,达到对晶型的深度认知。该方法具有不损伤样品、无污染、快捷、测量精度高、能得到有关晶体完整性的大量信息等优点。然而,由于较难得到足够大小和纯度的单晶,该方法在实际操作中存在一定困难。

本章小结

天然药物化学是运用现代科学理论与方法研究天然药物中化学成分的一门学科。主要研究各类天然药物化学成分的结构特点、物理化学性质、提取分离方法及结构鉴定方法。主要的生物合成途径有乙酸 - 丙二酸途径、甲戊二羟酸途径及脱氧木酮糖磷酸酯途径、桂皮酸途径及莽草酸途径、氨基酸途径和复合途径。

中药有效成分的提取方法包括溶剂法、水蒸气蒸馏法和升华法,其中溶剂法应用范围最为广泛,包括浸渍法、渗漉法、煎煮法、回流提取法和连续回流提取法等经典提取方法,及超临界萃取法、超声波提取法、微波提取法以及酶技术等现代提取方法。

中药有效成分的分离与精制方法按照分离原理不同可分为以下几点:①根据物质溶解度差别进行分离:结晶及重结晶法、改变溶剂极性、调节 pH、加入沉淀试剂;②根据物质在两相溶剂中的分配比不同进行分离:液 - 液萃取法、pH 梯度萃取法、纸色谱法、液 - 液分配柱色谱法(正相色谱、反相色谱和加压液相柱色谱)、液滴递流色谱(DCCC)、高速逆流色谱(HSCCC)等;③根据物质的吸附性差别进行分离:活性炭吸附(非极性吸附),硅胶、氧化铝(极性吸附),大孔吸附树脂(吸附性和分子筛原理),聚酰胺(氢键吸附)色谱法;④根据物质分子大小差别进行分离:凝胶过滤法(分子筛)、膜分离法;⑤根据物质解离程度不同进行分离:离子交换色谱法;⑥其他分离技术:分子蒸馏技术以及浊点萃取技术等。

结构研究方法中熔点、PC、TLC、HPLC 方法可用于中药化学成分纯度测定;UV(存在共轭或不饱和基团以推测化合物骨架)、IR(特征官能团)、NMR(给出 H、C 信号,判断其个数以及连接方式)和 MS(确定分子量并可复核分子部分结构)可用于中药化学成分结构测定;当信号过于复杂或者堆积在一起难于分辨时,可选用二维核磁共振谱(^1H-^1H COSY、NOESY、HMQC(HSQC)、HMBC);进行结构鉴定旋光光谱和圆二色光谱以及 X- 单晶衍射法可用于确定化合物的立体化学结构(构型、构象)。

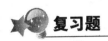 **复习题**

一、单选题

1. 除去水提取液中的碱性成分和无机离子常用( )。
   A. 沉淀法 　　 B. 透析法 　　　　 C. 水蒸气蒸馏法 　　 D. 离子交换树脂法

2. 化合物的生物合成途径为乙酸 - 丙二酸途径的是( )。
   A. 甾体皂苷 　　 B. 三萜皂苷 　　　 C. 生物碱类 　　　　 D. 蒽醌类

3. 下列物质可作为超临界流体的为( )。
   A. 一氧化碳 　　 B. 二氧化碳 　　　 C. 硫化氢 　　　　　 D. 甲醇

4. 常用酸提取,再经离子交换树脂纯化的化合物为( )。
   A. 黄酮类 　　　 B. 甾体 　　　　　 C. 生物碱 　　　　　 D. 萜类

5. 樟木中樟脑的提取方法采用的是( )。
   A. 回流法 　　　 B. 浸渍法 　　　　 C. 渗漉法 　　　　　 D. 升华法

6. 由高分辨质谱测得某化合物的分子为 $C_{38}H_{44}O_6N_2$,其不饱和度是( )。
   A. 16 　　　　　 B. 17 　　　　　　 C. 18 　　　　　　　 D. 19

7. 纸色谱属于分配色谱,固定相为( )。
   A. 纤维素
   C. 展开剂中极性较大的溶液
   B. 滤纸所含的水
   D. 水

8. 高压液相色谱分离效果好的主要原因是( )。
   A. 压力高 　　　 B. 吸附剂的颗粒细 　 C. 流速快 　　　　　 D. 有自动记录

9. 活性炭在下列哪一种条件下吸附性最强（　　　）。

　　A. 酸性水溶液　　B. 碱性水溶液　　　C. 稀乙醇水溶液　　D. 近中性水溶液

10. 区别碳原子的类型（伯、仲、叔、季）目前最常用的核磁共振谱为（　　　）。

　　A. SEL　　　　　B. COM　　　　　　C. BBD　　　　　　D. DEPT

二、多选题

1. 提取分离中药有效成分时需加热的方法是（　　　　　）。

　　A. 浸渍法　　　　B. 回流法　　　　　C. 盐析法

　　D. 升华法　　　　E. 渗漉法

2. 液 - 液分配柱色谱用的载体主要有（　　　　　）

　　A. 硅胶　　　　　B. 聚酰胺　　　　　C. 硅藻土

　　D. 活性炭　　　　E. 纤维素粉

3. 硅胶、氧化铝作为吸附剂用于分离化合物时，具有的特点为（　　　　）

　　A. 极性强者将优先吸附

　　B. 溶剂极性增强，吸附剂对溶质的吸附力减弱

　　C. 极性弱者将优先吸附

　　D. 溶剂极性增强，吸附剂对溶质的吸附力也增强

　　E. 溶质被吸附剂吸附后，可被极性更强的溶剂置换下来

4. 反相色谱常用的载体有（　　　　　）。

　　A. 石蜡油　　　　B. RP-18　　　　　C. RP-8

　　D. RP-2　　　　　E. 纤维素

5. 可以与水以任意比例混溶的有机溶剂（　　　　　）

　　A. 乙醇　　　　　B. 乙酸乙酯　　　　C. 丙酮

　　D. 甲醇　　　　　E. 正丁醇

三、判断题

1. 根据 ^{13}C-NMR（全氢去偶谱）上出现的谱线数目可以确定分子中不等同碳原子数目。

（　　　）

2. 某结晶物质经硅胶薄层色谱，用一种展开剂展开，显示单一斑点，所以该晶体为一单体。

（　　　）

3. 凝胶色谱的原理是根据被分离分子含有羟基数目的不同达到分离，而不是根据分子量的差别。

（　　　）

4. 糖、蛋白质、脂质、核酸等为植物机体生命活动不可缺少的物质，因此称之为一次代谢产物。

（　　　）

5. 硅胶含水量越高，则其活性越大，吸附能力越强。　　　　　　　　（　　　）

四、填空题

1. 硅胶吸附色谱适于分离_____成分，极性大的化合物 R_f_____；极性小的化合物 R_f_____。

2. 利用萃取法或分配色谱法进行分离的原理主要是利用_____。

3. 测定中草药成分的结构常用的四大波谱是指_____、_____、_____和_____。

4. _____是指具有某种生物活性或治疗作用的成分。

5. 从植物药材浓缩水提取液中除去多糖、蛋白质等水溶性杂质的方法为_____。

五、名词解释

1. Sephadex LH-20

2. HR-MS

3. AA-MA 途径

4. HSCCC

六、简答题

1. 将下列有机溶剂按极性强弱顺序排列：乙醇、环己烷、二氯甲烷、丙酮、三氯甲烷、乙醚、乙酸乙酯、苯。

2. 写出聚酰胺分离化合物的原理和影响因素？

3. 写出五种生合成途径的名称？

4. 水提醇沉淀法和醇提水沉淀法各除去什么杂质？

5. 水蒸气蒸馏法主要用于哪些成分的提取？

第 二 章

糖 和 苷

学习目标 ▶

1. 掌握糖和苷的分类;糖的构型;糖苷的化学性质;苷键的裂解难易规律;苷键构型的确定方法。
2. 熟悉糖苷类化合物提取分离一般方法。
3. 了解糖苷结构鉴定的一般步骤;糖的核磁共振性质;苷化位移规律。

第一节 概 述

糖类(saccharides)也称碳水化合物(carbohydrates),根据其分子水解反应的情况,可以分为单糖、低聚糖和多糖。苷(glycosides)又称配糖体,为糖或糖的衍生物(如氨基酸、糖醛酸等)与另一非糖物质通过糖的半缩醛或半缩酮羟基脱水形成的一类化合物,非糖部分称为苷元或配基(aglycone 或 genin)。

糖是植物光合作用的初生产物,绿色植物及藻类通过光合作用将二氧化碳及水合成为糖类,并放出氧气,生成的糖进一步通过不同途径代谢生成维持植物体生命活动不可缺少的一次代谢产物和合成二次代谢产物所需的初始原料。糖在植物中分布十分广泛,常常占其细胞干重的 80% ~90%。除作为植物的贮藏养料和骨架成分外,一些糖还具有独特的生物活性,如茯苓多糖、黄芪多糖有增加免疫功能的作用;肝素有抗凝血作用;果胶有收敛、止泻作用;松塔多糖有抑制 HIV 逆转录酶作用等等。由于糖类在生物合成反应、许多基本生命过程以及天然药物治疗疾病中发挥着重要作用,因此对糖类的研究具有重要意义。

糖与苷元组成的苷类数目庞大,其生物活性及药物效用涉及医药的各个领域,是极为重要的一类化学成分。苷的共性是糖部分,而苷元部分几乎包罗了各种类型的天然成分,性质各异,如后面涉及的各类结构都有苷的存在。化合物与糖成苷后,性质变化较大,有的生物活性或毒性降低或消失,因此对苷类研究既包括对连接糖部分的研究,也包括对苷元性质及结构的研究。

第二节 单糖的立体化学

单糖(monosaccharide)为多羟基醛或酮,是组成糖类及其衍生物的基本单元。多羟基醛称为醛糖(aldose),多羟基酮称为酮糖(ketose)。天然界中从三碳糖至八碳糖都有存在,最简单的醛糖为甘油醛(glyceraldehyde),最简单的酮糖为二羟基丙酮(1,3-dihydroxyacetone)。单糖结构的表示方法有三种,即 Fischer 投影式、Haworth 透视式和优势构象式。

一、单糖的 Fischer 投影式

在 Fischer 投影式中主碳链上下排列,氧化程度较高的醛、酮端在上,与碳原子相连的横键表示伸向面的前方,两个竖键表示伸向面的后方。Fischer 投影式中单糖 D、L 构型的确定是相对 D、L- 甘油醛(α-OH-glyceraldehyde)得来的,即:距离羰基最远的手性碳原子上的羟基在右侧的为 D 型糖;羟基在左侧的称为 L 型糖。至今单糖的绝对构型仍习惯以 D、L 表示。

以 D- 葡萄糖(D-glucose)、L- 鼠李糖(L-rhamnose)为例,则其开链的 Fischer 投影式为:

如:

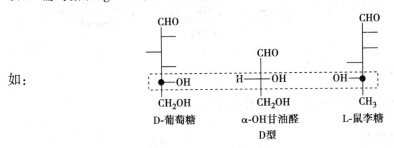

  D-葡萄糖   α-OH甘油醛   L-鼠李糖
           D型

但 Fischer 投影式不能真实地反映单糖的存在形式。研究表明单糖主要以环状半缩醛或半缩酮的形式存在,结构中自身的醛(或酮羰基)与羟基发生了缩合反应。在形成半缩醛或半缩酮时,C-5、C-4、C-3、C-2 上的羟基均可与羰基碳反应成环,但由于五元、六元环的张力最小,所以自然界糖大都以六元或五元氧环形式存在。五元氧环的称为呋喃型糖(furanose),六元氧环的则称为吡喃型糖(pyranose)。一旦糖与糖结合或成苷,其缩醛或缩酮结构就固定为一种结构,因此成环的单糖可用 Haworth 透视式表示。

二、单糖的 Haworth 透视式

由 Fischer 投影式转化为 Haworth 透视式时,多习惯先向右倾倒 90°,Fischer 投影式的右侧基团一律写在环的面下,左侧基团一律写在面上,则参与环合的碳原子(第四个或第五个碳原子)旋转 120°,使羟基与醛基接近并使环张力为最小,环合就得 Haworth 透视式(或简略式,—OH 略去,用竖线表示),现以 D- 葡萄糖、L- 鼠李糖为例,说明单糖由 Fischer 式转换 Haworth 式的过程。

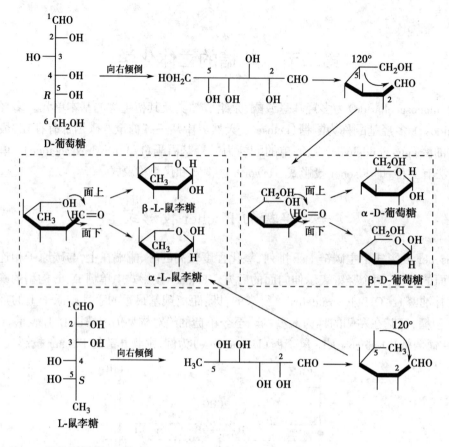

直链的 D- 葡萄糖转化为呋喃、吡喃型糖的 Haworth 式为:

β-D-葡萄呋喃糖　　　　α-D-葡萄呋喃糖

D-葡萄糖

β-D-葡萄吡喃糖　　　　α-D-葡萄吡喃糖

　　单糖成环后形成了一个新的手性碳原子(不对称碳原子),该碳原子称为端基碳(anomeric carbon),形成的一对异构体称为端基差向异构体(anomer),有 α、β 二种构型。习惯上对 D- 型糖的半缩醛羟基在面上端的称为 β 型,在下端的称为 α 型,而 L- 型正相反。α 型和 β 型糖是一对非对映异构体。

对 Haworth 式中糖的绝对构型判定如下:因五碳吡喃型糖末端 C_5-OH 参与环合,决定糖构型的 C_4-OH 保留,则 C-4 位羟基在面下的为 D 型糖,在面上的则为 L 型糖。对于甲基五碳糖(如鼠李糖)、六碳糖的吡喃型糖和五碳呋喃型糖,由于 C_5 或 C_4-OH 参与环合,故无法用羟基的取向判断糖的绝对构型,只能根据 C_5-R(甲基五碳、六碳吡喃型糖)或 C_4-R(五碳呋喃糖)的 R 基团取向来判断。当 C_4-R 或 C_5-R 在面下时为 L 型糖,在面上时则为 D 型糖。在甲基五碳呋喃型糖和六碳呋喃型糖的 Haworth 式中,由于 C-5 羟基在侧链上且对该羟基的写法并无特定的规定,故无法判断它们的绝对构型,对该糖的推定只能从原 Fischer 投影式中获取。

对于 α、β 型两种端基异构体的判定,甲基五碳、六碳吡喃型糖和五碳呋喃型糖中的 C_5-R(甲基五碳或六碳吡喃型糖)或 C_4-R(五碳呋喃型糖)与端基碳上的—OH 同侧者为 β 型,异侧者为 α 型;五碳吡喃糖端基碳上 OH 与 C_4-OH 在同侧为 α 型,异侧者为 β 型。对于六碳或甲基五碳呋喃型糖,在 Haworth 投影式中则无法判断其构型,是由于 C-5 羟基在侧链上,对其写法没有特殊限制。

虽然 Haworth 透视式更接近糖的真实结构,但仍不能确切地反映单糖分子中各原子或官能团的空间排布,为了更合理地反映其结构,常用稳定构象式来表示糖的真实结构。

三、糖的构象式

呋喃型糖的五元氧环基本为一平面(如信封式),无明显的构象变化。而吡喃型糖的六元氧环不在同一个平面上,存在船式和椅式可能的构象。实验证明吡喃型糖在溶液或固体状态时都以椅式构象存在,不是 C1 式便是 1C 式。这里的 C 表示椅式(chair form),以 C-2、C-3、C-5、O 四个原子构成的平面为准,C-4 在面上,C-1 在面下的称为 $^4C_1$,简称 C1 式或 N 式(normal form);C-4 在面下,C-1 在面上称为 $^1C_4$ 式,简称 1C 式或 A 式(alternative form)。

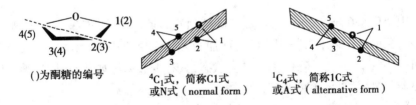

( )为酮糖的编号

$^4C_1$式,简称C1式　　　　$^1C_4$式,简称1C式
或N式（normal form）　　或A式（alternative form）

通常绝大多数 D- 型吡喃单糖的优势构象是 C1 式,L- 型糖的优势构象是 1C 式,但也有例外,如 L- 阿拉伯吡喃糖(L-arabinose),其稳定构象式为 C1 式。这是由于相对较大的取代基—OH 尽可能多地位于 e 键上使构象更稳定所决定的。又如:在 β-D 葡萄吡喃糖 C-1 上的—OH 及所有比较大的原子团(—OH,—CH$_2$OH)都在 e 键上,故其成为自然界中广泛存在的有机单元。

α -L-阿拉伯糖　　　　β -L-阿拉伯糖

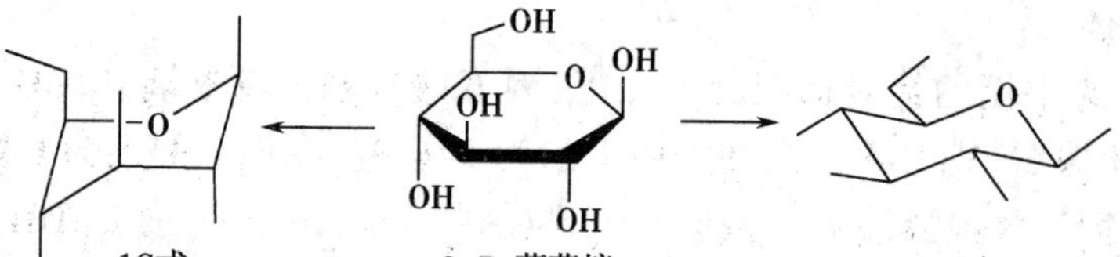

1C式   β-D-葡萄糖   C1式

对于六元环吡喃糖的稳定构象,还有一个特殊而重要的"异头效应"(anomeric effect)。即大的官能团尽可能处于平伏键上则体系较为稳定,但 C-1 位有例外,其上的甲氧基及乙酰氧基要处于竖直键上,这是因 C-1 上的氧与环上醚氧带来的"异头效应(电荷偶极排斥或"兔耳"效应)"造成的,处于直立键的 α 构型比相应的处于平伏的 β- 构型在能量上有利(约低 3.0 kJ/mo1)。所以 α-D- 葡萄糖甲苷比 β-D- 葡萄糖甲苷更稳定。在后面各论中涉及的苷因与糖结合的苷元因往往是大分子的烷醇、芳醇、羧酸等,因而则处于平伏键的 β- 苷键构型又占绝对优势。

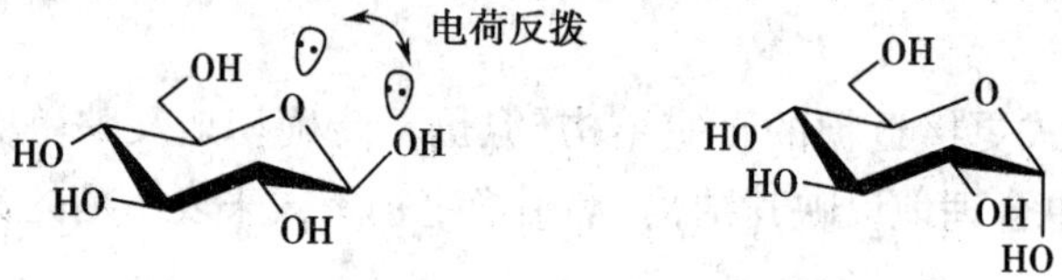

β-D-葡萄糖(相对不稳定)   α-D-葡萄糖(相对稳定)

第三节　糖和苷的分类

一、单　糖　类

已经发现的天然单糖有 200 多种,从三碳糖到八碳糖都有,以五碳、六碳糖最多。单糖命名词尾用 -ose,酮糖则在表示碳数词干的后面加 ul,糖醛酸的词尾用 uronic acid,苷则是将词尾 ose 改为 oside。多数单糖在生物体内呈结合状态,只有少数单糖如葡萄糖、果糖等以游离状态存在。下面列举一些常见的单糖及其衍生物。

(一)四碳醛糖(aldotetroses)

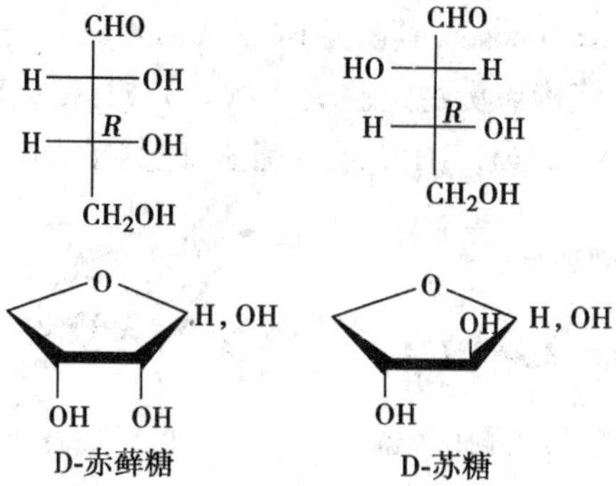

D-赤藓糖   D-苏糖

（二）五碳醛糖（aldopentoses）

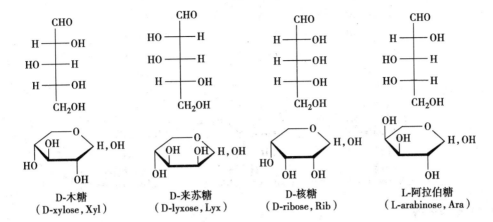

D-木糖
（D-xylose, Xyl）

D-来苏糖
（D-lyxose, Lyx）

D-核糖
（D-ribose, Rib）

L-阿拉伯糖
（L-arabinose, Ara）

（三）六碳醛糖（aldohexoses）

除常见的葡萄糖外,还有甘露糖、半乳糖、阿洛糖等。

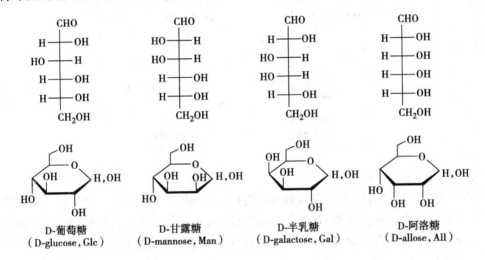

D-葡萄糖
（D-glucose, Glc）

D-甘露糖
（D-mannose, Man）

D-半乳糖
（D-galactose, Gal）

D-阿洛糖
（D-allose, All）

（四）六碳酮糖（ketohexoses,hexuloses）

如 D- 果糖及 L- 山梨糖,其中 D- 果糖的吡喃及呋喃型结构的 Haworth 式如下图。

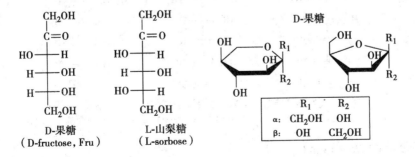

D-果糖
（D-fructose, Fru）

L-山梨糖
（L-sorbose）

	R₁	R₂
α:	CH₂OH	OH
β:	OH	CH₂OH

（五）甲基五碳醛糖（methyl aldopentoses）

也是 6- 去氧糖的一种,代表性单糖如:

43

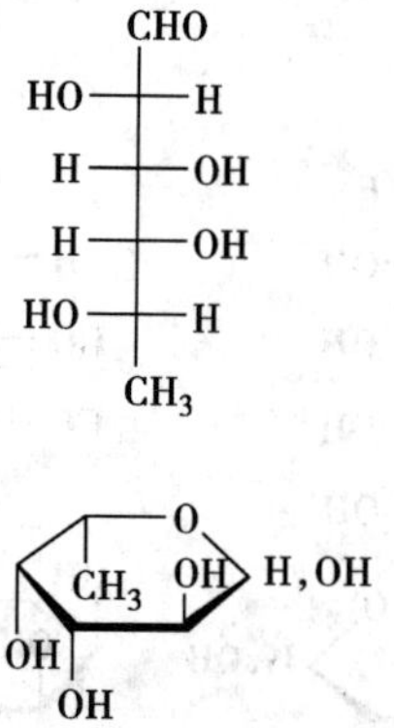

L-夫糖
（L-fucose, Fuc）

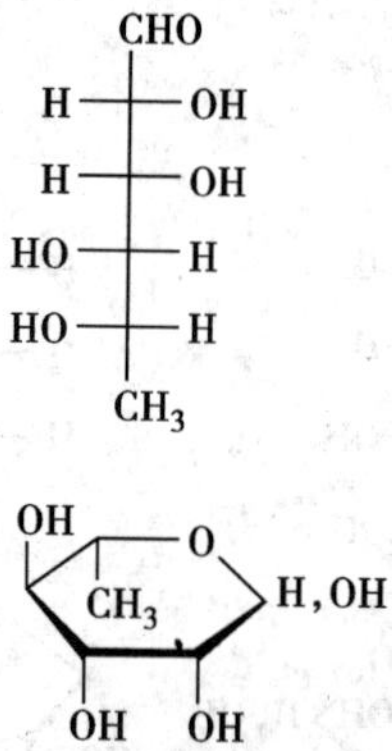

L-鼠李糖
（L-rhamnose, Rham）

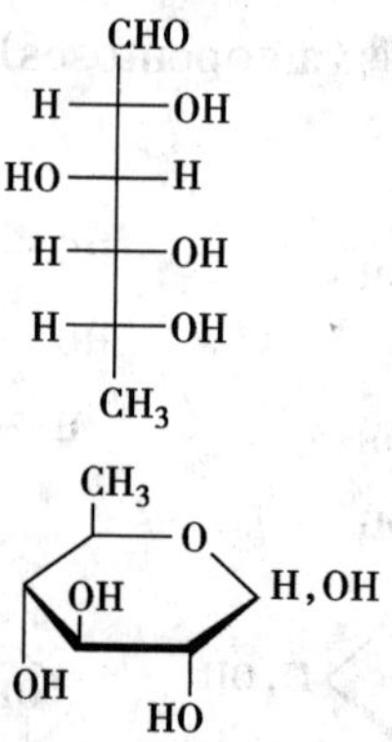

D-鸡纳糖
（D-quinovose）

（六）支碳链糖

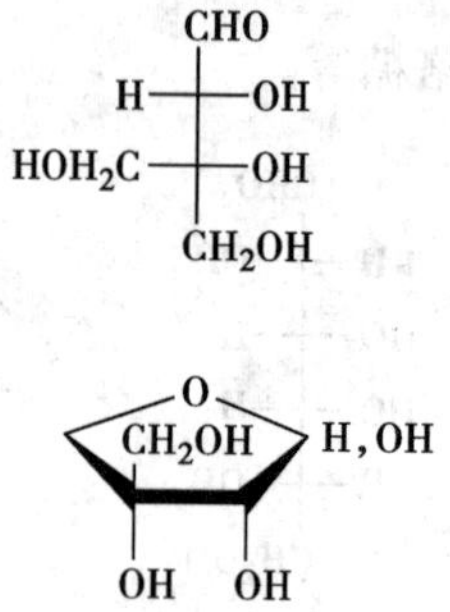

D-芹糖
（D-apiose, Api）

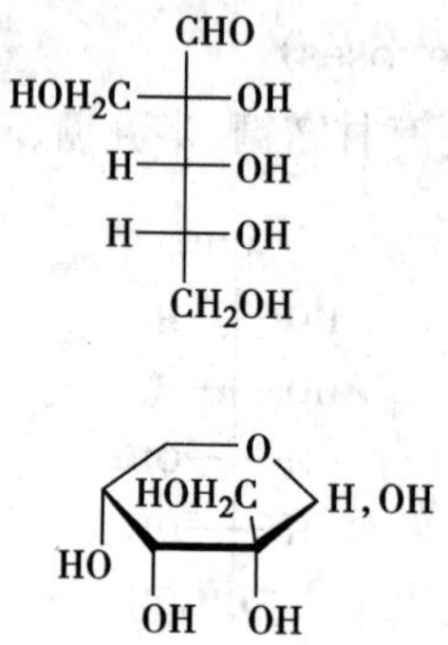

D-金缕梅糖
（D-hamamelose）

（七）氨基糖（amino sugar）

当单糖上的一个或几个醇羟基被氨基置换后,则该糖称为氨基糖。现已发现的氨基糖有60余种,某些抗生素如庆大霉素、新霉素、卡那霉素、链霉素等中含有氨基糖。在含有氨基糖的结构中,糖部分对其药理作用具有明显的影响,从而促进了氨基糖合成化学的研究,开辟了制备新抗生素的一条新途径。

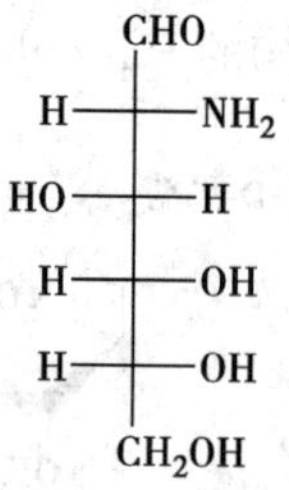

2-氨基-2-去氧-D-葡萄糖
（D-glucosamine）

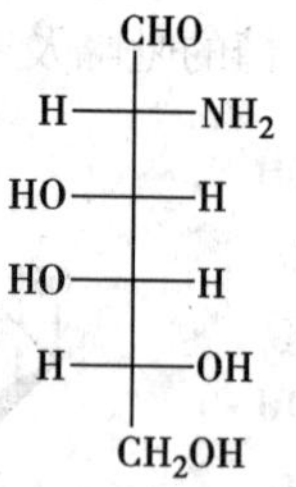

2-氨基-2-去氧-D-半乳糖
（D-galactosamine）

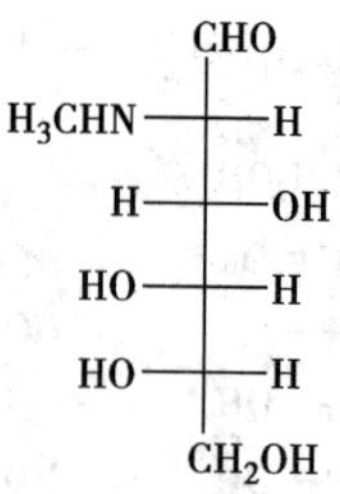

2-甲氨基-2-去氧-
L-葡萄糖

（八）去氧糖（deoxysugar）

单糖分子中的一个或两个羟基被氢原子取代的糖称为去氧糖,常见的有 6- 去氧糖、2,6-二去氧糖及其 3-O- 甲醚等。去氧糖主要存在于强心苷、C_{21} 甾类和微生物代谢产物中,并具有一些特殊的性质。

44

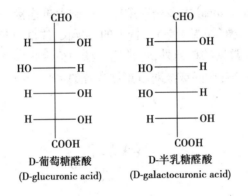

红霉糖（L-cadinose） 碳霉糖（L-mycarose）

（九）糖醛酸（uronic acid）

单糖中的伯羟基被氧化成羧基的化合物称糖醛酸。糖醛酸主要存在于苷和多糖类化合物中，常见的糖醛酸有葡萄糖醛酸、半乳糖醛酸等。

D-葡萄糖醛酸 　　　　D-半乳糖醛酸
(D-glucuronic acid)　　(D-galactocuronic acid)

（十）糖醇

单糖中的羰基被还原成羟基的化合物称为糖醇，是自然界分布很广的一类成分，有的具有甜味。在有些多糖的末端连有糖醇。

L-卫矛醇 　 D-山梨醇 　 D-甘露醇 　 赤醇
(L-evonymitol) (D-sorbitol) (D-mannitol) (erythritol)

二、低 聚 糖 类

由 2~9 个单糖通过苷键结合而成的直链或支链聚糖称为低聚糖（oligosaccharides）。根据含有单糖的个数又可将其分为二糖、三糖、四糖等。根据是否含有游离的醛基或酮基又可将其分为还原糖和非还原糖。具有游离醛基或酮基的糖称为还原糖，如二糖中的槐糖（sophorose，D- 葡萄糖 1β→2-D- 葡萄糖）、樱草糖（primverose，D- 木糖 1β→6-D- 葡萄糖）是还原糖。如果两个单糖都以半缩醛或半缩酮上的羟基通过脱水缩合而成的聚糖就没有还原性，如海藻糖（trehalose，D- 葡萄糖 1α→1α-D- 葡萄糖）、蔗糖（sucrose，D- 葡萄糖 1α→2β-D- 果糖）等均为非还原糖。低聚糖的化学命名方法是以末端糖作为母体，末端以外的糖作为糖基，并标明糖与糖的连接位置,糖的成环形式以及苷键的构型等,如槐糖命名为 2-O-β-D-glucopyranosyl-D-glucopyranose 或 β-D-glucopyranosyl-(1→2)-D- glucopyranose。

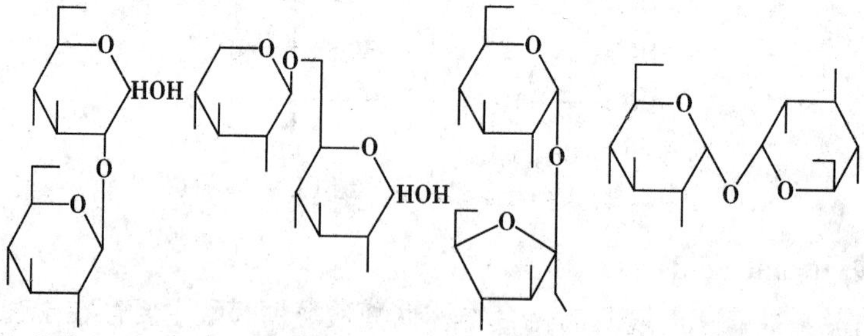

| 槐糖 | 樱草糖 | 蔗糖 | 海藻糖 |

植物中的三糖(trisaccharides)大多是在蔗糖的基础上再连接一个糖而成的。故大多为非还原糖。四糖、五糖是在三糖(如棉子糖)结构上的再延长,故也为非还原糖。

在低聚糖结构中除了常见的单糖外,还常插入糖的衍生物如糖醇、氨基糖、糖醛酸等。目前所发现的许多低聚糖多是各种酶或酸对多聚糖或苷的水解产物。

双糖:蔗糖(sucrose)
三糖:棉子糖(raffinose)
四糖:水苏糖(stachyose)
五糖:毛蕊糖(verbascose)

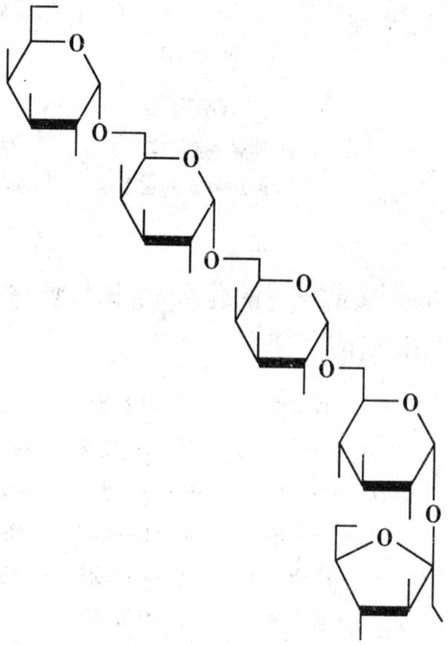

葡萄糖以 12,4- 环状结合的结晶性低聚糖,该低聚糖称为 schardinger 糊精。其中的六、七、八聚体分别称为 α、β、γ - 环糊精(α、β、γ-cyclodextrin)。环糊精具有良好的水溶性,环状分子内侧具有疏水性,有包结脂溶性药物的性能,可增加难溶性药物的溶解度,并对药物的氧化分解具有一定的保护作用。此外,由于环糊精具有多个手性中心,还可用于某些光学活性化合物的拆分。

三、多聚糖类

多聚糖(polysaccharides)是由十个以上单糖通过苷键连接而成的,又为多糖。通常聚合单位都在一百个以上,多的可高达数千个。由相同的单糖组成的多糖称为均多糖(homosaccharides),如淀粉、纤维素和糖原;以不同单糖组成的多糖称为杂多糖(heterosaccharides),如阿拉伯胶是由戊糖和半乳糖等组成。多糖不是一种纯化学物质,而是聚合程度不同的物质的混合物,一般不溶于水,无甜味,不能形成结晶,无还原性和变旋现象。许多多糖中除含有单糖基外还含有糖醛酸、去氧糖、氨基糖、糖醇等,有的还含有 O-O 乙酰基、N-O 乙酰基、磺酸酯等。

多糖结构中常见的苷键有 1α,4-、1β,4- 和 1α,6- 苷键。结构单位可以连成直链,也可以形成支链,直链一般以 1α,4- 苷键(如淀粉)和 1β,4- 苷键(如纤维素)连成;支链中链与链的连接点常是 1α,6- 苷键。

天然药物中的许多多糖具有较强的生物活性,是该药的有效成分。如女贞子多糖具有明显的增强免疫作用;人参多糖具有明显的抗肿瘤作用和抗突变作用;茶叶多糖具有抗凝血、抗血栓和降血脂作用等。又如茯苓多糖、灵芝多糖、香菇多糖等真菌多糖大多数可以刺激免疫活性,能增强网状内皮系统吞噬肿瘤细胞的作用,促进淋巴细胞转化,激活 T 细胞和 B 细胞,促进抗体的形成,从而在一定程度上具有抗肿瘤的活性。多糖在肝炎、心血管、糖尿病、降血脂、延缓衰老等方面均有独特的生物活性。

根据多糖在生物体内的功能又可将其分为两类,一类是动植物的支持组织,该类成分不溶于水,分子呈直链型,如植物中的纤维素、甲壳类动物的甲壳素等;另一类是动植物的贮存养料,该类成分可溶于热水形成胶体溶液,能经酶催化水解释放出单糖为动植物提供能量,多数分子呈支链型,如淀粉、糖原等。

(一)植物多糖

1. 淀粉(starch) 主要存在于植物的叶、根和种子中,呈颗粒状。由直链的糖淀粉(amylose)和支链的胶淀粉(amylopectin)组成。

(1) 糖淀粉:许多 α- 葡萄糖以 1,4- 糖苷键依次相连成长的葡萄糖多聚物,聚合度一般为 300~350,高的可达 1000,通常占淀粉总量的 17%~34%。具有长而紧密的螺旋管形,遇碘显蓝色。

(2) 胶淀粉:在直链的基础上每隔 20~25 个葡萄糖残基就形成一个 1α,6- 支链,不能形成螺旋管,遇碘显紫色。

2. 纤维素(cellulose) 是许多 β-D- 葡萄糖分子以 1β,4- 糖苷键相连而成直链,聚合度为 3000~5000。纤维素是植物细胞壁的主要结构成分,占植物体总重量的 1/3 左右,也是自然界最丰富的有机物。纤维素具有一定的强度和刚性,不易被稀酸或碱水解,因为人类以及食肉类动物体内能够水解 β- 苷键的酶很少,故无法消化利用纤维素,而某些微生物、原生动物、蛇类和反刍动物则可消化利用纤维素。

3. 菊糖(inulin) 为多聚果糖(fructans),由 D- 呋喃果糖以 2β,1- 苷键连接,广泛存在于菊科植物,聚合度为 35 左右,可用于肾清除率的测定。

4. 半纤维素(hemicellulose) 是一类不溶于水但能被稀碱(2%~20%NaOH)溶出的酸性多糖,与纤维素、木质素共同组成了细胞壁,是植物的支持组织。半纤维素主要包括木聚糖、甘露聚糖、半乳聚糖以及由两种以上糖组成的杂多糖。在糖的支链上多连有糖醛酸,故为酸性多糖。

5. 树胶(gum) 是植物受伤后或被毒菌类侵袭后的分泌物,干后成半透明块状物,如阿拉伯胶(acacia,来自于豆科 Acacia 属植物)和西黄蓍胶(tragacanth)。阿拉伯胶是一种有分支结构的杂多糖,以 D- 半乳糖 1β,3- 连接成主链,在 C-6 处有分支,支链上有 L- 阿拉伯糖、L- 鼠李糖、D- 葡萄糖醛酸等。

6. 黏液质(mucilage)和黏胶质(pectic substance) 为杂多糖,黏液质是植物种子、果实、根、茎和海藻中存在的一类黏多糖,其在植物中的主要作用是保持水分。黏胶质可溶于热水,冷后呈陈状,有些具有较好的生物活性,如人参果胶有抑瘤活性。

（二）动物多糖

1. 糖原（glycogen）　结构与胶淀粉类似,只是聚合度比胶淀粉大,分支程度也高,平均支链长 12~18 个葡萄糖单位,故遇碘呈红褐色。糖原主要存在于肌肉和肝中,约占肝重量的 5%,肌肉重量的 0.5%,其主要作用是为动物及许多细菌和真菌贮存养料。

2. 甲壳素（chitin）　结构和稳定性与纤维素类似,由 N- 乙酰基葡萄糖胺通过 β1→4 连接而成,大多在水中不溶,对稀酸和稀碱都很稳定,经酶解后其不同聚合度的低聚糖在医药、食品、农药上有广泛的应用。甲壳素主要存在于昆虫、甲壳类动物的外壳中,许多真菌和酵母菌的细胞壁中也有。

3. 肝素（heparin）　由两种二糖单元 A 和 B 聚合而成,其分子量均为 5000~15 000,属于一种高度硫酸酯化的右旋多糖。其中的 A 为 L-iduronic 酸和 D- 葡萄糖胺通过 α1→4 连接而成,B 为 D- 葡萄糖醛酸和 D- 葡萄糖胺通过 β1→4 连接而成。其糖链上还常接有丝氨酸（serine）或小分子肽。肝素具有很强的抗凝血作用,其钠盐主要用于预防和治疗血栓。

4. 硫酸软骨素（chondrotin sulfate）　具有降低血脂、改善动脉粥状硬化的作用,是动物组织的基础物质,在动物体内用以保持组织的水分和弹性。

硫酸软骨素 A（chondroitin-4-sulfate）

5. 透明质酸（hyaluronic acid）　是一种存在于眼球玻璃体、关节液、皮肤等组织中的酸性黏多糖,其主要功能是起润滑和撞击缓冲以及阻滞入侵的微生物及毒性物质的扩散。由于它是皮肤中的天然成分,近年来可用作护肤霜的基质。透明质酸是由 D- 葡萄糖醛酸和 N- 乙酰氨基 -D- 葡萄糖通过 β1→3 连接组成的二糖单位为重复单位,每个重复单位通过 β1→4 相互连接而成,其分子量可达几百万。

肝素、硫酸软骨素、透明质酸等均属于糖胺聚糖,也为酸性黏多糖,在生物体内,糖胺聚糖常以蛋白质结合状态存在,这种结合物质统称为蛋白聚糖（proteoglycan）。

四、苷　类

糖与非糖部分连接的键称为苷键,由于糖有 α 和 β 两种差向异构体,因而有 α- 苷和 β- 苷之分。苷类的英文命名常以 -in 或 -oside 作后缀。

苷的分类有很多方法,根据其是生物体内原生的还是次生的,分为原生苷和次生苷;根据连接单糖基的个数分为单糖苷、二糖苷等;根据苷元上接糖链的位置有一处、两处或多处,可分为单糖链苷、双糖链苷等;根据苷键原子不同有氧苷、硫苷、氮苷和碳苷之分。下面以苷键原子作为分类依据,性质及特点描述如下。

(一) 氧苷(O-苷)

根据苷元成苷官能团的不同又可将氧苷分为以下几类:

1. 醇苷 为苷元醇羟基与糖端基羟基脱水而成的苷。如龙胆中的龙胆苦苷(gentiopicrin)是天然药物龙胆治疗肝炎的主要成分。具有致适应原样的作用的红景天中的红景天苷(rhodioloside),人参中的二醇、三醇型皂苷,以及具有抗菌杀虫作用的毛茛苷(ranunculin)等。

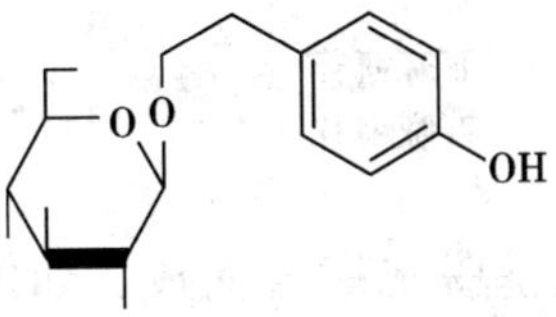

红景天苷

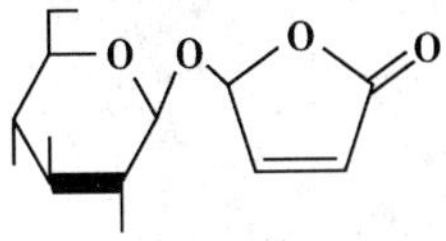

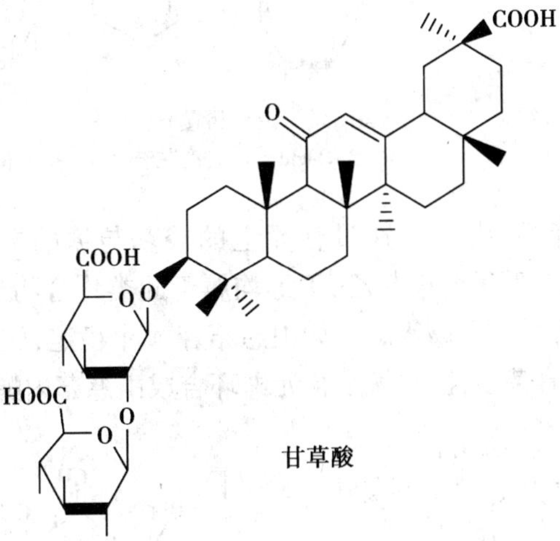

甘草酸

毛茛苷

2. 酚苷 苷元分子中的酚羟基与糖端基羟基脱水缩合而成的苷。苯酚苷、萘酚苷、蒽醌苷、香豆素苷、黄酮苷、木脂素苷、二苯乙烯苷等多属于酚苷。如天麻中的镇静有效成分天麻苷(gastrodin),槐米中的芦丁(rutin)具有抗菌作用的秦皮素,何首乌中的2,3,5,4'-四羟基二苯乙烯-2-O-β-D-葡萄苷等。

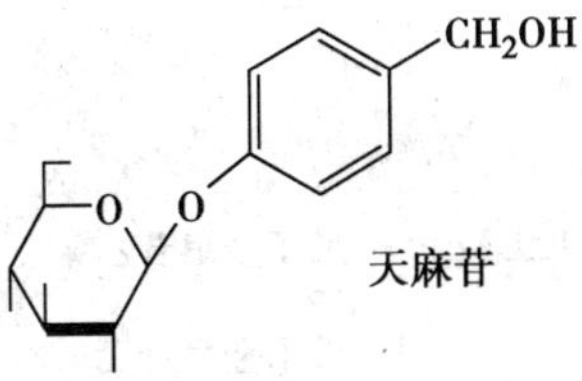

天麻苷

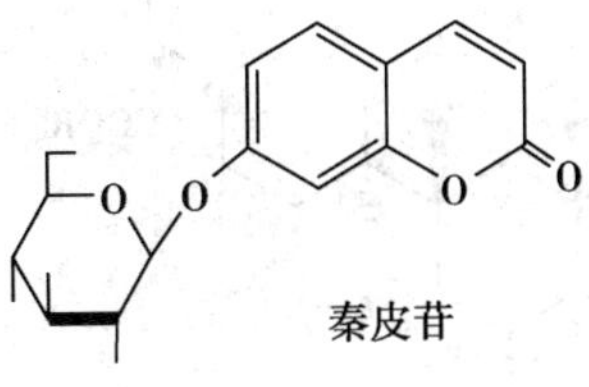

秦皮苷

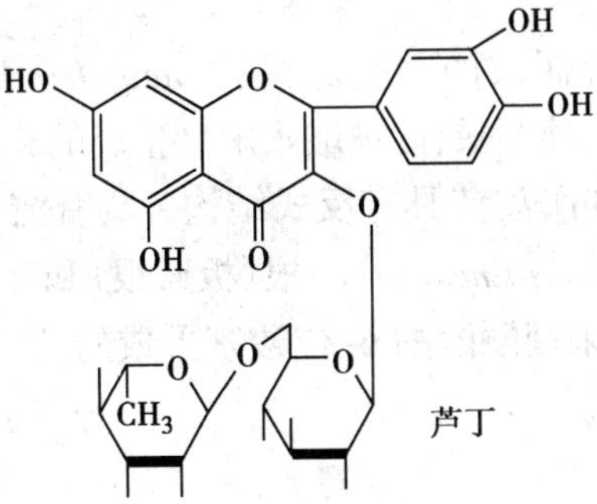

芦丁

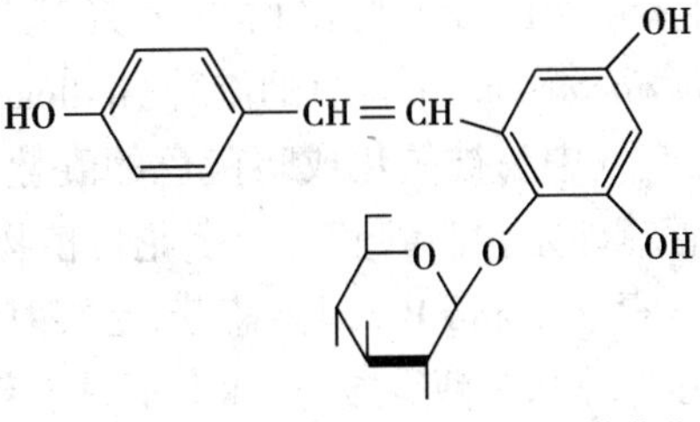

2,3,5,4-四羟基二苯乙烯-2-O-β-D-葡萄苷

3. 氰苷（cyanogenic glycoside） 是指一类具有 α- 羟基腈的苷，分布十分广泛。这种苷易被稀酸和酶催化水解，生成的苷元 α- 羟基腈很不稳定，立即分解为醛（酮）和氢氰酸；在浓酸作用下，苷元中的—CN 易氧化成—COOH，并产生铵离子；而在碱性条件下，苷元容易发生异构化而生成 α- 羟基羧酸盐。

苦杏仁中的苦杏仁苷（amygdalin）口服小剂量时，释放少量氢氰酸而用于镇咳，但大剂量时有中毒危险。而亚麻（*Linum usitatisimum*）种子含有的亚麻氰苷（linamanin），百脉根（*Lotus arabicus*）茎含有的百脉根苷（lotaustralin）毒性更大。

| R=H | 野樱苷 | R=H | 亚麻氰苷 |
| R= β -D-glc | 苦杏仁苷 | R=CH₃ | 百脉根苷 |

4. 酯苷（酰苷） 是通过苷元上的羧基与糖的端基羟基脱水缩合而成。如山慈菇苷 A（tuliposide A）、瓜子金皂苷乙、丁等均属于此类化合物。酯苷的苷键既有缩醛的性质又有酯的性质，易被稀酸和稀碱水解。如山慈菇苷 A 不稳定，放置日久，酰基易从 C_1-OH 重排至 C_6-OH，同时失去抗真菌活性，水解后苷元即环合成山慈菇内酯（tulipalin）。

山慈菇苷

R=Glc $\xrightarrow{1 \rightarrow 2}$ Glc $\xrightarrow{1 \rightarrow 2}$ Glc　　瓜子金皂苷乙

R=Glc $\xrightarrow{1 \rightarrow 2}$ Glc　　瓜子金皂苷丁

5. 吲哚苷 由苷元吲哚醇中的羟基与糖缩合而成的苷类。豆科 *Indigofera* 属和蓼蓝（*Polygonum tinctorium*）中特有的靛苷（indican）即是一种吲哚苷，被酸水解后生成的苷元吲哚醇（indoxd）在空气中易被氧化成暗蓝色的靛蓝（indigotin），靛蓝具有反式结构。具有清热解毒作用的中药青黛即是粗制靛蓝。十字花科植物菘蓝（*Isatis tinctoria*）的根（板蓝根）和叶（大青叶）含有的大青素 B（isatin B），即菘蓝苷，是羟基吲哚与果糖酮酸的 6- 位羧基形成的酯，易被弱碱水解生成吲哚醇和果糖酮酸，实际上不属于苷类。

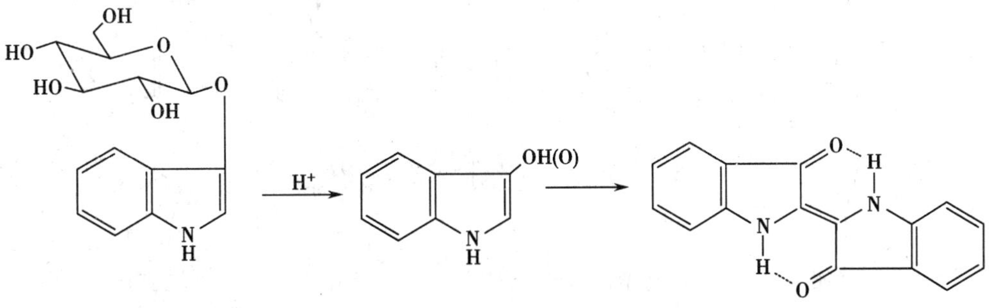

靛苷　　　　　　　　　　　　　　　　　　　　　靛蓝

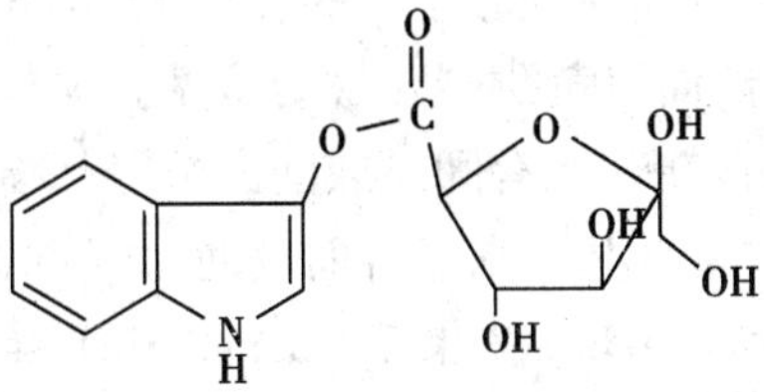

菘蓝苷

（二）硫苷（S-苷）

苷键原子为硫,糖上端基羟基与苷元上的巯基缩合而成的苷类。常见于十字花科植物中,如黑芥子(*Brassia nigra*)中的黑芥子苷(sinigrin),白芥子(*B.alba*)中的白芥子苷(sinalbin)。芥子苷经酶解后形成的芥子油(mustard oils)实际上是异硫氰酸酯类、葡萄糖和硫酸盐的混合物,它们具有止痛和消炎的作用。

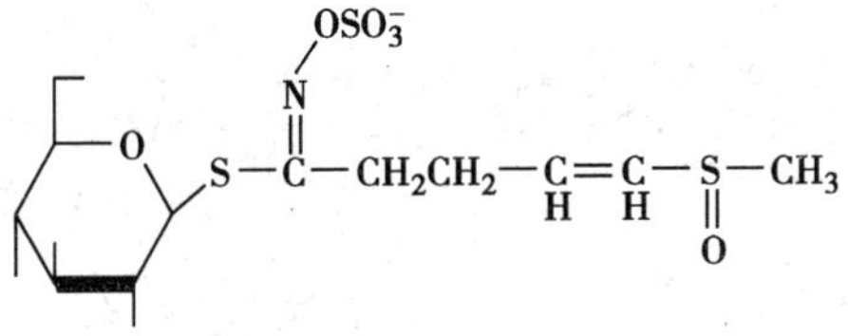

萝卜苷

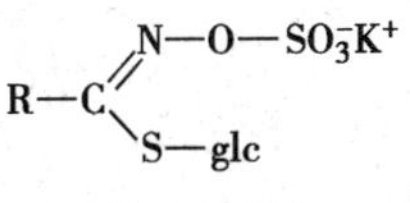

芥子苷通式　　　R=—CH$_2$—CH=CH$_2$　黑芥子苷

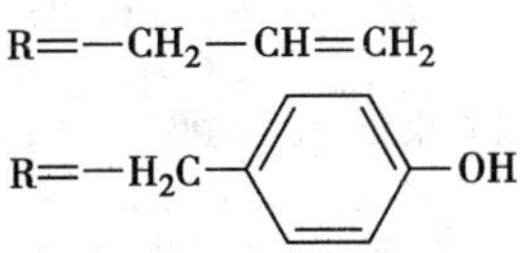

R=—H$_2$C—⟨⟩—OH　白芥子苷

（三）氮苷（N-苷）

糖上端基碳与苷元上氮原子相连接的一类苷,是生物化学领域中十分重要的物质。如核苷类(nucleosides)是核酸的重要组成部分,由核糖(ribose)或2-去氧核糖(2-deoxyribose)与嘧啶或嘌呤脱水而成,如腺苷(adenosine)、鸟苷(guanosine)、胞苷(cytidine),尿苷(uridine)等。核苷中糖的一个羟基被磷酸酯化后即为核苷酸(nucleotide),是核酸的基本结构单位。天然药物巴豆中的巴豆苷(crotonside)是与腺苷相似的氮苷。

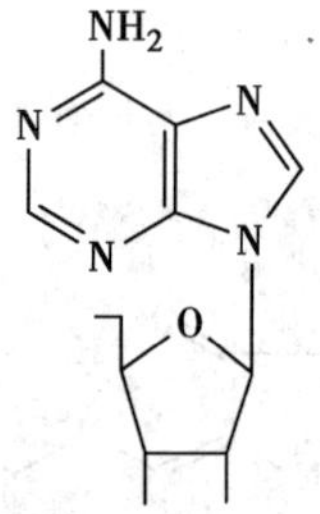

腺苷 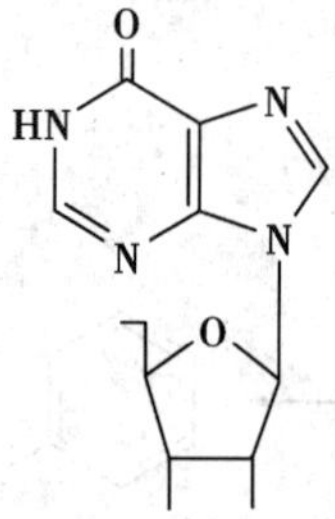　　　　　鸟苷 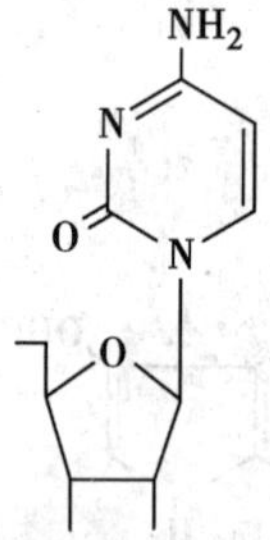　　　　　胞苷 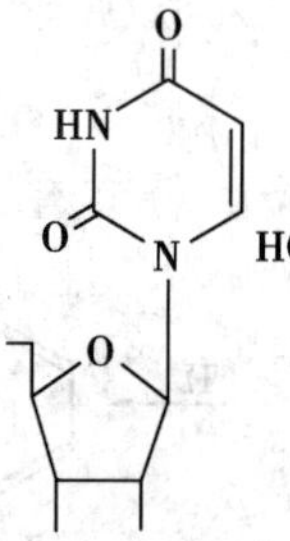　　　　　尿苷 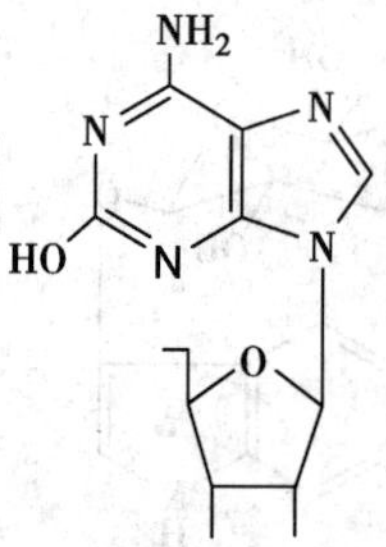　　　　　巴豆苷

(四)碳苷(C-苷)

是一类糖基不通过苷键原子而直接连在碳原子上的苷类。自然界组成碳苷的苷元有黄酮、查耳酮、呫酮、蒽酮、蒽醌、没食子酸等,而以黄酮碳苷最为多见。碳苷类化合物数目不多,常与氧苷共存。在碳苷分子中,糖多数是接在苷元有间二或间三酚羟基结构的环上,它是由苷元酚羟基所活化的邻位或对位氢与糖的端基羟基脱水缩合而成的。

芦荟中的芦荟苷(aloin)、牡荆素(vitexin)、芒果苷(mangiferin)、异芒果苷(isomangiferin)等均属于碳苷。碳苷具有在各类溶剂中溶解度均小,难于水解获得原苷元等特点。但在消化道等某些微生物的作用下,可水解生成原苷元。

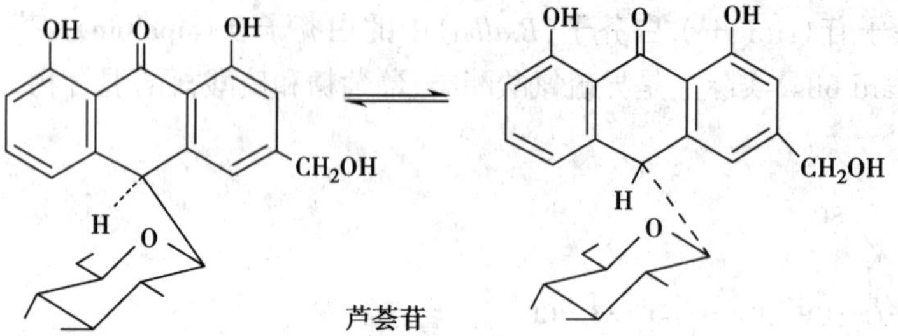

芦荟苷

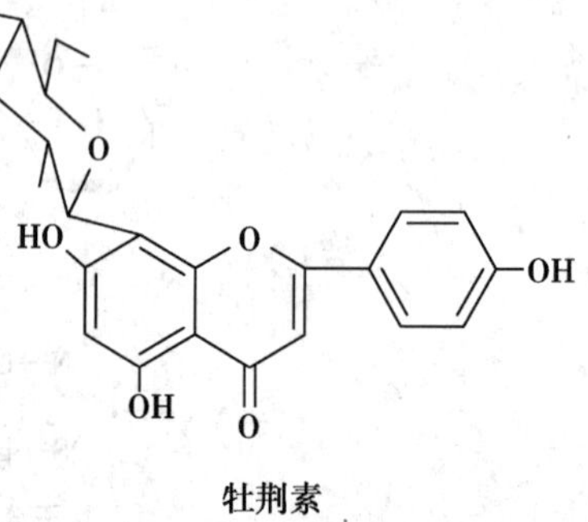

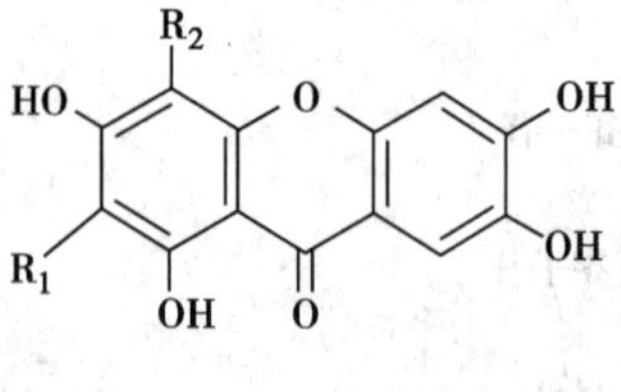

芒果苷　　R₁ = — glc, R₂ = H

异芒果苷　R₁ = H,　　　R₂ = — glc

牡荆素

第四节 糖和苷的理化性质

一、一般性质

大多数苷类为无定形粉末,其中含糖基少的苷类可形成结晶。有的甚至具有吸湿性,多见

于含有多个糖分子的皂苷。多数苷类为无色或白色,个别的如黄酮苷、花色苷、蒽醌苷等因苷元影响而呈一定的颜色。苷类多为无味,但因苷元、糖的影响也有苦味、甜味和辛辣味的,例如橙皮苷(hesperidin,橙皮素 -7-O- 芸香糖苷)是无味的,新橙皮苷(neohesperidin,橙皮素 -7-O-新橙皮糖苷)则有苦味。人参皂苷常有一定的辛辣味,穿心莲内酯(andrographolide)形成的苷有很强的苦味,糖菊苷(stevioside)甜度则为蔗糖甜度的 300 倍,水解去掉一个葡萄糖却不再有甜味。

二、旋 光 性

苷类都有旋光性,无还原性。天然苷类多数呈左旋性,但水解后生成的糖多有右旋性,往往使水解混合物亦呈右旋性,并有还原性。因此,比较水解前后旋光性的变化,可用于检识苷类的存在,但必须注意,只有在水解产物中找到苷元,才能确认有无苷类的存在,因为有些二糖或多糖分子中也具有类似的性质。

三、溶 解 性

苷类分子中由于含有糖基,大多数具有一定的亲水性,而苷元一般呈亲脂性。苷类的亲水性常常随苷元的结构以及所连接糖的数目、糖的性质不同有所差别。α- 羟基糖苷要比 2,6- 去氧糖苷在水中溶解度大。糖基数目增多,苷中苷元所占比例相应变小,则苷的亲水性也随之增大,在水中的溶解度也就增加。大分子苷元(如甾醇苷、萜醇苷等)的单糖苷,由于糖所占比例相应变小而表现为亲脂性,能溶于低极性的有机溶剂中。因此,当用不同极性的溶剂梯度顺序提取时,在各溶剂部位都有发现苷的可能。碳苷与氧苷不同,无论在水溶性溶剂还是其他溶剂中的溶解性一般都较小。

四、化 学 性 质

糖的化学性质在普通有机化学中已有详细的论述,如以 Ag^+ 作氧化剂与还原糖的银镜反应(Tollen reaction);以 Cu^{2+} 作氧化剂的斐林反应(Fehling reaction)等,下面仅就一些与糖及苷的分离和结构测定密切相关的化学性质做一介绍。

(一)氧化反应

单糖分子有醛(酮)基、伯醇基、仲醇基和邻二醇基结构单元,以参加化学反应的活泼性而论,通常醛基最易被氧化,伯醇次之。在控制反应条件的情况下,一般氧化剂也可具有一定的选择性。如溴水可将醛基氧化成羧基,硝酸可使醛糖氧化成糖二酸,过碘酸和四乙酸铅选择性较高,一般只作用于邻二羟基。

过碘酸氧化反应在糖苷类和多元醇的结构研究中是一个常用的反应。主要作用于邻二醇羟基、α- 氨基醇、α- 羟基醛(酮)、α- 羟基酸、邻二酮和某些活性次甲基结构。

$$\begin{array}{c} H-\overset{|}{C}-OH \\ H-\overset{|}{C}-OH \\ | \end{array} \xrightarrow{IO_4^-} -CHO + -CHO$$

$$\begin{array}{c} H-\overset{|}{C}-OH \\ -\overset{|}{C}=O \\ | \end{array} \xrightarrow{IO_4^-} -CHOH + -COOH$$

$$\begin{array}{c} H-\overset{|}{C}-OH \\ H-\overset{|}{C}-OH \\ H-\overset{|}{C}-OH \\ | \end{array} \xrightarrow{2IO_4^-} -CHOH + -COOH + -CHO$$

$$\begin{array}{c} -\overset{|}{C}=O \\ -\overset{|}{C}=O \\ | \end{array} \xrightarrow{IO_4^-} -COOH + -COOH$$

$$\begin{array}{c} H-\overset{|}{C}-NH_2 \\ H-\overset{|}{C}-OH \\ | \end{array} \xrightarrow{IO_4^-} -CHO + -CHO + NH_3$$

$$\begin{array}{c} H-\overset{|}{C}-OH \\ \overset{|}{COOH} \end{array} \xrightarrow{IO_4^-} -CHO + CO_2\uparrow + H_2O$$

对开裂邻二醇羟基的反应几乎是定量进行的,生成的 HIO_3 可以滴定,最终的降解产物(如甲醛、甲酸等)也比较稳定,对糖类结构的推测,糖和苷中氧环的大小、碳原子的构型、糖的连接位置及聚合度的决定等都有意义。

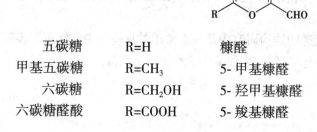

消耗过碘酸量: 1mol/L　　2mol/L　　0mol/L　　1mol/L

过碘酸氧化作用机制是过碘酸与邻二醇羟基形成五元环状酯的中间体,然后再将醇羟基氧化成羰基。在酸性或中性介质中,过碘酸以一价的 $H_2IO_5^-$ 离子作用,其中碘离子呈六面体结构。因此在酸性或中性条件下对顺式邻二醇羟基的氧化比反式快得多。对固定在环的两侧无扭曲余地的邻二醇羟基不反应。产物及消耗过碘酸用 Fischer 式计算;成苷时的糖、产物及消耗过碘酸用 Haworth 式计算。

(二)糠醛形成反应

单糖在浓酸(4~10mol/L)加热作用下,脱去三分子水,生成具有呋喃环结构的糠醛衍生物。多糖和苷类化合物在浓酸的作用下首先水解成单糖,然后再脱水形成相应的产物。五碳醛糖生成的是糠醛,甲基五碳醛糖生成的是 5-甲基糠醛,六碳醛糖生成的是 5-羟甲基糠醛,六碳糖醛酸生成的是 5-羧基糠醛(往往会进一步脱羧最终形成糠醛)。

$$R-\overset{\displaystyle\bigcirc}{}-CHO$$

五碳糖	R=H	糠醛
甲基五碳糖	R=CH$_3$	5-甲基糠醛
六碳糖	R=CH$_2$OH	5-羟甲基糠醛
六碳糖醛酸	R=COOH	5-羧基糠醛

糠醛衍生物可以和许多芳胺、酚类以及具有活性次甲基基团的化合物缩合生成有色的化合物(酚和胺的缩合位置在邻对位)。许多糖的显色剂就是根据这一原理配制而成的。如常用于糖类和苷的检测反应——Molisch反应的试剂就是浓硫酸和α-萘酚。常用糖的色谱显色剂是邻苯二甲酸和苯胺。常用的酸有无机酸如硫酸、磷酸等,有机酸如三氯乙酸、邻苯二甲酸、草酸等;常用的酚有苯酚、间苯二酚、α-萘酚、β-萘酚等;常用的胺则有苯胺、二苯胺、氨基酚、联苯胺等。常用的具有活性次甲基的化合物是蒽酮等。可利用糠醛反应形成的不同颜色来区别五碳糖、六碳酮糖、六碳醛糖以及糖醛酸等。

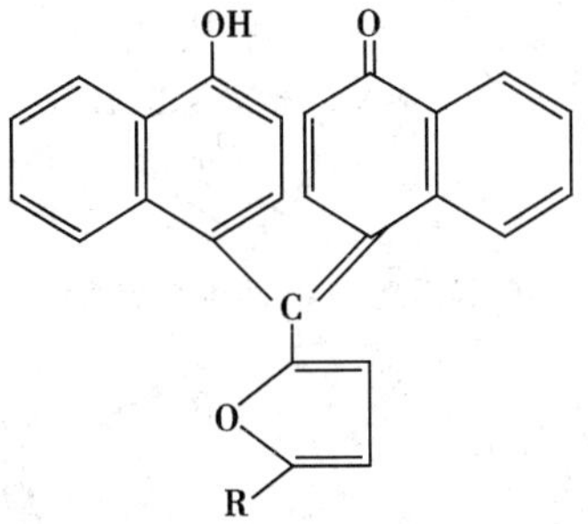

糠醛及衍生物与α-萘酚缩合物
（紫色）

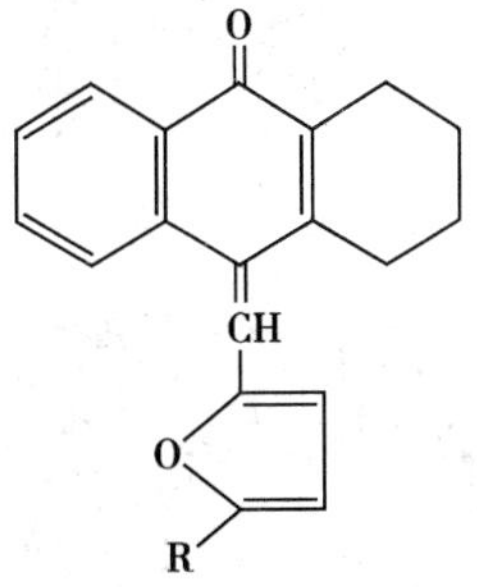

糠醛及衍生物与蒽酮缩合物
（R=H或CH₃）

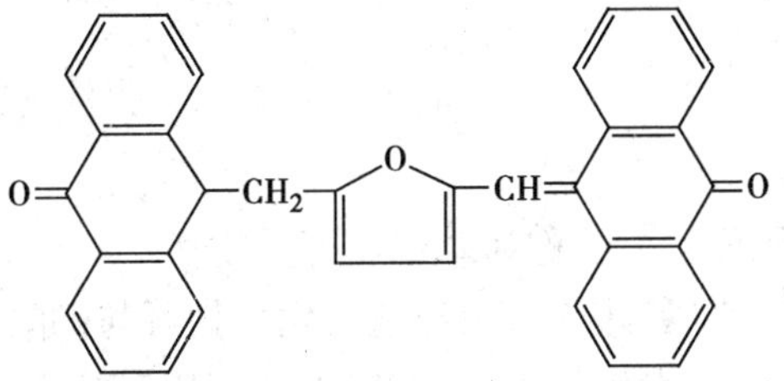

5-羟甲基糠醛与蒽酮的缩合物（蓝色）

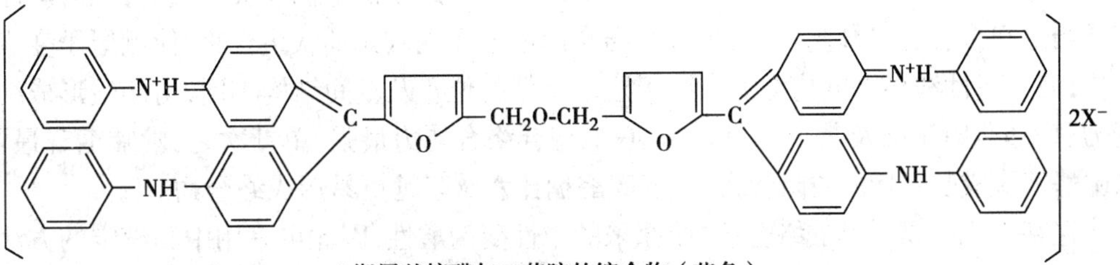

5-羟甲基糠醛与二苯胺的缩合物（蓝色）

（三）羟基反应

糖及苷的羟基反应包括醚化、酯化、缩醛(缩酮)化以及与硼酸的络合反应等。在糖及苷的羟基中最活泼的是半缩醛羟基,次之是伯醇羟基,再次之是C_2-OH。这是因为半缩醛羟基和伯醇羟基处于末端,在空间上较为有利;醚化反应主要用于多糖的结构测定,酯化反应现已较少使用,下面仅就缩醛(缩酮)化和与硼酸的络合反应做一简单介绍。

1. 缩酮和缩醛化反应　醛或酮在脱水剂作用下易与具有适当空间的1,3-二醇羟基或邻二醇羟基生成环状的缩醛(acetal)或缩酮(ketal)。常用的脱水剂是矿酸、无水氯化锌、无水硫酸铜等。通常醛易与 1,3- 二醇羟基生成六元环状物,酮易与顺邻二醇羟基生成五元环状物。缩醛和缩酮衍生物与苷一样对碱稳定对酸不稳定,既可以利用缩醛、缩酮反应作为某些羟基的保护剂,也可以利用它来推测结构中有无顺邻二醇羟基或 1,3- 二醇羟基。对于特定的糖则还可推测其氧环的大小。丙酮与邻二醇羟基生成的五元环状缩酮称为异丙叉衍生物,亦称丙酮加成物。在游离糖生成异丙叉衍生物过程中,为了生成更多的异丙叉物,其氧环的大小可随之改变。

α -D-半乳糖   1,2;3,4-二-O-异丙叉-α -D-半乳吡喃糖

D-葡萄糖   1,2;5,6-二-O-异丙叉-α -
D-葡萄吡喃糖

苯甲醛与糖生成的六元环状缩醛称为苯甲叉衍生物。

2. 与硼酸的络合反应　许多具有邻二羟基的化合物可与硼酸、钼酸、铜氨、碱土金属等试剂反应生成络合物,使理化性质发生较大的改变,据此可用于糖、苷等化合物的分离、鉴定以及构型的确定。

硼酸是一种 Lewis 酸,在水溶液中可与 OH 络合,由原来的平面三叉体变为四面体,硼酸与具有适当空间位置的二羟基(1,2 或 1,3)结合形成五元或六元环状络合物,使硼原子变成四面体结构,使其酸性和导电度均增加。由于羟基所处的位置及空间结构不同,与硼酸形成络合物的能力就不同,对于糖及其苷类化合物,呋喃糖苷络合能力最强,单糖次之,吡喃糖苷最弱;由于六碳醛糖形成呋喃环的位阻较大,故五碳醛糖比六碳醛糖更易形成络合物。

多羟基类化合物与硼酸络合后,使原来的中性变为酸性,因此可采用中和滴定的方法进行含量测定,还可以通过离子交换、硅胶(在硅胶中掺加硼砂)、电泳等色谱方法进行分离和鉴定,如糖自动分析仪(sugar analyzer)对糖的检测,其原理就是制成硼酸络合物后进行离子交换色谱分离。

五、苷键的裂解

苷键的裂解按所用催化剂可分为酸催化水解、碱催化水解、乙酰解、酶解、过碘酸裂解等。苷键的裂解对于了解苷元与糖及糖与糖的连接方式、苷键的构型等具有重要的作用。

（一）酸催化水解

苷键为缩醛（酮）结构,对酸不稳定,对碱较稳定,易被酸催化水解。酸催化水解常用的试剂是水或稀醇,常用的催化剂是稀盐酸、稀硫酸、乙酸、甲酸等。其反应机制是苷键原子先被质子化,然后苷键断裂形成糖基正离子或半椅式的中间体,该中间体再与水结合形成糖,并释放催化剂质子。以葡萄糖氧苷为例:

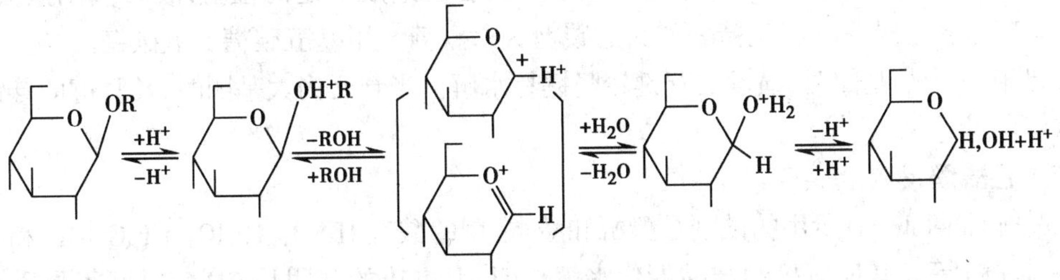

凡有利于苷键原子质子化和中间体形成的一切因素均有利于苷键的水解。通常苷水解的难易程度有以下规律:

1. 形成苷键的 N、O、S、C 四个原子中,N 的碱性最强,最易质子化。碳上无共用电子时,几乎无碱性,最难质子化。故它们水解由难到易顺序是 C-苷 >S-苷 >O-苷 >N-苷。

2. 当氮原子在酰胺或嘧啶环上时,此时的氮已几乎没有碱性,所以这类苷很难水解。如朱砂莲（*Aristolochia tuberosa*）块根中的朱砂莲苷（tuberosinone-N-β-D-glucoside）不能被 10%HCl 水解,经氢化锂铝还原后才能被 1mol/L HCl 水解。

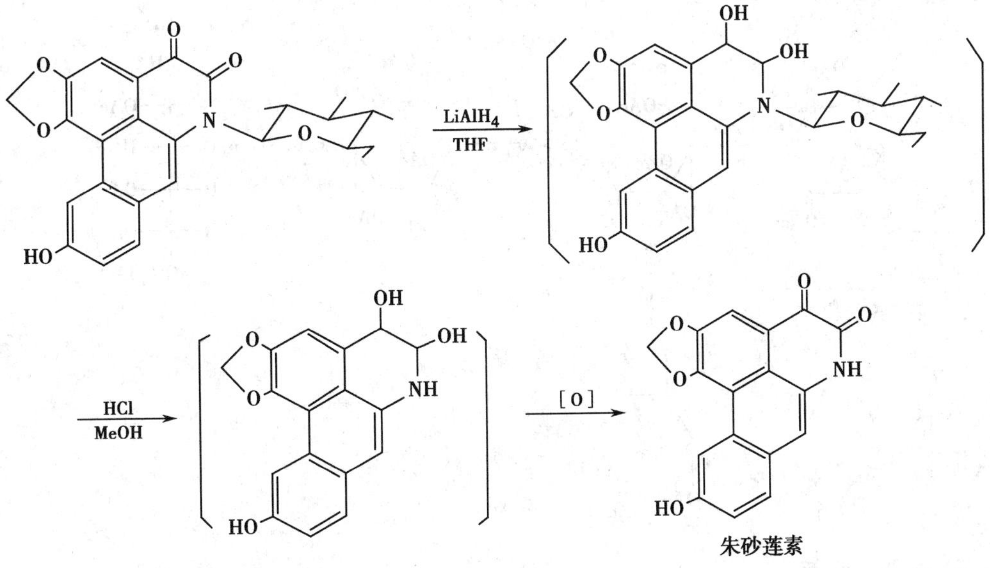

朱砂莲素

3. 酚苷及烯醇苷的苷元在苷键原子质子化时芳环或双键对苷键原子有一定的供电作用,故酚苷及烯醇苷比醇苷易于水解。

4. 由于氨基和羟基均可与苷键原子争夺质子,特别是 2-NH₂ 和 2-OH 糖,2-氨基糖苷最难水解,其次是 2-OH 糖苷,然后依次是 6-去氧糖苷、2-去氧糖苷和 2,6-二去氧糖苷。如 6-去氧糖苷比同样羟基糖苷快五倍;2,6-二去氧糖苷用 0.02~0.05mol /L HCl 即可将其水解。当羟基、氨基被乙酰化后,由于这种作用消失,水解又变得较容易了。

5. 由于五元呋喃环是平面结构,酸水解时形成的中间体使官能团拥挤状态有所改善,环的张力减少,故呋喃糖苷较吡喃糖苷易水解。所以在多糖水解时最易水解的是果糖。

6. 因酮糖多数为呋喃糖,而且在端基上又增加了一个 -CH_2OH 大基团,更增加了呋喃环的拥挤状况,故酮糖较醛糖易水解。

7. 在吡喃糖苷中由于 C_5- 上 R 会对质子进攻苷键造成一定的位阻,故 R 基团愈大,则愈难水解。其水解的难易程度是糖醛酸 > 七碳糖 > 六碳糖 > 甲基五碳糖 > 五碳糖。

8. 当苷元为小基团时,横键的苷键较竖键易水解。当苷元为大基团时,其竖键的苷键较横键易水解。

(二) 乙酰解反应

乙酰解(acetolysis)所用的试剂是醋酐和酸,常用的酸有 H_2SO_4、$HClO_4$、CF_3COOH 和 $ZnCl_2$、BF_3(Lewis 酸)等。其反应机制与酸催化水解相似,但进攻的基团是 CH_3CO^+ 而不是质子。虽然反应机制相似,但在苷键裂解的难易程度上有时却相反。

乙酰解具有反应条件温和,操作简便(通常室温放置数天即可),可开裂部分苷键,所得产物为单糖、低聚糖及苷元的酰化物,增加了反应产物的脂溶性,有利于提纯、精制和鉴定等优点。但应该引起注意的是乙酰解反应有时会使糖的端基发生异构化。此外对于在 C_2、C_3 有顺邻二羟基的呋喃型糖,其 C_2、C_3 位有时也会发生差向异构化,如由甘露呋喃型糖变为葡萄糖。

(三) 碱催化水解

通常苷键对碱稳定,对酸不稳定,不易被碱水解。由于酚苷中的芳环具有一定的吸电作用,使糖端基碳上氢的酸性增强,有利于 OH^- 的进攻,形成正碳离子后,芳环对苷键原子又具有一定的供电能力,有利于正碳离子的稳定;与羰基共轭的烯醇类从插烯规律来看实际上具有酯的性质,故酰苷、酚苷、与羰基共轭的烯醇苷可被碱水解。如 4- 羟基香豆素苷、水杨苷、靛苷、海韭菜苷(triglochinin)等遇碱能够水解。

| 4-羟基香豆素苷 | 水杨苷 | 海韭菜苷 | 蜀黍苷 |

（四）酶催化水解反应

酶是专属性很强的生物催化剂,利用酶催化水解苷键可避免酸碱催化水解等剧烈条件,保护糖和苷元结构不再进一步的变化。酶催化水解条件温和,可保留部分苷键得到次级苷,因而可以获知苷元与糖、糖与糖的连接方式。酶的专属性主要表现在特定的酶只能水解特定构型的苷键。如 α- 苷酶只能裂解 α- 糖苷键,而 β- 苷酶只能裂解 β- 糖苷键,故酶水解也常用来推断苷键的构型。

如:苦杏仁酶(emulsin)——水解 β- 葡萄糖苷键(专属性较低,能水解一般的 β- 葡萄糖苷和有关六碳醛糖苷);

纤维素酶(cellulase)——水解 β- 葡萄糖苷键;

麦芽糖酶(maltase)—— 水解 α- 葡萄糖苷键;

转化糖酶(invertase)——水解 β- 果糖苷键;

蜗牛酶——水解 β- 葡萄糖苷键。

pH 是影响酶解的一个重要因素,某些酶的酶解产物会随 pH 的改变而改变。如存在于十字花科植物中的芥子苷酶(myrosinase),在 pH=7 时对芥子苷的酶解产物是异硫氰酸酯,在 pH=3~4 时则是腈和硫磺。

由于酶的分离纯化较困难和麻烦,市售酶的品种有限。近年来有人采用微生物发酵的方法水解苷类。在微生物培养液中加入苷,利用微生物产生的酶将苷水解。某些微生物会把苷中糖当作碳源消耗掉而只留下苷元。

（五）过碘酸裂解反应

过碘酸裂解法亦称 Smith 降解法,对某些采用酸催化水解时苷元结构易于发生改变的苷类或者是难于水解的 C- 苷类,使用氧化反应开裂苷键,可以避免采用剧烈的酸水解条件,而获得完整的苷元,常用的氧化开裂法是过碘酸裂解法亦称 Smith 降解法。该反应条件温和、易得到原苷元,通过反应产物可以推测糖的种类、糖与糖的连接方式以及氧环大小等。

Smith 降解法可分为三步:首先在水或稀醇溶液中,用 $NaIO_4$ 在室温条件下将苷分子中糖上的邻二羟基氧化开裂为二元醛;第二步将二元醛用 $NaBH_4$ 还原成相应的二元醇;第三步调节

pH 为 2 左右,室温放置让其水解。此时由于这种二元醇中间体具有简单的缩醛(酮)结构,它比糖的环状缩醛(酮)更容易被稀酸催化水解而生成苷元、多元醇和羟基乙醛的产物。该法特别适合于那些苷元不稳定的苷和碳苷的裂解,但对于那些苷元上有邻二醇羟基或易被氧化的基团的苷则不能应用,因为过碘酸在氧化糖的同时它们也将随之被氧化。

如:

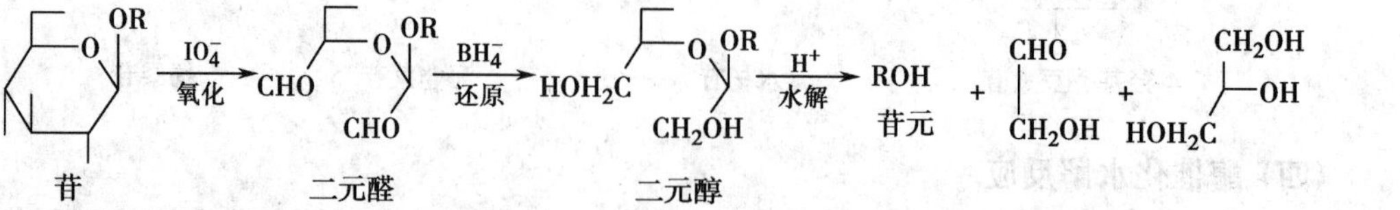

对人参皂苷 Rb$_1$(ginsenoside Rb$_1$)用各种方法水解均未获得原苷元,只是采用 Smith 裂解法后才获得原苷元即 20-S-原人参二醇(20-S-protopanaxadiol),原人参二醇上有三个羟基但却称原人参二醇是因为最早用矿酸水解法所获得的苷元上只有两个醇羟基(称为人参二醇,人工产物),为了与原产物区别才在名称前加了一个"原"字。

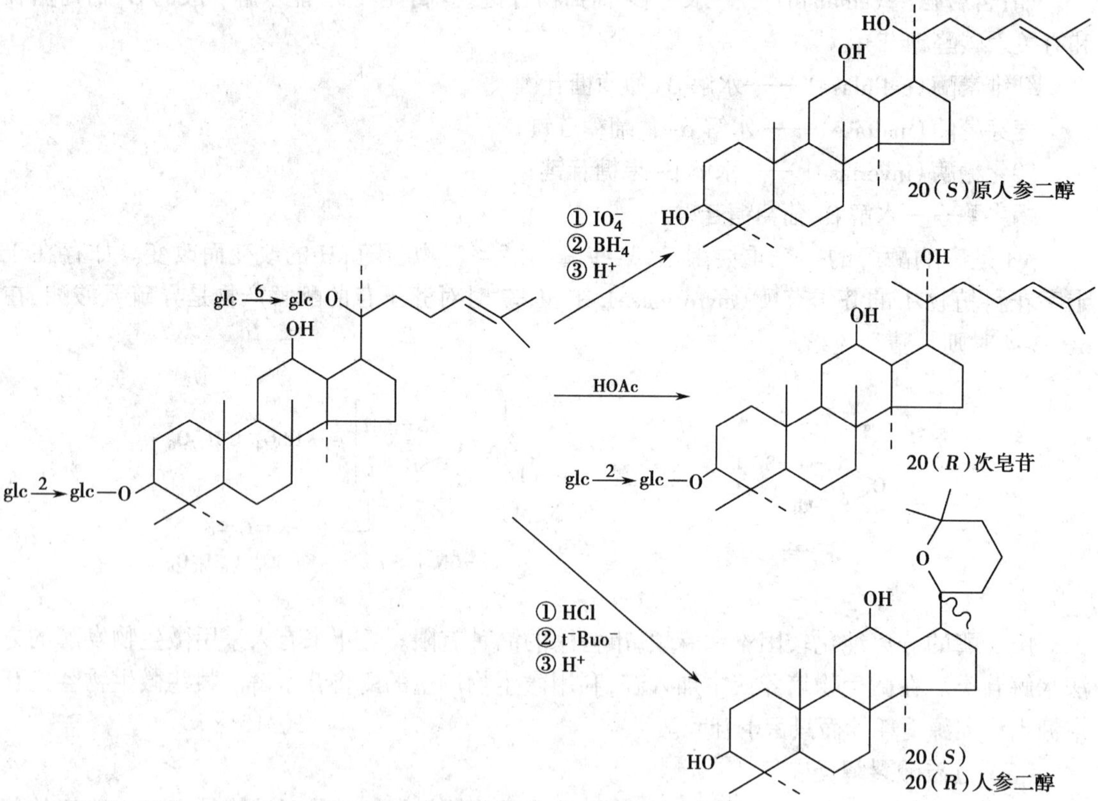

C-苷类很难被酸催化水解,但用 Smith 降解法可获得接有一个醛基的苷元。

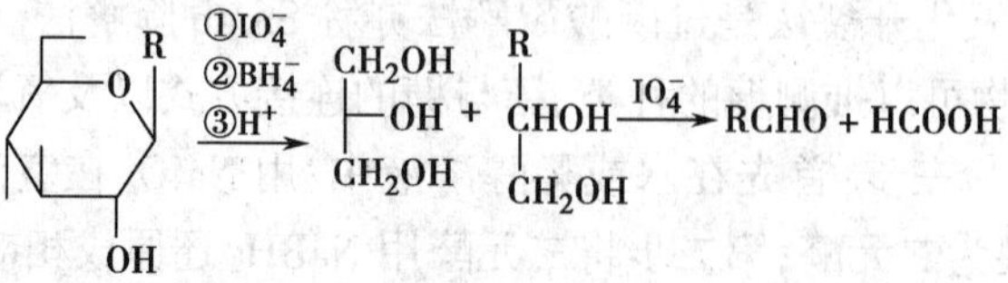

第五节　糖的核磁共振性质

核磁共振波谱法在解决糖及其苷类化合物的苷键构型、氧环的大小、优势构象、糖的种类、糖与糖的连接位置、糖与糖的连接顺序等方面具有重要的作用。下面仅就糖的一些基本核磁共振性质作一简单介绍。

一、糖的 ^{1}H-NMR 性质

(一) 质子化学位移特点

通常糖的端基质子信号在 $\delta4.3\sim6.0$ 前后,甲基五碳糖的甲基信号在 $\delta1.0$ 左右,如鼠李糖 C_6-CH_3(3H,d,6Hz),其余信号在 $\delta3.2\sim4.5$ 左右。因糖的端基质子信号和甲基质子信号与其他信号相隔较远,易于辨认,因此可根据糖上端基质子信号区域氢信号的个数可推测连有糖的个数,根据甲基质子信号的个数和化学位移值可推测甲基五碳糖的个数。

D-葡萄糖　　　　　L-鼠李糖

糖成苷后端基氢信号或甲基质子信号还受连接的苷元种类及位置影响,化学位移变化也较大,如在黄酮类化合物中当 β-D- 葡萄糖与 C_3-OH 成苷时,其端基质子的化学位移在 $\delta5.7\sim6.0$ 左右,当与 C-7,5,4′位的羟基成苷时则化学位移在 $\delta4.8\sim5.2$ 左右,这是因结构中的 B 及 C 环影响。表 2-1 中列出了部分糖及甲苷的氢谱数据,供参考。

表 2-1　单糖及单糖甲苷的氢谱数据(δ)

糖(苷)	H-1	H-2	H-3	H-4	H-5	H-6
β-D- 葡萄糖	4.64	3.25	3.50	3.42	3.46	3.72,3.90
α-D- 葡萄糖	5.23	3.54	3.72	3.42	3.84	3.76,3.84
β-D- 半乳糖	4.53	3.45	3.59	3.89	3.65	3.64,3.72
α-D- 半乳糖	5.22	3.78	3.81	3.95	4.03	3.69,3.69
β-D- 甘露糖	4.89	3.95	3.66	3.60	3.38	3.75,3.91
α-D- 甘露糖	5.18	3.94	3.86	3.68	3.82	3.74,3.84
β-L- 鼠李糖	4.85	3.93	3.59	3.38	3.39	1.30
α-L- 鼠李糖	5.12	3.92	3.891	3.45	3.86	1.28
β-L- 夫糖	4.55	3.46	3.63	3.74	3.79	1.26
α-L- 夫糖	5.20	3.77	3.86	3.81	4.20	1.21
甲基 β-D- 葡萄糖苷	4.27	3.15	3.38	3.27	3.36	3.82,3.62

糖（苷）	H-1	H-2	H-3	H-4	H-5	H-6
甲基 α-D- 葡萄糖苷	4.70	3.46	3.56	3.29	3.54	3.77, 3.66
甲基 β-D- 半乳糖苷	4.20	3.39	3.53	3.81	3.57	3.69, 3.74
甲基 α-D- 半乳糖苷	4.73	3.72	3.68	3.86	3.78	3.67, 3.61
甲基 β-D- 甘露糖苷	4.47	3.88	3.53	3.46	3.27	3.83, 3.63
甲基 α-D- 甘露糖苷	4.66	3.82	3.65	3.53	3.51	3.79, 3.65
甲基 β-L- 鼠李糖苷	4.16	3.74	3.72	3.89	3.55, 3.77	—
甲基 α-L- 鼠李糖苷	4.52	3.43	3.57	3.85	3.82, 3.57	—
甲基 β-L- 木糖苷	4.21	3.14	3.33	3.51	3.88, 3.21	—
甲基 α-L- 木糖苷	4.67	3.44	3.53	3.47	3.59, 3.39	—

（二）偶合常数与苷键构型

处于环上的邻位质子受构象影响偶合常数与二面角大小密切相关，当为 0°~90° 时，随着角度的变小偶合常数增大；当二面角为 90° 时，偶合常数接近 0；当二面角为 90°~180° 时，随着角度的增大偶合常数变大。

糖吡喃环以 C1 式为稳定构象时，且 C_2-H 为竖键，则苷键为 β-D 或 α-L 型的端基质子与 C_2-H 互为反式，其二面角接近 180°，偶合常数为 6~8Hz；若 C_2-H 为横键，其两面角约为 60°，则偶合常数为 2~4Hz。对苷键为 α-D 或 β-L 型的糖，则端基质子处于横键，因此无论 C_2-H 为竖键或横键，其偶合常数都为 2~4Hz。

C_2-H 为竖键

C_2-H 为横键

用 ¹H-NMR 的端基氢偶合常数可判断一些糖的苷键构型，但有一些糖由于其结构上的原因，而无法利用偶合常数来判断。如由于甘露糖的 C-2 位质子在横键上，鼠李糖的优势构象是 1C 式，其 C-2 位质子也在横键上，故无法用此方法确定它们的苷键构型。

β-D-甘露糖　　　　　α-D-甘露糖

C_1-H
C_2-H　都约为60°（二面角）

所以无法从J值判断构型

α-L-鼠李糖　　　　　β-L-鼠李糖

对于呋喃型糖,无论其端基质子和C-2位质子是处于互为反式还是顺式位,其偶合常数变化均不大(都在0~5Hz),故无法用端基质子的偶合常数来判断它们的苷键构型。

二、糖的 ^{13}C-NMR 性质

(一) 化学位移

糖上的碳信号大致可分为以下几类,其对应的大致化学位移(δ)为:

1. CH$_3$　　　　　　　　~18 ;
2. CH$_2$-OH　　　　　　~62(C-5 或 C-6);
3. CHOH　　　　　　　~68~85(糖氧环上的 C-2~C-4);

4. $CH<^{O-}_{O-}$　　　　　~90~105(端基碳 C-1 或 C-2)

由于糖端基碳化学位移值通常在100前后,因此可根据此段区域碳信号的数目来推测低聚糖及苷中所含糖的个数。五元环的呋喃型糖 C-3 和(或)C-5 位的化学位移值明显偏大,多数大于80。因此可根据其化学位移值区别氧环的大小。在表2-2中列出了常见糖及其甲苷碳谱数据供参考。

表 2-2　单糖及单糖甲苷的碳谱数据(δ)

糖(苷)	C-1	C-2	C-3	C-4	C-5	C-6
β-D- 葡萄糖	96.8	75.2	76.7	70.7	76.7	61.8
α-D- 葡萄糖	93.0	72.4	73.7	70.7	72.3	61.8
β-D- 半乳糖	97.4	72.9	73.8	69.7	75.9	61.8
α-D- 半乳糖	93.2	69.3	70.1	70.3	71.3	62.0
β-D- 甘露糖	94.5	72.1	74.0	67.7	77.0	62.0
α-D- 甘露糖	94.7	71.7	71.2	67.9	73.3.	62.0
β-L- 鼠李糖	94.4	72.2	73.8	72.8	72.8	17.6
α-L- 鼠李糖	94.8	71.8	71.0	73.2	69.1	17.7
β-L- 夫糖	97.2	72.7	73.9	72.4	71.6	16.3

续表

糖（苷）	C-1	C-2	C-3	C-4	C-5	C-6
α-L- 夫糖	93.1	69.1	70.3	72.8	67.1	16.3
β-D- 阿拉伯糖	93.4	69.5	69.5	69.5	63.4	—
α-D- 阿拉伯糖	97.6	72.9	73.5	69.6	67.2	—
β-D- 木糖	97.5	75.1	76.8	70.2	66.1	—
α-D- 木糖	93.1	72.5	73.9	70.4	61.9	—
甲基 β-D- 葡萄糖苷	104.1	74.1	76.8	70.6	76.8	61.8
甲基 α-D- 葡萄糖苷	100.0	72.2	74.1	70.6	72.5	61.6
甲基 β-D- 半乳糖苷	104.5	71.7	73.8	69.7	76.0	62.0
甲基 α-D- 半乳糖苷	100.1	69.2	70.5	70.2	71.6	62.0
甲基 β-D- 甘露糖苷	102.3	71.7	74.5	68.4	77.6	62.6
甲基 α-D- 甘露糖苷	102.2	71.4	72.1	68.3	73.9	62.5
甲基 β-L- 鼠李糖苷	102.4	71.8	74.1	73.4	73.4	17.9
甲基 α-L- 鼠李糖苷	102.1	71.2	71.5	73.3	69.5	17.9
甲基 β-L- 木糖苷	97.2	72.7	73.9	72.4	71.6	16.3
甲基 α-L- 木糖苷	93.1	69.1	70.3	72.8	67.1	16.3

（二）苷化位移（glycosidation shift，GS）

糖与苷元成苷后，苷元的 α-C、β-C 和糖的端基碳的化学位移值均发生了改变，这种改变称为苷化位移。苷化位移值与苷元的结构有关，与糖的种类无关。苷化位移在推测糖与苷元、糖与糖的连接位置、某些苷元被苷化后碳的绝对构型及碳氢信号归属上具有重要的作用。糖与糖通过苷键相连虽然并不称为苷，但在解决它们相互之间的连接位置时，苷化位移仍然适用。

1. 醇苷的苷化位移　成苷后，糖端基碳和苷元 α-C 化学位移值均向低场移动，而 β-C 稍向高场移动（偶而也有向低场移动的），对其余碳的影响不大。

糖端基碳的化学位移与苷元有关：苷元为甲醇时，向低场位移最大，约为 7 个化学位移单位，其他则随着苷元为伯醇（δ:~+6）、仲醇（δ:~+4）、叔醇（δ:~0）向低场位移幅度依次减小。

苷元的 α-C 向低场位移，其移动幅度受糖端基碳及糖 C-2 位碳的构型影响，但总的趋势是：α-C 向低场位移 5~7 化学位移单位，β-C 向高场位移约 3~5 个化学位移单位。

2. 酚苷、酯苷、烯醇苷的苷化位移　当糖与羧基、酚羟基、烯醇羟基形成苷时，苷化位移值比较特殊，其中苷元的 α-C 向高场位移约 0~4 个化学位移单位，而糖的端基碳在酚苷、烯醇苷中向低场位移外，在酯苷中向高场位移，但位移幅度不大（0~4 个化学位移单位）。

如：齐墩果酸其 C_3-OH 及 C_{28}-COOH 成苷前后的化学位移变化（吡啶 -d_5 中测）及黄酮 7-OH 成苷前后的位移变化如图所示。

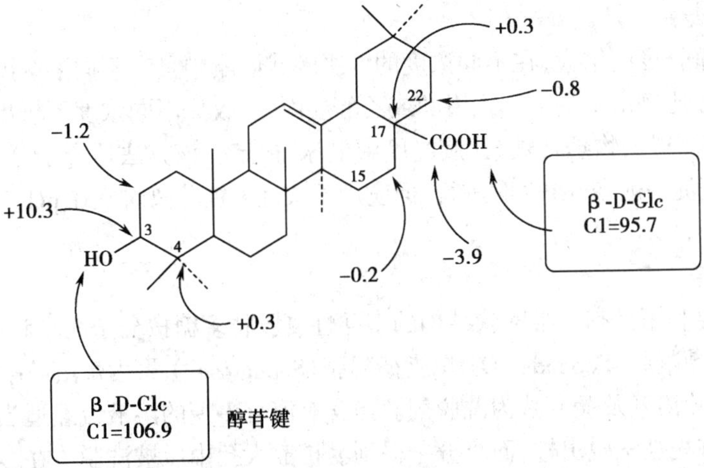

齐墩果酸

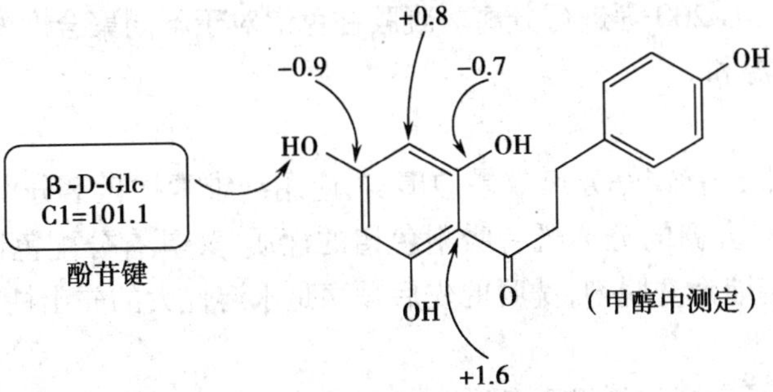

（甲醇中测定）

第六节 糖及苷的提取与分离

一、糖的提取分离

单糖为多羟基衍生物,易溶于水,难溶于低极性有机溶剂。低聚糖与单糖的物理性质类似。多糖随着聚合度的增加,性质和单糖相差越来越大,一般为非晶形,无甜味,难溶于冷水,或溶于热水成胶体溶液。

根据糖在水和乙醇中的溶解度大致可以分为:①易溶于冷水和温乙醇的各种单糖、二糖、三糖、多元醇类;②易溶于冷水而不溶于乙醇的果胶、树胶类;③易溶于温水,难溶于冷水,不溶于乙醇的黏液质类,如木聚糖、菊糖、糖淀粉、胶淀粉、糖原等;④难溶于冷水和热水,可溶于稀碱的半纤维素类,如木聚糖、半乳聚糖、甘露聚糖等;⑤不溶于水和乙醇,部分溶于碱液,可溶于氢氧化铜/氨溶液的氧化纤维素类;⑥以上溶剂中均不溶的纤维素类等。

自药材中直接提取糖类成分宜用水或稀醇。可采用低极性溶剂提去亲脂性成分,再以水或稀醇提取。对水溶醇不溶的糖类,亦可先用醇去杂质,再以水提取。获得粗的糖提取液后,除去共同杂质,进行混合糖的相互分离。但糖类的分离纯化是比较困难的,尤其是多糖用一种方法不易得到均一成分,常需要多种方法综合使用才能奏效。

(一) 分级沉淀法

根据糖类随着聚合度的增大,在不同浓度的低级醇或丙酮中具有不同溶解度的性质,在糖的浓水溶液中逐次按比例由小到大加入甲醇或乙醇或丙酮,收集不同浓度下析出的沉淀,经反复溶解与沉淀,直到测得的物理常数(比旋光度或电泳)恒定。该方法适合于分离各种溶解度相差较大的糖类。沉淀一般在 pH=7 时进行,但应用于酸性多糖分离时宜在 pH=2~4 迅速进行,以避免苷键水解。

(二) 凝胶柱色谱

凝胶柱色谱主要利用具有三维网状结构的多孔性凝胶将多糖按分子大小和形状不同分离开来,常用的有葡聚糖凝胶(Sephadex G)、琼脂糖凝胶(Sepharose)、聚丙烯酰胺凝胶(Bio-gel P)等,常用各种浓度的盐溶液及缓冲液为洗脱剂。当含有混合多糖的溶液流经适当的凝胶柱时,大分子的不易扩散首先被洗脱出柱,而小分子得则易扩散入孔中后被洗脱。在多糖分离时,通常用孔隙小的凝胶如 Sephadex G-25、50 等先脱去多糖中的无机盐及小分子化合物,然后再用孔隙大的凝胶如 Sephadex G-200 等进行分离。凝胶柱色谱对于不同聚合度的糖类分离特别有效,方法快速、简单,条件温和。

(三) 纤维素柱色谱

鉴于糖类在纸色谱上具有较好分离效果的事实,应用纤维素柱色谱分离糖类也可其相同的作用。纤维素柱色谱对多糖的分离既有吸附色谱的性质,又具有分配色谱的性质,通常用水和不同浓度乙醇的水溶液为洗脱剂,洗脱的先后顺序是水溶性大的先出柱,水溶性差的最后出柱。

将纤维素改性,使离子交换和纤维素色谱结合制成一系列离子交换纤维素,用于多糖的分离取得了良好的效果。其中最常用的是阴离子交换纤维素 DEAE 纤维素(即二甲氨基乙基纤维素)和 ECTEOLA 纤维素(即 3- 氯 -1,2- 环氧丙烷三乙醇胺纤维素)。它们不仅可以分离酸性多糖,也可分离中性多糖和黏多糖。离子交换纤维素对多糖的吸附力与多糖的结构有关,通常多糖分子中酸性基团愈多,亲和力愈强;对于直线型多糖在同系物中,高分子的较低分子的吸附力强;直链多糖较支链多糖吸附力强。

(四) 透析法

透析法是利用一定大小孔径的膜,是无机盐或小分子糖透过而达到分离目的的方法。孔径较大时,较大分子的糖也能透过,因此选择适当的透析膜是十分重要的。纤维膜(celluphan)的孔径小于 2~3nm,适用于单糖通过。孔径稍大的如 3~5nm 可使小分子透过加速,多糖则留存在不透过部分。透析在逆相流水中进行或需经常换水,pH 保持在 6.0~6.5,时间可达数天,透析液浓缩后可用乙醇沉淀多糖。纤维膜可以通过乙酰化法改造,使其孔径变小。

(五) 季铵盐沉淀法

季铵盐及其氢氧化物是一类阳离子性乳化剂。可与酸性多糖形成不溶于水的沉淀,使酸性多糖子水溶液中沉淀出来,中性多糖留在母液中,常用于酸性多糖的分离。若再利用硼酸络合物,中性多糖亦可沉淀,或在高 pH 的条件下,增加中性糖醇羟基的解离度而使之沉淀。因此,将季铵盐沉淀剂顺序加入 pH 变化的多糖水溶液中,即在酸性、中性、微碱性、强碱性的溶液中分步沉淀多糖。常用的季铵盐有十六烷基三甲胺的溴化物(CTAB)及其氧化物(CTA-OH)和十六烷基吡啶(CP-OH)。

(六) 多糖的提取分离实例

商陆是商陆科植物商陆(*Phytolacca acinosa* Roxb)的干燥根,具有通便、泻水、散结、治水肿、胀满、脚气、喉痹、痈肿、恶疮等作用。其中的多糖有明显的对小鼠脾淋巴细胞有直接促进增殖作用,在有丝分裂源 Con A 存在下,可对抗 Con A 促进脾淋巴细胞的增殖,抑制脾淋巴细胞的转化等。经过脱脂、水提、醇沉、柱色谱等方法从中分得二种酸性杂多糖 PEP-Ⅰ 和 PEP-Ⅱ,其分子量分别为 9921 和 39749,其中 PEP-Ⅰ 能显著促进巨噬细胞产生肿瘤坏死因子(TNF)和白细胞介素 1(IL-1)。其具体分离过程如下:

取商陆,粉碎后用乙醇脱脂,脱脂后的商陆粉用水渗漉、浓缩。在浓缩液中加入 2 倍量乙醇,静置,滤取沉淀。将沉淀溶于水中,用 Sevag 法除去蛋白。水溶液用水透析除去无机盐及小分子化合物,加入 2 倍量乙醇沉淀,滤取沉淀物,依次用乙醇、无水乙醇、丙酮、乙醚洗涤,除去脂溶性成分和水分,干燥即得商陆粗多糖。取商陆粗多糖 3g,溶于 40ml 水中,用 DEAE-纤维素(乙酸型)柱色谱分离(4cm×19cm),依次用水,0.05mol/L、0.1mol/L 和 0.5mol/L 乙酸钠水溶液洗脱,按每份 20ml 收集。以苯酚-硫酸法比色检测,合并相同组分。0.1mol/L 乙酸钠水溶液洗脱物进行超滤,浓缩,在浓缩液中加入 2 倍量乙醇,滤取沉淀物,依次用无水乙醇、丙酮洗涤,P_2O_5 干燥,得 PEP-Ⅰ 320mg。0.5mol/L 乙酸钠水溶液洗脱物用上法处理得 PEP-Ⅰ 470mg。PEP-Ⅰ 和 PEP-Ⅱ 经乙酸纤维薄膜电泳和凝胶柱色谱检测均为单一组分。全水解后经薄层色谱和气相色谱检测,PEP-Ⅰ 和 PEP-Ⅱ 由半乳糖醛酸、半乳糖、阿拉伯糖和鼠李糖组成,其摩尔比分别为 1∶0.18∶0.32∶0.16 和 1∶0.07∶0.12∶0.15。

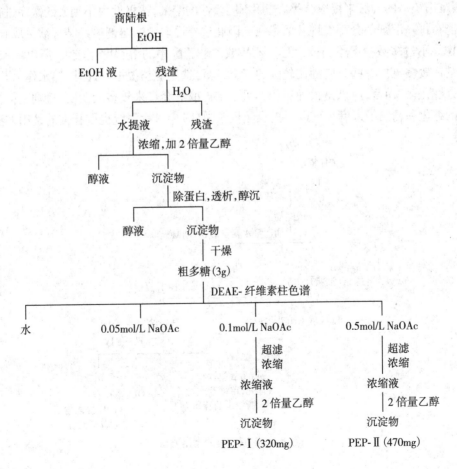

二、苷的提取与分离

苷的种类较多,性质差异亦大,在提取分离时应具体情况具体分析。上述苷类的一些共性,也可以看作是苷类提取分离中的共性。因此,在设计从自然界提取分离苷类化合物时,应充分考虑和应用这些共性。

(一) 苷的提取

1. 苷键的裂解特性与苷类的提取　在天然药物尤其是植物体内,苷类常常与能水解苷的酶共存于不同的细胞中,若在潮湿的空气中碾碎原药材,或用冷水浸泡原料药粉末,都会使苷与酶发生接触而产生酶解,从而生成次级苷甚至苷元。因此在提取苷类时,为了提取获得原存于植物体中的原生苷,就必须设法抑制或破坏酶的活性。抑制酶活性的方法一般是采用沸水、甲醇、60%以上的乙醇等作为提取溶剂,也可在药材中加入一定量的碳酸钙拌匀后再用沸水提取。对新鲜的植物药材还可以加硫酸铵水溶液研磨以促进酶变性,达到抑制或破坏酶活性的目的。同时在提取过程中,还需要尽量避免与酸或碱接触,以免苷类为酸或碱所水解。此外,还要根据要求及目的进行提取,即要求提取的是原生苷,就必须防止酶解;若欲提取次生苷甚至苷元时,则需要利用酶的活性进行酶解,一般工业上采取发酵的方法达到酶解的目的。

2. 苷类的溶解性与苷类的提取　由于苷类分子中含有糖基,大多具有一定的亲水性。但各种苷类分子中,因苷元的结构不同,所连接糖的种类和数目也不一样而存在较大的极性差异,故很难用统一的方法来提取苷类。若用不同极性的溶剂,按极性由小到大的次序进行提取,则有可能在每一溶剂部分都发现苷的存在。因此选择提取用的溶剂最好结合欲提取苷类的性质来考虑。不过多数情况下,苷在甲醇、乙醇或乙酸乙酯中的溶解度比较大,所以提取时选用这些溶剂比较多见。有些亲脂性比较强的苷类,也可选用氯仿提取。此外,沸水作为苷类的提取溶剂,就溶解性而言,应该是很理想的。只是水提取液会带来较多的杂质,特别是糖类,常常会给苷的纯化和精制带来麻烦。以下提取流程图中(图2-1)示系统提取苷类的常用方法。

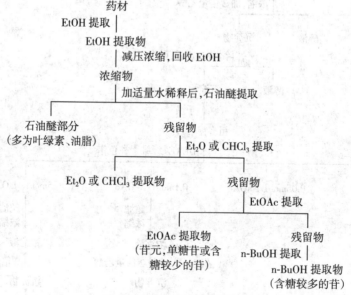

图2-1　提取苷类的常用方法

(二) 苷类的分离

通过提取获得的苷类,往往不同程度地混存有其他物质,需要进一步除去这些混存的杂质,然后才能进行混合苷的分离。可选用下面一些分离纯化苷类的方法。

1. 溶剂法 利用苷类物质的溶解性,将提取液浓缩所得的提取物,选用合适的溶剂溶出苷类成分,不溶或少溶杂质。如某些酸性苷类如黄酮苷、蒽醌苷等虽能溶于水,却难溶于酸性水而能溶于碱性水,故用碱水萃取提取物后,再于萃取液中加入酸,苷类即可沉淀析出。又如某些苷类难溶于冷水,可先用乙醇将提取物溶解,适当浓缩后加沸水搅拌或加水煮沸,趁热滤过,除去不溶性杂质,滤液放冷后,就可能获得比较纯的苷类成分的沉淀甚至结晶。

2. 凝胶色谱法 通过提取获得的提取物,往往含有包括苷类成分在内的分子大小各异的天然有机化合物,分子量可从几十到几百万。凝胶色谱可分离大小和形状不同的分子。葡聚糖凝胶、琼脂糖凝胶、聚丙烯酰胺凝胶都广泛用于苷类的纯化。分离苷类一般选用孔隙小的凝胶,如 Sephedex G-25,G-50 等。

此外,羟丙基葡聚糖凝胶因具有一定程度的亲脂性,在许多有机溶剂中也能膨胀,从而扩大了其应用范围,可适合于某些亲脂性苷类成分的分离。如在黄酮苷的分离中,采用 Sephadex LH-20 作吸附剂,以甲醇洗脱时,黄酮的三糖苷先被洗下,其次是二糖苷,单糖苷最后被洗下。

3. 大孔吸附树脂法 在苷类成分的提取物中,往往伴随着诸如糖类、鞣质等亲水性较强的植物成分,给苷类成分的分离纯化增加了难度。大孔吸附树脂近年来在苷类成分的分离纯化中得到了广泛的应用。

大孔吸附树脂是一种不含交换基团的、具有大孔结构的高分子吸附剂,也是一种亲脂性物质。主要以苯乙烯、α- 甲基苯乙烯等为原料,加入一定量致孔剂二乙烯苯聚合而成。大孔吸附树脂可以有效地吸附具有不同化学性质的各种类型化合物。以范德华力从很低浓度的溶液中吸附有机物,其吸附性能主要取决于吸附剂的表面性质,如表面的亲水性或疏水性决定了它对不同有机化合物的吸附特性。大孔吸附树脂具有选择性好、机械强度高、再生处理方便、吸附容量大、吸附速度快、解吸附容易等优点。在苷类成分的分离纯化中,利用弱极性的大孔吸附树脂吸附后,很容易用水将糖等亲水性成分洗脱下来,然后再用不同浓度的乙醇洗下被大孔吸附树脂吸附的苷类,达到纯化的目的。大孔吸附树脂法是除去苷类成分提取液中糖和其他水溶性杂质有效的方法,尤其在皂苷的分离纯化中应用更广泛。

4. 柱色谱法 经过初步纯化获得的苷类混合物的最后分离,往往需要借助柱色谱分离才能获得苷的单体。利用不同的苷在结构上的差异所致的诸如极性、分配系数等方面的特性,可以选用不同的色谱载体如硅胶、聚酰胺、反相硅胶(ODS)、纤维素、活性炭等进行分离。

一般极性较低的苷类或苷元,常采用硅胶吸附柱色谱法进行分离。而极性较大的苷类则选用分配柱色谱法分离效果更好。近年来,在苷类成分的分离中,反相柱色谱法得到了广泛的应用,对于用正相色谱难以分离的苷类如皂苷以及某些亲水性苷类,常常能获得理想的分离效果。反相柱色谱常用的载体有 RP-18、RP-8 和 RP-2 等(RP 为 reversed phase 的缩写),其中 RP-18 的吸附能力最强。反相色谱中常以含水醇或甲腈、乙腈的混合物为流动相。

对某些苷元具有酚性羟基或芳香化程度的苷类的分离,可采用聚酰胺柱色谱法。例如蒽醌苷、黄酮苷类等,聚酰胺可与苷元分子中的酚羟基、羧基或羰基形成氢键缔合而产生吸附作用,其吸附能力取决于酚羟基的数目和芳香化程度。洗脱剂若采用不同浓度的醇 - 水系统时,一般苷先被洗下而苷元在后,而选用非极性溶剂如氯仿-甲醇时,其结果正好相反,即苷元被洗下先于苷,这说明聚酰胺色谱具有"双重色谱"的性能。

对于组分复杂的苷类混合物的分离,仅仅采用一种色谱手段并不能获得理想的分离,往往需要多次反复色谱,或者几种色谱和分离技术相互配合使用,才能达到理想的分离目的。

第七节 糖及苷的结构研究

糖尤其是多糖及苷类化合物的结构鉴定是一项复杂的工作。这是因为:①糖及其苷类化合物分子中极性基团较多,整个分子极性增大,不易获得完好结晶;②组成多糖和苷的糖的种类繁多,糖的种类难以识别;③糖分子的立体异构,致使糖与糖、糖与苷元之间的连接方式不一,苷键的构型必须确定;④糖为多羟基化合物,糖与糖、糖与苷元之间的连接位置需要弄清;⑤多糖和低聚糖苷中,糖与糖之间的连接顺序必须阐明;⑥种类繁多的苷元结构要进行完整的鉴定。在研究糖和苷的结构前,必须保证样品的纯度,尤其是多糖,其纯度不能用小分子化合物的标准判别,往往需要用电泳特别是高压电泳法才能确定其纯度。

一、糖 的 鉴 定

(一)多糖及苷中糖的种类鉴定

多糖以及苷的结构分析首先要了解由哪些单糖所组成。一般是先将其用稀酸或其他方法进行全水解,然后再对水解产物中的糖进行鉴定。

通常采用化学方法、色谱法等对水解产物进行鉴定,也可以直接通过解析苷的一维或二维NMR谱进行鉴定。

1. 化学方法

(1) Molisch 反应:于糖或苷的水解溶液中加入 3%α-萘酚/乙醇溶液混合后,沿器壁滴加浓硫酸,使酸层集于下层。有单糖存在时则于两液层交界处呈现紫棕色环。利用 Molisch 反应可以区别五碳糖、甲基五碳糖、六碳酮糖和六碳醛糖等。

(2) 苯胺-邻苯二甲酸试剂反应:还原糖能使苯胺-邻苯二甲酸还原产生颜色反应。

(3) 斐林试剂反应:还原糖能使斐林试剂还原,产生砖红色氧化亚铜沉淀。

(4) Keller-Kiliani 反应:样品溶于含少量 Fe^{3+} [$FeCl_3$ 或 $Fe_2(SO_4)_3$]的冰乙酸中,沿管壁滴加浓硫酸,观察乙酸层的颜色变化。如有 α-去氧糖存在,乙酸层渐呈蓝色或蓝绿色。

2. 色谱法

(1) 纸色谱法:糖类的纸色谱法鉴定可用对照品同时点样对照并参考文献报道的 hR_f 值。常用的展开剂及其 hR_f 值如表2-3所示,其 hR_f 与溶剂的含水量有关,尤其是多元组成的展开剂,其混合比例更应力求准确。纸色谱分离后糖斑点的显色,常用硝酸银试剂,其使还原糖显棕黑色;苯胺-邻苯二甲酸盐试剂,使单糖中的五碳糖和六碳糖所呈颜色略有区别;3,5-二羟基甲苯-盐酸试剂,能使酮糖和含有酮糖的低聚糖呈现红色等。

表 2-3 糖类纸色谱法常用的展开剂及其 hR_f 值(Whatmann 1 号滤纸)

糖类名称	展开剂			
	正丁醇 - 乙酸 - 水 (4:1:5)	2,4,6- 三甲基吡啶	EtOAc- 吡啶 -H₂O (2:1:2)	正丁醇 - 苯 - 吡啶 -H₂O (5:1:3:3)
D- 葡萄糖	18	39	28	24
D- 半乳糖	16	34	24	21
D- 甘露醇	20	46	32	29
D- 果糖	23	42	32	29
D- 木糖	28	50	38	35
D- 阿拉伯糖	21	43	33	29
D- 核糖	31	56		45
L- 鼠李糖	37	59	49	47
D- 半乳糖醛酸	14	14	3	3
D- 葡萄糖醛酸	12	16		3
乳糖	9	24		
麦芽糖	11	32		
蔗糖	14	40		
棉子糖	5	20		

(2) 薄层色谱法:薄层色谱在糖类的鉴定中曾因其极性大而受到点样量的限制,经用硼酸溶液或一些无机盐如磷酸氢二钠、磷酸二氢钠等水溶液代替水调制吸附剂进行铺板,显著提高了上样量,得到了广泛的应用。在硅胶薄层色谱鉴定糖类时常用的展开剂及其 hR_f 值见表 2-4。

在薄层色谱法中所用的显色剂,除了采用纸色谱法所采用的试剂外,还常用硫酸的水或乙醇溶液、茴香醛 - 硫酸试剂、苯胺 - 二苯胺 - 磷酸试剂、1,3- 二羟基萘酚 - 硫酸试剂、三苯四氮盐试剂(TTC)、间苯二酚 - 盐酸试剂、双甲酮 - 磷酸试剂等。其显色原理主要是利用糖的还原

表 2-4 糖类硅胶薄层色谱法常用的展开剂及其 hR_f 值

配制硅胶用的盐溶液	0.3mol/L Na₂HPO₄		0.3mol/L NaH₂PO₄		0.3mol/L H₃BO₃
展开剂	正丁醇 - 丙酮 - 水(4:1:5)	正丁醇 - 吡啶 - 水(4:1:5)	正丁醇 - 丙酮 - 水(4:1:5)	正丁醇 - 吡啶 - 水(8:4:3)	正丁醇 - 乙酸乙酯 - 异丙醇 - 乙酸 - 水 (7:20:12:7:6)
D- 葡萄糖	13	21	19	16	46
D- 半乳糖	12	17	13	12	40
D- 甘露醇	19	29	25	23	60
D- 木糖	27	44	41	34	54
D- 阿拉伯糖	20	30	26	22	45
L- 鼠李糖	49	60	61	59	60
乳糖	—	—	—	—	23
麦芽糖	0	0	0	0	32

71

性或由于形成糖醛后引起的显色反应。这些显色剂对不同的糖往往显不同的颜色,有些显色剂不仅可以决定糖的斑点位置,甚至可以区分其类型,如表 2-5 所示。这些试剂喷雾后一般需在 100℃加热数分钟至斑点显现。

表 2-5 不同的糖所显的颜色

显色剂	戊醛糖	己醛糖	己酮糖	糖醛酸	甲基戊醛糖	甲基己醛糖
苯胺 - 邻苯二甲酸	红	棕	—	棕	红	棕
三苯四氮盐	红	红	红	—	—	—
间萘二酚 - 盐酸	蓝	紫	红	蓝	蓝	
双甲酮磷酸	—	—	暗绿灰	—		

(3) 气相色谱法:气相色谱法灵敏度高,又可同时进行分离和定性定量分析,故在糖的鉴定中用得较为普遍。但糖类的难于挥发性和易形成端基异构体是气相色谱法鉴定糖的两个不利因素。实际应用中一般先将糖制备成三甲基硅醚衍生物,或将醛糖还原成多元醇并制成乙酰化物或三氟乙酰化物后再进行气相色谱分析,可增加挥发性,防止端基异构体的形成。

(4) 高效液相色谱法:近年来糖的混合物分析越来越多地采用液相色谱法,因为可以直接进样而不必制备成衍生物,特别适合于分析热不稳定的、不挥发的低聚糖和多糖。但高效液相色谱法在分析单糖和低聚糖方面的灵敏度不如气相色谱。目前高效液相色谱柱填充材料范围很广,用得最多的是一些经化学修饰的硅胶类。

3. 核磁共振法 目前超导傅里叶转换核磁共振技术的发展,使苷类化合物 NMR 谱上直接对其中的糖进行鉴定成为可能。一维氢谱中,一般是根据组成苷的糖上不同质子的化学位移及相邻质子间的偶合数来鉴定出糖的种类的,而在 ^{13}C-NMR 谱中,苷中不同糖的碳信号也有较明显的区别。

(二) 糖的数目的测定

测定苷中糖的数目大多是通过波谱技术完成的。常见的是利用糖端基碳在碳谱中 $\delta 90 \sim 110$ 处出现的信号数目,或者根据苷分子总的碳信号数目与苷元碳信号数目的差值,推断出糖的数目。根据氢谱中糖端基质子的信号数目,或根据苷的全乙酰化或全甲基化衍生物在氢谱中出现的乙酰氧基或甲氧基的数目,推测出苷中糖的数目。也可应用质谱测定苷和苷元的分子量,计算其差值并求出糖的数目。此外,二维 ^{1}H-^{1}H 相关谱和 ^{1}H-^{13}C 相关谱也是确定苷中糖的数目的有效方法。

(三) 单糖绝对构型的测定

近年来发现有些单糖的对映体实际上在天然界是存在的,故在确定糖和苷的化学结构时,不仅要确定是何种糖,还要确定糖的绝对构型。确定单糖绝对构型的方法有 GC 法、HPLC 法、手性柱色谱法、手性检测器法、旋光比较法等。

1. GC 法 同一种单糖的 D 型和 L 型如 D- 葡萄糖和 L- 葡萄糖是一对对映体的关系,采用常规的分离手段是不能将其分开的,但如果在其分子中引入一个同种构型的新的手性中心,这一对对映体就变成了非对映体,采用常规的分离手段就可将其分开。首先将单糖与手性试剂反应,制备成相应的衍生物(相当于在糖中引入了一个新的手性中心),然后通过 GC 比较被测单糖衍生物与标准单糖 D 和 L 型单糖衍生物的比移值(为非对映异构体,在 GC 上可以分开),

就可以确定被测单糖的绝对构型。GC 法常用的手性试剂为 L- 半胱氨酸甲酯盐酸盐,如果只有一种已知构型的标准单糖,则可以通过该糖与 D- 和 L- 半胱氨酸甲酯盐酸盐,或与 D- 半胱氨酸甲酯盐酸盐和 DL- 半胱氨酸甲酯盐酸盐,或与 L- 半胱氨酸甲酯盐酸盐和 DL- 半胱氨酸甲酯盐酸盐反应,从而得到另一个对映体(主要是考察在该条件下两种非对映异构体是否可分开),比移值相同的即为构型相同,反之亦然。该法具有操作简单、样品用量少、灵敏度高等优点。

2. HPLC 法　　HPLC 法测定单糖的绝对构型的原理与 GC 法相同,也是在单糖中引入新的手性中心,使原来的一对对映异构体转变成非对映异构体,其不同之处在于所采用的手性试剂不同。HPLC 法常用的手性试剂是 (S)-$(-)$-1- 苯基乙基胺 $[(S)$-$(-)$-1-phenylethylamine $]$。该法的优点是样品用量少、不需要特殊仪器、大部分实验室都适用等,但缺点是灵敏度没有GC 法高。

3. 手性柱色谱法　　手性柱可以将一对对映体分开,如果使用 GC 法分离,则需要柱前衍生化,而且还需要特殊的手性柱,故在一般实验室中不太适用。

4. 手性检测器法　　对于同一种糖来讲如果 D 型糖是右旋的,则 L 型糖就一定是左旋的,用旋光检测器通过测定样品的旋光方向确定单糖的绝对构型,无疑是一种比较好的方法,但需要昂贵的旋光检测器和适合于单糖分离的色谱柱。

5. 旋光比较法 旋光比较法是将苷或糖类化合物全水解后,采用各种分离手段得到单体的单糖,然后测定其旋光,通过旋光方向或比旋度确定单糖的绝对构型,该法的缺点是样品用量大。当同一种单糖的 D 和 L 构型都存在于同一个化合物中时,该方法就不能使用。需要指出的是当同一种单糖的 D 和 L 构型都存在于同一个化合物中时,即便是采用上面的方法可以测定出单糖的绝对构型,但也需要采用分步水解的方法才能确定其不同构型糖的确切位置。

二、苷元的鉴定

苷元的结构类型不一,需要通过各类化合物的某些特征化学反应先确定其结构类型和基本母核,再按照所属类型分别进行研究,其方法将在有关章节中逐一介绍。

三、苷的结构研究

苷类化合物的结构确定,首先是将已分离纯化并经薄层色谱或高效液相色谱等证明为单一的化合物,测定其物理常数如熔点、比旋度等,测出其 UV、IR、^{1}H-NMR、^{13}C-NMR、MS 等数据,通过质谱分析确定其分子式,初步确定是已知化合物还是未知化合物,若为已知化合物则可用对照品进一步证明。若为未知化合则要作以下工作:选用一定的方法将苷水解,对糖进行鉴定,然后对苷元结构、糖链结构以及苷键进行研究,最后确定苷的结构。

(一)分子式的测定

近年来则普遍由波谱技术尤其是质谱来完成。苷类化合物一般极性较大,挥发性极低,遇热气化时易分解,故采用电子轰击质谱(EI-MS)往往不能获得分子离子峰,而需采用快原子轰击质谱(FAB-MS)、场解吸质谱(FD-MS)、化学电离质谱(CI-MS)等方法来获得分子离子峰,尤其是 FD-MS 和 FAB-MS 两种质谱法更是目前测定苷类分子量的常用方法,其中高分辨快原子轰击质谱法(HR-FAB-MS)还能直接测得苷类化合物的分子式。

(二)苷元和糖之间连接位置的确定

确定苷元与糖之间的连接位置的经典方法是通过分析苷的化学降解或酶解产物实现的,但现已被核磁共振法所取代。

碳谱法是确定苷元与糖之间连接位置的有效方法。根据苷化位移规律(见前面几节),羟基的苷化可因羟基的性质不同而使苷化位移的方向有所改变;醇类羟基的苷化可引起苷元 α 碳向低场位移 4~10 个化学位移单位,β- 碳向高场位移 1~4 个化学位移单位;而酚羟基的苷化,则引起苷元 α 碳向高场位移,β- 碳向低场位移。利用此位移规律,就可以很容易地辨别出苷元的哪个碳原子与糖相连接。

近年来二维核磁共振技术尤其是 NOE 相关谱、远程同核或异核相关谱(如 ^{13}C-^{1}H COSY 及 HMBC 谱)等技术亦广泛用来确定苷元的连接位置。

(三)糖和糖之间连接位置的确定

目前常用于糖和糖之间连接位置的确定的方法主要有化学法和核磁共振分析法。

1. 化学方法 通过化学方法确定糖与糖之间的连接位置,一般是先将苷进行全甲基化,然后裂解苷键,鉴定所获得的甲基化单糖。对甲基化苷苷键的裂解,一般是采用含 6%~9% 盐酸的甲醇进行甲醇解,其反应如下:

R=苷元基　　　　　　　　　　　R'=全甲基化苷元基

通过全甲基化产物的裂解,即可得到未完全甲醚化的各种单糖,而连接在最末端的一定是全甲醚化的单糖。根据这些甲醚化的单糖中羟基的位置,即可对糖与糖之间的连接部位作出判断。鉴定裂解产物采用的方法通常是将这些甲醚化的单糖与对照品进行 TLC 或 GC 乃至 GC-MS 分析。

由上述裂解反应实例可见,苷通过全甲基化及甲醇解后经鉴定,除苷元外,所得到的两种甲醚化单糖为 2,3,4- 三 -O- 甲基吡喃木糖甲苷和 2,4,6- 三 -O- 甲基吡喃葡萄糖甲苷。由于前者是全甲基化的木糖,因此推断木糖是在末端,而后者是未完全甲醚化的葡萄糖,在其 C-3 位上有一游离羟基,因此可推断它不仅与苷元相连,并在 C-3 位上与木糖相接。

2. 核磁共振法　目前常应用 ^{13}C-NMR 方法来确定糖与糖之间的连接位置,主要是通过归属各碳信号,以确定产品苷化位移的碳。在实际工作中是在对组成苷的糖进行种类确定后,将苷的碳谱数据与相应单糖的碳谱数据进行比较,根据苷化位移规律即可确定苷中单糖间的连接位置。例如欲判断某双糖苷中两单糖的连接位置,可将该糖的碳谱数据与单糖进行比较,若内侧糖的某个碳原子向低场移动 4~7 个化学位移单位,而其相邻的两个碳又略向高场位移 1~4 个化学位移单位,那么内侧糖的该碳原子就是连接糖的位置。此外,二维谱中的 NOE 相关谱及 HMBC 谱近来也被应用于糖之间连接位置的确定。

(四) 苷中糖链顺序的确定

1. 水解法　主要是缓和水解法,常用的缓和酸水解是使用低浓度的无机强酸或中等强度的有机酸如草酸等进行水解,使苷中的部分糖水解脱去,分析水解产物即可获得糖的连接顺序信息。

利用苷的乙酰解或酶解,可开裂一部分苷键,将糖链裂解成较小的低聚糖片段,分析这些低聚糖的连接顺序,从低聚糖的结构推测整个糖链的结构,也可以确定糖链的连接顺序。

此外还可以通过对苷的全甲基化甲醇解产物的分析,获得有关糖链连接顺序的信息,一般全甲基化糖甲苷应是糖链末端的糖。

2. 波谱分析法　目前应用波谱技术测定苷类化合物中糖链的连接顺序,可以不经过水解、分离而直接进行测定。常用的波谱技术如质谱法、核磁共振法等。

(1) 质谱法:主要是借助苷类化合物的质谱中归属于有关各种分子离子脱糖基的碎片离子峰或糖基的碎片离子峰,而对糖链的连接顺序作出推断的。目前也常用场解析质谱(FD-MS)或快原子轰击质谱(FAB-MS)来测定苷类化合物中糖与糖之间的连接顺序。在这种质谱中,可不必制备衍生物而出现各种脱去不同程度糖基的碎片离子峰。

例如人参皂苷 Rb_2(ginsenoside Rb_2)分子中具有 3 个葡萄糖单位、1 个阿拉伯糖单位。为了确定它们的连接情况,对其进行 EI-MS 分析,在制备全乙酰化物后,质谱中出现有 m/z 619、 m/z 547、m/z 331 和 m/z 259 等归属于糖链部分的碎片离子峰。其中 m/z 619 和 m/z 547 应为葡萄糖基 - 葡萄糖基碎片峰及葡萄糖基 - 阿拉伯糖基碎片峰,提示人参皂苷 Rb$_2$ 中存在有两个糖链,而 m/z 259 离子峰则进一步证明阿拉伯糖位于葡萄糖基 - 阿拉伯糖链的末端。对人参皂苷 Rb$_2$ 直接进行 FD-MS 分析时,除可归属于 $[M+K]^+$ 和 $[M+Na]^+$ 的 m/z 1117、1101 等离子峰外,还有丰度较强的 m/z 969、939、807、777 等碎片离子峰,其中 m/z 969 与 $[(M+Na)^+-132]$ 相符,表明分子中具有末端阿拉伯糖,而 m/z 939 与 $[(M+Na)^+-162]$ 一致,表明有末端葡萄糖,证明分子中具有双糖链,离子峰 m/z 807 应为 $[(M+Na)^+-294]$ 及 m/z 777 应为 $[(M+Na)^+-324]$,它们分别证明分子中有葡萄糖 - 阿拉伯糖链和葡萄糖 - 葡萄糖链。

(2) 核磁共振法:在核磁共振谱中,可通过观察苷的全乙酰化物中糖与糖之间质子的远程偶合来确定糖链的连接顺序。利用观察全乙酰化物或未乙酰化物的 NOE 效应也同样可得到糖的连接顺序。碳谱也可用来确定糖与糖之间的连接顺序,或利用碳原子的自旋 - 弛豫时间(T1)的大小来推测糖链的连接顺序。一般来说外侧糖比内侧糖的 T1 值大,而同一糖上各碳的 T1 值基本相同,根据这种特性可推测出糖的连接顺序。

(五)苷键构型的确定

糖与糖之间的苷键和糖与非糖部分之间的苷键,本质上都是缩醛键,因此也都存在有端基碳原子的构型问题。前面已经介绍了用核磁共振谱法包括质子偶合常数、酶催化水解的方法等确定苷键构型的问题。此外,还有分子旋光差(Klyne)法和红外光谱法等。

(1) Klyne 法:不同的单糖其端基碳的构型不同时,对糖分子的旋光贡献差别很大,因此欲确定苷键的构型宜用同一种糖之间进行比较。Klyne 将苷和苷元的分子比旋光差与组成该苷的糖的一对甲苷的分子比旋光度进行比较,数值上相接近的一个便是与之有相同苷键的一个。常见糖的甲苷旋光数据可以从表 2-6 查得。

表 2-6 常见的 α- 和 β- 吡喃醛糖甲苷的分子比旋光度

糖的名称	糖		甲苷	
	$[\alpha]_D^\alpha$	$[\alpha]_D^\beta$	$[\alpha]_D^\alpha$	$[\alpha]_D^\beta$
D- 葡萄糖	+202.1	+33.7	+308.6	-66.4
D- 半乳糖	+271.5	+95.7	+380.5	0
D- 甘露糖	+52.8	-30.6	+153.8	-135.5
D- 来苏糖	+8.4	-109.0	+97.5	-210.3
D- 木糖	+110.5	-30.0	+252.6	-107.3
L- 阿拉伯糖	+115.6	+286.1	+28.4	+403.0

(2) 红外光谱法:在苷类化合物的红外吸收光谱中,利用指纹区也可区别糖端基碳的构型,常见吡喃糖端基 C 的构型区别在 960~730cm^{-1} 之间。如 D- 葡萄糖,苷键为 β 构型时在 890cm^{-1} 处附近会出现糖的端基原子的 δ_{CH} 吸收(弱→中),可作为鉴定苷键构型的辅助手段。

(六)苷类化合物结构研究实例

例 1:小果蔷薇素 B(rocymosin B)的结构测定

小果蔷薇素 B 是从具有止血、收敛、抗菌、解热功能的草药小果蔷薇(*Rosa cymosa* Lind L.)中分离获得的一无定形棕色粉末状化合物,其结构推测如下:

小果蔷薇素 B,$[\alpha]_D$ -15°(MeOH:H$_2$O 1:1),UV:λ_{max}(logε EtOH):215(4.30),275(3.79),

FAB-MS：m/z 459 $[M+Na]^+$。

其 ^{1}H-NMR（数据见表 2-7）提示化合物结构中存在有 1,4- 二取代苯及 1,2,4 三取代苯,这个可从 AA'BB' 系统的信号得到证实,且 δ5.04(1H,d,J=8.0Hz)提示苷键为 β- 构型。

表 2-7 小果蔷薇素 B 的 ^{1}H-NMR 数据 [500MHz,(CD$_3$)$_2$CO+D$_2$O]

质子序号	δ_H	质子序号	δ_H
H-2,6	6.87(2H,d,J=8.5Hz)	GlcH-1″	5.04(1H,d,J=8.0Hz)
H-3,5	6.62(2H,d,J=8.5Hz)	H-6″	3.35(1H,dd,J=6.5,13.0Hz)
H-3′	6.81(1H,d,J=2.0Hz)	α-H′	2.79(1H,dd,J=6.0,14.0Hz)
H-5′	6.59(1H,dd,J=2.0,8.5Hz)	α-H	2.98(1H,dd,J=5.0,14.0Hz)
H-6′	7.46(1H,d,J=8.5Hz)	β-H	5.49(1H,m)

根据类似物的 ^{13}C-NMR 及 ^{1}H-^{13}C COSY 谱对小果蔷薇素 B 的 ^{13}C-NMR 数据归属见表 2-8。

表 2-8 小果蔷薇素 B 的 ^{13}C-NMR 数据 [125MHz,(CD$_3$)$_2$CO+D$_2$O]

质子序号	δ_C	质子序号	δ_C
α-C	38.9	C-6′	132.4
β-C	73.3	C=O	202.3
C-1	128.2	glc-	
C-2,6	130.4	C-1″	101.0
C-3,5	114.6	C-2″	76.0
C-1′	118.9	C-3″	76.6
C-2′	155.5	C-4″	69.4
C-3′	102.8	C-5″	77.2
C-4′	162.6	C-6″	60.5
C-5′	109.8		

将该化合物经甲基化、乙酰化反应,得白色无定形粉末,$[\alpha]_D$=-13° (c 1.0,丙酮),FAB-MS：m/z 697 $[M+Na]^+$,测定衍生物的 ROESY 谱,发现其葡萄糖 C$_1''$-H 与 C$_3'$-H 相关,因此确定糖的连接位置在 C$_2'$ 位上。

将小果蔷薇素 B 在醋酸缓冲液(pH=4.7)中,用葡萄糖苷酶(glucosidase)37℃反应 24 小时,得葡萄糖和苷元,确证了苷键的构型。苷元进一步用 ^{1}H-NMR 及 FAB-MS 鉴定。

综合分析以上鉴定结果确定小果蔷薇素 B 的结构式为：

小果蔷薇素B

例2：连翘酯苷（forsythiaside）的结构测定

连翘酯苷是从中药连翘 *Forsythia suspensa*（Thunb.）Vahl. 果实中分离获得的一浅黄色粉末状化合物，具有较强的体外抑制 cAMP 磷酸二酯酶作用。其结构测定如下：

连翘酯苷，m.p.144~150℃（MeOH）；[α]$_D$=-18.6°（c 0.8，EtOH）。FD-MS：*m/z* 647［M$^+$+Na］给出分子量为624，分子式为 $C_{29}H_{36}O_{15}$。该化合物遇 $FeCl_3$ 试剂呈现蓝绿色，提示分子中有酚羟基。将其用 2% 氢氧化钠水解后再酸化，分别用 Et_2O 和 n-BuOH 萃取，乙醚萃取物鉴定为咖啡酸。正丁醇萃取物得 3,4- 二羟基 -β- 苯乙醇，水母液制备成三甲硅醚衍生物，经 GC 鉴定为鼠李糖和 D- 葡萄糖（1：1），说明该化合物系含有鼠李糖和葡萄糖的酯苷。

该 化 合 物 UV λ$_{max}$nm（lgε EtOH）：216（4.29），245（4.05）sh，290（4.09），302（4.08），332（4.17）提示分子中存在芳环共轭体系。加氢氧化钠后出现 300.5 及 379 两峰，说明有酚羟基。IR ν cm^{-1}（KBr）：3600~3100（OH），1700（共轭羰基），1600（芳环）。^{1}H-NMR δ：1.23（3H，d，*J*=6.0Hz，鼠李糖上甲基），2.80（2H，t，*J*=7Hz，ArCH$_2$-），4.35（1H，d，*J*=8.0Hz，葡萄糖端基 H），4.63（1H，鼠李糖端基 H），5.26（1H，br. s，-COO-CH-），6.30（1H，d，*J*=15.0Hz，Ar-CH=CH-），6.53~7.10（6H，m，芳环 H），7.56（1H，d，*J*=15.0Hz，Ar-CH=CH-）。其乙酰化物的 ^{1}H-NMR 中可见 9 个乙酰基，其中 4 个为酚羟基上的乙酰基（δ2.22）。

经过以上工作可知该化合物组成的可能单元，即苷元为 3,4- 二羟基 -β- 苯乙醇、糖为鼠李糖和葡萄糖和咖啡酸。为了确证其相互连接位置和苷键构型，对其进一步做 ^{13}C-NMR 分析并与已知化合物比较（见表2-9）。从 3,4- 二羟基部分可见，由于苷化使接糖的 C-α 向低场位移 8 个化学位移单位，而 C-β 则向高场移动 3 个化学位移单位。从糖部分可见葡萄糖为 β- 苷键（δ104.4），鼠李糖为 α- 苷键（δ102.2），葡萄糖的 C$_4$ 向低场位移了 4 个化学位移单位，而其 C$_3$ 和 C$_5$ 分别向高场位移 2.2 个化学位移单位，说明咖啡酸接在葡萄糖的 C$_4$ 位。

表 2-9 连翘苷的 ^{13}C-NMR 化学位移

3,4- 二羟基 -β- 苯乙醇部分			芸香糖部分			咖啡酸酯部分		
No.	样品	3,4- 二羟基 -β- 苯乙醇	No.	样品	芦丁	No.	样品	绿原酸
C-1	131.3	132.2	Glc-1	104.4	104.5	C-1′	127.6	127.6
2	116.3	116.2	2	75.1	75.5	2′	115.2	115.1
3	146.0	146.0	3	75.8	77.9	3′	146.7	146.6
4	144.6	144.7	4	75.1	71.1	4′	149.7	149.3
5	117.1	116.8	5	74.7	76.9	5′	116.5	116.4
6	121.3	121.0	6	67.6	68.3	6′	123.0	122.8
C-α	72.2	64.1	Rham-1	102.2	102.1	7′	147.5	146.9
C-β	36.7	39.6	2	72.0	71.8	8′	114.7	115.1
			3	72.2	72.0	9′	168.2	168.5
			4	73.9	73.7			
			5	69.8	69.4			
			6	18.0	17.6			

综上分析,连翘酯苷的结构确定为 3,4- 二羟基 -β- 苯乙醇基 -O-α-L- 鼠李吡喃糖基 -(1→6)-4-O- 咖啡酰 -β-D- 葡萄吡喃糖苷。

连翘酯苷

本章小结

　　糖也称碳水化合物,可分为单糖、低聚糖和多糖。多糖因多具有独特的生物活性而受关注。单糖的结构可用 Fischer、Haworth、稳定构象式三种方式表示,由 Fischer 式转化为 Haworth 式时形成了一对 α、β 型端基差向异构体,具有各自的物理及化学性质;单糖的立体构型在 Fischer 式中是以距离氧化程度最高的最远端手性碳原子上的羟基取向而定,但常用 D,L 来表示糖的绝对构型。Haworth 式中,糖 D,L 构型及端基差向异构体的判定以糖环、C-4、C-5 上的取代基在环上下位置及与端基碳上的羟基取向进行判定。单糖因结构中有醛(酮)基、羟基等官能团易发生相应的氧化 - 还原反应、脱水反应等,化学性质中的糠醛形成反应可用于鉴别糖及其苷;苷是糖与非糖物质通过端基脱水形成的产物,根据苷键原子种类分为碳苷、氮苷、氧苷、硫苷;其中氧苷又因苷元为醇、羧酸、酚等进行相应分类。影响苷键酸性裂解的因素涉及立体、环的大小、取代基类型、苷元分子大小等多个因素;碱催化水解适合酯苷键或类酯苷键;酶催化水解的特点具有专属性。糖与苷元在成苷前后引起的碳信号化学位移变化称为苷化位移,并有醇苷、酚苷、酯苷的苷化位移规律,可用于糖与苷元结合位置的判定。苷键构型的确定方法包括酶解法、红外法、Klyne 旋光计算法、核磁法中的质子偶合常数判定法、苷化位移等方法,但大都有特定的条件限制;糖因结构含有多羟基及羰基,因此 ^{1}H-NMR 谱和 ^{13}C-NMR 谱特征较为明显。多糖因较大的极性适合用水或含水醇进行提取,分离及精制方法多采用分级沉淀、纤维素柱色谱、凝胶色谱、膜分离技术等。在多糖、糖苷的结构解析中,化学反应、核磁法及质谱法多种方法相结合是解析多糖结构及片段的主要方法。结构分析包括了组成多糖的单糖种类判定、连接顺序、立体结构等部分。

复习题

一、单选题

1. 多糖是由多少个以上的单糖通过苷键连接而成的(　　　)。

A. 6 　　　　　　 B. 8 　　　　　　 C. 9 　　　　　　 D. 10

2. 苷原子是指(　　　)。

    A. 苷中的原子　　　　　　　　　　　　B. 苷元中的原子

    C. 单糖中的原子　　　　　　　　　　　D. 苷元与糖之间连接的原子

3. 苷键水解难易的规律(　　　)。

    A. C-苷 <S-苷 <O-苷 <N-苷　　　　　　B. N-苷 <O-苷 <S-苷 <C-苷

    C. O-苷 <C-苷 <S-苷 <N-苷　　　　　　D. C-苷 <O-苷 <S-苷 <N-苷

    E. S-苷 <C-苷 <O-苷 <N-苷

4. 酸水解速度最快的是(　　　)。

    A. 阿拉伯糖苷　　　B. 鼠李糖苷　　　　C. 葡萄糖苷　　　　D. 葡萄糖醛酸苷

5. 酸水解时最易开裂的是(　　　)。

    A. 甲基五碳糖苷　　B. 七碳糖苷　　　　C. 糖醛酸苷　　　　D. 五碳糖苷

6. 最易水解的糖是(　　　)。

    A. 3-二去氧糖苷　　B. 2-去氧糖苷　　　C. 6-去氧糖苷　　　D. 2-氨基糖苷

7. Smith 降解属于(　　　)。

    A. 缓和酸水解　　　B. 强烈酸水解　　　C. 氧化开裂　　　　D. 乙酰解

    E. 碱水解

8. 麦芽糖酶只能水解(　　　)。

    A. β-葡萄糖苷　　　B. α-葡萄糖苷　　　C. β-果糖苷　　　　D. α-果糖苷

    E. α-麦芽糖苷

9. 用大孔树脂分离苷类常用的洗脱剂是(　　　)。

    A. 水　　　　　　　B. 含水醇　　　　　C. 正丁醇　　　　　D. 乙醚

10. 糖类的纸色谱常用的展开剂是(　　　)。

    A. BAW(4∶1∶5,上层)　　　　　　　　B. 氯仿-甲醇(9∶1)

    C. 乙酸乙酯-甲醇(6∶4)　　　　　　　D. 饱和酚水

11. Molisch 反应的试剂是(　　　)。

    A. 邻苯二甲酸-苯胺　　　　　　　　　B. 苯酚-硫酸

    C. β-萘酚-浓硫酸　　　　　　　　　　D. α-萘酚-浓硫酸

12. 在 ^{1}H-NMR 谱中,β-葡萄糖苷端基质子的偶合常数是(　　　)。

    A. 17Hz　　　　　　B. 11Hz　　　　　　C. 5.2Hz　　　　　　D. 0.5Hz

13. 将苷的全甲基化产物进行甲醇解,分析所得产物可以判断(　　　)。

    A. 苷键的结构　　　B. 苷中糖与糖之间的连接位置　　　C. 苷元的结构

14. 以硅胶吸附色谱分离下列苷元相同的成分,最先流出色谱柱的是(　　　)。

    A. 苷元　　　　　　B. 单糖苷　　　　　C. 双糖苷　　　　　D. 三糖苷

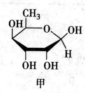
甲

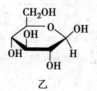
乙

15. 甲的构型为（　　　　）。

    A. α-D 型　　　　　B. β-D 型　　　　　C. α-L 型　　　　　D. β-L 型

    E. β-D 酮型

二、多选题

1. 不能根据端基碳上氢的偶合常数判断苷键构型的是（　　　　　　）。

    A. 葡萄糖苷　　　　B. 鼠李糖苷　　　　C. 甘露糖苷　　　　D. 木糖苷

2. 可被酸及碱水解的苷是（　　　　　）。

    A. C- 苷　　　　　B. N- 苷　　　　　C. S- 苷　　　　D. 酚苷　　　　E. 酯苷

3. 下列有关苷键酸水解的叙述错误的是（　　　　　　）。

    A. 呋喃糖苷比吡喃糖苷易水解　　　　　B. 醛糖苷比酮糖苷易水解

    C. 去氧糖苷比羟基糖苷难水解　　　　　D. 氮苷比硫苷难水解

    E. 酚苷比萜苷易水解

4. 葡萄糖碳苷以 Smith 降解法水解,不是水解产物的是（　　　　　）。

    A. 丙三醇　　　　B. 甲醛　　　　　C. 苷元　　　　D. 甲酸

    E. 连一个醛基的苷元

5. 下列糖属于还原糖的是（　　　　　）。

    A. 龙胆二糖　　　　B. 海藻　　　　C. 樱草糖　　　　D. 水苏糖

三、判断题

1. 蔗糖是还原糖。　　　　　　　　　　　　　　　　　　　　　　　　（　　　）

2. 根据端基碳上质子的偶合常数可推断出所有苷键的构型。　　　　　　（　　　）

3. Smith 降解适合于所有苷类化合物苷键的裂解。　　　　　　　　　　（　　　）

4. 淀粉、纤维素均是由葡萄糖通过 1→4 结合的直链聚合物。　　　　　　（　　　）

5. EI-MS 可以测定出苷的分子量。　　　　　　　　　　　　　　　　　（　　　）

6. 酸催化水解,吡喃糖苷较呋喃糖苷易水解。　　　　　　　　　　　　（　　　）

7. 酸催化水解,因氮原子的碱性较强,故氮苷易水解。　　　　　　　　　（　　　）

8. 酶催化水解既可确定苷键的构型,又可推测糖与糖的连接关系。　　　（　　　）

9. 可以通过 95~105 区域碳信号的个数和化学位移值来推测低聚糖苷中所含的糖的个数和苷键的构型。　　　　　　　　　　　　　　　　　　　　　　　　　　　（　　　）

10. D- 甘露糖苷可以用 ^{1}H-NMR 测定其苷键构型。　　　　　　　　　（　　　）

四、名词解释

1. 1C 和 C1 构象式

2. β 构型、α 构型

3. Molisch 反应

4. Smith 降解(过碘酸裂解)

5. 苷化位移

五、填空题

1. 根据苷键原子可将苷分为_____、_____、_____和_____等。

2. 苦杏仁酶只能水解_____葡萄糖苷,纤维素酶只能水解_____葡萄糖苷,麦芽糖酶只能水解_____葡萄糖苷。

3. 醇类化合物成苷后,向低场位移的是_____碳,向高场位移的是_____碳。

4. 分离糖类化合物常用的方法有_____、_____、_____、_____和_____等。

5. 可确定苷键构型的方法有_____、_____、_____和_____等。

六、写出下列糖的 Fischer 投影式和 Haworth 透视式

1. β-D- 葡萄吡喃糖   2. α-L- 鼠李吡喃糖

3. β-D- 甘露吡喃糖   4. β-D- 半乳吡喃糖

七、按苷键原子对苷类化合物分类

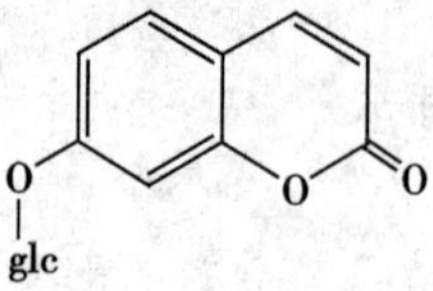

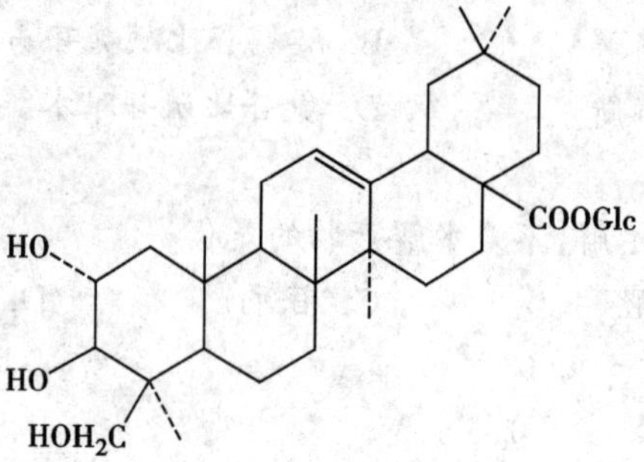

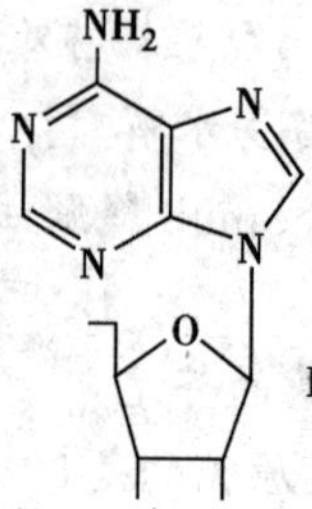

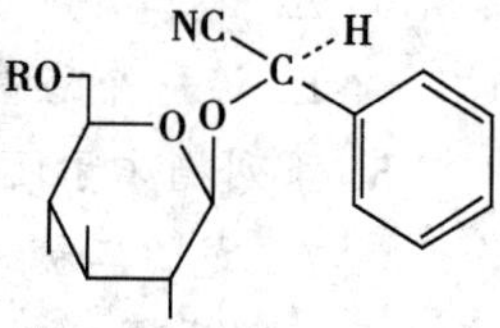

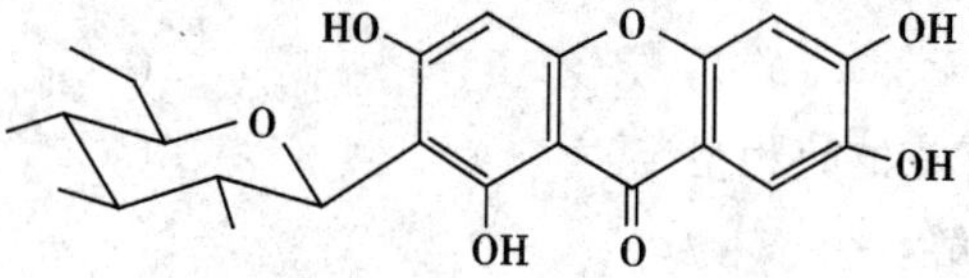

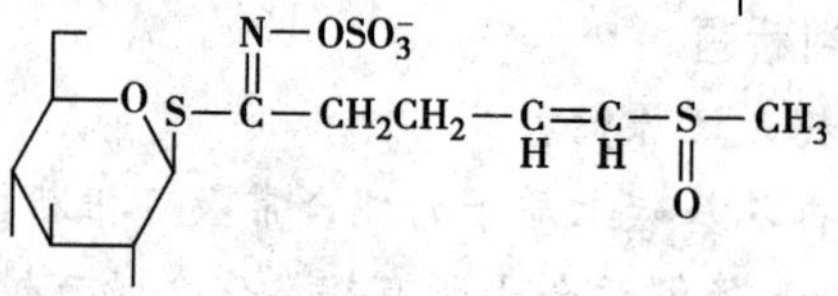

八、分析比较

1. 比较下列化合物酸催化水解的难易程度

(1) A. 氧苷   B. 碳苷   C. 氮苷   D. 硫苷

（   ）>（   ）>（   ）>（   ）

(2) A. 2-去氧糖苷   B. 6-去氧糖苷   C. 2,6-二去氧糖苷

     D. 五糖醛糖苷   E. 六碳醛糖苷   F. 2-氨基糖苷

（   ）>（   ）>（   ）>（   ）>（   ）>（   ）

(3) A. 糖醛酸苷   B. 六碳醛糖苷   C. 五糖醛糖苷

     D. 七碳糖苷   E. 甲基五碳糖苷

（   ）>（   ）>（   ）>（   ）>（   ）

2. 比较过碘酸对下列化合物氧化的难易程度

     A. 邻二醇   B. 酮酸   C. α- 羟基酸

     D. α- 羟基醛   E. 邻二酮   F. α- 氨基醇

（   ）>（   ）>（   ）>（   ）>（   ）>（   ）

3. 糖上羟基的活泼性

     A. C₂-OH   B. 羟甲基   C. 半缩醛羟基   D. 其余羟基

（   ）>（   ）>（   ）>（   ）

4. 单糖结构中反应活泼性顺序

    A. 端基碳原子   B. 伯碳   C. 仲碳

  (   )＞(   )＞(   )

九、简答题

1. 苷键具有什么性质? 常用的裂解方法有哪些? 有何规律?

2. 简述苷键酸水解原理及影响酸催化水解的因素及规律。

3. 简述确定苷键构型的方法。

4. 苷化位移规律是什么? 有何应用意义?

5. 糖及苷的一般结构研究程序是什么?

第 三 章

苯丙素类化合物

学习目标 ▮▮▮

1. 掌握香豆素和木脂素的结构类型及其提取分离方法。
2. 熟悉香豆素和木脂素类型中的典型化合物及其化学性质。
3. 了解香豆素和木脂素的波谱特征和生物活性。

苯丙素(phenylpropanoid)是一类以 C_6-C_3 为基本单元的天然化合物,主要包括苯丙烯、苯丙醇、苯丙酸及其缩酯、香豆素、木脂素、黄酮和木质素等,以游离型或苷的形式存在。如阿魏和川芎中的具有抗血小板凝聚作用的阿魏酸(ferulic acid)、茵陈中的利胆有效成分绿原酸(chlorogenic acid)、临床常用口服抗凝药物双香豆素和具有强细胞毒活性的鬼臼毒素类木脂素等。本章主要介绍香豆素类和木脂素类化合物。

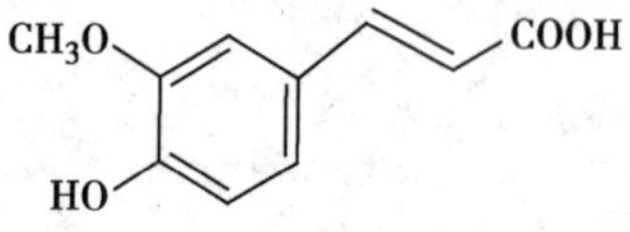

阿魏酸

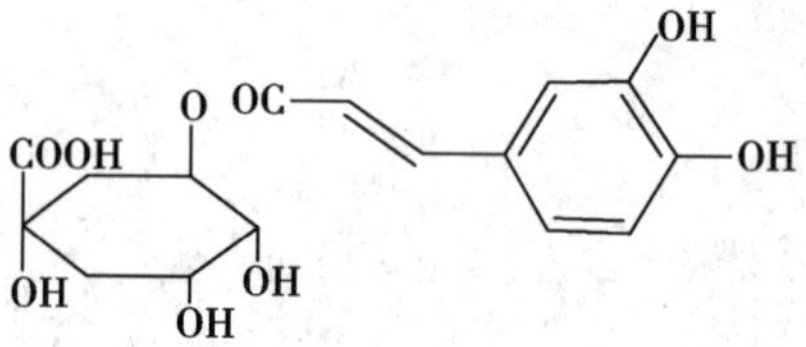

绿原酸

第一节 香 豆 素

香豆素(coumarin)最早是从豆科植物香豆(*Coumarouna ordorata* Aubl.)中提取得到,因其具有芳香气味,故称为香豆素。从结构上看,香豆素可看作是由顺式邻羟基桂皮酸内酯化而形成的一类化合物,其基本结构骨架为苯骈 α- 吡喃酮。

香豆素类化合物广泛分布于高等植物中,特别是伞形科、芸香科植物,在豆科、虎耳草科、五加科、瑞香科、木犀科、菊科、兰科、茄科等植物中也大量存在。也有少数香豆素类化合物存在于微生物或动物体内。香豆素类化合物在生物体内以游离或苷的形式存在。

一、结构类型

伞形花内酯(umbelliferone),即7-羟基香豆素,常被视为香豆素类化合物的母体;异香豆素是香豆素的异构体,可以认为是邻羧基苯乙烯醇的内酯。香豆素的母核苯骈α-吡喃酮环上常含有羟基、烷氧基、苯基、异戊烯基等取代基,其中苯环上的异戊烯基与其邻位羟基环合,可形成呋喃香豆素或吡喃香豆素。根据母核上取代基的类型及连接方式不同,通常将香豆素分为五大类。

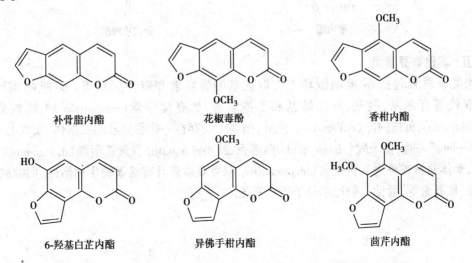

伞形花内酯   异香豆素

(一) 简单香豆素类

此类化合物是指仅在苯环上连有取代基的香豆素。常见取代基有羟基、甲氧基、异戊烯基和异戊烯氧基等,其中异戊烯基在 C_6、C_8- 位上取代的较多,例如秦皮中的七叶内酯(aesculetin)、独活中的当归内酯(angelicone)都属于简单香豆素。

七叶内酯   当归内酯

(二) 呋喃香豆素类

呋喃香豆素是由母核上 C_6 或 C_8- 位的异戊烯基与 C_7- 位的酚羟基环合形成呋喃环的一系列化合物。根据环合位置的不同,呋喃香豆素可分为线型和角型两种类型。线型呋喃香豆素即 6,7- 呋喃香豆素,如补骨脂内酯(psoralen)、花椒毒酚(xanthotoxol)和香柑内酯(bergapten)等;角型呋喃香豆素即 7,8- 呋喃香豆素,如6- 羟基白芷内酯(isopsoralen)、异佛手柑内酯(isobergapten)、茴芹内酯(pimpinellin)等。

补骨脂内酯   花椒毒酚   香柑内酯

6-羟基白芷内酯   异佛手柑内酯   茴芹内酯

（三）吡喃香豆素类

吡喃香豆素是由香豆素母核上 C_6 或 C_8 位的异戊烯基与 C_7 位的酚羟基环合成吡喃环的一系列化合物。根据环合位置的不同,吡喃香豆素亦可分为线型和角型两种类型。线型吡喃香豆素即 6,7- 吡喃香豆素,如花椒内酯(xanthyletin)、美花椒内酯(xanthoxyletin)和鲁望橘内酯(luvangetin)等。角型吡喃香豆素包括 7,8- 吡喃香豆素和 5,6- 吡喃香豆素,如邪蒿内酯(seselin)、前胡香豆素 A(qianhucoumarin A)、长春七甲素(libanotin A)等。

| 花椒内酯 | 美花椒内酯 | 鲁望橘内酯 |

| 邪蒿内酯 | 前胡香豆素A | 长春七甲素 |

（四）异香豆素类

异香豆素的代表化合物有水蓼(*Polygonum hydropiper*)中具抗炎活性的蓼内酯(polygonolide)、岩白菜(*Bergenia purpurascens*)中具有镇痛、镇静作用的岩白菜内酯(bergenin)等。

| 蓼内酯 | 岩白菜内酯 |

（五）其他香豆素类

此类香豆素包括 α- 吡喃酮环上有取代基的香豆素和聚香豆素等。α- 吡喃酮环上常见的取代基有苯基、羟基、异戊烯基和乙酰基等,如亮菌甲素(armillarsin A)、蟛蜞菊内酯(wedelolactone)、黄檀内酯(dalbergin)。此外,植物中还存在一些香豆素的二聚体,如双七叶内酯(bisaesculetin)、逆没食子酸(ellagic acid)、西瑞香素(daphnoretin)和紫苜蓿酚(dicoumarol)。香豆素的二聚体通常被称为双香豆素(bicoumarin),双香豆素多具有显著的生物活性,如抑制肿瘤、抗风湿、抗凝血等,活性一般比单分子香豆素强。

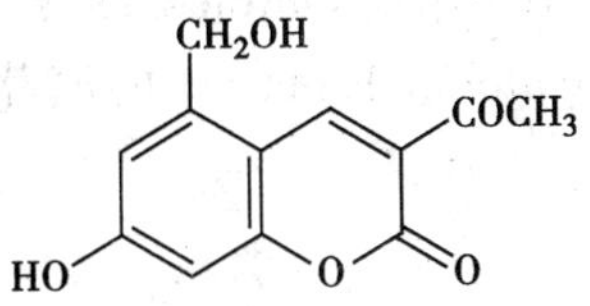

亮菌甲素

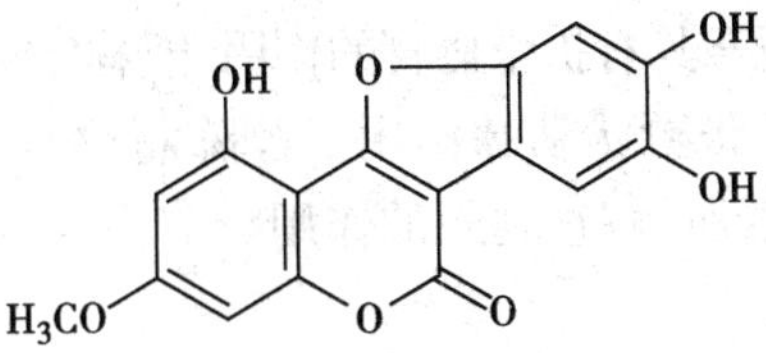

蟛蜞菊内酯

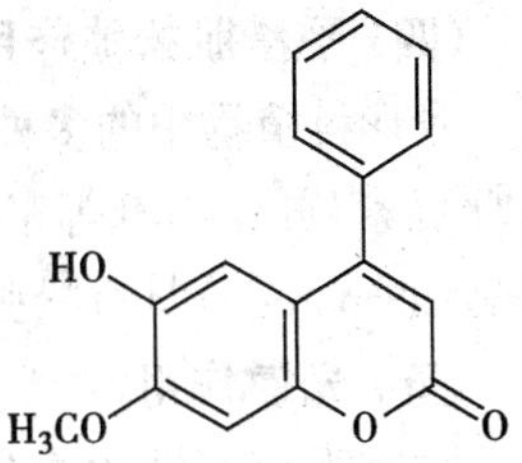

黄檀内酯

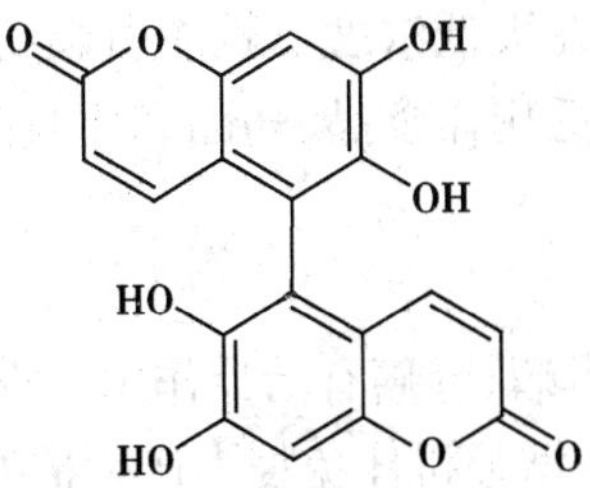

双七叶内酯

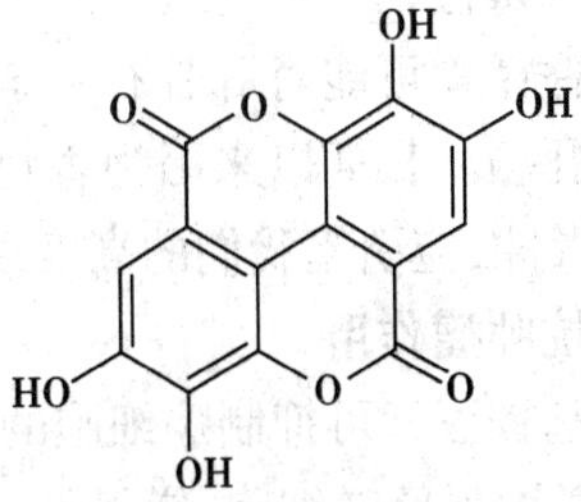

逆没食子酸

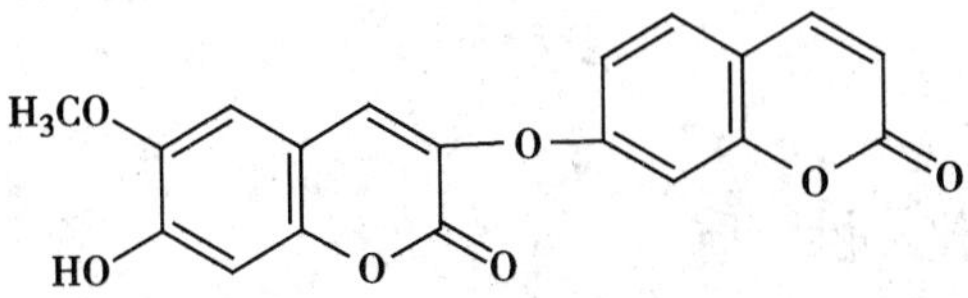

西瑞香素

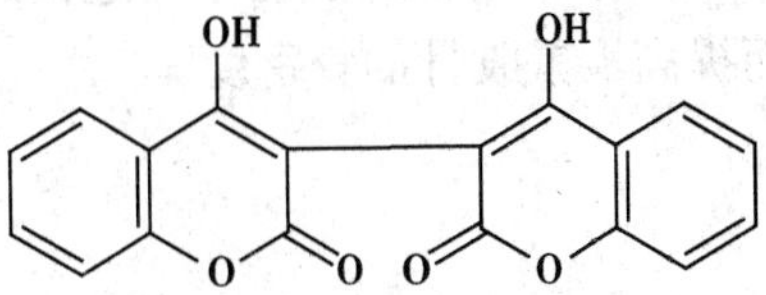

紫苜蓿酚

二、生 物 活 性

（一）抗菌、抗病毒作用

藤黄科胡桐属植物（*Calophylum lanigerum*）中的化合物 calanolide A 对 HIV-1 病毒株有强抑制作用。蛇床子中的蛇床子素（osthole）可抑制乙肝表面抗原，秦皮中的七叶内酯及其苷和从微生物中获得的新生霉素（novobiocin）、亮菌甲素等均有明显的抗菌作用。

（二）降血糖作用

虎耳草科植物绣球花（*Hydrangea hortensia* DC var. otakusa Maxim.）及日本甘茶（*Hydrangea macrophyllavar.* thunbergii）中的异香豆素类化合物绣球酚（hydrangenol）可显著降低血中葡萄糖及游离脂肪酸水平。

（三）抗凝血作用

双香豆素类化合物具有明显的抗凝血活性。最初的发现是源于动物误食腐烂的草木犀后引起体内出血导致死亡。后来以双香豆素为模板合成了华法林等一系列的抗凝血药物，临床上用于防止血栓形成。

（四）平滑肌松弛作用

伞形科植物中的多种香豆素具有扩张血管的作用。凯林（khellin）、二氢山米丁（dihydrosamidin）、氢吡豆素（visnadin）等都有扩张冠状动脉作用。茵陈蒿（*Artemisia capillaries* Thunb）中的滨蒿内酯（scoparone）具有松弛平滑肌、解痉利胆的作用。

（五）光敏作用

呋喃香豆素能提高皮肤对紫外线的敏感性，外涂或内服后经日光照射可引起皮肤色素沉着，临床上用白芷总香豆素、补骨脂内酯治疗白斑病。

（六）肝毒性

某些香豆素可能对肝脏有一定的毒性，如黄曲霉素在极低浓度下就能引起动物的肝脏损伤并导致肝癌。长期以来因为香豆素的特殊气味，被广泛用作食品、药品和化妆品的香料，但其具有肝毒性，应引起我们的高度重视。

（七）抗肿瘤作用

7-羟基香豆素可抑制癌细胞的增殖，其对恶性黑色素瘤、肾癌有治疗作用。香豆素类衍生物还可通过增强巨噬细胞、增强并活化单核细胞的数量来增强机体免疫力产生抗癌作用。

（八）抗骨质疏松作用

蛇床子总香豆素能够通过促进成骨细胞的增殖、细胞内骨碱性磷酸酶活性和骨胶原合成而提高大鼠股骨的骨密度。

三、理 化 性 质

（一）物理性质

1. 性状　游离香豆素多有较好的结晶和固定的熔点，且大多有芳香性气味。小分子游离香豆素有挥发性和升华性，能随水蒸气蒸馏。香豆素苷类则无香味和挥发性，也不能升华。游离的香豆素能溶于沸水，难溶于冷水，可溶于乙醚、乙酸乙酯、丙酮、乙醇等有机溶剂。成苷后极性增大，在水中的溶解度增大。

2. 荧光　大多数香豆素衍生物在紫外光下具有荧光，在碱性溶液中荧光增强，荧光的强弱和有无，与分子中取代基的种类及结合位置有关。香豆素母核本身无荧光，但 C_7- 位上引入羟基即显强烈的蓝色荧光，甚至在可见光下也可辨认。羟基醚化后荧光减弱。7- 羟基香豆素的 C_8- 位引入羟基后荧光消失。

（二）化学性质

1. 与碱的作用　香豆素类化合物因具有内酯结构，在稀碱液中可以水解开环，生成顺式邻羟基桂皮酸盐而溶于水，加酸即可环合成游离香豆素而沉淀析出，利用此性质可进行香豆素的提取分离。但其若长时间在碱液中放置或经紫外光照射，生成的顺式邻羟基桂皮酸盐可转变为稳定的反式邻羟基桂皮酸盐，即使加酸也不能使其环合。香豆素结构中侧链上的酯键也能被碱水解。香豆素如与浓碱共沸，则往往得到酚类或酚酸类等裂解产物。因此采用碱溶酸沉法提取香豆素类化合物时，必须注意碱液的浓度和加热时间，避免结构的转型和破坏。

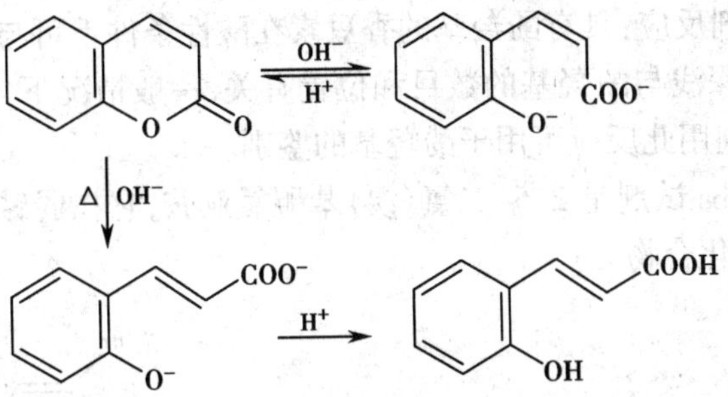

2. 与酸的作用　香豆素与酸接触可发生多种反应,如环化、双键加成等。

(1) 环化反应:异戊烯基容易与邻酚羟基环合,在温和的酸性条件下,几乎可定量生成含氧杂环。此反应可用于确定酚羟基和异戊烯基的相对位置。如 apigravin 在甲酸处理下形成二氢吡喃香豆素。

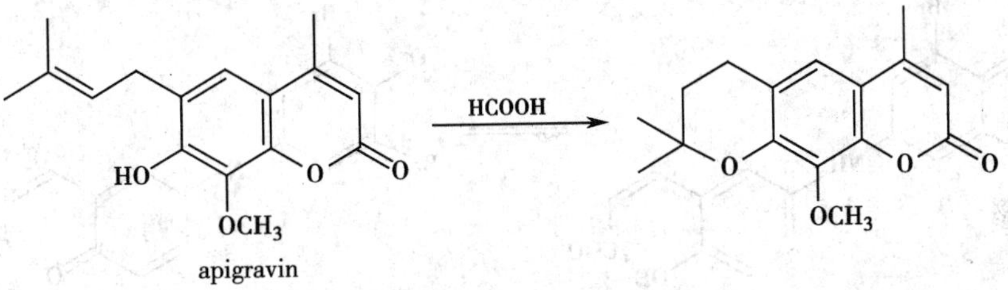

(2) 双键加成反应:黄曲霉素 B_1 中不饱和呋喃环上的双键在酸性条件下与水加成,生成黄曲霉素 B_2,其毒性较黄曲霉素 B_1 的毒性降低。

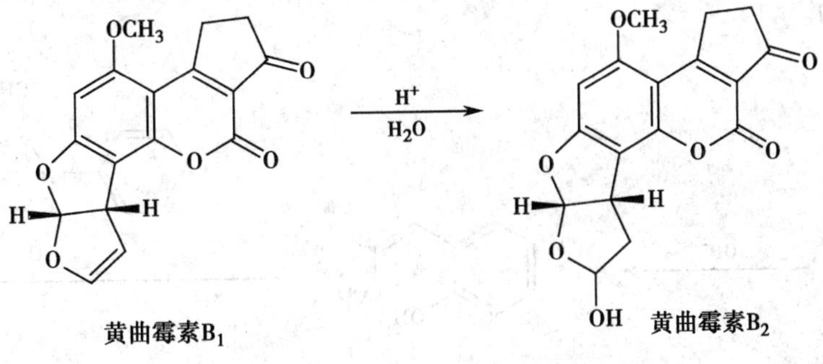

3. 显色反应

(1) 异羟肟酸铁反应:香豆素类的内酯结构在碱性条件下开环,与盐酸羟胺缩合成异羟肟酸,进而在酸性条件下与三价铁离子络合成盐而显红色。

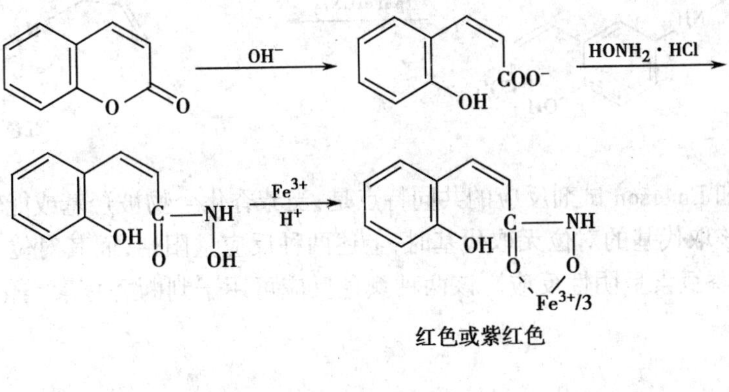

红色或紫红色

（2）与三氯化铁试剂反应：具有酚羟基的香豆素在酸性条件下可与三氯化铁试剂络合而产生不同的颜色，颜色的深浅与酚羟基的数目和位置有关，一般情况下，酚羟基数目越多颜色越深，通常呈现蓝绿色。利用此反应可用于酚羟基的鉴别。

（3）Gibbs 反应：Gibbs 试剂是 2,6- 二氯（溴）苯醌氯亚胺，它在弱碱性条件下可与酚羟基对位的活泼氢缩合成蓝色化合物。

（4）Emerson 反应：Emerson 试剂为 4- 氨基安替比林和铁氰化钾，它与酚羟基对位的活泼氢生成红色缩合物。

Gibbs 试剂和 Emerson 试剂反应的共同特点是：当芳香化合物被羟基或能转化成游离羟基的基团取代，且该取代基的对位无取代基时，上述两种反应呈阳性，而其对位有取代时呈阴性反应，如 7- 羟基香豆素呈阴性反应。该两种颜色反应可用于判断香豆素类化合物结构中 C6-位有无取代基团。

四、提取与分离

利用香豆素类化合物的溶解性、挥发性及内酯环的性质提取分离香豆素是目前常用的方法。然而,由于部分香豆素对酸、碱、温度等条件的不稳定性,在提取分离香豆素类化合物时应选择适当的提取条件。

(一)系统溶剂法

大多游离香豆素极性较小、亲脂性较强,而香豆素苷则极性较大、亲水性较强,因此采用系统溶剂法提取香豆素类化合物时,可先用石油醚、乙醚提取极性较小的游离香豆素、然后再用乙酸乙酯、丙酮和甲醇顺次提取极性较大的游离香豆素或苷类。也可采用乙醇回流提取,减压浓缩后再依次使用极性由小到大的有机溶剂依次萃取,即可得到不同极性部位的提取物。其中乙醚是提取香豆素的良好溶剂。一些极性较小的香豆素,由于杂质的助溶作用,也可溶于热的石油醚中,待浓缩和冷却后,游离香豆素即可析出。

(二)水蒸气蒸馏法

采用水蒸气蒸馏法可提取具有挥发性的小分子香豆素类化合物。

(三)碱溶酸沉法

香豆素的内酯环结构,在热碱液中可以开环形成羧酸盐而溶于水,在酸性条件下又可重新环合成内酯环而沉淀析出。因此,采用0.5%氢氧化钠水溶液加热提取香豆素,提取液加酸调节至中性,适当浓缩,继续酸化,则香豆素即可游离而沉淀析出。必要时可用乙醚或乙酸乙酯等亲脂性有机溶剂进行两相萃取,回收有机溶剂,即可得到总香豆素混合物。该法对于遇酸、碱不稳定的香豆素类化合物不适用。一般香豆素的提取也尽量避免碱浓度过高、加热时间过长,以免香豆素结构被破坏。

(四)超临界 CO_2 萃取

对于香豆素类成分,超临界流体萃取是一种有效的提取方法,特别适合于热敏感性强、容易氧化分解的小分子或挥发性香豆素的提取。对于游离状态的香豆素只需用纯 CO_2 萃取即可;对于分子量较大或极性较强的成分则需要加入适当的夹带剂,如甲醇、乙醇等,以提高萃取效果。

此外,酶技术也可用于香豆素类成分的提取,如可用纤维素酶从补骨脂中提取补骨脂素。

(五)色谱分离法

色谱技术是分离、纯化香豆素类成分的常用手段,其中柱色谱法应用最为广泛,常用的吸附剂有硅胶、聚酰胺、中性或酸性氧化铝。此外,离子交换树脂、大孔吸附树脂、纤维素等也可作为吸附剂使用。硅胶柱色谱法分离化合物时,常用石油醚、正己烷与乙酸乙酯组成的不同比例的混合溶剂系统进行梯度洗脱。

此外,制备薄层色谱法、气相色谱法、高效液相色谱法、逆流分溶法等也可用于分离香豆素类化合物。

五、结 构 鉴 定

目前常利用色谱以及 UV、IR、NMR 和 MS 等波谱技术,同时结合香豆素类化合物的理化特性对该类化合物进行结构鉴定。

（一）色谱鉴定

硅胶和氧化铝是薄层色谱最常用的吸附剂。简单香豆素常用展开剂有：①石油醚 - 乙酸乙酯（9∶1，v/v）；②甲苯 - 甲酸乙酯 - 乙酸乙酯（5∶4∶1，v/v）。呋喃香豆素类常用展开剂有：①三氯甲烷；②正己烷 - 乙酸乙酯（7∶3，v/v）。香豆素母核上的羟基数目愈多，R_f 值愈小，羟基糖苷化后，R_f 值变小。观察荧光是鉴别香豆素类化合物的首选方法，因一般羟基香豆素在紫外光下多有蓝色或紫色荧光，呋喃香豆素荧光相对较弱，但也能呈现蓝、棕、绿、黄色荧光。此外，香豆素类化合物的薄层色谱可用氨蒸气熏或用 10% KOH 醇溶液和 20% $SbCl_3$ 三氯甲烷溶液显色。

（二）谱学方法在香豆素类化合物鉴定中的应用

1. **紫外光谱**　无含氧官能团取代的香豆素在 274nm（lgε 4.03）和 311nm（lgε 3.72）处呈现两个吸收强度不同的吸收峰，分别是苯环和 α- 吡喃酮环的吸收峰。结构中如果引入烷基，其最大吸收值无明显变化；结构中如果引入含氧基团时，最大吸收波长将红移。7- 羟基、7- 甲氧基、5,7- 二氧取代、7,8- 二氧取代和 7-β-D- 葡萄糖基取代的香豆素紫外光谱相似，在 217nm 和 315~330nm 处有强吸收峰，而在 240nm 和 255nm 处呈现弱吸收峰。

2. **红外光谱**　香豆素类化合物的红外吸收主要是由其结构中的内酯环和芳环产生的。内酯环在 1750~1700cm^{-1} 区间有一个强的吸收峰；苯环在 1660~1600cm^{-1} 区间有三个较强的吸收峰。另外，与内酯羰基共轭的 3、4 位烯键吸收峰位于 1640~1625cm^{-1}，C_1 位氧原子的 C-O 键的吸收峰位于 1280~1260cm^{-1}；如有羟基取代，则在 3600~3200cm^{-1} 有羟基的特征吸收峰。

3. **核磁共振谱**　香豆素结构中质子由于受内酯环羰基吸电子共轭效应的影响，H-3、H-6 和 H-8 周围的电子云密度较高，质子信号位于较高场，化学位移较小；而 H-4、H-5 和 H-7 则相反，质子信号位于较低场，化学位移较大。简单香豆素 H-3、H-4 质子以一对二重峰出现（J=9.5Hz），化学位移分别为 δ 6.10~6.50 和 δ 7.50~ 8.30，此组信号为该类化合物的特征质子信号。香豆素的 C_7 位上有含氧取代基时，H-5、H-6 和 H-8 构成 ABX 或 AMX 偶合系统，H-5 的化学位移为 δ 7.38，呈现 d 峰、H-6 和 H-8 的化学位移为 δ 6.87，分别呈现 dd 峰和 d 峰。C_7- 位若是甲氧基取代，甲基质子化学位移为 δ 3.8~4.0，呈单峰。

线型呋喃香豆素或吡喃香豆素（包括 7- 氧代，6- 烷基取代香豆素），H-5 和 H-8 信号分别以单峰出现在 δ 7.3~7.6 和 δ 6.7~6.9 处。角型呋喃香豆素或吡喃香豆素（包括 7- 氧代，8- 烷基取代香豆素），H-5 和 H-6 信号分别以双重峰出现在 δ 7.4~7.5 和 δ 6.7~6.9，J 值约为 8~10Hz。

香豆素的结构中有很多远程偶合，如 H_4 和 H_8 之间就存在 ^5J 的远程偶合，使得二者的峰型较一般质子的吸收峰宽，H_4 和 H_8 的峰型还常用于判断该两个位置是否有取代，如 H_4/ H_8 位有取代，则二者之间的远程偶合消失，H_8/ H_4 的峰型变尖锐。

香豆素母核上有 9 个碳原子，多数在 δ100~160 化学位移单位区域内，取代基位移效应明显，当某一碳原子上有含氧取代时，直接相连的碳增加 30 个化学位移单位；邻位碳则减少 13 个化学位移单位；对位碳减少 8 个化学位移单位左右。

4. **质谱**　香豆素类化合物一般具有较强的分子离子峰，质谱中最常出现的是一系列失去 CO 的碎片离子峰。香豆素母体的基峰常是失去 CO 的苯骈呋喃离子。

取代香豆素出现一系列脱 CO 峰。

例:含香豆素的中药提取实例——蛇床子

蛇床子为伞形科植物蛇床(*Cnidium monnieri* L. Cuss.)的干燥成熟果实,具有温肾壮阳、燥湿、祛风等功效,用于治疗周围神经炎、足癣感染、湿疹等症。蛇床子的主要化学成分为香豆素类,可用 CO_2 超临界萃取技术对其进行提取。

(一)实验材料与仪器

材料:蛇床子药材,蛇床子素、欧前胡素对照品,二氧化碳(医用级,纯度为 99.95%),甲醇为色谱纯。

仪器:HA221-50-6 型超临界流体萃取机(5L),LC-10AT 高效液相色谱仪。

(二)实验方法与结果

1. 标准曲线的绘制 色谱条件:Shim-pack C_{18} 柱(4mm × 150mm,5μm);流动相为甲醇 - 水(体积比 60 : 40),检测波长 249nm,柱温为 30℃。

精密称取蛇床子素对照品 3.07mg,置于 10ml 容量瓶中,欧前胡素对照品 5.44mg,置于 50ml 容量瓶中,用甲醇溶解定容至刻度,摇匀;分别取 4μl、7μl、10μl、13μl、16μl 进样,以峰面积为纵坐标、含量为横坐标绘制标准曲线,得线性回归方程:蛇床子素 Y = 232 429.625X−181 479.087,r = 0.9995;欧前胡素 Y = 365 652.133X−156 425.708,r = 0.9995。

2. 工艺参数考查 采用正交实验设计方法,以萃取压力、萃取温度、分离压力和分离温度为因素,取三水平,选用 $L_9(3^4)$ 正交表安排实验,因素水平见表 3-1。

表 3-1 超临界 CO_2 萃取蛇床子有效成分的因素水平

水平	A	B	C	D
	分离压力(MPa)	萃取温度(℃)	萃取压力(MPa)	分离温度(℃)
1	6.0	50	21	60
2	6.5	55	25	65
3	7.0	60	30	70

称取 1.0kg 蛇床子生药,粉碎,过 20 目标准筛,然后置于萃取釜中,根据选定的 $L_9(3^4)$ 正交表安排试验,结果见表 3-2,方差分析的结果见表 3-3。

表 3-2 L$_9$(3^4) 正交试验结果

No.	总香豆素含量(mg/g)	No.	总香豆素含量(mg/g)
1	1.050	6	1.105
2	1.133	7	0.964
3	0.408	8	0.883
4	1.312	9	1.581
5	1.201		

表 3-3 方差分析

方差来源	离差平方和	自由度	方差	F	P
A	0.199	2	0.100	22.15	<0.05
B	0.252	2	0.126	28.03	<0.05
C	0.367	2	0.184	40.88	<0.05
误差(D)	0.009	2	0.005	1.00	>0.05

注：$F_{1-0.05}(2,2)=19$，$F_{0.1}(2,2)=9$

分析结果表明,最优萃取方案是 A2B1C2D1,即萃取压力为 25MPa,萃取温度为 50℃,分离压力为 6.5MPa,分离温度为 60℃。

第二节 木 脂 素

木脂素又称木脂体,是一类由苯丙素单元(即 C$_6$-C$_3$ 单元)氧化聚合而成的天然产物。因最早在植物的木质部和树脂中被发现、并在开始析出时呈树脂状而得名。组成木脂素的单体主要有桂皮酸(cinnamic acid)、桂皮醇(cinnamyl aocohol)、丙烯苯(propenyl benzene)和烯丙苯(allyl benzene)四种。在植物体内木脂素大多为游离状态,少数以苷的形式存在。

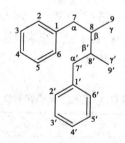

C$_8$-C$_8'$ 相连的木脂素结构骨架

一、结 构 类 型

组成木脂素的 C$_6$-C$_3$ 单元之间缩合位置不同,可形成多种不同的结构骨架。又由于侧链末端原子上的含氧官能团(如羟基、羰基、羧基等)可相互脱水缩合,形成四氢呋喃、半缩醛、内酯等环状结构,使得木脂素类型多样,结构复杂。目前,一般将木脂素类分为六大类型。

(一) 木脂素类

木脂素类(lignans)是指由两个 C_6-C_3 单元以 C_8-C_8 连接而形成的二聚体。

1. 二苄基丁烷类(dibenzylbutan)　该类木脂素是两个 C_6-C_3 单元以 C_8-$C_{8'}$ 相连的最简单的木脂素,为其他类型木脂素的前体。如愈创木(*Guaiacum officinale*)树脂中的愈创木脂酸(guaiaconic acid)和从珠子草(*Phyllanthus niruri*)中分到的叶下珠脂素(phyllanthin)。

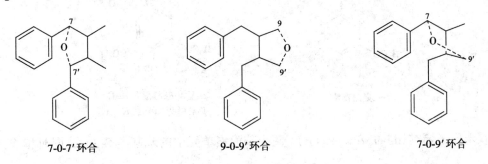

愈创木脂酸　　　　　　　　　　叶下珠脂素

2. 二苄基丁内酯类(dibenzyltyrolactones)　二苄基丁内酯类又称木脂素内酯,其结构中的内酯环是由一个 C_6-C_3 单元的 C_9 位羧基与另一 C_6-C_3 单元的 C_9 羟基缩合而成内酯环,内酯环可能向上,也可能向下。如云片柏(*Chamaecyparis obtuse*)中含有的扁柏脂素(hinokinin)和台湾杉(*Taiwania cryptomerioides*)中的台湾脂素(taiwanin A)。

扁柏脂素　　　　　　　　　　台湾脂素

3. 四氢呋喃类　木脂素烃基上不同位置氧取代基的缩合形成了四氢呋喃型木脂素。根据连氧位置不同,其结构骨架有 7-O-7′型、7-O-9′型和 9-O-9′型。如从翼梗五味子(*Schisandra henryi*)中分得的恩施脂素(enshizhisu)是 7-7′环合成的单环氧木脂素;毕澄茄脂素(cubebin)是从毕澄茄(*Piper cubeba*)果实中分得的 9-9′环合成的单环氧木脂素;从陕西瑞香(*Daphne tangatica*)中分得的落叶松脂素(lariciresinol)即是 7-9′的单环氧木脂素。

7-O-7′环合　　　　　　　　9-O-9′环合　　　　　　　　7-O-9′环合

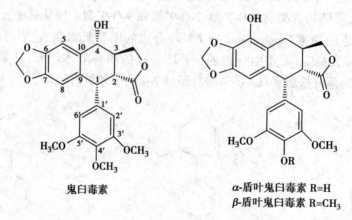

恩施脂素   毕澄茄脂素   落叶松脂素

4. 骈双四氢呋喃类（furofuran） 又称双环氧木脂素，是由两个取代四氢呋喃单元形成四氢呋喃骈四氢呋喃结构，也是木脂素中比较丰富的一类。如从银蒿（*Artemisia argentea* L）根皮中分离得到的阿斯堪素（aschantin），从麻油的非皂化物中得到的（+）-芝麻脂素［（+）-sesamin］。

阿斯堪素   （+）-芝麻脂素

5. 芳基萘类（arylnaphthalenes） 芳基萘类又称环木脂素类，是分布最广、数量最多、研究较深入的一类木脂素。其结构特点是，通常两个 C_6-C_3 单元的 C_8-$C_{8'}$ 相连，其中一个 C_6-C_3 单元芳香环上的一个碳原子与另一个 C_6-C_3 单元 $C_{7'}$ 构成一个四氢萘或萘环结构，可分为芳基萘和芳基萘内酯木脂素两类。又由于该类木脂素中 C_9-$C_{9'}$ 通常构成一个内酯环，故又称作环木脂素内酯（cyclolignolide）。如从盾叶鬼臼（*P. peltatum*）中分离得到的鬼臼毒素（podophyllotoxin）、盾叶鬼臼毒素（peltatin）等多种芳基四氢萘类木脂素，因其表现出较强的抗肿瘤活性而受到重视。

鬼臼毒素   α-盾叶鬼臼毒素 R=H
                               β-盾叶鬼臼毒素 R=CH₃

6. 联苯环辛烯类（dibenzocyclooocten） 两个苯丙素单元中的苯基的 C-2-C-2′ 同时相连，构成一类与两个苯环相骈合的连氧取代环辛烯结构骨架,形成了联苯辛烯型木脂素,普遍存在于五味子属的多种植物中。如五味子果实中的五味子素(schisandrin)、五味子醇(schizandrol)及五味子酯 A、B、C、D、E(schisantherin A、B、C、D、E)等。

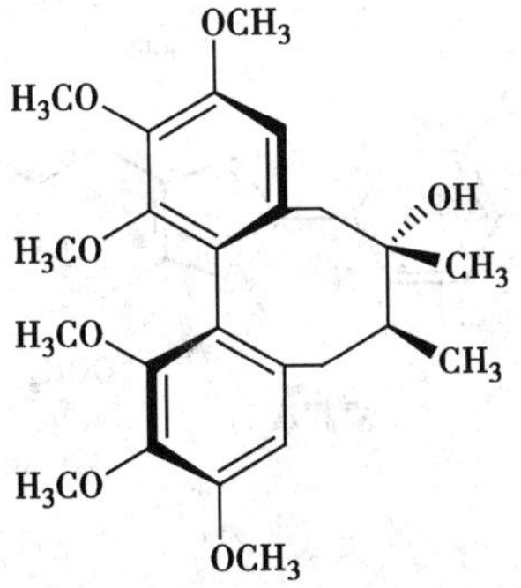

五味子素

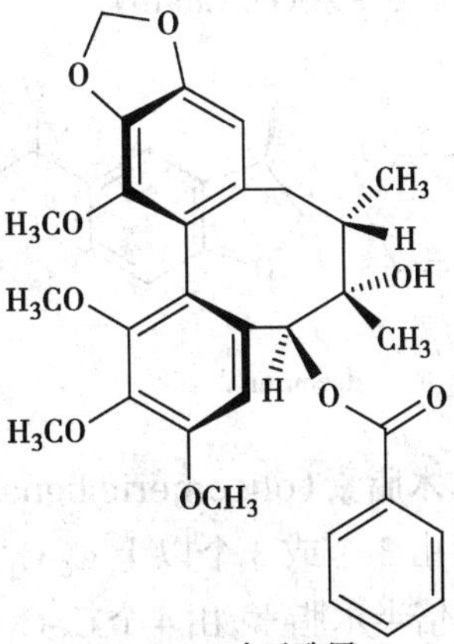

五味子酯甲

(二) 新木脂素类

通常将一个苯丙素的脂肪烃基碳与另一分子苯环相连接,或通过苯丙素的苯基相连接构成的木脂素归为新木脂素。如从植物 *Eupomatia laurina* 树皮中分离到的尤普麦特烯(eupomatene);从厚朴(*Magnolia officinalis*)中分得的厚朴酚(magnolol)。

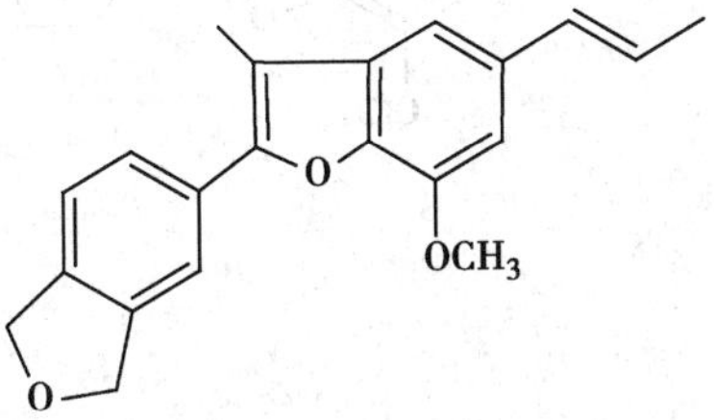

尤普麦特烯

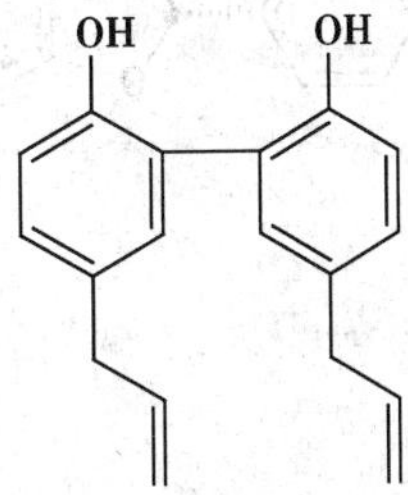

厚朴酚

(三) 氧新木脂素类(oxyneolignan)

该类木脂素的结构特点是两分子 C_6-C_3 单元之间以氧原子连接,如从樟叶胡椒(*Piper Polysyphorum*)中分离得到的樟叶素(polysyphorin);从日本厚朴(*Magnolia obovata*)中分离得到的桉醇厚朴酚(eudesobovatol A)。

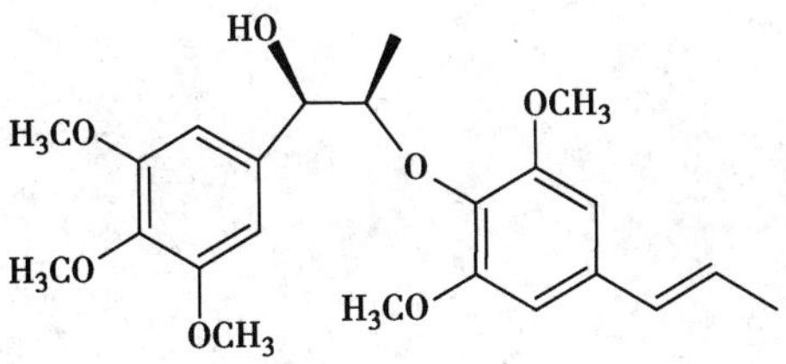

樟叶素

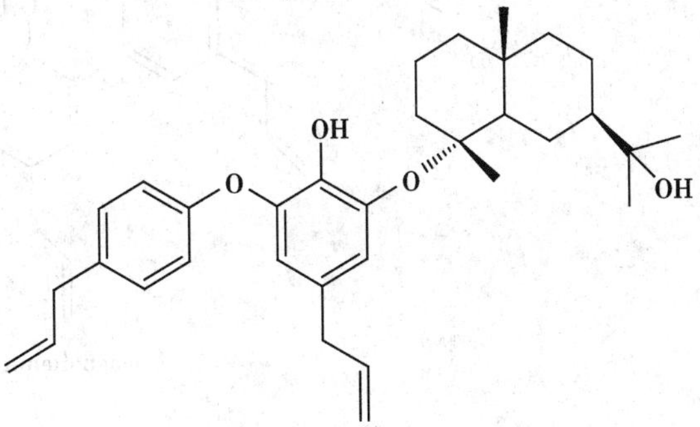

桉醇厚朴酚

（四）降木脂素（norlignans）

构成木脂素的一个苯丙素单元的烃基失去一个或两个烃基碳而形成的一类木脂素称为降木脂素。如从胡椒属植物（*Piper decurrens*）中分到的 decurrenal，从植物蒙蒿子（*Anaxagorea clavata*）中得到的蒙蒿素（clavatain）。

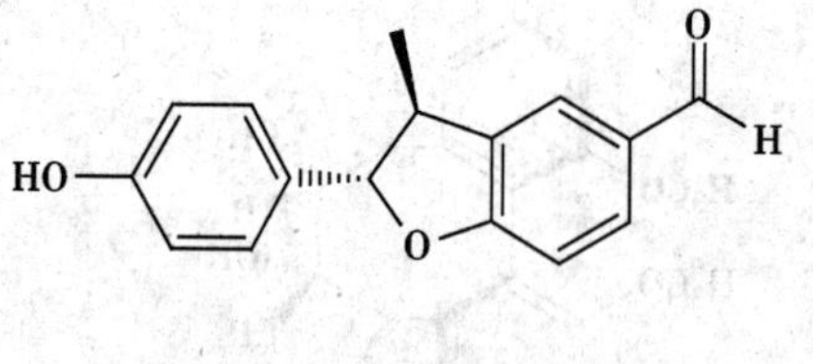

deccurenal

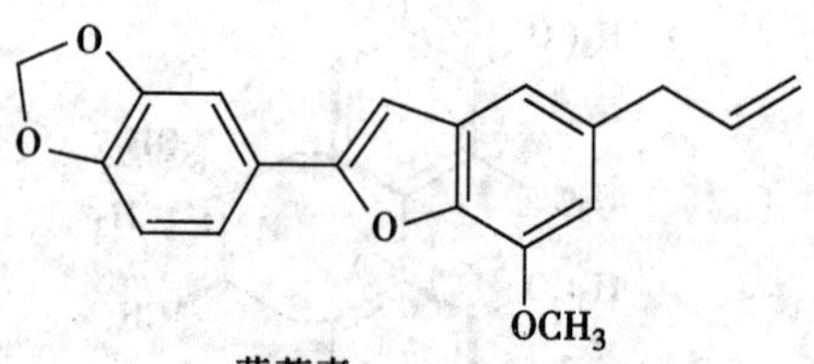

蒙蒿素

（五）多聚体木脂素（oligomeric lignan）

这类木脂素由 3 个或 3 个以上 C_6-C_3 单元构成，其中由 3 个 C_6-C_3 单元构成的木脂素称三倍体木脂素或称倍半木脂素，由 4 个 C_6-C_3 单元构成的木脂素称四倍体木脂素或称二聚木脂素，还有少数由 5 或 6 个 C_6-C_3 单元构成的聚合物。如从牛蒡中分离得到的拉帕酚 F（lappaol F）为二聚木脂素；从日本厚朴树皮中分离得到的 magnolianin 为三聚木脂素。

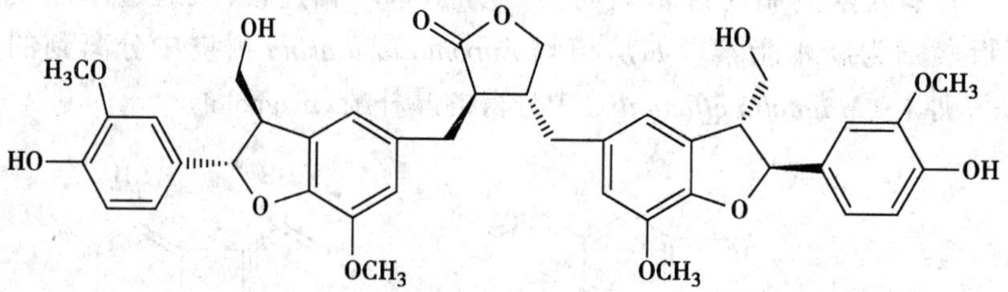

拉帕酚F

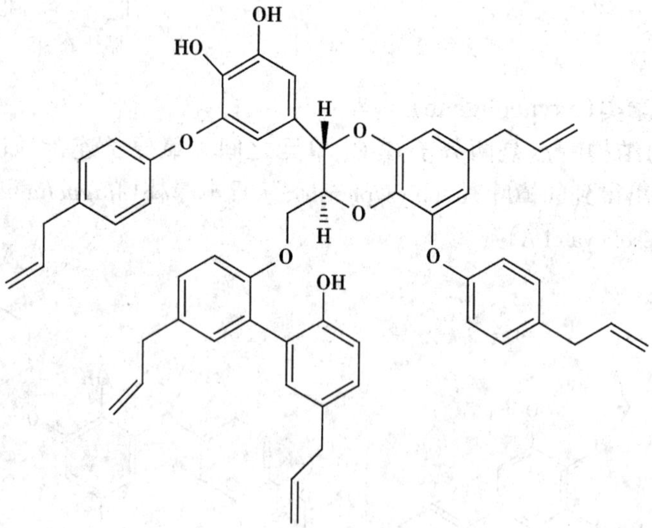

magnolianin

（六）杂木脂素类

木脂素与黄酮等其他类型的化合物结合形成的化合物称杂木脂素。如木犀科连翘果实中的连翘苷（forsythia）是由一个苯丙素单元和一个去甲苯丙素单元分别与一个双糖的两个羟基以苷键的形式连接而成；水飞蓟中的促进胆汁分泌的有效成分水飞蓟素（silymarin）是一个黄酮木脂素。

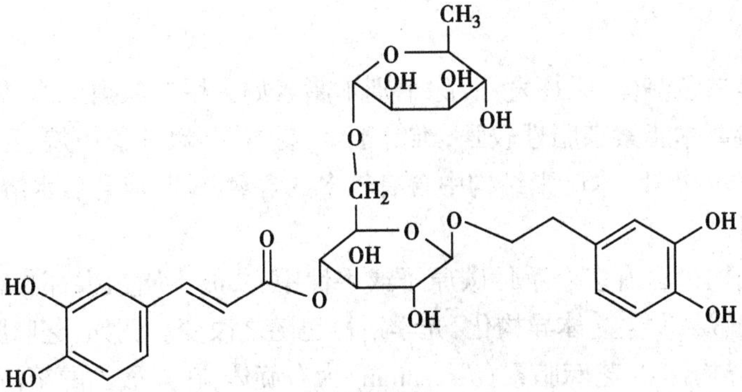

连翘苷

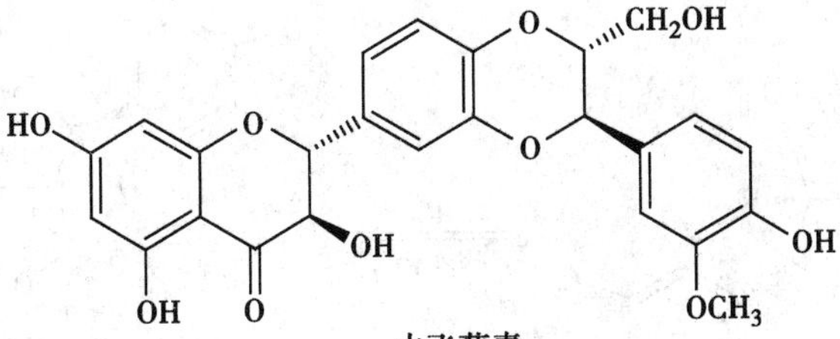

水飞蓟素

二、生物活性

（一）抗肿瘤作用

天然鬼臼类木脂素是一类具有显著抗肿瘤活性的天然产物。人们从鬼臼类木脂素经过半合成得到了依托泊苷（etoposide）和替尼泊苷（teniposide），经临床测试具有广谱抗癌活性，对小细胞肺癌、白细胞癌、恶性淋巴瘤、神经胶质瘤等多种癌症有特殊疗效。

（二）抗病毒作用

木脂素是一大类天然存在的具有抗病毒活性的化合物。近年来，研究表明许多木脂素化合物具有抗 HIV 活性，如南五味子中含有的木脂素。

（三）保护肝脏和抗氧化作用

研究发现，木脂素有明显的抗肝细胞损伤作用，并能促进肝细胞的修复与再生。如从五味子果实中分离得到的五味子乙素对原代培养的大鼠肝细胞脂质过氧化具有较好的抗氧化作用，可提高肝细胞的存活率。

（四）植物雌激素活性

从 20 世纪 70 年代末，研究者们开始对女性尿液中的两种酚类激素样物质肠内酯（enterolactone）和肠二醇（enterodiol）产生兴趣。而且值得注意的是在乳腺癌患者的尿液中，这两种物质的含量低于正常人。随后,肠内酯和肠二醇被证明为植物木脂素类物质的代谢产物。木脂素类化合物经口服进入肠道之后,被肠内的菌群转化为肠内酯和肠二醇后发挥雌激素样作用。

三、理 化 性 质

(一) 物理性质

大多木脂素呈白色晶体,无挥发性,除个别木脂素如去甲二氢愈创木酸能升华外,大多木脂素不能升华。游离木脂素亲脂性较强,难溶于水,易溶于苯、三氯甲烷、乙醚、乙醇等有机溶剂,在石油醚中溶解度极小;木脂素结构中含有较多的含氧基团,成苷后水溶性增大。

(二) 化学性质

大多木脂素结构中含有多个手性碳原子或手性中心,故木脂素大都具有光学活性。在提取分离过程中遇酸碱易发生立体异构化,光学活性也随之改变。例如,芝麻脂素为双四氢呋喃类木脂素,其立体异构体 d-芝麻脂素(d-sesamin)为右旋体,在盐酸乙醇溶液中加热,部分转化为 d-表芝麻脂素(d-episesamin)。

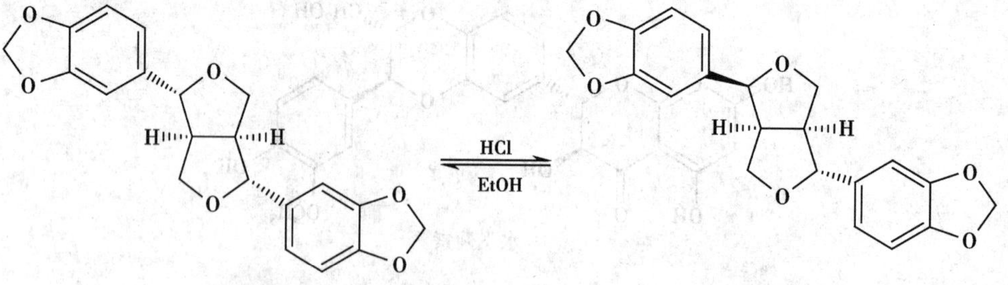

d-芝麻脂素 ⇌（HCl / EtOH） d-表芝麻脂素

鬼臼毒素具有芳基萘和反式内酯环结构,7'/8'-顺式和7/8反式构型是其抗癌活性的必要结构。但是鬼臼毒素类化合物遇碱易发生异构化,反式内酯变为顺式内酯。如鬼臼毒素为 $8\beta,8'\alpha$ 构型,遇碱异构化为苦鬼臼毒素而失去抗癌活性,其 C_7-位也易发生异构化转化为表鬼臼毒素。

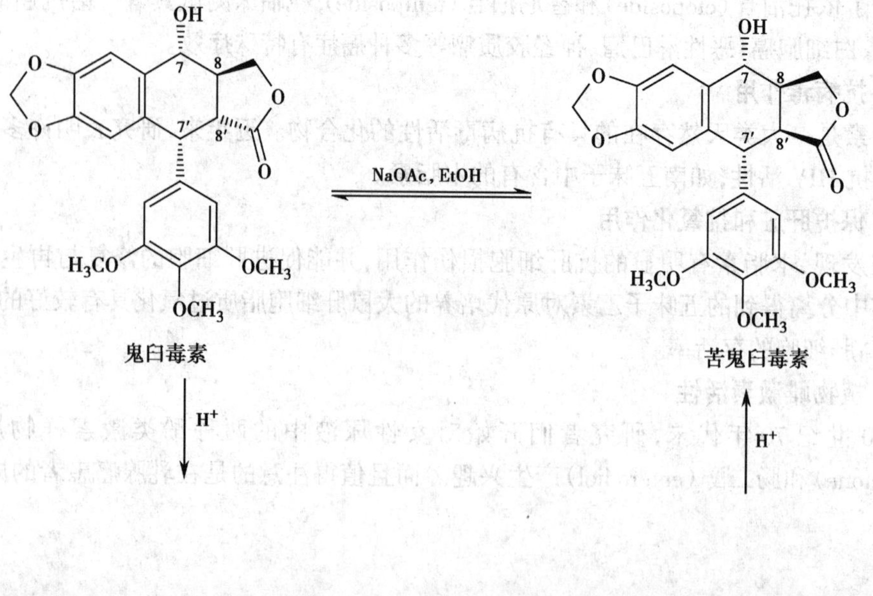

鬼臼毒素 ⇌（NaOAc, EtOH） 苦鬼臼毒素

表鬼臼毒素　　　　　　　　　　　　　表苦鬼臼毒素

由于木脂素的生物活性与立体构型有关,因此在木脂素的提取分离过程中应尽量避免与酸碱的接触,以防止构型的改变而导致木脂素活性的丧失。

四、提取与分离

游离木脂素亲脂性较强,能溶于三氯甲烷、乙醚等有机溶剂。通常情况下,为了使溶剂易于穿透植物细胞壁而提高提取效率,一般先采用乙醇或丙酮进行提取,提取液浓缩成浸膏后用石油醚、乙醚等依次萃取。木脂素苷类亲水性较强,可按苷类提取方法进行提取。近年 CO_2 超临界提取技术也用于木脂素的提取。

具有酚羟基或内酯结构的木脂素,可利用其易溶解于碱液而加酸又能沉淀析出的性质与其他成分分离。但由于木脂素具有光学活性,在用酸碱处理时容易使木脂素发生异构化而失去生物活性,故在处理时应注意活性检测。

木脂素的进一步分离还需依靠各种色谱分离技术,吸附色谱常用的吸附剂为氧化铝、硅胶等,洗脱剂可根据被分离成分的极性大小选择,极性较小的木脂素通常可用石油醚、乙醚与乙酸乙酯组成不同比例的溶剂系统进行洗脱分离。对于极性较大的木脂素类也可以用葡聚糖凝胶 LH-20、反相填料 ODS 进行分离和纯化。

五、结 构 鉴 定

(一) 色谱法

木脂素类成分可用硅胶薄层色谱鉴别,展开剂可用三氯甲烷 - 甲醇(9:1,v/v)、三氯甲烷 - 二氯甲烷(1:1,v/v)、三氯甲烷 - 乙酸乙酯(9:1,v/v)和乙酸乙酯 - 甲醇(95:5,v/v)等。当木脂素的亲脂性较强时,可选用石油醚 - 乙醚(1:1,v/v)等溶剂系统。

常用显色剂多为通用显色剂,如:①茴香醛 - 浓硫酸试剂,110℃加热 5min;②5% 磷钼酸乙醇溶液,120℃加热至斑点明显出现;③10% 硫酸乙醇溶液,110℃加热 5min;④三氯化锑试剂,100℃加热 10min,在紫外灯下观察荧光;⑤碘蒸气熏后观察应呈黄棕色斑点,或置紫外灯下观察荧光。

(二) 谱学方法在木脂素结构鉴定中的应用

常用于解析木脂素类化合物结构的波谱学方法主要有 UV、IR、NMR、MS 和 CD 等,同时可结合衍生物制备和氧化分解等方法进行综合解析。

1. **紫外光谱**　多数木脂素的取代芳环是两个孤立的发色团,两个紫外吸收峰位置相近,而吸收强度是两者之和。木脂素的立体异构对紫外吸收一般没有影响。对于某些类型的木脂素,紫外吸收可以提供重要的结构信息,如可利用紫外光谱区别苯代四氢萘、苯代二氢萘、苯代萘型木脂素,亦可确定苯代二氢萘 B 环上双键的位置。通过鉴定失水物双键的位置,还可以确定 B 环上取代羟基的位置。以 α、β、γ- 失水苦鬼臼素(apopicropodophyllin)和去氢鬼臼毒素(dehydropodophyllotoxin)为例说明。β- 失水物的双键与两个苯环均无共轭,紫外吸收峰与鬼臼毒素相似,仅 α、β- 不饱和内酯环结构使短波处的吸收峰强度增加。由于共轭体系延长,α- 失水物的吸收峰红移,γ- 失水物的 B 环双键使两个苯环与羰基共轭,使吸收峰红移更加显著。去氢鬼臼毒素因 B 环芳香化,显示萘衍生物的吸收特征,其紫外吸收与前三者完全不同。

鬼臼毒素
λ_{max} nm(lgε)
292(3.65)

α-失水苦鬼臼素
λ_{max} nm(lgε)
311(3.88)

β-失水苦鬼臼素
λ_{max} nm(lgε)
290(3.66)

γ-失水苦鬼臼素
λ_{max} nm(lgε)
245.5(4.32)、350(4.10)

去氢鬼臼毒素
λ_{max} nm(lgε)
226(4.49)、263(4.62)
323(4.02)、356(3.72)

2. **红外光谱**　木脂素结构中常含有羟基、甲氧基、亚甲二氧基、芳环及内酯环等基团,在红外光谱中均有特征吸收峰。红外光谱可以确定内酯环的类型:饱和的 γ- 内酯环羰基在 1770cm^{-1} 左右有一强吸收带;当内酯环羰基与一双键共轭时,羰基吸收带移至 1750cm^{-1}。

例:含木脂素中药提取分离实例——杜仲

杜仲(*Eucommia ulmoids* Oliver)为杜仲科杜仲属多年生落叶乔木,分布长江中游及南部各省,河南、陕西、甘肃等地。传统以干燥树皮入药,具有补肝降压、增强免疫功能及抗癌、抗疲劳等多种药理作用。

杜仲的主要药用成分为木脂素类和环烯醚萜类等次生代谢产物。松脂醇二葡萄糖苷（pinoresinol diglucoside，PDG）和丁香脂素二葡萄糖苷（syringaresinol diglucoside，SDG）是杜仲中的主要木脂素类化合物，药理研究及临床实践表明，杜仲降血压的有效成分为松脂醇二葡萄糖苷。丁香脂素二葡萄糖苷对磷酸二酯酶有强的抑制活性。杜仲中松脂醇二葡萄糖苷（PDG）和丁香脂素二葡萄糖苷（SDG）的提取分离工艺流程如图3-1：

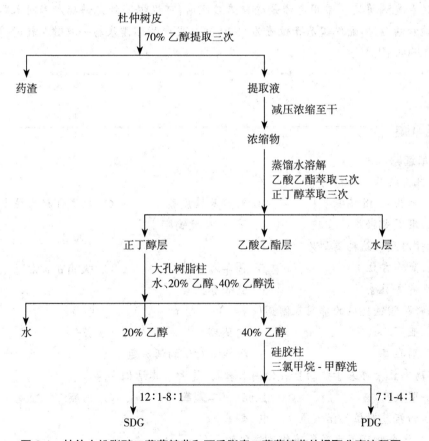

图 3-1 杜仲中松脂醇二葡萄糖苷和丁香脂素二葡萄糖苷的提取分离流程图

103

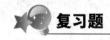

本章小结

苯丙素是一类以 C_6-C_3 为基本单元的天然化合物,主要包括苯丙烯、苯丙醇、苯丙酸及其缩酯、香豆素、木脂素、黄酮和木质素等。

香豆素的结构类型包括简单香豆素、呋喃香豆素、吡喃香豆素、异香豆素和其他类型的香豆素。香豆素具有抗菌抗病毒、降血糖、抗凝血、平滑肌松弛、光敏、肝毒性、抗肿瘤和抗骨质疏松作用。大多数香豆素衍生物在紫外光下具有荧光;在碱液中可水解开环,加酸即可环合成游离香豆素而沉淀析出;与酸接触可发生多种反应,如环化、双键加成等;显色反应包括异羟肟酸铁、Gibbs 和 Emerson 反应。香豆素的提取分离包括系统溶剂法、水蒸气蒸馏法、碱溶酸沉法、超临界 CO_2 萃取和色谱分离法。香豆素的光谱特征包括,UV:274nm(苯环)及 311nm(α- 吡喃酮环);IR:1750~1700cm^{-1}(内酯环)及 1660~1600cm^{-1}(苯环);^1H-NMR:H-3、H-6 和 H-8 高场;H-4、H-5 和 H-7 低场;质谱:具有较强的分子离子峰。

木脂素的结构类型包括木脂素类、新木脂素类、氧新木脂素类、降木脂素、多聚体木脂素、杂木脂素类。木脂素具有抗肿瘤、抗病毒、保护肝脏和抗氧化和植物雌激素活性。大多木脂素呈白色晶体,无挥发性,结构中含有多个手性碳原子或手性中心,大都具有光学活性。木脂素的提取分离包括系统溶剂法、碱提酸沉和色谱法。香豆素的结构鉴定方法包括色谱鉴定和光谱鉴定。常用色谱是硅胶薄层色谱;可根据紫外光谱确定不同木脂素,红外光谱中饱和的 γ- 内酯环羰基峰位置为 1770cm^{-1},当内酯环羰基与一双键共轭时,羰基吸收带移至 1750cm^{-1}。

复习题

一、单选题

1. 香豆素的基本母核为( )
   A. 苯骈 α- 吡喃酮   B. 对羟基桂皮酸   C. 反式邻羟基桂皮酸
   D. 顺式邻羟基桂皮酸   E. 苯骈 γ- 吡喃酮

2. 七叶内酯的结构类型为( )
   A. 简单香豆素   B. 简单木脂素   C. 呋喃香豆素
   D. 异香豆素   E. 吡喃香豆素

3. 异羟肟酸铁反应的作用基团是( )
   A. 亚甲二氧基   B. 内酯环   C. 芳环
   D. 酚羟基   E. 酚羟基对位的活泼氢

4. 游离香豆素可溶于热的氢氧化钠水溶液,是由于其结构中存在( )
   A. 甲氧基   B. 亚甲二氧基   C. 内酯环
   D. 酚羟基对位的活泼氢   E. 酮基

5. 下列化合物可用水蒸气蒸馏法提取的是( )
   A. 七叶内酯   B. 七叶苷   C. 厚朴酚
   D. 五味子素   E. 牛蒡子苷

6. 五味子素的结构类型为（　　　　）
   A. 简单木脂素　　　　　　B. 单环氧木脂素　　　　　　C. 木脂内酯类
   D. 联苯环辛烯类　　　　　E. 其他木脂素

7. Gibbs 反应呈现阳性时通常呈（　　　　）
   A. 蓝色　　　　　　　　　B. 红色　　　　　　　　　　C. 黄色
   D. 绿色　　　　　　　　　E. 紫色

8. 很多中药中含有的木脂素在体内可代谢成肠二醇和肠内酯,而显（　　　　）
   A. 抗菌作用　　　　　　　B. 光敏作用　　　　　　　　C. 解痉利胆作用
   D. 抗维生素样作用　　　　E. 植物雌激素作用

二、多选题

1. 小分子游离香豆素具有的性质包括（　　　　　　）
   A. 有香味　　　　　　　　B. 有挥发性　　　　　　　　C. 能升华
   D. 能溶于沸水　　　　　　E. 能溶于冷水

2. 提取游离香豆素的方法有（　　　　　）
   A. 酸溶碱沉法　　　　　　B. 碱溶酸沉法　　　　　　　C. 乙醚提取法
   D. 热水提取法　　　　　　E. 乙醇提取法

3. 区别 6,7-呋喃香豆素和 7,8-呋喃香豆素时,可将它们分别加碱水解后再采用（　　　　　　　）
   A. 异羟肟酸铁反应　　　　B. Gibbs 反应　　　　　　　C. Emerson 反应
   D. 三氯化铁反应　　　　　E. 醋酐 - 浓硫酸反应

4. 含木脂素类成分的中药有（　　　　　）
   A. 五味子　　　　　　　　B. 牛蒡子　　　　　　　　　C. 连翘
   D. 厚朴　　　　　　　　　E. 补骨脂

5. 组成木脂素的单体有（　　　　　）
   A. 桂皮醛　　　　　　　　B. 桂皮酸　　　　　　　　　C. 桂皮醇
   D. 丙烯苯　　　　　　　　E. 烯丙苯

三、填空题

1. 天然香豆素类化合物一般在_____具有羟基,因此,_____可以认为是天然香豆素化合物的母体。

2. 香豆素类具有_____结构,可以发生异羟肟酸铁反应而显_____色。

3. 香豆素因具有内酯结构,可溶于碱液中,因此可以用_____法提取,小分子香豆素因具有_____,可用水蒸气蒸馏法提取。

4. 木脂素是一类由两分子_____衍生物聚合而成的天然化合物。

5. 联苯环辛烯型木脂素的主要来源是_____属植物。

6. 在木脂素提取分离过程中应注意尽量避免与酸、碱接触,因为其生理活性常与_____有关。

7. 木脂素在用溶剂提取分离过程中容易_____化。

四、名词解释

1. 碱提酸沉法

2. 异羟肟酸铁反应

五、判断题

1. 利用碱提酸沉法提取香豆素类化合物时,碱液的浓度和加热时间对提取无影响。(　　)

2. Gibbs 和 Emerson 反应的共同特点是:结构中含有游离酚羟基、且羟基对位没有取代的化合物,上述反应呈现阳性。(　　)

3. 大多数木脂素分子中含有手性碳原子或手性中心,故具有光学活性。(　　)

4. 香豆素类化合物可以用 CO_2 超临界提取法提取。(　　)

六、简答题

1. 为什么可用碱溶酸沉法提取分离香豆素类成分? 分析说明提取分离时应注意什么问题?

2. 中药杜仲中补肝降压有效成分是什么? 根据其理化性质设计提取分离流程。

第 四 章

醌类化合物

学习目标

1. 掌握醌类化合物的基本分类、理化性质。
2. 熟悉蒽醌类化合物的结构特点、提取分离方法。
3. 了解醌类化合物(尤其是蒽醌类化合物)的代表性成分和药理作用。

醌类化合物(quinonoids)是一类在自然界分布广泛的天然化合物,是指分子中具有不饱和环二酮结构(醌式结构)或容易转变为醌式结构的化合物以及在生物合成方面与醌类有密切联系的化合物。

醌类化合物主要存在于蓼科、茜草科、紫葳科、鼠李科、百合科、豆科等科属以及在低等植物藻类、菌类、地衣类的代谢产物中也发现有醌类化合物,许多天然药物如大黄、何首乌、虎杖、决明子、丹参、芦荟、紫草中的有效成分都是醌类化合物。

天然醌类化合物从结构上分为苯醌、萘醌、菲醌和蒽醌等类型,其中蒽醌及其衍生物的种类最多。

第一节 醌类化合物的结构与分类

一、苯 醌 类

苯醌类(benzoquinos)化合物从结构上可分为邻苯醌和对苯醌两类,但邻苯醌不稳定,故自然界中存在的苯醌多为对苯醌衍生物。

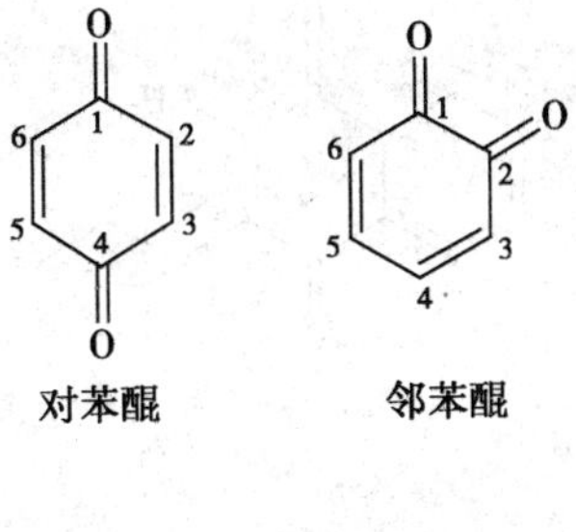

对苯醌　　　　邻苯醌

107

在苯醌母核上常见的取代基有 -OH、-OCH₃、-CH₃ 或其他烃基侧链,天然苯醌类化合物多为黄色或橙色的结晶。存在于中草药凤眼草果实中的 2,6- 二甲氧基苯醌为黄色的结晶,具有较强的抗菌作用;存在于白花酸藤果中的信筒子醌为橙红色的板状结晶,常用于驱绦虫;此外,广泛存在于生物界的泛醌类,也称为辅酶 Q 类,能参与生物体内的氧化还原过程,其中辅酶 Q_{10} 是一种脂溶性天然维生素,用于治疗心脏病、高血压及癌症,还具有修复细胞、提高免疫力等作用。

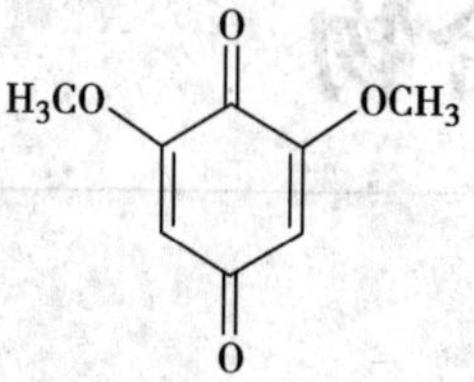

2,6-二甲氧基苯醌 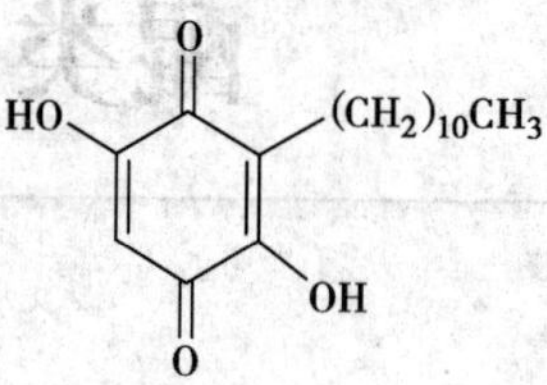   信筒子醌

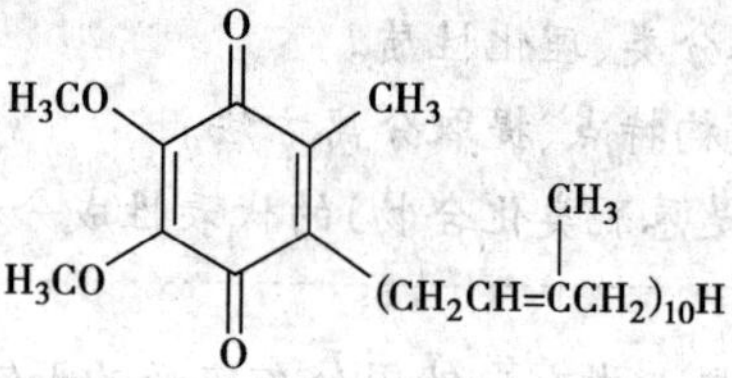

辅酶Q₁₀

二、萘 醌 类

萘醌类(naphthoquinones)化合物按其结构考虑应有 α-(1,4)、β-(1,2)及 amphi-(2,6)三种类型,但目前从自然界得到的绝大多数为 α- 萘醌类。

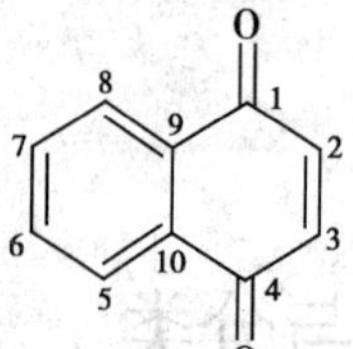

α-(1,4)萘醌 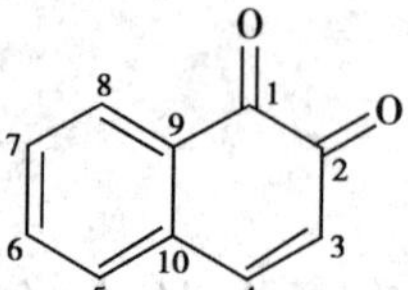   β-(1,2)萘醌 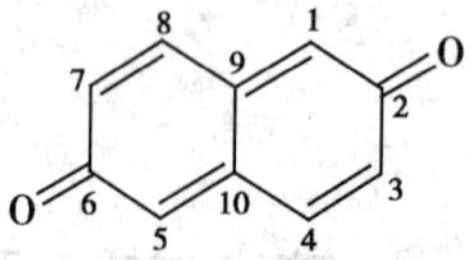   amphi-(2,6)萘醌

天然萘醌类化合物多为橙黄色或橙红色的结晶。存在于胡桃叶及未成熟的果实中的胡桃醌具有抗菌、抗癌及中枢神经镇静等作用;维生素 K 类化合物,如维生素 K_1 和维生素 K_2 也属于萘醌类化合物,具有促进血液凝固作用,可用于新生儿出血、肝硬化及闭塞性黄疸出血等症;从紫草和新疆紫草中分离的紫草素(shikonin)为亮红色结晶,具有止血、降压、抗炎、抗菌、抗癌及抗病毒等作用。

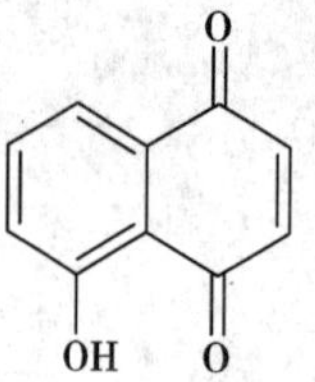

胡桃醌 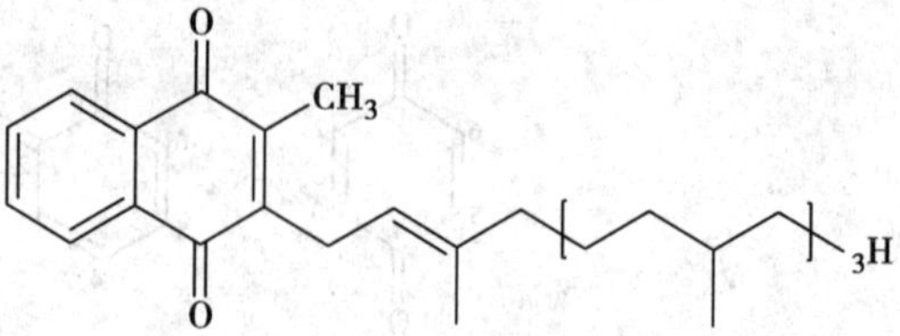   维生素K₁

维生素K₂ の化学构造

紫草素 の化学构造

三、菲 醌 类

天然菲醌类（phenanthraquinones）化合物包括邻菲醌和对菲醌两种类型,主要分布在唇形科、兰科、豆科、番荔枝科、使君子科、蓼科、杉科等高等植物中。如在中药丹参的根中已分离出30余种菲醌衍生物,属于对菲醌型的如丹参新醌甲、乙、丙（danshenxinkun A,B,C）等,大多数为邻菲醌型如丹参醌Ⅰ（tanshinone Ⅰ）、丹参醌ⅡA（tanshinone ⅡA）、丹参醌ⅡB、羟基丹参醌ⅡA 等。丹参醌类成分具有抗菌及扩张冠状动脉的作用,丹参醌ⅡA 的磺酸化产物丹参醌ⅡA 磺酸钠注射液,用于治疗冠心病和心肌梗死。

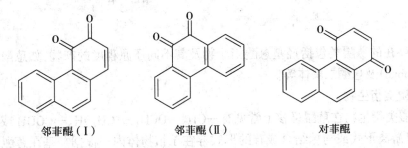

邻菲醌（Ⅰ）　　　　　邻菲醌（Ⅱ）　　　　　对菲醌

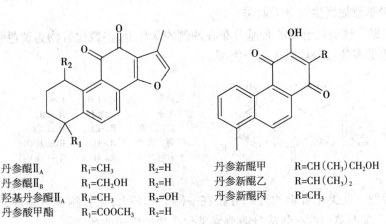

丹参醌ⅡA	$R_1=CH_3$	$R_2=H$	丹参新醌甲	$R=CH(CH_3)CH_2OH$	
丹参醌ⅡB	$R_1=CH_2OH$	$R_2=H$	丹参新醌乙	$R=CH(CH_3)_2$	
羟基丹参醌ⅡA	$R_1=CH_3$	$R_2=OH$	丹参新醌丙	$R=CH_3$	
丹参酸甲酯	$R_1=COOCH_3$	$R_2=H$			

四、蒽 醌 类

天然蒽醌（anthraquinones）以 9、10 蒽醌类衍生物最为常见。

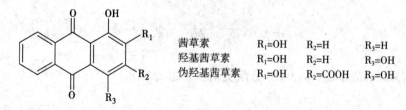

1、4、5、8 位为 α 位
2、3、6、7 位为 β 位
9、10 位为 meso 位

蒽二酚   氧化蒽酚   蒽醌

蒽酚   蒽酮

自然界存在的蒽醌类包括羟基蒽醌衍生物及其不同还原程度的产物,如蒽酚(anthranol)、蒽酮(anthranone)及蒽酮二聚体等。

(一)蒽醌类衍生物

天然蒽醌类衍生物在蒽醌母核上常见有—OH、—OCH$_3$、—CH$_2$OH、—COOH 或其他烃基侧链取代,可以游离形式或与糖结合成苷的形式存在于植物体内。根据羟基在蒽醌母核中位置的不同,可将羟基蒽醌衍生物分为两类。

1. 大黄素型 这类化合物的羟基分布在两侧的苯环上,多数化合物为黄色结晶。如大黄、虎杖、何首乌中的有效成分均属于这一类型。

大黄酚	R$_1$=CH$_3$	R$_2$=H
大黄素	R$_1$=CH$_3$	R$_2$=OH
大黄素甲醚	R$_1$=CH$_3$	R$_2$=OCH$_3$
芦荟大黄酚	R$_1$=H	R$_2$=CH$_2$OH
大黄酸	R$_1$=H	R$_2$=COOH

2. 茜草素型 这类化合物的羟基分布在一侧的苯环上,化合物颜色较深,多为橙黄色或橙红色的结晶。如茜草中的有效成分茜草素类化合物均属于此类。

茜草素	R$_1$=OH	R$_2$=H	R$_3$=H
羟基茜草素	R$_1$=OH	R$_2$=H	R$_3$=OH
伪羟基茜草素	R$_1$=OH	R$_2$=COOH	R$_3$=OH

（二）蒽酚或蒽酮类衍生物

蒽醌在酸性条件下易被还原,生成蒽酚及其互变异构体蒽酮,此过程在生物体内也可能发生,故在含有蒽醌类的新鲜药材中常伴有蒽酚、蒽酮等还原产物,如存在于鼠李和泻鼠李果实中的大黄素蒽酚(emodin anthranol)和大黄素蒽酮(emodin anthrone)。但这些成分一般仅存在于新鲜植物中,在加工和贮藏过程中会逐渐氧化成蒽醌类成分,如新鲜大黄经贮存两年以上就检查不到蒽酚、蒽酮类化合物。

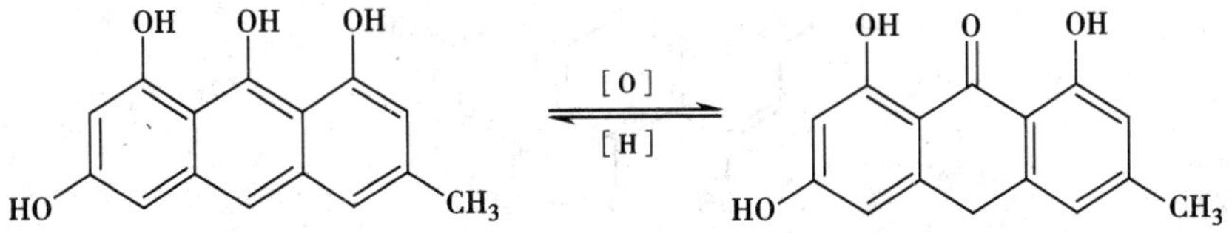

大黄素蒽酚   大黄素蒽酮

蒽酚类衍生物也以游离或连糖形式存在于植物体内,meso- 位的羟基与糖结合成苷,其性质较稳定,只有水解除去糖后才易被氧化。

（三）二蒽酮类衍生物

二蒽酮类(bianthranones)衍生物可以看成是两分子蒽酮在 C_{10}-$C_{10'}$ 位相互结合而成的化合物。这类物质多以苷的形式存在,如大黄及番泻叶中致泻的有效成分番泻苷 A、B、C、D(sennoside A、B、C、D)等,其中番泻苷 A 和番泻苷 B 在 C_{10}-$C_{10'}$ 位互为顺反异构体,而番泻苷 C 和番泻苷 D 在 C_{10}-$C_{10'}$ 位互为顺反异构体。二蒽酮类衍生物的 C_{10}-$C_{10'}$ 键与通常的 C-C 键不同,易于断裂,生成更稳定的蒽酮类化合物,生理活性也有所不同,如番泻苷 A 在肠内代谢变为大黄酸蒽酮后才有致泻作用。某些新鲜植物药材中所含的二蒽酮苷类化合物随着贮存时间的延长而逐渐减少,相应的单蒽酮苷类化合物的含量则随之增多,如贮存时间超过一年,单蒽酮苷类化合物也能变成蒽醌苷及其苷元。

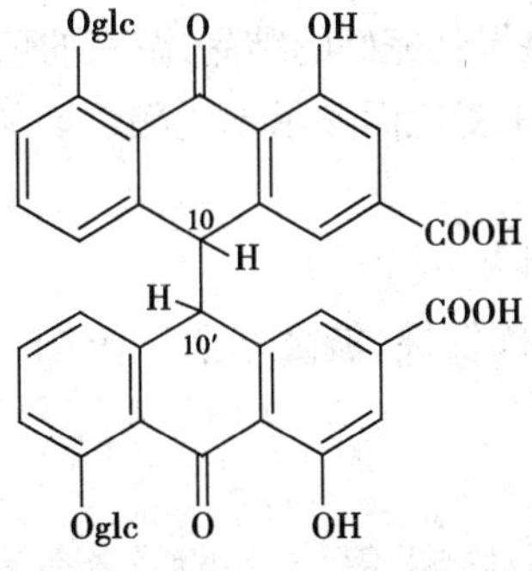

番泻苷A 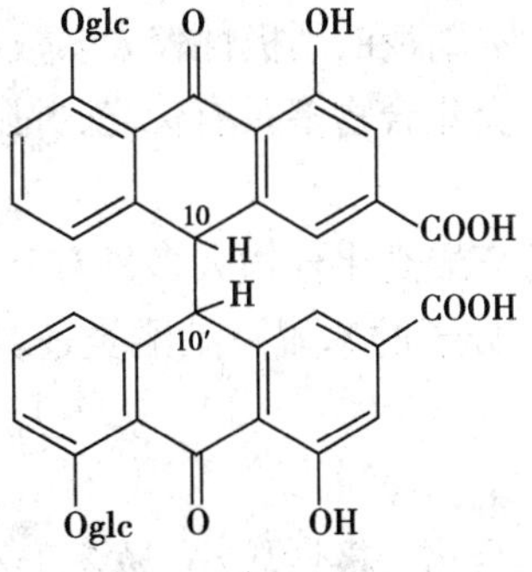   番泻苷B

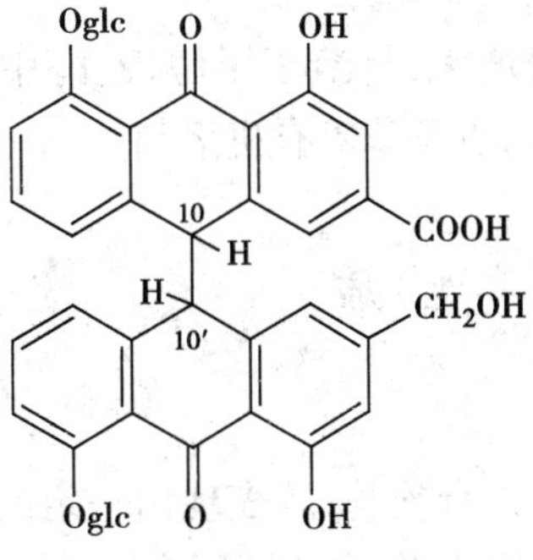

番泻苷C 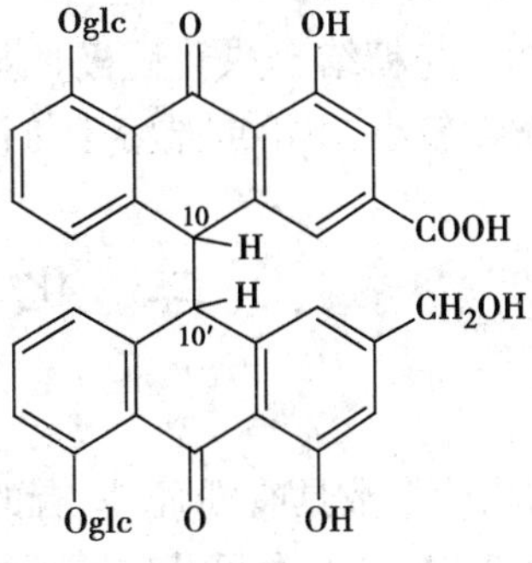   番泻苷D

二蒽酮类衍生物除 C_{10}-$C_{10'}$ 位的结合方式外,还有其他方式。如金丝桃属贯叶连翘等植物中的金丝桃素(hypericin)为萘骈二蒽酮类衍生物,具有抑制中枢神经及抗病毒的作用。

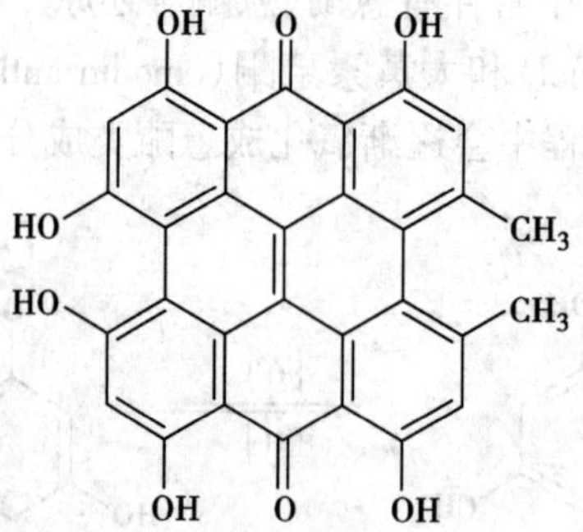

金丝桃素

第二节 醌类化合物的理化性质

一、物 理 性 质

(一) 性状

1. 颜色 天然醌类化合物多数是有色结晶体。醌类化合物如母核上没有酚羟基取代,则基本上无色,但随着分子中酚羟基等助色团的增多,颜色逐渐加深,由黄、橙、棕红色以至紫红色等。

2. 状态 天然苯醌、萘醌、菲醌类化合物多以游离状态存在,有良好的晶形,而蒽醌类化合物多与糖结合成苷的形式存在,因极性较大多数难以得到完好的结晶,游离的蒽醌类多为结晶状。

3. 荧光 蒽醌类化合物多具有荧光,并随 pH 变化而显示不同颜色。

(二) 升华性

1. 升华性 游离醌类化合物大多具有升华性。

2. 挥发性 小分子的苯醌及萘醌类还具有挥发性,能随水蒸气蒸馏,根据此性质可进行提取和精制。

(三) 溶解性

1. 游离醌类化合物 极性较小,易溶于乙醇、丙酮、氯仿、乙醚及苯等有机溶剂,几乎不溶于水。

2. 苷类化合物 与糖结合成苷后极性显著增大,易溶于甲醇、乙醇中,在热水中也可溶解,但在冷水中溶解度较小,不溶或难溶于氯仿、乙醚及苯等有机溶剂。

二、化 学 性 质

(一) 酸性

醌类化合物结构中多数具有酚羟基,有的还具有羧基,故表现出一定的酸性,易溶于碱性溶剂。分子中酚羟基或羧基的数目及位置不同对酸性的影响也不同。

112

$$\begin{array}{cc} \text{（a）} & \text{（b）} \\ \left\{\begin{array}{l}252\text{nm}\\325\text{nm}\end{array}\right. & \left\{\begin{array}{l}272\text{nm}\\405\text{nm}\end{array}\right. \end{array}$$

羟基蒽醌衍生物的紫外光谱(UV)吸收大体与上述蒽醌母核类似,此外多数在230nm左右还有一强峰,故羟基蒽醌类可有五个主要吸收峰:

第 I 峰　230nm 左右。

第 II 峰　240~260nm(由苯甲酰基结构引起)。

第 III 峰　262~295nm(由对醌结构引起)。

第 IV 峰　305~389nm(由苯甲酰基结构引起)。

第 V 峰　400nm 以上(由对醌结构中的 C=O 引起)。

以上各吸收峰带的峰位及吸收强度与蒽醌母核上的羟基数目及位置大致有如下规律:

1. 峰 I 与酚羟基数目的关系　蒽醌母核上带有一个、两个、三个、四个 α- 酚羟基或 β- 酚羟基时,能分别表现出 λ_{max} 222.5、225、230 ± 2.5、236nm 的峰 I 带。

2. 峰 III 与 β- 酚羟基的关系　具有 β- 酚羟基的峰 III 发生红移,吸收强度也随之增强。一般情况下,峰 III 的吸收强度 $\log\varepsilon$ 值大于 4.1,可推测有 β- 酚羟基,若小于4.1则表示无β- 酚羟基。

3. 峰 V 与 α- 酚羟基的关系　α- 酚羟基越多,峰 V 红移值越大,见表4-1。

表 4-1　羟基蒽醌类紫外吸收峰V的吸收

α- 酚羟基数	OH 位置	λ_{max} nm、($\log\varepsilon$)
无		356~362.5(3.30~3.88)
1	1- 羟基	400~420
2	1,5- 二羟基	418~440
	1,8- 二羟基	430~450
	1,4- 二羟基	470~500(靠 500nm 处有一肩峰)
3	1,4,5- 三羟基	485~530(两个至多个吸收峰)
4	1,4,5,8- 四羟基	540~560(多个重峰)

三、红 外 光 谱

在羟基蒽醌类的红外光谱(IR)中,主要有 $\nu_{C=O}$(1675~1653cm^{-1})、ν_{OH}(3600~3130cm^{-1})及 $\nu_{芳环}$(1600~1480cm^{-1})的吸收峰。其中,$\nu_{C=O}$ 吸收峰位与 α- 酚羟基的数目和位置有一定的规律性,借此可以判断 α- 酚羟基的数目及位置。

当蒽醌母核上无取代时,9、10 位两个羰基的化学环境相同,在 1675cm^{-1} 处只显示一个吸收峰;若有一个 α- 酚羟基或两个 α- 酚羟基在 1,8 位取代时,因只与一个羰基缔合使羰基的振动频率低于正常值,另一个未缔合的羰基则变化不大;若两个羰基都与 α- 酚羟基缔合,也只有一个缔合羰基吸收峰,而且其振动频率下降幅度较大。

表 4-2　蒽醌类 C＝O 振动频率与 α-OH 数目及位置的关系

α-羟基数	蒽醌类型	游离 C＝O 频率(cm⁻¹)	缔合 C＝O 频率(cm⁻¹)	C＝O 频率差(cm⁻¹)
0	无 α-羟基	1678~1653	—	—
1	1-羟基	1675~1647	1637~1621	24~38
2	1,4 或 1,5-二羟基	—	1645~1608	—
2	1,8-二羟基	1678~1661	1626~1616	40~57
3	1,4,5-三羟基	—	1616~1592	—
4	1,4,5,8-四羟基	—	1592~1572	—

四、核磁共振谱和质谱

(一) ^{1}H-核磁共振谱

1. 蒽醌母核的 ^{1}H-核磁共振(^{1}H-NMR)信号　蒽醌母核共有八个芳氢,可分为两类即 α-H 与 β-H。α-H 处于羰基的负屏蔽区,共振发生在较低的磁场(峰中心在 δ 8.07 左右),β-H 受羰基影响较小,共振发生在较高场(峰中心在 δ 6.67 左右)。

在取代蒽醌中,如是孤立芳氢则应出现芳氢单峰,而相邻芳氢则应出现相互邻偶两个重峰(J=6.0~9.4Hz);间位芳氢(两氢之间有 -OR、-OH 或 -COOH)为远程偶合的两个重峰(J=0.8~3.1Hz);两个间位芳氢之间如有甲基取代,则因烯丙偶合,芳氢与甲基均为宽峰。

2. 取代基的化学位移及对芳氢的影响　蒽醌衍生物因取代基的性质、数目和位置不同,对芳氢的化学位移、峰的微细结构均能产生一定的影响。一般处于供电基团(—CH₃、—OH、—OR 等)邻对位的芳氢,其化学位移向高场移动;而处于吸电基团(—COOH 等)邻对位的芳氢,化学位移向低场移动。

表 4-3　取代基的化学位移及对芳氢的影响

取代基	峰位(δ)及峰形	对芳氢化学位移的影响(δ)
无取代基		α-H(8.07);β-H(6.67)
-CH₃	2.1~2.9(s or brs)	−0.15
-CH₂OH	4.6(-CH₂- s)、5.6(-OH s)	
-OCH₃	4.0~4.5(s)	−0.45
α-OH	11~12(s)	−0.45
β-OH	<11(s)	−0.45
-COOH	<11(s)	+0.8

(二) 质谱

蒽醌类衍生物的质谱(MS)特征是:

1. 分子离子峰多为基峰。

2. 游离蒽醌相继脱去二分子 CO,得到 m/z 180 [M-CO]⁺ 及 152 [M-2CO]⁺ 的强峰,并在 m/z

90 及 76 出现比较强的双电荷峰。蒽醌衍生物也将得到与之相应的碎片峰。

五、结构鉴定实例

例 1：大黄酚的结构鉴定

淡黄色针状结晶，m.p. 194~196℃，分子式为 $C_{15}H_{10}O_4$，与 2% 氢氧化钠溶液反应呈红色，与 0.5% 醋酸镁试液反应呈樱红色，光谱数据如下：

UVλ_{max} nm（lgε）：225（4.37），258（4.33），279（4.01），356（4.07），432（4.08）。

IRν_{KBr} cm^{-1}：3100，1675，1621。

^{1}H- NMR（CDCl$_3$）δ：12.02（1H，s），12.13（1H，s），7.82（1H，dd，J=1.5，8.5Hz），7.67（1H，t，J=8.5Hz），7.30（1H，dd，J=1.5，8.5Hz），7.66（1H，brs），7.11（1H，brs），2.47（3H，brs）。

IE-MS m/z（%）：254（100.0），239（5.2），226（23.0），198（10.2）。

根据上述化学反应结果和光谱数据推测结构，程序如下：

1. 该化合物与 2% 氢氧化钠与 0.5% 醋酸镁呈阳性反应。提示可能为羟基蒽醌类化合物。

2. 紫外光谱中的 I 峰（225nm）提示可能含有 2 个酚羟基，III 峰（279nm）的 logε 值（4.01）小于 4.1，表明分子内无 β- 酚羟基，峰 V 位于 432nm 处，证明分子内有两个 α- 酚羟基。

3. IR 光谱中 1675cm^{-1} 为游离 C=O 峰，而 1621cm^{-1} 为缔合 C=O 峰，两峰频率差（$\triangle\nu$）为 54，进一步证明为 1,8- 二羟基蒽醌。

4. ^{1}H-NMR 中 δ 12.02（1H，s）、δ 12.13（1H，s），为两个 α- 酚羟基的质子信号；δ 7.82（1H，dd，J=1.5，8.5Hz）、7.67（1H，t，J=8.5Hz）、7.30（1H，dd，J=1.5，8.5Hz）为一个偶合系统，应分别归属于 H-5、H-6、H-7。H-5、H-7 除了相互间位偶合（J=1.5Hz）外，又分别与 H-6 邻位偶合（J=8.5Hz），故各呈双二重峰（dd 峰），因 H-6 分别与 H-5、H-7 邻偶，而呈三重峰。另一偶合系统为 δ 7.66（1H，brs）、7.11（1H，brs）和 2.47（3H，brs），其中 2.47 处为 -CH$_3$ 信号，并且与两侧的 7.11（H-2）、7.66（H-4）发生烯丙偶合，使三者均为宽峰，因而排除了 -CH$_3$ 在 C$_2$、C$_4$ 位的可能。

5. IE-MS 谱中的 254（100）是分子离子峰（M$^+$），m/z 239 为 [M-CH$_3$]$^+$，m/z 226 和 m/z 198 分别为 [M-CO]$^+$ 和 [M-2CO]$^+$。

综合以上分析结果，该化合物的结构被确定为 1,8- 二羟基 -3- 甲基蒽醌，即大黄酚（chrysophanol）。

例 2：芦荟大黄素 -ω-O-β-D- 葡萄糖苷的鉴定

从大黄中提取得到一种蒽醌苷，根据化学分析及光谱解析测定化学结构式，推断过程如下：

1. 该蒽醌苷经酸水解后生成芦荟大黄素及葡萄糖，说明苷元为芦荟大黄素。葡萄糖可能与 1- 或 8- 位酚羟基，或与 3-CH$_2$OH 成苷。

2. 苷的 IR$\nu_{C=O}$：$1626cm^{-1}$，$1674cm^{-1}$。其中 $1626cm^{-1}$ 为缔合 C=O 峰，$1647cm^{-1}$ 为游离 C=O 峰。两个 C=O 峰的频率差为 $48cm^{-1}$（介于 $57\sim40cm^{-1}$），表明该蒽醌苷分子中有游离的 1,8- 二酚羟基，而糖只能通过 3 位 -CH$_2$OH 与苷元相连。

3. 苷的全甲基化合物经甲醇解后得到的多甲基苷元，其 IR 羰基区仅有 $1665cm^{-1}$ 峰，另有 $3480cm^{-1}$，前者表明 1- 及 8-OH 已甲基化，$3480cm^{-1}$ 为游离羟基峰，即 -CH$_2$OH。因为该 -OH 是在苷经过甲醇解后暴露出来的，故进一步证明葡萄糖是通过 3 位 -CH$_2$OH 与芦荟大黄素结合成苷的。

4. 苷的全甲基化物 ^{1}H-NMR，δ 4.88（1H，d，J=7.2Hz）表明葡萄糖为 β- 构型。

根据以上分析可确定该蒽醌苷的结构应为芦荟大黄素 -ω-O-β-D- 葡萄糖苷。其结构式如下：

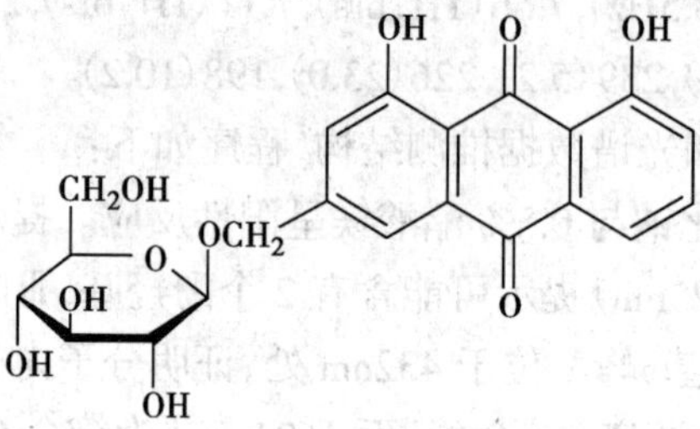

本章小结

醌类化合物是一类在自然界分布广泛的天然化合物，是指分子中具有不饱和环二酮结构(醌式结构)或容易转变为醌式结构的化合物。天然醌类化合物从结构上分为苯醌、萘醌、菲醌和蒽醌等类型，其中蒽醌及其衍生物的种类最多。多数是有色结晶体，并带有荧光。小分子的苯醌及萘醌类还具有挥发性，能随水蒸气蒸馏。游离醌类化合物一般极性较小，易溶于乙醇、丙酮、氯仿、乙醚及苯等有机溶剂，几乎不溶于水。菲格尔(Feigl)反应，无色亚甲蓝显色反应，Kesting-Craven 反应以及 Borntrager's 反应是鉴别醌类化合物的主要显色反应。醌类化合物的提取方法主要有醇提取法，有机溶剂提取法(化合物极性不同)；碱提酸沉法(利用化合物酸性)；水蒸气蒸馏法(挥发性成分)。分离纯化方法有：根据溶解性差异用溶剂萃取法分离；根据酸性差异用 pH 梯度萃取法分离；根据极性大小用吸附色谱法分离；根据分子大小用凝胶色谱法分离。醌类化合物的结构鉴定多依赖于：色谱法(薄层色谱、纸色谱)、UV(苯甲酰基结构、对醌样结构)、^{1}H-NMR(蒽醌母核的信号特点及取代基的化学位移对芳氢的影响)以及质谱(双电荷峰)。

复习题

一、单选题

1. 醌类化合物结构中具有对醌形式的是（　　　　）。

　A. 苯醌　　　　　　B. 萘醌　　　　　　C. 蒽醌　　　　　D. 菲醌

2. 游离羟基蒽醌类化合物都具有的性质是（　　　　）。

    A. 酸性　　　　　　　　B. 水溶性　　　　　　C. 升华性　　　　D. 挥发性

3. 醌类化合物取代基酸性强弱顺序是（　　　　）。

    A. β-OH>α-OH>—COOH　　　　　　　　B. —COOH>β-OH>α-OH

    C. α-OH>β-OH>—COOH　　　　　　　　D. —COOH>α-OH>β-OH

4. 在下列羟基蒽醌化合物中，不属于大黄素型的化合物是（　　　　）。

    A. 大黄素　　　　　　B. 大黄酚　　　　　　C. 大黄素甲醚　　　D. 羟基茜草素

5. 具有升华性的化合物是（　　　　）。

    A. 大黄酸葡萄糖苷　　B. 番泻苷　　　　　　C. 大黄素　　　　　D. 芦荟苷

二、多选题

1. 大黄素的性质是（　　　　）。

    A. 具脂溶性　　　　　B. 具升华性　　　　　C. 具旋光性

    D. 具挥发性　　　　　E. 具易氧化性

2. 水蒸气蒸馏法适用于（　　　　）。

    A. 小分子游离蒽醌的提取

    B. 蒽醌糖苷的提取

    C. 对热不稳定性蒽醌类化合物的提取

    D. 小分子游离蒽醌和蒽醌糖苷的分离

    E. 紫草素和异紫草素的分离

3. 游离蒽醌类成分常用的分离方法有（　　　　）

    A. 聚酰胺色谱法　　　B. 硅胶色谱法　　　　C. 硝酸银络合色谱

    D. 葡聚糖凝胶色谱法　E. 氧化铝

三、填空题

1. 天然菲醌类化合物包括_____和_____两种类型，主要分布在唇形科、杉科等高等植物中。

2. 羟基蒽醌类化合物的酸性强弱排列如下：

含_____>_____>含一个 β-OH>_____>含一个 α- OH

3. 含—COOH 或两个以上 β-OH 的酸性较强的蒽醌类可溶于_____；酸性较弱的含一个 β-OH 的蒽醌可溶于_____；含两个以上 α-OH 的蒽醌可溶于_____；含一个 α-OH 的蒽醌可溶于 5%NaOH 溶液。

四、名词解释

1. Kesting-craven 法

2. Feigl 反应

3. 大黄素型蒽醌

4. 茜草素型蒽醌

五、判断题

1. 丹参醌II$_A$为丹参中主要的活性成分之一，属于蒽醌类化合物。　　　　　　（　　　）

2. 大黄及番泻叶中致泻的有效成分为大黄素。　　　　　　　　　　　　　　　　（　　　）

3. 蒽醌类化合物多具有荧光，并随 pH 变化而显示不同颜色。　　　　　　　　　（　　　）

4. 小分子的苯醌及萘醌类还具有挥发性,能随水蒸气蒸馏。　　　　　　　　　（　　　）

5. 游离醌类化合物极性较小,易溶于氯仿、乙醚,可溶于水。　　　　　　　　　（　　　）

六、简答题

1. 简述醌类化合物的生物活性。

2. 蒽醌类化合物羟基取代位置不同对于酸性的影响。

3. 醌类化合物的提取方法有哪些?

第 五 章

黄酮类化合物

学习目标

1. 掌握黄酮类化合物的定义及结构类型；黄酮的理化性质、颜色反应、提取和分离方法；黄酮类化合物的紫外光谱、质谱、^{1}H-NMR 和 ^{13}C-NMR 的谱学特征。
2. 熟悉黄酮类化合物的结构鉴定；酚酸类化合物提取分离方法的原理和应用。
3. 了解黄酮类化合物的最新研究进展。

黄酮类化合物广泛存在于自然界，是一类重要的天然有机化合物。其不同的颜色为天然色素家族添加了更多的色彩。这类含有氧杂环的化合物多存在于高等植物及羊齿类植物中。苔藓类中含有的黄酮类化合物为数不多，而藻类、微生物、细菌以及其他海洋生物中没有发现黄酮类化合物的存在。

第一节　概　述

黄酮类化合物既有与糖结合成苷的，也有游离体。其广泛分布于植物界中，而且生理活性多种多样，因为引起了国内外的广泛重视，研究进展很快。截止到 1974 年，国内外已发表的黄酮类化合物共 1674 个(主要是天然黄酮类，也有少部分为合成品，其中苷元 902 个，苷 722 个)，并以黄酮醇类最为常见，约占总数的三分之一；其次为黄酮类，占总数的四分之一以上；其余则较少见。至于双黄酮类多局限分布于裸子植物，尤其松柏纲、银杏纲和凤尾纲等植物中。据统计，截止到 2003 年，黄酮类化合物总数已超过 9000 个。

一、结　构　分　类

根据中央三碳链的氧化程度、B-环连接位置(2-或3-位)以及三碳链是否构成环状等特点，可将主要的天然黄酮类化合物分类，如表 5-1 所示。

此外，尚有由两分子黄酮或两分子二氢黄酮，或一分子黄酮及一分子二氢黄酮按 C—C 或 C—O—C 键方式连接而成的双黄酮类化合物(biflavonoids)。另有少数黄酮类化合物结构很复杂，如水飞蓟素(silybin)为黄酮木脂体类化合物，而榕碱(ficine)及异榕碱(isoficine)则为黄酮生物碱。

表 5-1 黄酮类化合物的主要结构类型

名称	三碳链部分结构	名称	三碳链部分结构
黄酮类 （flavones）	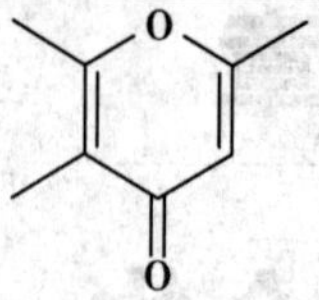	黄烷 -3- 醇类 （flavan-3-ols）	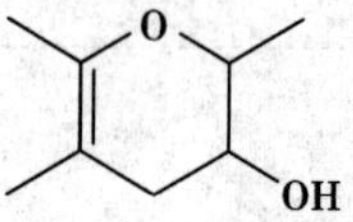
黄酮醇类 （flavonol）	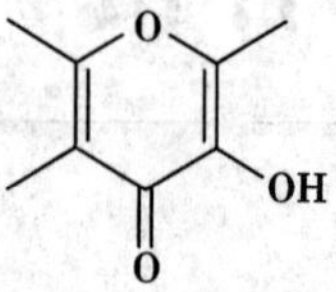	异黄酮类 （isoflavones）	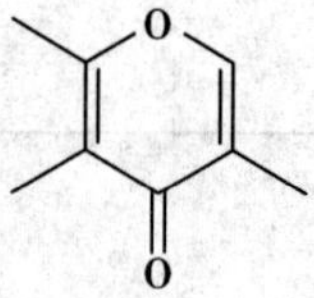
二氢黄酮类 （flavanones）	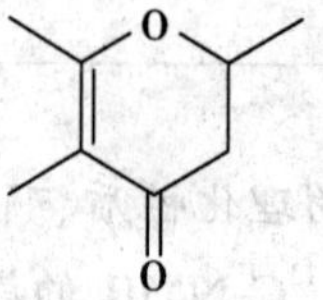	二氢异黄酮类 （isoflavanones）	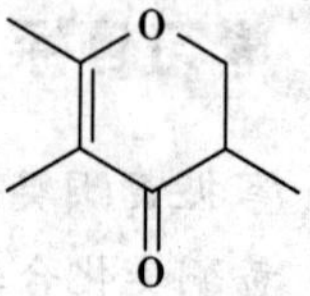
二氢黄酮醇类 （flavanonols）	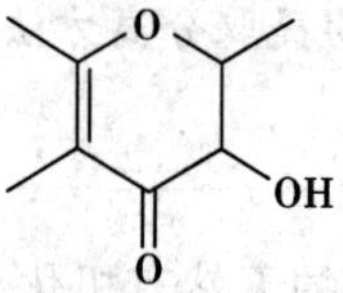	查耳酮类 （chalcones）	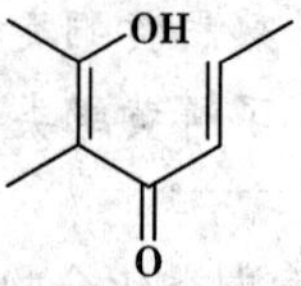
花色素类 （anthocyanidins）	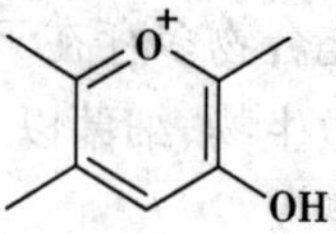	二氢查耳酮类 （dihydrochalcones）	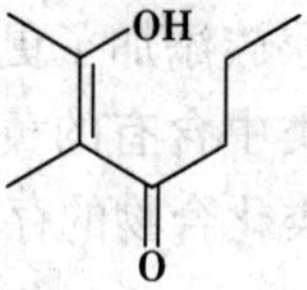
黄烷 -3，4- 二醇类 （flavan-3,4-diols）	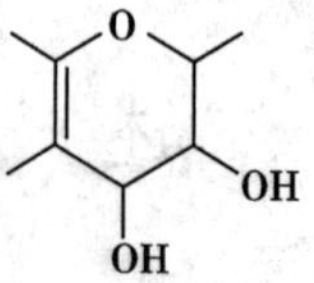	橙酮类 （噢哢类） （aurones）	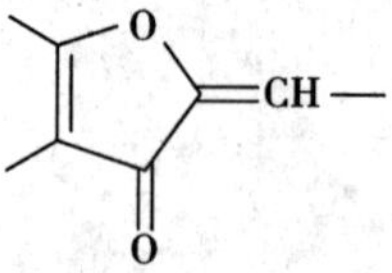
双苯吡酮类 （酮类） （xanthones）	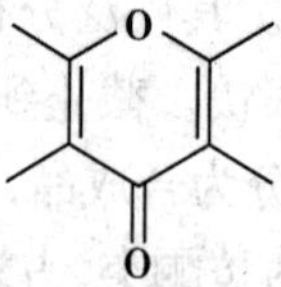	高异黄酮类 （homoisoflavones）	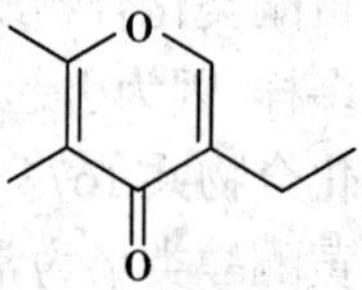

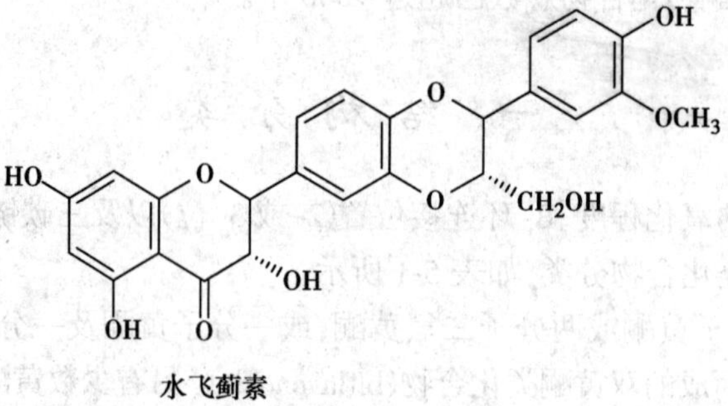

水飞蓟素

榕碱　　　　　　　　异榕碱

　　天然黄酮类化合物多以苷类形式存在,并且由于糖的种类、数量、连接位置及连接方式不同,可以组成各种各样的黄酮苷类。

　　组成黄酮苷的糖类主要有:

　　单糖类:D-葡萄糖、D-半乳糖、D-木糖、L-鼠李糖、L-阿拉伯糖及D-葡萄糖醛酸等(表5-2)。

表5-2　黄酮体苷中常见的单糖

中文名	英文名	表达符号
D-葡萄糖	D-glucose	D-Glc
D-半乳糖	D-galactose	D-Gal
D-甘露糖	D-mannose	D-Man
D-葡萄糖醛酸	D-glucuronic acid	D-Glu A
D-半乳糖醛酸	D-galacturonic acid	D-Gal A
L-鼠李糖	L-rhamnose	L-Rha
L-阿拉伯糖	L-arabinose	L-Ara
D-木糖	D-xylose	D-Xyl
D-芹菜糖	D-apiose	D-Api
D-阿洛糖	D-allose	D-All

　　双糖类:槐糖(glc β1 → 2 glc)、龙胆二糖(glc β1 → 6 glc)、芸香糖(rha α1 → 6 glc)、新橙皮糖(rha α1 → 2 glc)、刺槐二糖(rha α1 → 6 gal)等(表5-3)。

表5-3　黄酮体苷中常见的二糖

中文名	英文名	表达符号
芸香糖	rutinose	α-L-Rha-(1 → 6)-D-Glc
新橙皮糖	neohesperidose	α-L-Rha-(1 → 2)-D-Glc
明萼草糖	rungiose	α-L-Rha-(1 → 3)-D-Glc
刺槐双糖	robinobiose	α-L-Rha-(1 → 6)-D-Gal
毒蚕豆糖	vicianose	α-L-Ara-(1 → 6)-D-Glc
香豌豆糖	lathyrose	β-D-Xyl-(1 → 2)-D-Gal
山布双糖	sambubiose	β-D-Xyl-(1 → 2)-D-Glc
槐糖	sophorose	β-D-Glc-(1 → 2)-D-Glc
昆布双糖	laminaribiose	β-D-Glc-(1 → 3)-D-Glc
龙胆双糖	gentiobiose	β-D-Glc-(1 → 6)-D-Glc

续表

中文名	英文名	表达符号
乳糖	lactose	β-D-Gal-(1→4)-D-Glc
海葱双糖	scillabiose	β-D-Glc-(1→4)-L-Rha
麦芽糖	maltose	α-L-Glc-(1→4)-D-Glc
α-L-鼠李糖基-(1→2)-D-半乳糖		α-L-Rha-(1→2)-D-Gal
α-L-阿拉伯糖基-(1→6)-D-半乳糖		α-L-Ara-(1→6)-D-Gal
β-D-葡萄糖基-(1→4)-L-鼠李糖		β-D-Glc-(1→4)-L-Rha
β-D-半乳糖基-(1→4)-L-鼠李糖		β-D-Gal-(1→4)-L-Rha
β-D-甘露糖基-(1→2)-D-葡萄糖		β-D-Man-(1→2)-D-Glc
β-D-葡萄糖基-(1→4)-D-甘露糖		β-D-Glc-(1→4)-D-Man
β-D-阿洛糖基-(1→2)-D-葡萄糖		β-D-All-(1→2)-D-Glc
β-D-葡萄糖基-(1→6)-D-半乳糖		β-D-Glc-(1→6)-D-Gal
β-D-半乳糖基-(1→4)-D-半乳糖		β-D-Gal-(1→4)-D-Gal

三糖类:龙胆三糖(glc β1→6 glc β1→2 fru)、槐三糖(glc β1→2 glc β1→2 glc)等。

酰化糖类:2-乙酰葡萄糖、咖啡酰基葡萄糖(caffeoylglucose)等。

黄酮苷中糖连接位置与苷元的结构类型有关。如黄酮醇类常形成 3-,7-,3′-,4′-单糖苷,或 3,7-,3,4′-及 7,4′-双糖链苷等。

除 O-糖苷外,天然黄酮类化合物中还发现有 C-苷(C-glycosides),如葛根黄素(puerarin)、葛根黄素木糖苷(puerarin xyloside),为中药葛根中的扩张冠状动脉血管的有效成分。

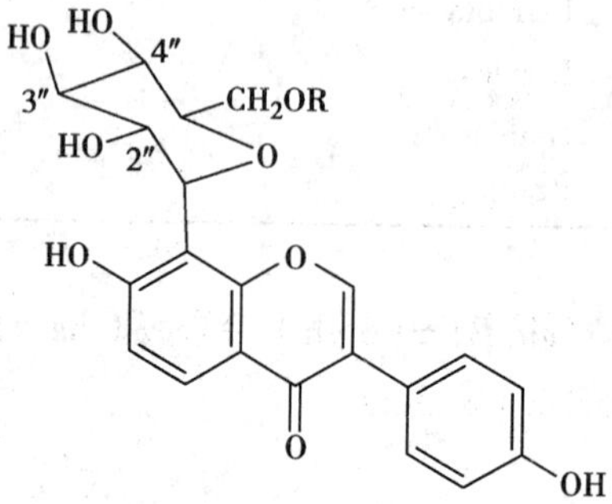

R=H,葛根黄素
R=xylose,葛根黄素木糖苷

二、黄酮类化合物的生物活性

黄酮类化合物分布广泛,具有多种生物活性,一直以来都得到国内外学者的重视,以下仅将迄今为止有关药理及临床实验中得到的结果简述如下:

(一)对心血管系统的作用

芦丁、橙皮苷、d-儿茶素(d-catechin)、香叶木苷(diosmin)等有维生素 P 样作用,能降低血管脆性及异常的通透性,可用作防治高血压及动脉硬化的辅助治疗剂。

不少治疗冠心病有效的中草药或活血化瘀类中药中均含有黄酮类化合物。芦丁、槲皮素、葛根素、人工合成的立可定(recordin)等均有明显的扩张冠状动脉作用,并已用于临床。有些黄酮类成分有降低血脂及胆固醇的作用。

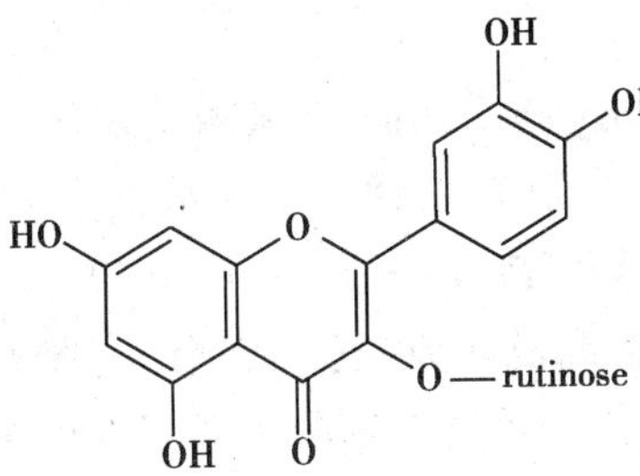

芦丁（rutin）

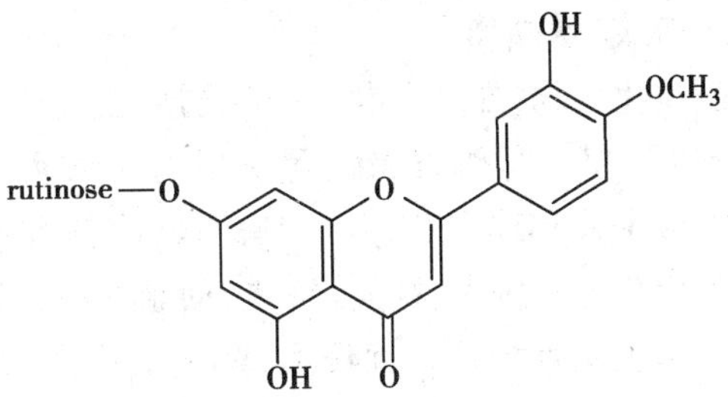

橙皮苷（hesperidin）

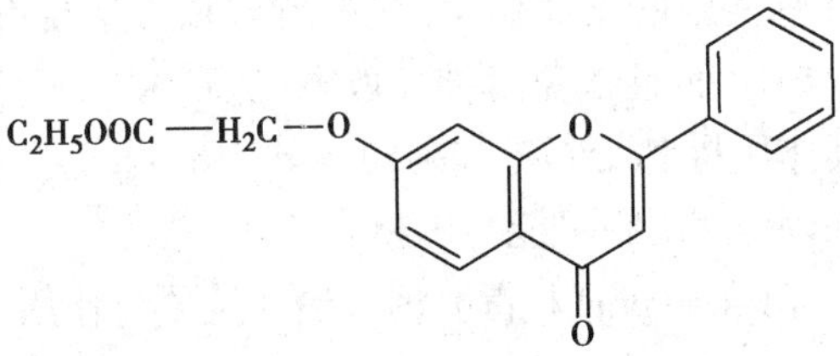

立可定（合成品）

从桑根皮中分得的 morucenin A、C 及桑桐 kuwanon G、H 在大白鼠及家兔身上显示有明显的降压作用。

另据报道,槲皮素等黄酮类化合物对由 ADP、胶原或凝血酶引起的血小板聚集及血栓形成也有抑制作用,这与一些含有黄酮类成分的活血化瘀类中草药的作用机制可能有某种程度的内在联系。

（二）抗肝脏毒作用

前已述及,从水飞蓟（*silybum marianum*）种子中得到的水飞蓟素（silybin）、异水飞蓟素（silydianin）及次水飞蓟素（silychristin）等黄酮类物质经动物试验及临床实践均证明有很强的保肝作用。临床上用以治疗急、慢性肝炎,肝硬化及多种中毒性肝损伤等疾病均取得了较好的效果。另外（+）- 儿茶素（catergen）近来在欧洲也用作抗肝脏毒药物,对脂肪肝及因半乳糖胺或 CCl_4 等引起的中毒性肝损伤均示有一定效果。

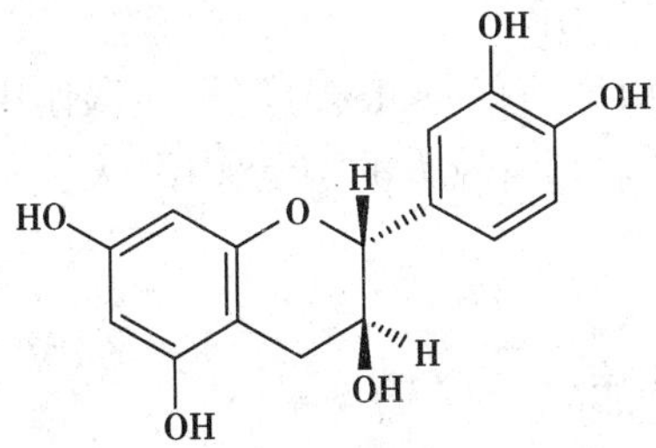

（+）-儿茶素

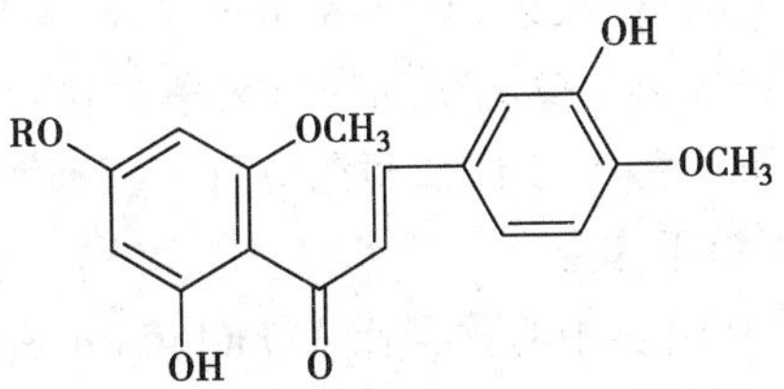

橙皮苷-甲基查耳酮（HMC）

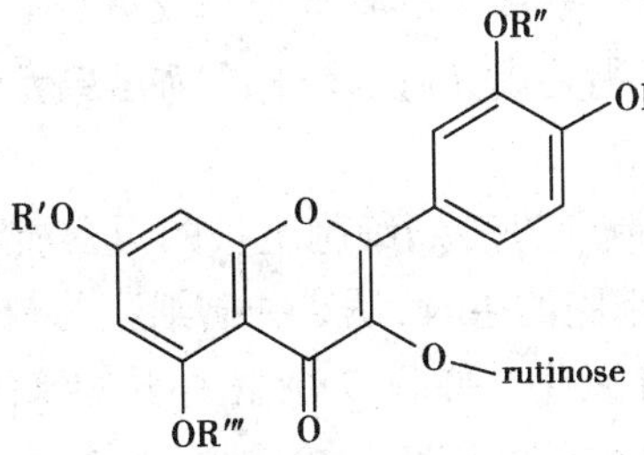

羟乙基芦丁
R, R′, R″, R‴ =H或CH$_2$CH$_2$OH

（三）抗炎、镇痛作用

黄酮类化合物,如芦丁及其衍生物羟乙基芦丁(hydroxyethylrutin)、二氢槲皮素(taxifolin)以及橙皮苷 - 甲基查耳酮(HMC)等据报道对角叉菜胶、5-HT 及 PGE 诱发的大鼠足爪水肿,甲醛引发的关节炎及棉球肉芽肿等均有明显抑制作用。金荞麦(*Polygonum cymosum* Trev.)中的双聚原矢车菊苷元有抗炎、祛痰、解热、抑制血小板聚集与提高机体免疫功能的作用,临床用于肺脓肿及其他感染性疾病。据报道,黄酮类化合物的抗炎作用可能与前列腺素(PGE)生物合成过程中的脂氧化酶(lipoxygenase)受到抑制有关。

金丝桃苷、芦丁槲皮素等具有良好的镇痛作用,其机制与 Ca^{2+} 拮抗有关,尤其是金丝桃苷不仅在多种全身镇痛模型上有作用,而且在兔隐神经放电、兔耳 K^+ 皮下渗透等局部致痛模型上更有良好的局部镇痛作用,其作用机制与吗啡和阿司匹林均不同,为一新型镇痛药。银杏叶总黄酮(TFG)也有良好的镇痛作用,其机制可能与中枢有关。

此外,羟乙基芦丁及棉花皮苷(gossypin)对胃溃疡有治疗及预防作用。

（四）雌性激素样作用

染料木素(genistin)、金雀花异黄素(5,7- 二羟基 -4'- 甲氧基异黄酮)、大豆素(daidzein)等异黄酮类均有雌性激素样作用,这可能是由于它们与己烯雌酚结构相似的缘故。

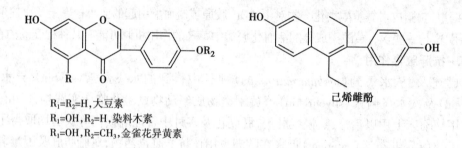

R₁=R₂=H,大豆素
R₁=OH,R₂=H,染料木素
R₁=OH,R₂=CH₃,金雀花异黄素

己烯雌酚

（五）抗菌及抗病毒作用

木犀草素、黄芩苷、黄芩素等均有一定程度的抗菌作用。

近来还有槲皮素、桑色素(morin)、二氢槲皮素及山柰酚(kaemferol)等抗病毒作用的报道。从菊花、獐牙菜中分离得到的黄酮单体化合物对 HIV 病毒有较大的抑制作用,大豆苷元、染料木素、鸡斗黄素 A 对 HIV 病毒也有一定抑制作用。

（六）泻下作用

如中药营实中的营实苷 A(multiflorin A)有致泻作用。

（七）解痉作用

异甘草素(isoliquiritigenin)及大豆素等具有类似罂粟碱(papaverine)解除平滑肌痉挛样的作用。大豆苷、葛根黄素等葛根黄酮类成分可以缓解高血压患者的头痛等症状。

（八）抗肿瘤活性

有研究报道槲皮素能通过抑制促进肿瘤细胞生长的蛋白质活性而抑制肿瘤的生长,槲皮素与高温联合应用可显著抑制白细胞的生长,诱导肿瘤细胞的凋亡,其机制可能与影响蛋白激酶 C、cAMP 信息传递有关,黄芩苷元通过抑制 DNA 拓扑异构酶的活性而抑制肝癌细胞的增殖反应,诱导 KIM-1 细胞凋亡,金雀异黄素可抑制动物肿瘤生长,对人体皮肤癌、乳腺癌的生长也有抑制,其机制可能与提高机体免疫力、抗氧化和抑制血管增生有关。美国已将金雀异黄素抗癌治疗药物列入临床研究发展计划。大豆异黄酮也有抗肿瘤作用方面的研究报道。

(九) 抗氧化自由基活性

芦丁、槲皮素和异槲皮苷 200μmol/L、250μmol/L 清除超氧阴离子(O_2^-)和羟自由基($\cdot$OH)作用强于标准自由基清除剂维生素 E。金丝桃苷可抑制心脑缺血及红细胞自氧化过程中的 MDA 产生。汪德清等研究报道黄芪总黄酮(TFA)具有清除 O_2^- 和 $\cdot$OH、防止生物膜过氧化的作用,是黄芪抗氧化作用的主要成分。其他一些黄酮类化合物如葛根素、甘草黄酮、沙棘总黄酮等均有清除自由基或抗脂质过氧化作用。

此外,有些黄酮类化合物具有止咳、祛痰平喘作用,其平喘作用与分子中的 α、β- 不饱和酮结构有关。还据报道,有些黄酮类化合物对环核苷酸磷酸二酯酶具有一定程度的选择性抑制作用,且多数黄酮苷元的抑制作用要比黄酮苷强。

由于黄酮类化合物在植物界中分布很广,甚至在人类日常生活中用到的粮食、蔬菜以及水果中也有相当大的含量。因此有的学者认为,黄酮类化合物与仅在有限数量植物中分布的生物碱类不同,不大可能期望它们具有显著的生理活性,但近期分子生物学的研究结果显示某些黄酮类化合物有着显著的生理活性。

第二节 黄酮类化合物的理化性质及显色反应

不论在黄酮类化合物的提取分离方面还是在其结构测定的研究方面,黄酮类化合物的理化性质及其呈色反应都有着谱学技术所替代不了的作用。下面仅就其与分离和结构测定密切相关的性质简介如下:

一、性 状

黄酮类化合物多为结晶性固体,少数(如黄酮苷类)为无定形粉末。游离的各种苷元母核中,除二氢黄酮、二氢黄酮醇、黄烷及黄烷醇有旋光性外,其余则无光学活性。苷类由于在结构中引入糖的分子,故均有旋光性,且多为左旋。黄酮类化合物的颜色与分子中是否存在交叉共轭体系及助色团(-OH、-OCH$_3$ 等)的种类、数目以及取代位置有关。以黄酮为例来说,其色原酮部分原本无色,但在 2- 位上引入苯环后,即形成交叉共轭体系,并通过电子转移、重排,使共轭链延长,因而显现出颜色。一般情况下,黄酮、黄酮醇及其苷类多显灰黄～黄色,查耳酮为黄～橙黄色,而二氢黄酮、二氢黄酮醇、异黄酮类,因不具有交叉共轭体系或共轭链短,故不显色(二氢黄酮及二氢黄酮醇)或显微黄色(异黄酮)。

显然,在上述黄酮、黄酮醇分子中,尤其在 7- 位及 4'- 位引入 -OH 及 -OCH$_3$ 等助色团后,则因促进电子移位、重排,而使化合物的颜色加深。但 -OH、-OCH$_3$,引入其他位置则影响较小。

花色素及其苷元的颜色随 pH 不同而改变,一般显红(pH<7)、紫(pH=8.5)、蓝(pH>8.5)等颜色。

二、溶 解 性

黄酮类化合物的溶解度因结构及存在状态(苷或苷元、单糖苷、双糖苷或三糖苷)不同而有很大差异。

一般游离苷元难溶或不溶于水,易溶于甲醇、乙醇、乙酸乙酯、乙醚等有机溶剂及稀碱水溶液中。其中黄酮、黄酮醇、查耳酮等平面性强的分子,因分子与分子间排列紧密,分子间引力较大,故更难溶于水;而二氢黄酮及二氢黄酮醇等,因系非平面性分子(如下图),故分子与分子间排列不紧密,分子间引力降低,有利于水分子进入,溶解度稍大。

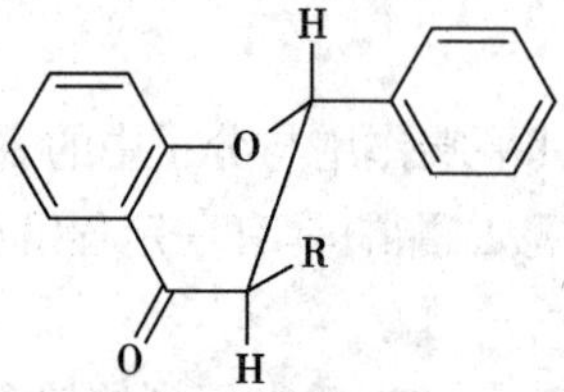

R=H,二氢黄酮
R=OH,二氢黄酮醇

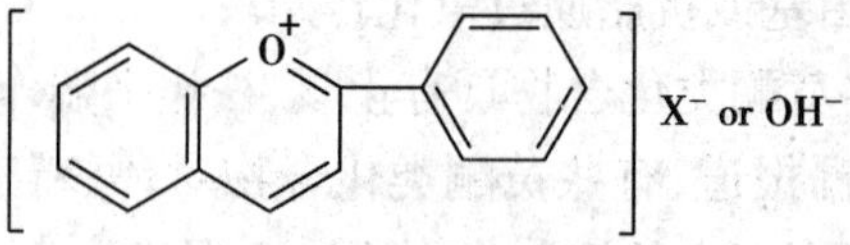

花青素

至于花色苷元(花青素)类虽也为平面性结构,但因以离子形式存在,具有盐的通性,故亲水性较强,水溶度较大。

黄酮类苷元分子中引入羟基,将增加在水中的溶解度;而羟基经甲基化后,则增加了在有机溶剂中的溶解度。例如,一般黄酮类化合物不溶于石油醚中,故可与脂溶性杂质分开,但川陈皮素(5,6,7,8,3′,4′-六甲氧基黄酮)却可溶于石油醚。

黄酮类化合物的羟基糖苷化后,水溶度即相应加大,而在有机溶剂中的溶解度则相应减小。黄酮苷一般易溶于水、甲醇、乙醇等强极性溶剂中;但难溶或不溶于苯、三氯甲烷等有机溶剂中。糖链越长,则水溶度越大。

另外,糖的结合位置不同,对苷的水溶度也有一定影响:以棉黄素(3,5,7,8,3′,4′-六羟基黄酮)为例,其3-O-葡萄糖苷的水溶度大于7-O-葡萄糖苷。

三、酸性与碱性

(一) 酸性

黄酮类化合物因分子中多具有酚羟基,故显酸性,可溶于碱性水溶液、吡啶、甲酰胺及二甲基甲酰胺中。

由于酚羟基数目及位置不同,酸性强弱也不同,以黄酮为例,其酚羟基酸性强弱顺序依次为:

$$7,4′-二OH > 7- 或 4′-OH > 一般酚OH > 5-OH > 3-OH$$

此性质可用于提取、分离及鉴定工作。例如 C_7-OH 因为处于 C=O 的对位,在 p-π 共轭效应的影响下,酸性较强,可溶于碳酸钠水溶液中,据此可用以鉴定。

(二) 碱性

γ-吡喃环上的1-氧原子,因有未共用的电子对,故表现微弱的碱性,可与强无机酸,如浓硫酸、盐酸等生成盐,但生成的盐极不稳定,加水后即可分解。

黄酮类化合物溶于浓硫酸中生成的盐,常常表现出特殊的颜色,可用于鉴别。某些甲氧基黄酮溶于浓盐酸中显深黄色,且可与生物碱沉淀试剂生成沉淀。

四、显色反应

黄酮类化合物的颜色反应多与分子中的酚羟基及 γ- 吡喃酮环有关（表 5-4）。

表 5-4 各类黄酮类化合物的显色反应

类别	黄酮	黄酮醇	二氢黄酮	查耳酮	异黄酮	橙酮
盐酸 + 镁粉	黄→红	红→紫红	红、紫、蓝	—	—	—
盐酸 + 锌粉	红	紫红	紫红	—	—	—
硼氢化钠	—	—	蓝→紫红	—	—	—
硼酸 - 柠檬酸	绿黄	绿黄 *	—	黄	—	—
醋酸镁	黄 *	黄 *	蓝 *	黄 *	黄 *	—
三氯化铝	黄	黄绿	蓝绿	黄	黄	淡黄
氢氧化钠水溶液	黄	深黄	黄→橙(冷) 深红→紫(热)	橙→红	黄	红→紫红
浓硫酸	黄→橙 *	黄→橙 *	橙→紫	橙、紫	黄	红、洋红

注:* 表示有荧光

(一) 还原试验

1. 盐酸 - 镁粉（或锌粉）反应 此为鉴定黄酮类化合物最常用的颜色反应。方法是将样品溶于 1.0ml 甲醇或乙醇中,加入少许镁粉（或锌粉）振摇,滴加几滴浓盐酸,1~2 分钟内（必要时微热）即可显色。多数黄酮、黄酮醇、二氢黄酮及二氢黄酮醇类化合物显橙红～紫红色,少数显紫～蓝色,当 B 环上有—OH 或—OCH₃ 取代时,呈现的颜色亦即随之加深。但查耳酮、橙酮、儿茶素类则无该显色反应。异黄酮类除少数例外,也不显色。

由于花青素及部分橙酮、查耳酮等在单纯浓盐酸酸性下也会发生色变,故须预先作空白对照实验（即在供试液中仅加入浓盐酸进行观察）。

另外,在用植物粗提取液进行预试时,为了避免提取液本身颜色的干扰,可注意观察加入浓盐酸后升起的泡沫颜色。如泡沫为红色,即示阳性。

盐酸 - 镁粉反应的机制在过去解释为由于生成了花色苷元所致,现在认为是因为生成了阳碳离子缘故。

2. 四氢硼钠（钾）反应 四氢硼钠（NaBH₄）是对二氢黄酮类化合物专属性较高的一种还原剂。与二氢黄酮类化合物产生红～紫色。其他黄酮类化合物均不显色,可与之区别。方法是在试管中加入 0.1ml 含有样品的乙醇液,再加等量 2%NaBH₄ 的甲醇液。一分钟后,加浓盐酸或浓硫酸数滴,生成紫色～紫红色。

另外,近来报道二氢黄酮可与磷钼酸试剂反应呈现棕褐色,也可作为二氢黄酮类化合物的特征鉴别反应。

(二) 金属盐类试剂的络合反应

黄酮类化合分子中常含有下列结构单元,故常可与铝盐、铅盐、锆盐、镁盐等试剂反应,生成有色络合物。

1. **铝盐** 常用试剂为 1% 三氯化铝或硝酸铝溶液。生成的络合物多为黄色（$\lambda_{max}=415nm$），并有荧光，可用于定性及定量分析。

2. **铅盐** 常用 1% 醋酸铅及碱式醋酸铅水溶液，可生成黄~红色沉淀。黄酮类化合物与铅盐生成沉淀的色泽，因羟基数目及位置不同而异。其中，醋酸铅只能与分子中具有邻二酚羟基或兼有 3-OH、4- 酮基或 5-OH、4- 酮基结构的化合物反应生成沉淀，但碱式醋酸铅的沉淀能力要大得多，一般酚类化合物均可为之沉淀，据此不仅可用于鉴定，也可用于提取及分离工作。

3. **锆盐** 多用 2% 二氯氧化锆甲醇溶液。黄酮类化合物分子中有游离的 3- 或 5-OH 存在时，均可与该试剂反应生成黄色的锆络合物。但两种锆络合物对酸的稳定性不同。3-OH，4- 酮基络合物的稳定性比 5-OH，4- 酮基络合物的稳定性强（仅二氢黄酮醇除外）。故当反应液中接着加入枸橼酸后，5- 羟基黄酮的黄色溶液显著褪色，而 3- 羟基黄酮溶液仍呈鲜黄色（锆 - 枸橼酸反应）。方法是取样品 0.5~1.0mg，用 10.0ml 甲醇加热溶解，加 1.0ml 2% 二氯氧化锆（$ZrOCl_2$）甲醇液，呈黄色后再加入 2% 枸橼酸甲醇液，观察颜色变化。

上述反应也可在纸上进行，得到的锆盐络合物多呈黄绿色，并带荧光，其结构如下。

4. **镁盐** 常用醋酸镁甲醇溶液为显色剂，本反应可在纸上进行。试验时在纸上滴加一滴供试液，喷以醋酸镁的甲醇溶液，加热干燥，在紫外光灯下观察。二氢黄酮、二氢黄酮醇类可显天蓝色荧光，若具有 C_5-OH，色泽更为明显；而黄酮、黄酮醇及异黄酮类等则显黄~橙黄~褐色。

5. **氯化锶（$SrCl_2$）** 在氨性甲醇溶液中，可与分子中具有邻二酚羟基结构的黄酮类化合物生成绿色~棕色乃至黑色沉淀。

试验时，取约 1.0mg 检品置小试管中，加入 1.0ml 甲醇溶解（必要时可在水浴上加热），加入 3 滴 0.01mol/L 氯化锶的甲醇溶液，再加 3 滴已用氨蒸气饱和的甲醇溶液，注意观察有无沉淀生成。

6. 三氯化铁反应 三氯化铁水溶液或醇溶液为常用的酚类显色剂。多数黄酮类化合物因分子中含有酚羟基,故可产生阳性反应,但一般仅在含有氢键缔合的酚羟基时,才呈现明显的颜色。

(三) 硼酸显色反应

黄酮类化合物分子中当有下列结构时,在无机酸或有机酸存在条件下,可与硼酸反应,生成亮黄色。显然,5-羟基黄酮及2-羟基查耳酮类结构可以满足上述要求,故可与其他类型区别。一般在草酸存在下显黄色并具有绿色荧光,但在枸橼酸丙酮存在的条件下,则只显黄色而无荧光。

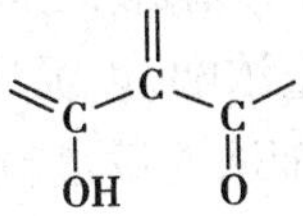

(四) 碱性试剂显色反应

在日光及紫外光下,通过纸斑反应,观察样品用碱性试剂处理后的颜色变化情况,对于鉴别黄酮类化合物有一定意义。其中,用氨蒸气处理后呈现的颜色变化置空气中随即褪去,但经碳酸钠水溶液处理而呈现的颜色置空气中却不褪色。

此外,利用碱性试剂的反应还可帮助鉴别分子中某些结构特征。例如:

1. 二氢黄酮类易在碱液中开环,转变成相应的异构体——查耳酮类化合物,显橙～黄色。

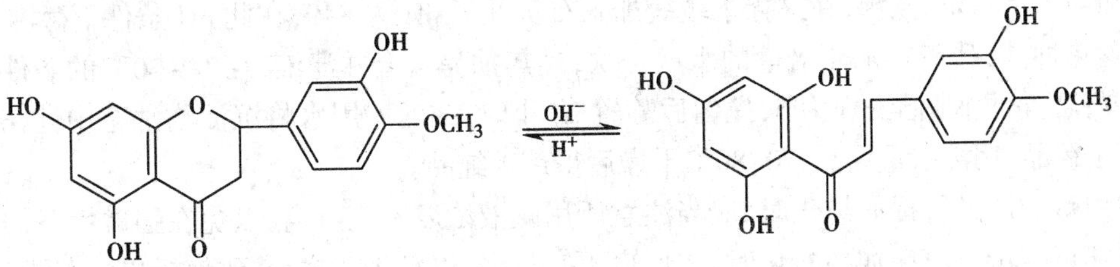

2. 黄酮醇类在碱液中先呈黄色,通入空气后变为棕色,据此可与其他黄酮类区别。

3. 黄酮类化合物当分子中有邻二酚羟基取代或3,4′-二羟基取代时,在碱液中不稳定,易被氧化,由黄色→深红色→绿棕色沉淀。

第三节 黄酮类化合物的提取与分离

一、提 取

黄酮类化合物的提取与分离可分别叙述如下:

黄酮类化合物在花、叶、果等组织中,一般多以苷的形式存在,而在木部坚硬组织中,则多以游离苷元形式存在。

黄酮苷类以及极性稍大的苷元(如羟基黄酮、双黄酮、橙酮、查耳酮等),一般可用丙酮、乙酸乙酯、乙醇、水或某些极性较大的混合溶剂进行提取。其中用得最多的是甲醇-水(1:1)或甲醇。一些多糖苷类则可以用沸水提取。在提取花青素类化合物时,可加入少量酸(如0.1%盐酸)。但提取一般黄酮苷类成分时,则应当慎用,以免发生水解反应。为了避免在提取过程中黄酮苷类发生水解,也常按一般提取苷的方法事先破坏酶的活性。大多数黄酮苷元宜用极性较小的溶剂,如用三氯甲烷、乙醚、乙酸乙酯等提取,而对多甲氧基黄酮的游离苷元,甚至可用苯进行提取。

对得到的粗提取物可进行精制处理,常用的方法有:

(一) 溶剂萃取法

利用黄酮类化合物与混入的杂质极性不同,选用不同溶剂进行萃取可达到精制纯化目的。例如植物叶子的醇浸液,可用石油醚处理,以便除去叶绿素、胡萝卜素等脂溶性色素。而某些提取物的水溶液经浓缩后则可加入多倍量浓醇,以沉淀除去蛋白质、多糖类等水溶性杂质。

有时溶剂萃取过程也可以用逆流分配法连续进行。常用的溶剂系统有:水 - 乙酸乙酯、正丁醇 - 石油醚等。

溶剂萃取过程在除去杂质的同时,往往还可以收到分离苷和苷元或极性苷元与非极性苷元的效果。

(二) 碱提取酸沉淀法

黄酮苷类虽有一定极性,但却难溶于酸性水,易溶于碱性水,故可用碱性水提取,再将碱水提取液调成酸性,黄酮苷类即可沉淀析出。此法简便易行,如芦丁、橙皮苷、黄芩苷提取都应用了这个方法。现以从槐米中提取芦丁为例说明该法的操作过程。槐米(槐树 *Sophora japonica* L. 的花蕾)加约 6 倍量水,煮沸,在搅拌下缓缓加入石灰乳至 pH 为 8~9,在此 pH 条件下微沸 20~30 分钟,趁热抽滤,残渣再加 4 倍量的水煎一次,趁热抽滤。合并滤液,在 60~70℃的条件下,用浓盐酸将合并滤液调至 pH 为 5,搅匀后静置 24 小时,抽滤。用水将沉淀物洗至中性,60℃干燥得芦丁粗品,用沸水重结晶,70~80℃干燥后得芦丁纯品。

在用碱酸法进行提取纯化时,应当注意所用碱液浓度不宜过高,以免在强碱性下,尤其加热时破坏黄酮母核。在加酸酸化时,酸性也不宜过强,以免生成锌盐,致使析出的黄酮类化合物又重新溶解,降低产品收率。当药材中含有大量果胶、黏液等水溶性杂质时,如花、果类药材,宜用石灰乳或石灰水代替其他碱性水溶液进行提取,以使上述含羧基的杂质生成钙盐沉淀,不被溶出。这将有利于黄酮类化合物的纯化处理。

(三) 炭粉吸附法

主要适于苷类的精制工作。通常,在植物的甲醇粗提取物中,分次加入活性炭,搅拌,静置,直至定性检查上清液无黄酮反应为止。过滤,收集吸苷炭末,依次用沸水、沸甲醇、7% 酚 / 水、15% 酚 / 醇溶液进行洗脱。对各部分洗脱液进行定性检查(或用 PC 鉴定)。通过对 *Baptisia lecontei* 中黄酮类化合物的研究证明,大部分黄酮苷类可用 7% 酚 / 水洗下。洗脱液经减压蒸发浓缩至小体积,再用乙醚振摇除去残留的酚,余下水层减压浓缩即得较纯的黄酮苷类成分。

二、分　离

(一) 柱色谱法

分离黄酮类化合物常用的吸附剂或载体有硅胶、聚酰胺及纤维素粉等。此外,也有用氧化铝、氧化镁及硅藻土等。

1. 硅胶柱色谱　此法应用范围最广,主要适于分离异黄酮、二氢黄酮、二氢黄酮醇及高度甲基化(或乙醚化)的黄酮及黄酮醇类。少数情况下,在加水去活化后也可用于分离极性较大的化合物,如多羟基黄酮醇及其苷类等。供试硅胶中混存的微量金属离子,应预先用浓盐酸处理除去,以免干扰分离效果。

2. 聚酰胺柱色谱 对分离黄酮类化合物来说,聚酰胺是较为理想的吸附剂。其吸附强度主要取决于黄酮类化合物分子中羟基的数目与位置及溶剂与黄酮类化合物或与聚酰胺之间形成氢键缔合能力的大小。聚酰胺柱色谱可用于分离各种类型的黄酮类化合物,包括苷及苷元、查耳酮与二氢黄酮等。以 *Baptisia lecontei* 为例:黄酮类化合物从聚酰胺柱上洗脱时大体有下述规律:

(1) 苷元相同,洗脱先后顺序一般是:三糖苷,双糖苷,单糖苷,苷元。

(2) 母核上增加羟基,洗脱速度即相应减慢。当分子中羟基数目相同时,羟基位置对吸附也有影响,聚酰胺对处于羰基间位或对位的羟基吸附力大于邻位羟基,故洗脱顺序为:具有邻位羟基黄酮,具有对位(或间位)羟基黄酮。

(3) 不同类型黄酮化合物,先后流出顺序一般是:异黄酮,二氢黄酮醇,黄酮,黄酮醇。

(4) 分子中芳香核、共轭双键多者易被吸附,故查耳酮往往比相应的二氢黄酮难洗脱。

上述规律也适用于黄酮类化合物在聚酰胺薄层色谱上的行为。

3. 葡聚糖凝胶(Sephadex gel)柱色谱 对于黄酮类化合物的分离,主要用两种型号的凝胶:Sephadex G 型及 Sephadex LH-20 型。

用葡聚糖凝胶分离黄酮类化合物的机制:分离游离黄酮时,主要靠吸附作用。凝胶对黄酮类化合物的吸附程度取决于游离酚羟基的数目。但分离黄酮苷时,分子筛的性质起主导作用。在洗脱时,黄酮苷类大体上是按分子量由大到小的顺序流出柱体,见表5-5。

表中 Ve 为洗脱样品时需要的溶剂总量或洗脱体积;V_0 为柱子的空体积。Ve/V_0 数值越小说明化合物越容易被洗脱下来。表中所列数据清楚地表明:苷元的羟基数越多,Ve/V_0 越大,越难以洗脱,而苷的分子量越大,其上连接糖的数目越多,则 Ve/V_0 越小,越容易洗脱。

表 5-5 黄酮类化合物在 Sephadex LH-20(甲醇)上的 Ve/V_0

黄酮类化合物	取代图式	Ve/V_0
芹菜素	5,7,4'- 三羟基	5.3
木犀草素	5,7,3',4' - 四羟基	6.3
槲皮素	3,5,7,3',4'- 五羟基	8.3
杨梅素	3,5,7,3',4',5' - 六羟基	9.2
山柰酚 -3- 半乳糖鼠李糖 7- 鼠李糖苷	三糖苷	3.3
槲皮素 -3- 芸香糖苷	双糖苷	4.0
槲皮素 -3- 鼠李糖苷	单糖苷	4.9

葡聚糖凝胶柱色谱中常用的洗脱剂有:

(1) 碱性水溶液(如 0.1mol/L NH$_4$OH),含盐水溶液(0.5mol/L NaCl 等)。

(2) 醇及含水醇,如甲醇、甲醇 - 水(不同比例)、*t*- 丁醇 - 甲醇(3:1)、乙醇等。

(3) 其他溶剂:如含水丙酮、甲醇 - 三氯甲烷等。

(二) 梯度 pH 萃取法

梯度 pH 萃取法适合于酸性强弱不同的黄酮苷元的分离。根据黄酮类苷元酚羟基数目及位置不同其酸性强弱也不同的性质,可以将混合物溶于有机溶剂(如乙醚)后,依次用

5%NaHCO₃、5%Na₂CO₃、0.2%NaOH 及 4%NaOH 溶液萃取,来达到分离的目的。一般规律大致如下:

酸性:　　　7,4'- OH > 7- 或 4'-OH > 一般 OH > 5-OH

溶于 NaHCO₃ 中　溶于 Na₂CO₃　溶于不同浓度的 NaOH 中

(三) 根据分子中某些特定官能团进行分离

在黄酮类成分的混合物中,具有二酚羟基成分与无此结构的成分,可用铅盐法分离。有邻二酚羟基的成分可被醋酸铅沉淀,不具有邻二酚羟基的成分可被碱式醋酸铅沉淀,据此可将两类成分分离。与黄酮类成分混存的其他杂质的分子中如有羧基(如树胶、黏液、果胶、有机酸、蛋白质、氨基酸等)或邻二酚羟基(如鞣质等)时,也可被醋酸铅沉淀达到去杂质的目的。黄酮类化合物与铅盐生成的沉淀,滤集后按常法悬浮在乙醇中,通入 H₂S 进行复分解,滤除硫化铅沉淀,滤液中可得到黄酮类化合物。但初生态 PbS 沉淀具有较高的吸附性,因此现在多不主张用 H₂S 脱铅,而用硫酸盐或磷酸盐或用阳离子交换树脂脱铅。具有邻二酚羟基的黄酮可与硼酸络合,生成物易溶于水,借此也可与不具上述结构的黄酮类化合物相互分离。在实际应用中,由于铅盐可能造成环境污染,所以此法不常用。

在实际工作中,常将上述色谱法与各种经典方法相互配合应用,以达到较好的分离效果。

(四) 新的提取分离技术

随着现代科学技术的发展,一些新的提取分离技术,应用于天然产物的研究和生产也取得了很好的效果,如超声提取法(UE)、超临界流体萃取法(SFE)、超滤法(UF)、双水相萃取法(ATPE)、大孔吸附树脂柱色谱(MARC)、酶萃取法(EE)、高速逆流色谱法(HSCCC)等技术在黄酮类成分的提取分离中已得到广泛的关注及研究,使用新技术不仅省时、节能,而且可以提高黄酮类成分的产率和纯度。

三、提取分离实例

在实际工作中,常将各种色谱法与经典分离方法相互配合应用,以达到较好的分离效果。

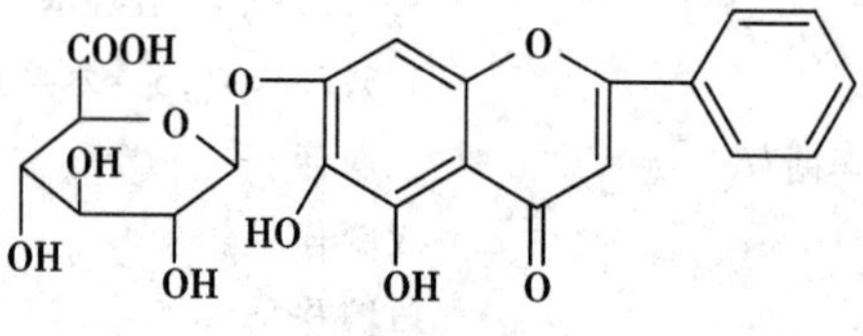

黄芩苷

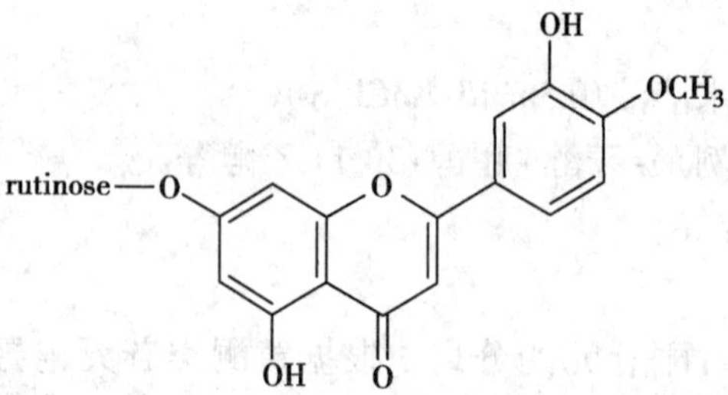

橙皮苷

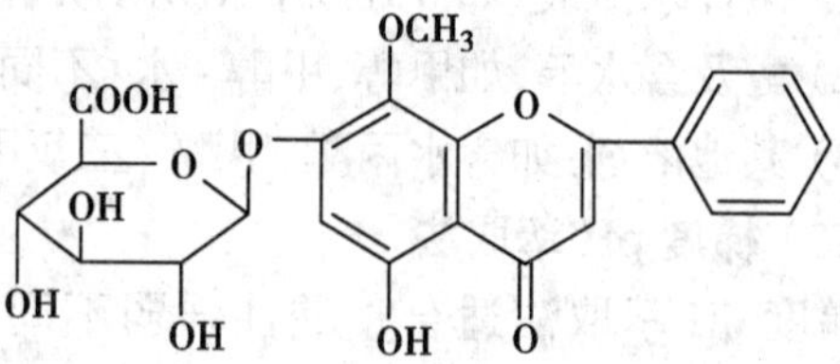

汉黄芩苷

1. 黄芩苷提取分离方法 如图 5-1A 所示:

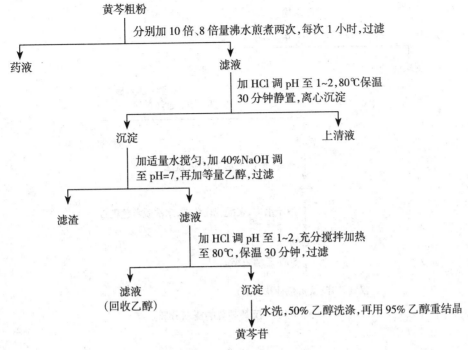

图 5-1A 黄芩苷的提取分离

黄芩苷的鉴定,可在纤维素薄层板上进行,以正丁醇 - 乙酸 - 水(12:3:5,上层)为展开剂,紫外光下观察色斑。

2. 橙皮苷的提取方法 如图 5-1B 所示:

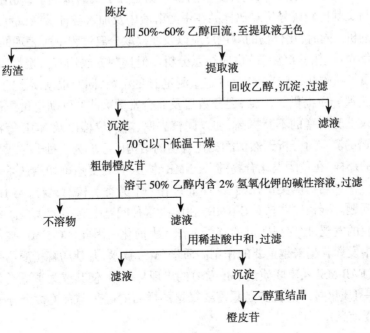

图 5-1B 橙皮苷的提取分离

3. 汉黄芩苷的提取方法　如图 5-1C 所示：

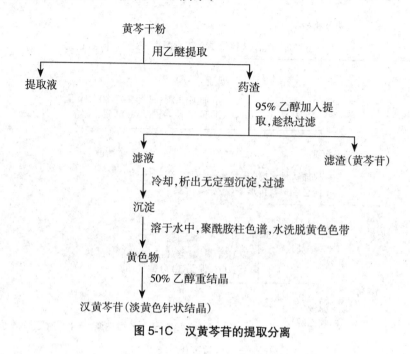

图 5-1C　汉黄芩苷的提取分离

第四节　黄酮类化合物的检识与结构鉴定

黄酮类化合物的检识与结构测定现在多依赖于谱学的综合解析,而化学方法和色谱方法已降至辅助地位。未知黄酮类化合物的鉴定,多在测定分子式的基础上,利用 PC 或 TLC 得到的 R_f 或 hR_f 值与文献比较或分析对比样品在甲醇溶液中及加入各种诊断试剂后得到的紫外及可见光谱进行剖析。同时,化合物的颜色反应以及在提取分离过程中所表现的行为(如溶解度、酸或碱中的溶解情况、铅盐沉淀等)也应注意分析。但这些方法均有一定局限性,并曾导致一些错误结论。质子核磁共振(^{1}H-NMR)可定量测定 H 的个数,同时根据质子的化学位移和芳香氢核之间的自旋偶合所提供的信息(裂分数目及偶合常数大小),可确定黄酮母核上的取代模式。近来由于仪器分辨率的不断提高,加以同核去偶、溶剂位移以及 NOE 等核磁共振技术的使用,^{1}H-NMR 谱的测定对分析天然黄酮类化合物的结构已经成为一种非常重要的手段。但是正如以后谈到的那样,在黄酮类化合物的 ^{1}H-NMR 谱上,有时要想确切指认每个信号并不是一件容易的事情。例如当黄酮类母核的 A- 环上只有一个芳香氢核时,要想与 H-3 信号区别,就是十分困难的问题。碳核磁共振(^{13}C-NMR)在解决这种问题上有很大优势。各种取代基位移及苷化位移效应的发现,也使得图谱的解析工作大大简化。因此,^{13}C-NMR 技术在黄酮类化合物的结构鉴定中发挥着越来越重要的作用。质谱(MS)技术,尤其场解析质谱(FD-MS)与快速原子轰击质谱(FAB-MS)及串联质谱(MS-MS)的出现与应用,使其成为黄酮类化合物结构鉴定的重要手段之一(质谱技术的优势是只需要微量的样品就可获得有关整个分子结构及其主要碎片结构的重要信息)。

实际工作中常常根据需要,灵活、综合运用上述方法和手段,并辅以必要的化学方法,以求结构鉴定获得满意的结果。

一、色谱法的应用

(一) 纸色谱 (PC)

适用于分离各种天然黄酮类化合物及其苷类的混合物。混合物的鉴定常采用双向色谱法。以黄酮苷类来说,一般第一向展开采用某种醇性溶剂,如 n-BuOH-HOAc-H_2O(4:1:5,上层,BAW)、t-BuOH-HOAc-H_2O(3:1:1,TBA)或水饱和的 n-BuOH 等,这些主要是根据分配作用原理进行分离。第二向展开溶剂则用水或下列水溶液,如:2%~6%HOAc、3%NaCl 及 HOAc-浓 HCl-H_2O(30:3:10)等,主要是根据吸附作用原理进行分离。

黄酮类化合物苷元一般宜用醇性溶剂或用 C_6H_6-HOAc-H_2O(125:72:3)、$CHCl_3$-HOAc-H_2O(13:6:1)、PhOH-H_2O(4:1)或 HOAc-浓 HCl-H_2O(30:3:3)进行分离。而花色苷及花色苷苷元,则可用含 HCl 或 HOAc 的溶液作为展开剂。

多数黄酮类化合物在纸色谱上用紫外光灯检查时,可以看到有色斑点,以氨蒸气处理后常产生明显的颜色变化。此外还可喷以 2% $AlCl_3$(甲醇)溶液(在紫外光灯下检查)或 1% $FeCl_3$-1% $K_3Fe(CN)_6$(1:1)水溶液等显色剂显色。

黄酮类化合物苷元中,平面性分子如黄酮、黄酮醇、查耳酮等,用含水类溶剂如 3%~5% HOAc 展开时,几乎停留在原点不动(R_f<0.02);而非平面性分子如二氢黄酮、二氢黄酮醇、二氢查耳酮等,因亲水性较强,故 R_f 值较大(0.10~0.30)。黄酮类化合物分子中羟基苷化后,极性即随之增大,故在醇性展开剂中 R_f 值相应降低。同一类型苷元,R_f 值依次为:苷元 > 单糖苷 > 双糖苷。以在 BAW 中展开为例,多数类型苷元(花色苷元例外)R_f 值在 0.70 以上,而苷则小于 0.70。但以水或 2%~8% HOAc、3% NaCl 或 1% HCl 展开时,则上列顺序将会颠倒,苷元几乎停留在原点不动,苷类的 R_f 值可在 0.5 以上,糖链越长,则 R_f 值越大。另外,糖的结合位置对 R_f 值也有重要的影响。不同类型黄酮类化合物在双向 PC 展开时常常出现在特定的区域,据此可推测它们的结构类型以及判定是否成苷以及含糖数量。除 PC 外,TLC 用于黄酮类化合物的鉴定也日趋广泛。一般采用吸附薄层色谱,常用的吸附剂有硅胶与聚酰胺,其次是纤维素。

(二) 硅胶薄层色谱

用于分离与鉴定弱极性黄酮类化合物较好。分离黄酮苷元常用的展开剂是甲苯-甲酸甲酯-甲酸(5:4:1),并可以根据待分离成分极性的大小适当地调整甲苯与甲酸的比例。另外尚有苯-甲醇(95:5)、苯-甲醇-乙酸(35:5:5)、三氯甲烷-甲醇(8.5:1.5,7:0.5)、甲苯-三氯甲烷-丙酮(40:25:35)、丁醇-吡啶-甲酸(40:10:2)等。分离黄酮苷元的衍生物如甲醚或乙酸乙酯等中性成分,可用苯-丙酮(9:1)、苯-乙酸乙酯(7.5:2.5)等为展开剂。

(三) 聚酰胺薄层色谱

适用范围较广,特别适合于分离含游离酚羟基的黄酮及其苷类。由于聚酰胺对黄酮类化合物吸附能力较强,因而展开剂需要较强的极性。在大多数展开剂中含有醇、酸或水。常用的展开剂有乙醇-水(3:2)、水-乙醇-乙酰丙酮(4:2:1)、水-乙醇-甲酸-乙酰丙酮(5:1.5:1:0.5)、水饱和的正丁醇-乙酸(100:1,100:2)、丙酮-水(1:1)、丙酮-95% 乙醇-水(2:1:2)、95% 乙醇-乙酸(100:2)、苯-甲醇-丁酮(60:20:20)等。

二、紫外及可见光谱的应用

紫外及可见分光光度法是鉴定黄酮类化合物结构的一种重要手段,一般程序如下:

(1) 测定试样在甲醇溶液中的 UV 光谱。

(2) 测定试样在甲醇溶液中加入各种诊断试剂后得到的 UV 及可见光谱。常用的诊断试剂有甲醇钠(NaOMe)、乙酸钠/硼酸(NaOAc/H_3BO_3)、三氯化铝(AlCl₃)及三氯化铝/盐酸(AlCl₃/HCl)等。

(3) 如试样为苷类,则可进行水解或甲基化后再水解,并测定苷元或其衍生物的 UV 光谱。

将上述各种光谱图进行对比分析,即可获知有关结构的重要信息。

(一) 黄酮类化合物在甲醇溶液中的 UV 光谱特征

黄酮、黄酮醇等多数黄酮类化合物,因分子中存在如下所示的桂皮酰基(cinnamoyl)及苯甲酰基(benzoyl)组成的交叉共轭体系,故其甲醇溶液在 200~400nm 的区域内存在两个主要的紫外吸收带,称为峰带I(300~400nm)及峰带Ⅱ(220~280nm),根据带Ⅰ、带Ⅱ的峰位及形状(或强度),推测黄酮类化合物结构类型表 5-6。

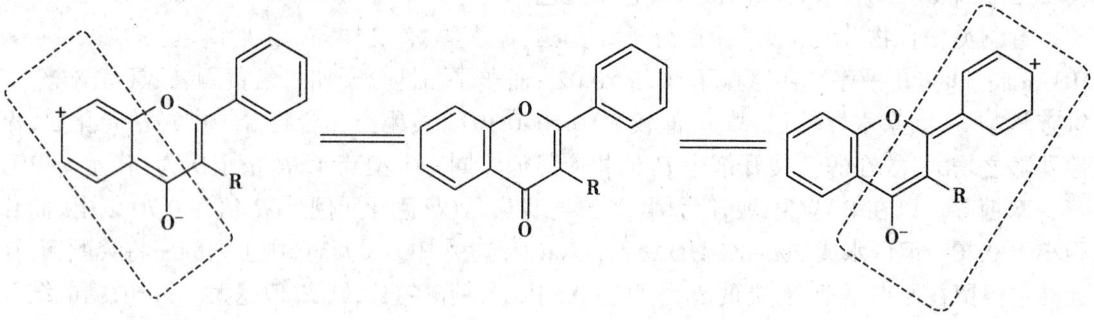

benzoyl
(峰带Ⅱ,220~280nm)

flavone(R=H)
flavone(R=OH)

cinnamoyl
(峰带Ⅰ,300~400nm)

表 5-6 黄酮类化合物在甲醇溶液中紫外光谱特征

黄酮类型	UV(nm)		谱带峰形
	峰带Ⅱ	峰带Ⅰ	
黄酮	240~280	304~350	带Ⅰ、带Ⅱ等强
黄酮醇	240~280	352~385	
黄酮醇(3-OH 被取代)	240~280	328~357	
查耳酮	220~270	340~390	带Ⅰ强峰、带Ⅱ次强峰
橙酮	220~270		
异黄酮	245~270		带Ⅱ主峰、带Ⅰ弱(肩峰)
二氢黄酮、二氢黄酮醇	270~295		

(二)加入诊断试剂在结构测定中的意义

加入试剂可使黄酮类化合物的酚羟基解离或形成络合物,导致紫外吸收光谱的特征改变,根据这些变化可推断酚羟基的数目和位置,所加入的试剂称为诊断试剂。

在测定黄酮类的紫外光谱时,常加入各种诊断试剂(如甲醇钠、乙醇钠、三氯化铝、乙酸钠-硼酸及三氯化铝-盐酸等),通过检测带Ⅰ和带Ⅱ随诊断试剂不同而发生特定的变化(红移和紫移)并与加入诊断试剂前的紫外光谱比较,可初步确定其母核结构及羟基位置等信息。

以下仅以黄酮及黄酮醇为例进行说明,几种主要的诊断试剂引起的位移及其结构特征归属如表5-7所示。

以上所述为一般经验规律,实践中尚须结合化学方法及其他光谱特征进行综合分析作出判断,例如邻二酚羟基还可以通过氯化锶反应加以识别、3-OH 或 5-OH 可借助于锆-枸橼酸反应进行识别。

表 5-7　加入诊断试剂的黄酮及黄酮醇类化合物 UV 图谱及结构特征的归属

诊断试剂	带Ⅱ	带Ⅰ	归属
NaOMe		红移 40~60nm 强度不降	示有 4′-OH
		红移 50~60nm 强度下降	示有 3-OH,但无 4′-OH
	吸收谱随时间延长而衰退		示有对碱敏感的取代图式,如 3,4′-; 3,3′; 4′-; 5,6,7-; 5,7,8-; 3′,4′,5′- 羟基取代图式等
NaOAc(未熔融)	红移 5~20nm		示有 7-OH
		在长波一侧有明显肩峰	示有 4′-OH,但无 3- 及 / 或 7-OH
NaOAc(熔融)		红移 40~65nm,强度下降	示有 4′-OH
	吸收谱图随时间延长而衰退		示有对碱敏感的取代图式(如同上示)
NaOAc/H₃BO₃		红移 12~30nm	示 B 环有邻二酚羟基结构
	红移 5~10nm		示 A 环有邻二酚羟基结构(但不包括 5,6- 位)
AlCl₃ 及 AlCl₃/HCl	AlCl₃/HCl 谱图 = AlCl₃ 谱图		示结构中无邻二酚羟基结构
	AlCl₃/HCl 谱图 ≠ AlCl₃ 谱图 峰带Ⅰ(或Ⅰa) 紫移 30~40nm 紫移 50~65nm		示结构中可能有邻二酚羟基 示 B 环上有邻二酚羟基 示 A、B 环上均可能有邻二酚羟基
	AlCl₃/HCl 谱图 = CH₃OH 谱图		示无 3- 及 / 或 5-OH
	AlCl₃/HCl 谱图 ≠ CH₃OH 谱图 峰带Ⅰ红移 35~55nm 红移 60nm 红移 50~60nm 红移 17~20nm		示可能有 3- 及 / 或 5-OH 示只有 5-OH 示只有 3-OH 示可能同时有 3- 及 5-OH 除 5-OH 外尚有 6- 含氧取代

例:芦丁加入诊断试剂后的 UV 光谱数据如图 5-2 所示。

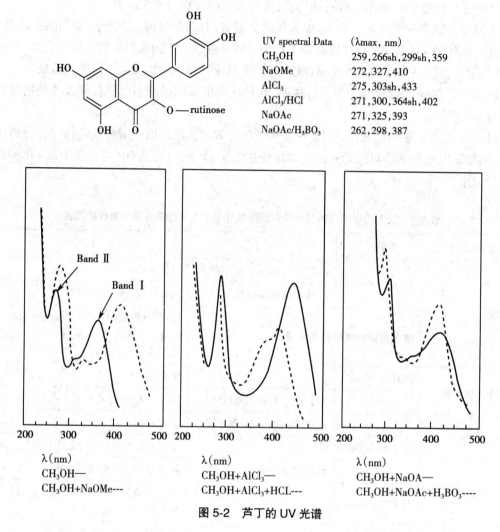

黄酮类化合物结构中的交叉共轭体系

UV spectral Data	(λmax, nm)
CH$_3$OH	259,266sh,299sh,359
NaOMe	272,327,410
AlCl$_3$	275,303sh,433
AlCl$_3$/HCl	271,300,364sh,402
NaOAc	271,325,393
NaOAc/H$_3$BO$_3$	262,298,387

图 5-2　芦丁的 UV 光谱

三、氢核磁共振的应用

氢核磁共振(^{1}H-NMR)现在已经成为黄酮类化合物结构分析的一种重要方法。所用溶剂有氘代氯仿、氘代二甲基亚砜(DMSO-d_6)、氘代吡啶等,具体情况因溶解度而异。

没有作成衍生物的黄酮类化合物常用无水 DMSO-d_6 作溶剂。它不仅溶解范围广,而且各质子信号的分辨率高,这对鉴别黄酮类母核上的酚羟基,是一个十分理想的溶剂。例如在 3,5,7- 三羟基黄酮 ^{1}H-NMR 谱上,羟基质子信号将分别出现在 δ 12.40(5-OH), 10.93(7-OH)及 9.70(3-OH)处。这些信号在样品中加入重水(D$_2$O)后而消失。

此外也可将黄酮类化合物作成三甲基硅醚衍生物,溶于四氯化碳中进行测定。

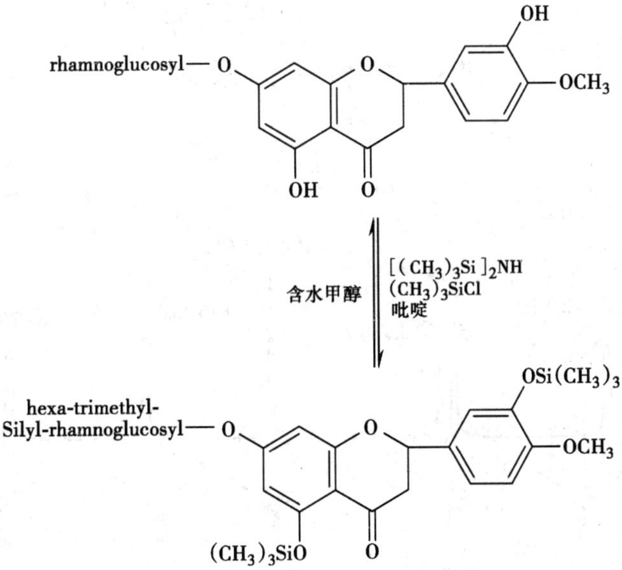

含水甲醇 $\xrightarrow{[(CH_3)_3Si]_2NH \atop (CH_3)_3SiCl \atop 吡啶}$

三甲基硅烷化的橙皮苷

归纳黄酮类化合物的质子核磁共振谱,有以下一些重要规律:

(一) A 环质子

1. 5,7- 二羟基黄酮类化合物

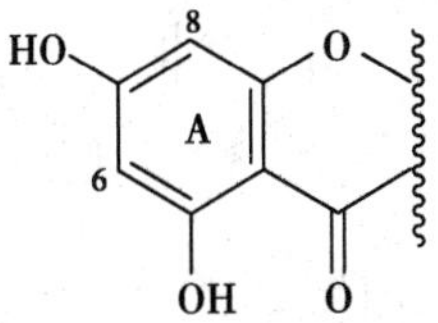

其中,H-6 及 H-8 将分别作为二重峰($J=2.5Hz$)、出现在 δ 5.70~6.90 区域内,且 H_6 信号总是比 H_8 信号位于较高的磁场区(二氢黄酮类可能例外)。当 7-OH 成苷时,则 H-6 及 H-8 信号均向低磁场方向位移(表 5-8 及图 5-3)。

表 5-8 5,7- 二羟基黄酮类化合物中 H_6 及 H_8 的化学位移

化合物	H-6	H-8
黄酮、黄酮醇、异黄酮	6.00~6.20,d	6.30~6.50,d
上述化合物 7-O- 糖苷	6.20~6.40,d	6.50~6.90,d
二氢黄酮、二氢黄酮醇	5.75~5.95,d	5.90~6.10,d
上述化合物 7-O- 糖苷	5.90~6.10,d	6.10~6.40,d

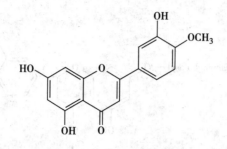

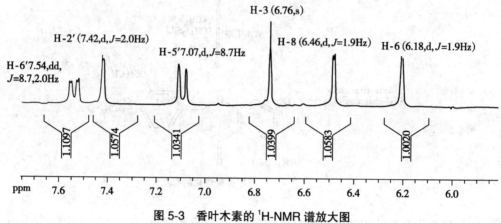

图 5-3 香叶木素的 ^{1}H-NMR 谱放大图

2. 7- 羟基黄酮类化合物

A 环上有 H-5、H-6、H-8 三个芳香质子。H-5 因有 C_4 位羰基强烈的负屏蔽效应的影响,以及 H_6 的邻偶作用,将作为一个二重峰($J=ca.9.0Hz$)出现在 $\delta 8.0$ 左右,位于比其他芳香质子较低的磁场。H-6 因有 H-5 的邻偶($J=ca.9.0Hz$)及 H-8 间偶($J=2.5Hz$)作用,将表现为一个双二重峰。H-8 因有 H-6 的间位偶合作用故表现为一个裂距较小的二重峰($J=2.5Hz$)。

与 5,7- 二羟基黄酮类化合物比较,在 7- 羟基黄酮类化合物中 H-6 及 H-8 均将出现在较低的磁场内,并且相互位置可能颠倒(表 5-9)。

表5-9 在 7-OH 黄酮类化合物中 H-5、H-6 及 H-8 的化学位移

化合物	H-5	H-6	H-8
黄酮、黄酮醇、异黄酮	7.90~8.20,d	6.70~7.10,dd	6.70~7.00,d
二氢黄酮、二氢黄酮醇	7.70~7.90,d	6.40~6.50,dd	6.30~6.40,d

注:d 为二重峰;dd 为双二重峰。

(二)B 环质子

1. 4'- 氧取代黄酮类化合物 该取代模式的 B 环质子可以分为 H-2′,6′ 及 H-3′,5′ 两组,构

成 AA′BB′ 系统,其谱形可粗略地看成一个 AB 偶合系统(J=ca.8.5Hz),出现在 δ 6.50~7.90 处,大体上位于比 A 环质子稍低的磁场区。

H-3′,5′ 的化学位移总是比 H-2′,6′ 的化学位移值小,原因是有 4′-OR 取代基的屏蔽作用,以及 C 环对 H-2′,6′ 的负屏蔽效应。至于 H-2′,6′ 二重峰的具体峰位则取决于 C 环的氧化水平,参见表 5-10。

表 5-10 在 4′- 氧取代黄酮类化合物中 H-2′,6′ 及 H-3′,5′ 的化学位移

化合物	H-2′,6′	H-3′,5′
二氢黄酮类	7.10~7.30,d	
二氢黄酮醇类	7.20~7.40,d	
异黄酮类	7.20~7.50,d	
查耳酮类(H-2,6 及 H-3,5)	7.40~7.60,d	6.50~7.10,d
橙酮类	7.60~7.80,d	
黄酮类	7.70~7.90,d	
黄酮醇类	7.90~8.10,d	

2. 3′,4′- 二氧取代黄酮及黄酮醇

H-5′ 作为一个二重峰(d,J=8.5Hz)出现在 δ 6.70~7.10 处。H-2′(d,J=2.5Hz)及 H-6′(dd,J=8.5 及 2.5Hz)的信号出现在 δ 7.20~7.90 范围内,两信号有时相互重叠不好分辨(表 5-11)。

表 5-11 H-2′ 及 H-6′ 的化学位移(在 3′,4′- 二氧取代黄酮类化合物中)

化合物	H-2′	H-6′
黄酮(3′,4′-OH 及 3′-OH,4′-OCH$_3$)	7.20~7.30,d	7.30~7.50,dd
黄酮醇(3′,4′-OH 及 3′-OH,4′-OCH$_3$)	7.50~7.70,d	7.60~7.90,dd
黄酮醇(3′-OCH$_3$,4′-OH)	7.60~7.80,d	7.40~7.60,dd
黄酮醇(3′,4′-OH,3-O- 糖)	7.20~7.50,d	7.30~7.70,dd

显然,依据 H-2′ 及 H-6′ 的化学位移,可以区别黄酮及黄酮醇的 3′,4′- 位上是 3′-OH,4′-OCH$_3$ 还是 3′-OCH$_3$,4′-OH。

3. 3′,4′- 二氧取代异黄酮、二氢黄酮及二氢黄酮醇

H-2′、H-5′ 及 H-6′ 将作为一个复杂的多重峰(常常组成两组峰)出现在 δ 6.70~7.10 区域内。此时 C 环对其影响很小,各质子的化学

位移将主要取决于它们相对于含氧取代基的位置。三者的峰形与偶合常数与上述相同,但有时由于峰相互重叠难以分辨,特殊情况下,有的二氢黄酮醇类化合物的 H-2′、H-5′ 及 H-6′ 均呈单峰,易与 B 环的 3′,5′- 二取代模式混淆,这种异常情况是由于两组氢信号的化学位移差值与其偶合常数十分靠近导致的,此时由氢谱难以确定 B 环的取代模式,可通过碳谱来确定。

　　4. 3′,4′,5′- 三氧取代黄酮类化合物　　当 B 环有 3′,4′,5′- 三羟基时,则 H-2′ 及 H-6′ 将作为相当于两个质子的一个单峰,出现在 δ 6.50~7.50 范围内。但如 3′- 或 5′-OH 甲基化或苷化时,则 H-2′ 及 H-6′ 将分别以不同的化学位移作为一个二重峰(J=ca.2.0Hz)出现。

(三) C 环质子

其所示特征是区别各类型黄酮类化合物的主要根据。

　　1. 黄酮类

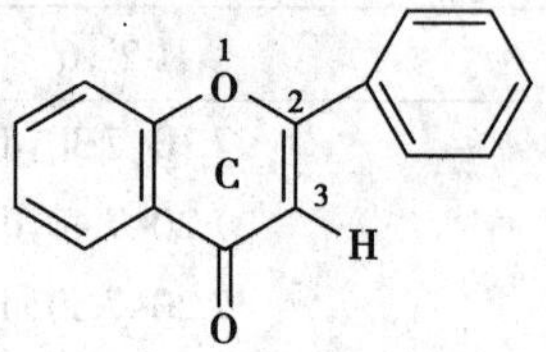

其上,H-3 常常作为一个尖锐的单峰信号出现在 δ 6.30 处。因此,在 5,6,7- 或 5,7,8- 三含氧取代黄酮中,它将与 A 环的孤立芳氢(H-8 或 H-6)的单峰信号相混,应当注意区别。在 8-甲氧基黄酮中,H-6 因与 8-OCH$_3$ 有远程偶合,致使信号变宽,峰强变弱,据此可与 H-3 相区别。另外,当对 5-OH 进行选择性氘代甲基硅烷化时,将会使 H-6、H-8 及 H-3 信号产生程度不等的位移:H-3 至少向低场位移 0.15 化学位移单位,H-8 则向高场位移 0.15 化学位移单位,但 H-6 基本上保持不变。至于三个信号之间的更大区别还可以通过其他核磁共振技术来得以实现。

　　2. 异黄酮类

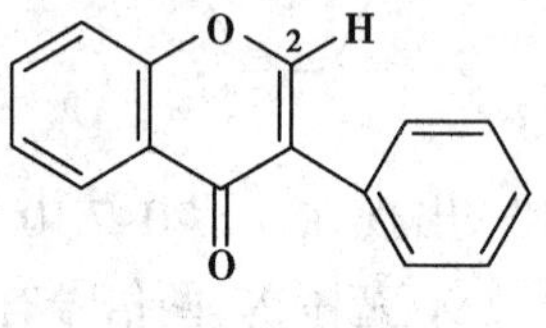

异黄酮上的 H-2,因正好位于羰基的 β 位,且通过碳与氧相接,故将作为一个单峰出现在比一般芳香质子较低的磁场区(δ 7.60~7.80),当用 DMSO-d_6 作溶剂时,还将进一步移到 δ 8.50~8.70 处。

　　3. 二氢黄酮及二氢黄酮醇

　　(1) 二氢黄酮:

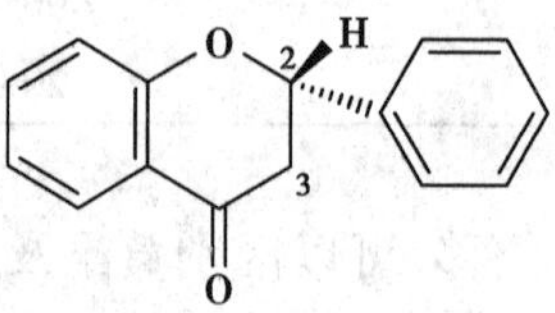

H-2 与两个磁不等同的 H-3 偶合(J_{trans}=ca.11.0Hz;J_{cis}=ca.5.0Hz),故作为一个双二重峰出现,中心位于 δ 5.20 处。两个 H-3,因有相互偕偶(J=17.0Hz)及 H-2 的邻偶,将分别作为一个双二

重峰出现,中心位于 δ 2.80 处,但往往相互重叠。

（2）二氢黄酮醇:在天然存在的二氢黄酮醇中,H-2 及 H-3 多为反式二直立键,故分别作为一个二重峰出现(J=ca.11.0Hz)。H-2 位于 δ 4.90 前后,H-3 则位于 δ 4.30 左右,两者很容易区分,据此还可确定 C₂ 及 C₃ 的相对构型,即两质子互为反式,可用下式表示。

（2R,3R）二氢黄酮醇　　　　　　　　（2S,3S）二氢黄酮醇

其绝对构型可用圆二色散谱,即 CD 谱加以确定。

当 3-OH 成苷时,则使 H-2 及 H-3 信号均向低磁场方向位移,如表 5-12。据此可以帮助判断二氢黄酮醇苷中糖的结合位置。

表 5-12　在二氢黄酮及二氢黄酮醇上 H-2 及 H-3 的化学位移

化合物	H-2	H-3
二氢黄酮	5.00~5.50,dd	靠近 2.80,dd
二氢黄酮醇	4.80~5.00,d	4.10~4.30,d
二氢黄酮醇 3-O- 糖苷	5.00~5.60,d	4.30~4.60,d

4. 查耳酮及橙酮类

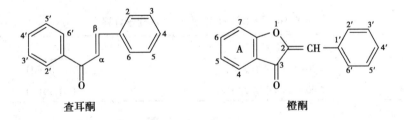

查耳酮　　　　　　　　　　橙酮

在查耳酮中,H-α 以及 H-β 分别作为二重峰(J=ca.17.0Hz)出现在 δ 6.70~7.40（H-α）及 7.30~7.70（H-β）处。

在橙酮中,苄基质子则作为一个单峰出现在 δ 6.50~6.70 处。如以 DMSO-d₆ 作溶剂,则该信号将移至 δ 6.37~6.94。其确切峰位取决于 A- 及 B- 环上的羟基取代图式。

（四）糖上的质子

1. 单糖苷类　糖与苷元相连时,糖上 C-1″-H(以下用 H-1″表示)与其他 H 比较,一般位于较低磁场区。其具体峰位可提供有关成苷位置、糖的种类等重要信息,详见表 5-13。

显然,对于黄酮类化合物葡萄糖苷来说,3-OH 上连接的糖可以很容易地与 C-4′、C-5 及 C-7 羟基上连接的糖相区别。而且黄酮醇 3-O- 葡萄糖苷与 3-O- 鼠李糖苷也可以清晰地区分。但在二氢黄酮醇 3-O- 糖苷的 ¹H-NMR 谱上,无法区别 3-O- 葡萄糖苷及 3-O- 鼠李糖苷的 H-1″ 信号。

表 5-13 黄酮苷类化合物上糖的质子信号

化合物	糖上 H-1″
黄酮醇 3-O- 葡萄糖苷	5.70~6.00
黄酮类 7-O- 葡萄糖苷	
黄酮类 4′-O- 葡萄糖苷	
黄酮类 5-O- 葡萄糖苷	4.80~5.20
黄酮类 6- 及 8-C- 糖苷	
黄酮醇 3-O- 鼠李糖苷	5.00~5.10
二氢黄酮醇 3-O- 葡萄糖苷	4.10~4.30
二氢黄酮醇 3-O- 鼠李糖苷	4.00~4.20

对鼠李糖苷来说,鼠李糖上的 C-CH$_3$ 是很易识别的,它将作为一个二重峰(J=6.5Hz)或多重峰出现在 δ 0.80~1.20 处。

2. 双糖苷类 黄酮类化合物双糖苷中,末端糖上的 C-1‴-H 因离黄酮母核较远,受到其负屏蔽影响相对较小,共振峰将移至比 H-1″ 较高磁场区,但移动程度则因末端糖的连接位置不同而异。

例如由葡萄糖、鼠李糖构成的黄酮类 3- 或 7-O- 双糖苷中,常见有下列两种类型:

(1) 苷元 - 芦丁糖基[即苷元 -O-β-D- 葡萄糖(6 → 1)-α-L- 鼠李糖]。

(2) 苷元 - 新橙皮糖基[即苷元 -O-β-D - 葡萄糖(2 → 1)-α-L- 鼠李糖]。

两种连接方式除通过二维核磁共振技术等方法进行确认以外,还可以通过比较鼠李糖上的 H-1‴ 及 H-6‴(CH$_3$)而予以鉴定,见表 5-14。

表 5-14 鼠李糖 H-1‴ 及 H-6‴ 的化学位移

化合物	H-1‴	H-6‴
芸香糖基	4.20~4.40(d, J=2.0Hz)	0.70~1.00(d)
新橙皮糖基	4.90~5.00(d, J=2.0Hz)	1.10~1.30(d)

(五) 6- 及 8-C-CH$_3$ 质子

其中,6-C-CH$_3$ 质子信号恒定地出现在比 8-C-CH$_3$ 质子小约 0.20 化学位移单位。以异黄酮来说,化学位移分别为 δ 2.04~2.27 及 2.14~2.45。

(六) 乙酰氧基的质子

有时将黄酮类化合物制备成乙酰化物后进行结构测定。

通常,脂肪族乙酰氧基上的质子信号出现在 δ 1.65~2.10 处;而芳香族乙酰氧基上的质子信号则出现在 δ 2.30~2.50 处,两者很容易区分。根据脂肪族乙酰氧基上的质子数目往往可以帮助判断黄酮苷中结合糖的数目;而根据芳香族乙酰氧基上的质子数目,又可以帮助确定苷元上的酚羟基的数目。

根据芳香族乙酰氧基上质子的具体峰位(见表 5-15),还可以帮助判断黄酮母核上酚羟基的位置。

表 5-15　黄酮类化合物乙酰氧基上质子的化学位移

乙酰氧基位置	δ
4'-O-COCH$_3$	2.30~2.35
7-O-COCH$_3$	2.30~2.35
5-O-COCH$_3$	2.45

（七）甲氧基上的质子

除若干例外,甲氧基质子信号一般在 δ 3.50~4.10 处出现。

NOE 核磁共振技术及二维核磁共振技术可确定其存在的位置,见表 5-16。

表 5-16　在没有邻位取代基时,甲氧基质子信号的苯诱导位移值

甲氧基位置	$\Delta = (\delta\, CDCl_3 - \delta\, C_6H_6)$	甲氧基位置	$\Delta = (\delta\, CDCl_3 - \delta\, C_6H_6)$
C-3	–0.07~ +0.34	C-2'	+0.46~ +0.53
C-5	–0.43~ +0.58	C-4'	+0.54~ +0.71
C-7	+0.54~ +0.76		

四、碳核磁共振的应用

黄酮类化合物 ^{13}C-NMR 信号的归属一般可以通过:①与简单的模型化合物如苯乙酮(acetophenone)、桂皮酸(cinnamic acid)以及它们的衍生物的光谱进行比较;②用经验性的简单芳香化合物的取代基位移加和规律进行计算等方法加以解析。

但在比较复杂的系统中,信号化学位移的实测值与计算值有时差异较大。这时,对信号的指认尚须借助于各种一维及二维 NMR 技术。

（一）黄酮类化合物骨架类型的判断

在 ^{13}C-NMR 谱上,可从下表(表 5-17)所示的中央三个碳核信号的位置以及它们在偏共振去偶谱中的裂分情况,推断黄酮类化合物的骨架类型。

表 5-17　^{13}C-NMR 谱中黄酮类化合物结构中的中央三碳核的信号特征

C=O	C-2(或 C-β)	C-3(或 C-α)	归属
168.6~169.8(s)	137.8~140.7(d)	122.1~122.3(s)	异橙酮类
174.5~184.0(s)	160.5~163.2(s)	104.7~111.8(d)	黄酮类
	149.8~155.4(d)	122.3~125.9(s)	异黄酮类
	147.9(s)	136.0(s)	黄酮醇类
182.5~182.7(s)	146.1~147.7(d)	111.6~111.9(d)(=CH—)	橙酮类
188.0~197.0(s)	136.9~145.4(d)	116.6~128.1(d)	查耳酮类
	75.0~80.3(d)	42.8~44.6(t)	二氢黄酮类
	82.7(d)	71.2(d)	二氢黄酮醇类

另外,双黄酮类化合物中,如果分子的两部分氧化水平不一致时,则会在不同磁场处出现两个 C=O 基吸收,如 volkensiflavone 因由黄酮及二氢黄酮两部分组成,故分别在 181.6 及 196.0 两处出现两个 C=O 基信号。

volkensiflavone

（二）黄酮类化合物取代图式的确定方法

黄酮类化合物中芳香碳原子的信号特征可以用来确定取代基的取代图式,但不能据以确定骨架的类型。以黄酮为例,其 ^{13}C-NMR 信号如下所示。

黄酮（flavone）

1. 取代基位移的影响　黄酮类母核 B 环上引入取代基（X）时,引起的位移大致符合简单苯衍生物的取代基位移效应（表 5-18）。

表 5-18　黄酮类化合物的 B 环上引入取代基 X 时的取代基位移效应

X	Zi	Zo	Zm	Zp
OH	26.6	−12.8	1.6	−7.1
OCH$_3$	31.4	−14.4	1.0	−7.8

显然,-OH 及 -OCH$_3$ 的引入将使 ipso- 碳原子（α- 碳）信号大幅度地向低场位移,邻位碳原子（β- 碳）及对位碳则向高场位移。间位碳虽也向低场位移,但幅度很小。通常,A 环上引入取代基时,位移效应只影响到 A 环。与此相应,B 环上引入取代基时,位移效应只影响到 B 环。若是一个环上同时引入几个取代基时,其位移效应将具有某种程度的加和性。须强调指出,黄酮母核上引入 5-OH 时,不仅影响 A 环碳原子的化学位移,还因 C$_5$-OH 与 C$_4$=O 形成分子内氢键缔合,故可使 C$_4$、C$_2$ 信号向低场移动（分别为 +4.5 及 +0.9）,而 C-3 信号向高场移动（−2.0）。显然,C$_5$-OH 如果被甲基化或苷化（氢键缔合遭到破坏）,则上述信号将分别向高场位移。

2. 5,7- 二羟基黄酮类中 C-6 及 C-8 信号的特征　对大多数 5,7- 二羟基黄酮类化合物来说,C-6(d) 及 C-8(d) 信号在 δ 90.0~100.0 的范围内出现,且 C-6 信号总是比 C-8 信号出现在较低的磁场。在二氢黄酮中两者差别较小,约差 0.9 个化学位移单位,但在黄酮及黄酮醇中差别较大,约为 4.8。上述参数可以通过去偶技术和二维核磁共振技术得以确认。

C-6 或 C-8 有无烷基或者芳香基取代可以很容易地通过观察 ^{13}C-NMR 上 C-6、C-8 信号是否发生位移而加以认定。例如比较生松素(pinocembrin)及其6-C-甲基及8-C-甲基衍生物的C-6、C-8 信号(表 5-19),可以看到:被甲基取代的碳原子将向低场位移 6.0~9.6,但未被取代的碳原子信号则无大的改变。

表 5-19 若干 5,7- 二羟基黄酮类化合物 C-6 及 C-8 的化学位移

化合物	C-6	C-8
5,7- 二羟基黄酮(生松素)	96.1	95.1
6-C- 甲基生松素	102.1	94.7
8-C- 甲基生松素	95.7	101.9

而且,上述规律对确定 C-C 连接的双黄酮类化合物中两个单黄酮分子间的结合位置是十分有用的。例如单纯检查 δ 90.0~100.0 区域内信号的数目及其位移值就可以帮助判断两个 A 环是否参与了结合。

此外,在黄酮类化合物的结构测定研究中还常常使用质谱和二维核磁共振技术,详细内容可参见有关专著。

五、质谱在黄酮类结构测定中的应用

多数黄酮类化合物苷元在电子轰击质谱(EI-MS)中因分子离子峰较强,往往成为基峰,故一般无须成为衍生物即可进行测定,但是当测定极性强、难气化以及对热不稳定的黄酮苷类化合物时,如不预先作成甲基化或三甲基硅烷化衍生物,则在 EI-MS 谱中将看不到分子离子峰。

1977 年 SChels H. 等曾首次报道:将黄酮的单糖苷、双糖苷及三糖苷等作为三甲基硅烷化衍生物后测定 EI-MS,可以获得比甲基化衍生物更为清晰的分子离子峰,相对丰度至少可达 1%。此外,还将获得有关苷元及糖部分的结构、糖的连接位置、连接顺序以及分子内苷键等重要信息。

近来,FD-MS、FAB-MS 的出现大大扩展了质谱的应用范围,黄酮类 -O- 糖苷类化合物即使不作成衍生物也可以用 FD-MS、FAB-MS 和 ESI-MS 等软电离质谱技术获得非常强的分子离子峰[M]$^{+}$及具有偶数电子的准分子离子峰(quasi-molecular ion peak) [M+H]$^{+}$。另外,还可以因改变发射丝电流强度以获得有关苷元及糖基部分的重要信息,为黄酮苷类化合物的结构鉴定提供了一种重要的手段。

(一) 黄酮类化合物苷元的电子轰击质谱(EI-MS)

黄酮类化合物苷元的 EI-MS 中,除分子离子峰[M]$^{+}$外,也常常生成[M-1]$^{+}$即(M-H)基峰,如为甲基化衍生物,则可以得到[M-15]$^{+}$即(M-CH$_3$)离子。

对黄酮类化合物来说,由下列两种基本裂解途径得到的碎片离子,如 A$_1^{+}$、B$_1^{+}$、B$_2^{+}$等,因为保留着 A 及 B 环的基本骨架,且碎片 A$_1^{+}$与相对应的 B$_1^{+}$碎片的质荷比之和等于分子离子[M]的质荷比,故在鉴定工作上很有意义。

途径 I（RDA 裂解）

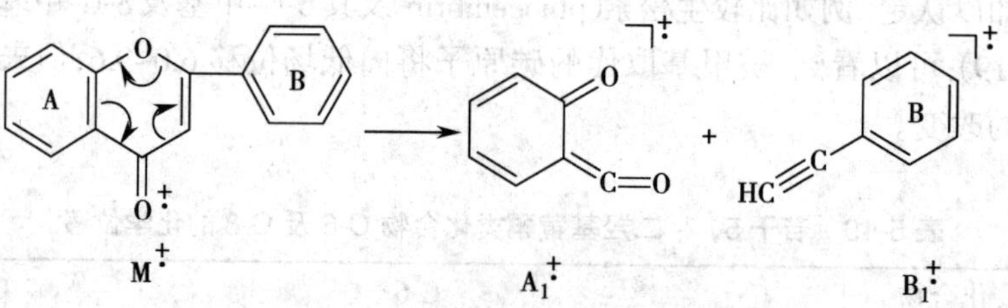

途径 II

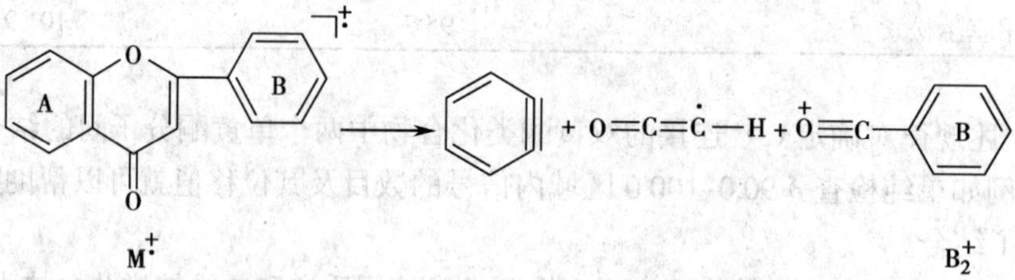

通常，上述两种基本裂解途径是相互竞争、相互制约的，并且 B_2^+ 及 $[B_2\text{-CO}]^+$ 离子丰度大致与 A_1^+ 及 B_1^+ 离子以及它们进一步裂解得到的子离子（如 $[A_1\text{-CO}]$ 等）的丰度互成反比。

此外，还有由分子离子 $[M]^{+\cdot}$ 生成 $[M\text{-1}]^+$（M-H）及 $[M\text{-28}]^{+\cdot}$（M-CO）以及由碎片离子 A_1 生成 $[A_1\text{-28}]^{+\cdot}$（A_1-CO）及 B_2 生成 $[B_2\text{-28}]^{+\cdot}$（B_2-CO）等碎片离子。

六、黄酮类化合物的立体化学问题

有立体化学问题的黄酮类化合物除取代基侧链外，就是二氢黄酮、二氢黄酮醇及其衍生物的 C-2 和 C-3 的立体化学问题。二氢黄酮、二氢黄酮醇及其衍生物的 C-2 和 C-3 绝对构型的测定可使用如下几种方法：

（一）圆二色光谱及 CD 激子手性法

上述两种方法是目前有机化合物绝对结构测定时经常使用的方法，例如 (2R,3R)-(+)- 花旗松素的 CD 谱在 295nm 处为负 Cotton 效应，328nm 处为正 Cotton 效应，可推定 C-2 和 C-3 的绝对构型为 R、R；而 (2S,3S)-(+)- 花旗松素的 CD 谱在 295nm 处显示正的 Cotton 效应，在 328nm 处呈现负的 Cotton 效应，故可以此与 (2R,3R)-(+)- 花旗松素相区别，Desmond Slade 等对圆二色光谱法在黄酮类化合物绝对构型研究中的应用进行了详细的总结，可供参考。

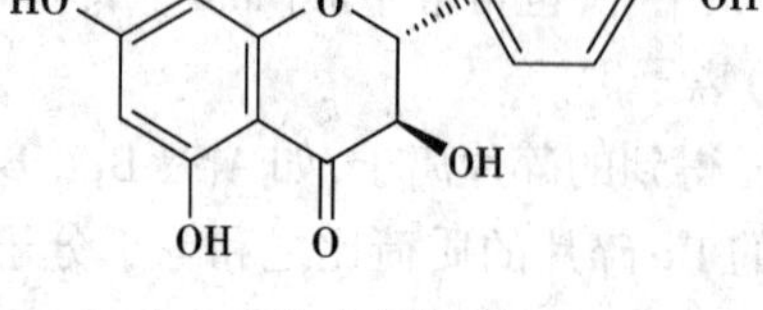

(2R,3R)-(+)-花旗松素　　　　(2S,3S)-(−)-花旗松素

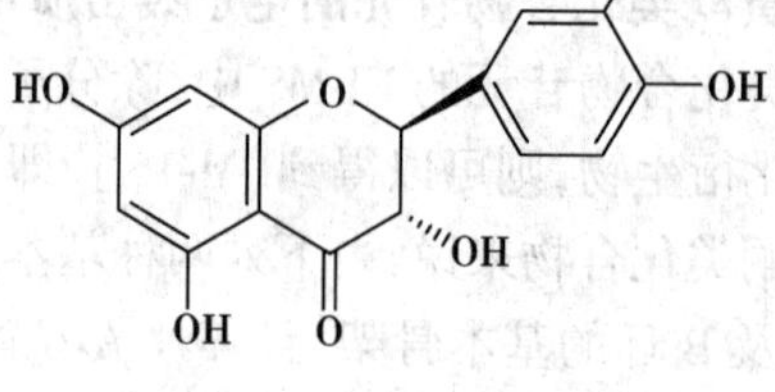

（二）核磁共振法

对映异构体在使用手性氘代溶剂测试时,同一位置的质子或碳核因构型不同,可引起化学位移的差异,利用这种差异可确定其绝对结构。因该法使用的手性氘代试剂价格昂贵,加之在该领域中积累的经验不多,目前还难于推广使用。

（三）化学法

用不改变 C-2 构型的化学降解法使二氢黄酮降解成分子量较小的化合物后与构型已知的化合物的比旋光度进行比较,从而确定其绝对构型。如通过获得(−)-苹果酸可推测下述二氢黄酮的 C-2 绝对构型为 S。

sakuranecin　　　　　　　　　　　　　　　　(−) 苹果酸

第五节　结构解析举例

例 1:木犀草素 7-O-β-D- 葡萄糖苷 (Luteolin-7-O-β-D-glucopyranoside) 的结构解析

木犀草素 7-O-β-D- 葡萄糖苷为黄色结晶,盐酸镁粉反应紫红色,Molisch 反应阳性 ,$FeCl_3$ 反应蓝色 ,$ZrOCl_2$ 反应呈黄色,但加入枸橼酸后黄色褪去,显示该化合物为 5- 羟基黄酮苷,其紫外谱图数据如下:

UV	λ nm			
CH_3OH	252	267(sh)	346	
NaOMe	261	399		
$AlCl_3$	272	426		
$AlCl_3$/HCl	260	274	357	385
NaOAc	254	400		
$NaOAc/H_3BO_3$	256	378		

结合紫外谱可知:

ΔI=λmax（NaOMe-CH₃OH)=399–346=53nm,示有 4′-OH;

ΔII=λmax（NaOAc-CH₃OH)=254–252=2nm,无游离 7-OH;

ΔI=λmax（AlCl₃- CH₃OH)=426–346=80nm,示 B 环有邻二 -OH;

ΔI=λmax（AlCl₃/HCl-AlCl₃）= 385–426= −41nm,示 B 环有邻二 -OH;

AlCl₃/HCl 与 CH₃OH 相比,ΔI=385–346=39nm,示有 5-OH,无 3-OH。

¹H-NMR（DMSO-d_6,TMS）数据如下:δ 7.41（1H,dd,J=8,3Hz),6.92（1H,d,J=8Hz),6.70（1H,d,J=3Hz）构成 ABX 偶合系统;6.38（1H,s）为 3 位质子信号;6.62（1H,d,J=2Hz),6.43（1H,d,J=2Hz）为 5,7- 二氧取代的特征信号;5.05（1H,d,J=7Hz）为糖的端基质子信号,由其偶合常数,可判断糖的连接构型为 β 型,FAB-MS 显示分子中含一分子葡萄糖,苷元的分子式为 $C_{15}H_{10}O_6$,

结合紫外谱分析结果,说明 7-OH 与葡萄糖成苷。因此最终结构及氢信号归属如下:

例 2:芫花素 5-O-β-D- 茜黄樱草糖苷的结构解析

芫花素 5-O-β-D- 茜黄樱草糖苷为无色针状结晶(甲醇),盐酸 - 镁粉反应阳性,2%AlCl₃乙醇溶液显黄色,365nm 下显示蓝色荧光,推测为黄酮类化合物。ESI-MS:m/z 601.2[M+Na]⁺。

¹H-NMR(300MHz, DMSO-d_6)谱中(数据见表 5-20):δ 3.89(3H,s)为甲氧基质子信号,δ 6.91(2H,d,J=8.6Hz,H-3′、5′),7.92(2H,d,J=8.6Hz,H-2′、6′)构成 AA′ BB′偶合系统,提示黄酮 B 环上 4′位有取代;δ 6.86(1H,d,J=2.1Hz,H-6),7.03(1H,d,J=2.1Hz,H-8)为 2 个互为间位偶合的质子信号,提示化合物 5-OH 成苷,如果 7-OH 成苷,则相应的化学位移应为 H-6(δ 6.20~6.40)、H-8(δ 6.50~6.90),δ 6.73(1H,s)为 3 位质子信号,δ 4.77(1H,d,J=7.2Hz),4.18(1H,d,J=7.3Hz)为两个糖的端基质子信号,偶合常数均在 6~8Hz 之间,所以推断两个糖的连接构型均为 β 构型。

表 5-20　芫花素 5-O-β-D- 茜黄樱草糖苷的 ¹H-NMR 和 ¹³C-NMR 数据

No.	δC	δH	No.	δC	δH
2	161.4		6	128.3	7.92(2H,d,J=8.6Hz)
3	105.9	6.73(1H,s)	1″	104.2	4.77(1H,d,J=7.2 Hz)
4	177.0		2″	73.5	3.27(1H,m)
5	158.2		3″	76.1	3.07(1H,m)
6	103.8	6.86(1H,d,J=2.1Hz)	4″	69.9	3.16(1H,m)
7	163.7		5″	75.8	3.27(1H,m)
8	96.7	7.03(1H,d,J=2.1Hz)	6″	68.8	3.59(1H,m),3.91(1H,m)
9	158.4		1‴	104.2	4.18(1H,d,J=7.3Hz)
10	109.3		2‴	73.5	2.95(1H,m)
1′	121.2		3‴	76.7	3.07(1H,m)
2′	128.3	7.92(2H,d,J=8.6Hz)	4‴	69.9	3.27(1H,m)
3′	116.0	6.91(2H,d,J=8.6Hz)	5‴	65.8	2.98(1H,m),3.69(1H,m)
4′	161.0		C₇-OCH₃	56.2	3.89(3H,s)
5′	116.0	6.91(2H,d,J=8.6Hz)			

¹³C-NMR 谱中,可以看到黄酮母核碳信号 δ 161.4(C-2)、105.9(C-3)、177.0(C-4)、158.2(C-5)、103.8(C-6)、163.7(C-7)、96.7(C-8)、158.4(C-9)、109.3(C-10),一个甲氧基碳信号 δ 56.2(C-7-OCH₃);两组糖上的碳信号,一组为葡萄糖 δ 104.2(C-1″)、73.5(C-2″)、76.1(C-3″)、69.9(C-4″)、75.8(C-5″)、68.8(C-6″),一组为木糖 δ 104.2(C-1‴)、73.5(C-2‴)、76.7(C-3‴)、69.9(C-4‴)、65.8(C-5‴),其中葡萄糖 6 位的碳信号向低场位移至 δ 68.8,说明木糖连接在葡萄糖的 6 位羟基上。

综合分析以上鉴定结果确定芫花素 5-O-β-D- 茜黄樱草糖苷(genkwainin-5-O-β-Dprimeveroside)的结构式为：

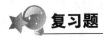

本章小结

黄酮类化合物是一类重要的天然有机化合物，按结构不同可分为：黄酮类，异黄酮类、黄酮醇类、二氢黄酮类、二氢黄酮醇类、黄烷醇类、橙酮类、查耳酮类和花色素类等。

黄酮类化合物具有多种生物活性，如心血管系统作用、抗肝脏毒作用、抗炎、镇痛作用、雌性激素样作用、抗菌及抗病毒作用；泻下作用、解痉作用、抗肿瘤活性、抗氧化自由基活性。

黄酮类化合物多为结晶性固体，少数为无定形粉末；苷类均有旋光性，且多为左旋；化合物颜色与交叉共轭体系及助色团有关；游离的苷元难溶于水，而花色素亲水性较强；因为结构中具有酚羟基而显酸性；由 γ- 吡喃环上 1- 氧原子显微弱的碱性；黄酮的显色反应有：盐酸 - 镁粉反应，四氢硼钠(钾)反应，锆 - 枸橼酸反应，氯化锶反应，铝盐、铅盐、镁盐反应，硼酸显色反应，三氯化铁反应，碱性试剂显色反应等。

黄酮类化合物的常用提取方法包括溶剂萃取法、碱提取酸沉淀法、炭粉吸附法；分离方法包括柱色谱法(硅胶柱色谱、聚酰胺柱色谱、葡聚糖凝胶柱色谱)、梯度 pH 萃取法和铅盐法。

黄酮类化合物的结构鉴定多依赖于：色谱法(纸色谱法、硅胶薄层色谱、聚酰胺薄层色谱)、UV(峰带Ⅰ及峰带Ⅱ的峰位和强度、加入诊断试剂推断黄酮类化合物结构)、^{1}H-NMR(不同结构类型黄酮的 A、B、C 环质子信号特点)、^{13}C-NMR(中央三碳核的信号特征)以及质谱(RDA 裂解)。

复习题

一、单选题

1. 母核上取代基相同的以下各类化合物的亲水性由大到小的顺序为( )
   ① 二氢黄酮类　② 黄酮类　③ 花色苷元
   A. ①②③　　　　　B. ③②①　　　　　C. ①③②　　　　　D. ③①②

2. 不可用来鉴定黄酮类化合物的反应是( )
   A. 盐酸 - 镁粉反应　　　　　　　　B. 四氢硼钠反应
   C. 三氯化铁反应　　　　　　　　　D. Molisch 反应

3. 黄酮类酚羟基酸性强弱顺序正确的是（　　　　）

    A. 7,4'- 二 -OH>7- 或 4'-OH>5-OH> 一般酚 OH

    B. 7,4'- 二 -OH>7- 或 4'-OH> 一般酚 OH>5-OH

    C. 7,4'- 二 -OH>5-OH>7- 或 4'-OH> 一般酚 OH

    D. 5-OH>7,4'- 二 -OH>7- 或 4'-OH> 一般酚 OH

4. 用聚酰胺柱洗脱黄酮，洗脱顺序正确的是（　　　　）

    A. 异黄酮 > 二氢黄酮 > 黄酮 > 黄酮醇

    B. 二氢黄酮 > 黄酮 > 异黄酮 > 黄酮醇

    C. 黄酮醇 > 二氢黄酮 > 黄酮 > 异黄酮

    D. 黄酮 > 异黄酮 > 黄酮醇二氢黄酮

5. 可区别黄酮与二氢黄酮的反应是（　　　　）

    A. 盐酸 - 镁粉反应　　　　　　　　　　B. 锆 - 柠檬酸反应

    C. 四氢硼钠反应　　　　　　　　　　　D. 三氯化铁反应

6. 下列关于聚酰胺吸附说法不正确的是（　　　　）

    A. 形成氢键的基团数目越多，则吸附能力越强

    B. 不易形成分子内氢键者，在聚酰胺上的吸附能力越强

    C. 分子中芳香化程度越高，吸附性越弱

    D. 聚酰胺与酚类或醌类等化合物形成氢键缔合的能力在水中最强

7. 3',4'- 二氧取代黄酮，B 环 H 的 δ 值由低场到高场的顺序为（　　　　）

    A. H-5'→ H-2'→ H-6'　　　　　　　　B. H-2'→ H-5'→ H-6'

    C. H-6'→ H-5'→ H-2'　　　　　　　　D. H-6'→ H-2'→ H-5'

8. UV 光谱有两个吸收带，带Ⅰ在 312nm，带Ⅱ在 276nm，带Ⅱ强度比带Ⅰ强得多，该化合物是（　　　　）

    A. 黄酮　　　　　　B. 黄酮醇　　　　　　C. 查耳酮　　　　　　D. 二氢黄酮

9. 某黄酮类化合物于 CDCl$_3$ 中测定氢核磁共振谱，在 δ 2.8ppm 左右出现两组 4 重峰（每一组 4 重峰相当于一个质子），表示该化合物为（　　　　）

    A. 黄酮　　　　　　B. 黄酮醇　　　　　　C. 二氢黄酮　　　　　D. 异黄酮

10. 常用碱提取酸沉淀法提取纯化的化合物为（　　　　）

    A. 黄酮类　　　　　B. 甾体　　　　　　　C. 生物碱　　　　　　D. 萜类

二、多选题

1. 黄酮类化合物分类的依据是（　　　　）

    A. 中央三碳链的氧化程度　　　　　　　B. 4 位是否具有羰基

    C. B 环连接位置　　　　　　　　　　　D. 三碳链是否成环

2. 判断黄酮类化合物结构中取代基数目及位置常用（　　　　）

    A. UV　　　　　　　B. IR　　　　　　　　C. ^{1}H-NMR　　　　　D. 化学法

3. 下列属于黄酮类化合物紫外谱测定的诊断试剂的有（　　　　）

    A. NaOMe　　　　　B. AlCl$_3$　　　　　　C. NaOAc　　　　　　D. AlCl$_3$/HCl

4. 利用 Sephadex 柱分离黄酮苷和苷元的混合物，主要原理是（　　　　）

    A. 吸附　　　　　　B. 分配　　　　　　　C. 氢键

D. 分子筛　　　　　E. 离子交换

5. 将样品点在纸片上,喷以醋酸镁甲醇液,置紫外灯下观察,呈天蓝色荧光的是(　　　　　)

A. 黄酮　　　　　B. 二氢黄酮　　　　　C. 5-羟基黄酮　　　　D. 5-羟基二氢黄酮

E. 二氢黄酮醇

三、填空题

1. 黄酮类化合物的颜色与分子中是否存在_____及_____有关。

2. 黄酮类化合物在200~400nm区域有两个主要吸收带,带Ⅰ在_____区间,由_____所引起;带Ⅱ在_____之间,起因于_____引起的吸收。

3. 黄酮类化合物的甲醇溶液加入2%ZrOCl$_2$后如呈黄色,说明有_____存在,进一步加入2%枸橼酸甲醇液,并用水稀释后,如黄色消褪说明有_____基团存在,如黄色不褪说明有_____基团存在。

4. 黄酮类化合物用柱色谱分离时,用_____为吸附剂效果最好,该吸附剂与黄酮类化合物主要是通过_____进行吸附的。

四、名词解释

1. 黄酮类化合物

2. 盐酸-镁粉反应

五、判断题

1. 能与盐酸-镁粉产生橙红色反应的化合物一定是黄酮类化合物。　　　　　(　　)

2. 特别适合分离酚类、醌类、黄酮类化合物的吸附剂是聚酰胺。　　　　　(　　)

3. 黄酮类化合物多为有色物质,因其色原酮部分具有颜色。　　　　　(　　)

4. 多数黄酮苷元具有旋光活性,而黄酮苷则无。　　　　　(　　)

5. 黄酮类化合物在7,4'位连有-OH后,酸性最强。　　　　　(　　)

六、简答题

3,5-二羟基黄酮和3,5-二羟基二氢黄酮哪个水溶度大,为什么?

七、分析比较

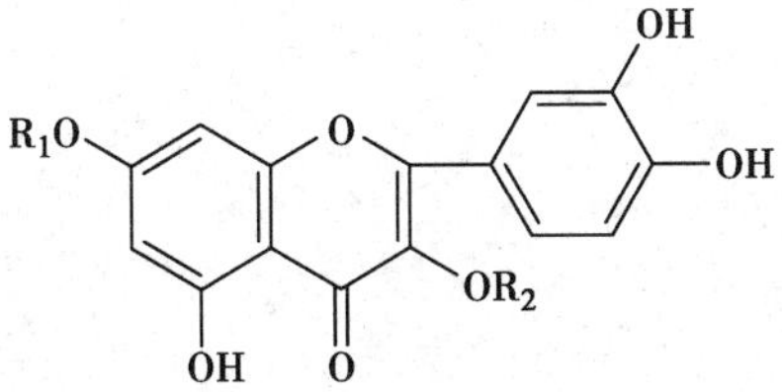

1. A. R$_1$=R$_2$=H

   B. R$_1$=H,R$_2$=Glc

   C. R$_1$=Rha,R$_2$=H

   D. R$_1$=Rha,R$_2$=Glc

(1) 比较其酸性及极性的大小:

酸性(　　)>(　　)>(　　)>(　　)

极性(　　)>(　　)>(　　)>(　　)

(2) 比较这四种化合物在如下三种色谱中 R_f 值大小顺序：

硅胶 TLC［条件：苯：甲醇(95：5)展开］，

R_f 值（　　　）>（　　　）>（　　　）>（　　　）

聚酰胺 TLC［条件：乙醇：水(3：2)展开］，

R_f 值（　　　）>（　　　）>（　　　）>（　　　）

纸层析［条件：BAW(4：1：5，上层)展开］，

R_f 值（　　　）>（　　　）>（　　　）>（　　　）

2. 化学法区分下列化合物

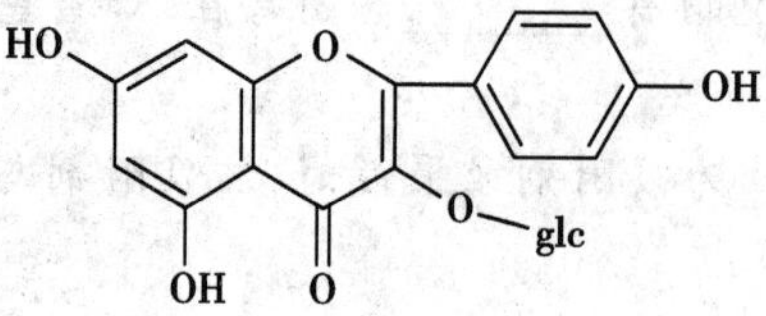

A

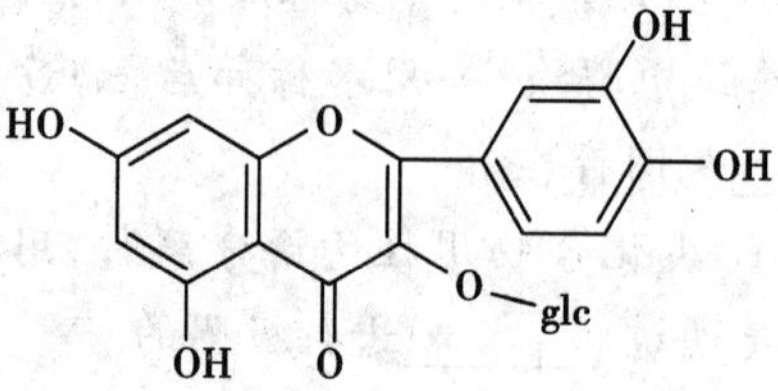

B

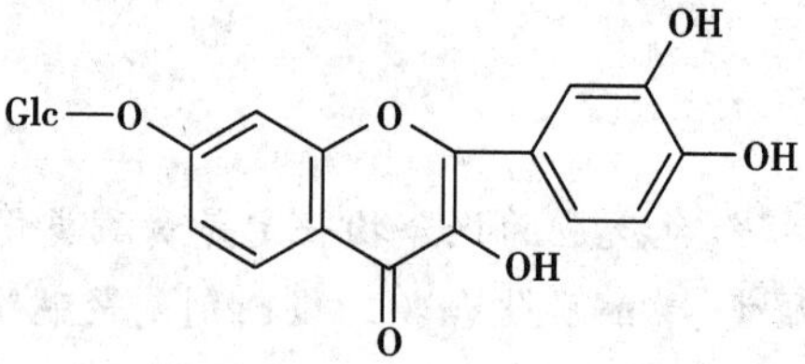

C

第 六 章

萜类和挥发油

学习目标 ▶▶▶

1. 掌握萜的概念、类型、生源关系;挥发油的概念、组成及主要化学性质。
2. 熟悉单萜、倍半萜、二萜的结构类型和代表化合物;环烯醚萜苷的结构类型及主要性质;挥发油的提取分离和鉴定方法。
3. 了解萜类化合物的波谱特征。

本章主要介绍萜类和挥发油的结构类型、理化性质、提取分离和鉴定方法。重点介绍了萜类和挥发油的结构类型、化学组成、生物活性及环烯醚萜苷的结构特点和主要性质。介绍挥发油的提取分离方法。

第一节 概 述

萜类化合物(terpenoids)是一类骨架多样、种类繁多、数量巨大、结构千变万化又具有广泛生物活性的重要的天然药物化学成分。萜类化合物由两个或两个以上异戊二烯单元通过不同方式聚合而成,一般符合$(C_5H_8)_n$通式。现代研究表明,甲戊二羟酸(mevalonic acid,MVA)和脱氧木酮糖磷酸酯(deoxyxylulose phosphate,DXP)是萜类化合物生物合成途径中的关键前体。因此,凡由甲戊二羟酸或脱氧木酮糖磷酸酯衍生且分子式符合$(C_5H_8)_n$通式的衍生物均称为萜类化合物。

一、萜的含义和分类

通常萜类化合物的分类依据分子结构中异戊二烯单位的数目来进行,如单萜、倍半萜、二萜等,见表6-1。再进一步根据各萜类分子结构中碳原子的连接情况,分为链萜、单环萜、双环萜、三环萜、四环萜等。

萜类化合物在自然界分布非常广泛,除主要分布于多种陆生植物外,近年来海洋生物研究过程中亦发现了大量的萜类化合物。据不完全统计,萜类化合物超过了22 000种。萜类成分的研究一直是寻找和发现天然药物生物活性成分的重要来源。

表 6-1 萜类化合物的分类及分布

分类	碳原子数	通式$(C_5H_8)_n$	存在
半萜	5	n=1	植物叶
单萜	10	n=2	挥发油
倍半萜	15	n=3	挥发油
二萜	20	n=4	树脂、苦味质、植物醇
二倍半萜	25	n=5	海绵、植物病菌、昆虫代谢物
三萜	30	n=6	皂苷、树脂、植物乳汁
四萜	40	n=8	植物胡萝卜素
多聚萜	$\sim 7.5\times 10^3$ 至 $\sim 3\times 10^5$	n>8	橡胶、硬橡胶

本章内容主要介绍单萜、倍半萜、二萜、二倍半萜等萜类以及挥发油类化合物。由于三萜或三萜皂苷类化合物多含有一些特殊的生物活性,性质又独特,已另立专章叙述。

二、萜类的生源学说

从萜类化合物的结构分析,不难看出它们是由数量不等的 C_5 骨架片断构成的,证明萜类化合物有着共同的来源途径。萜类化合物的生源主要有以下两种观点,即经验的异戊二烯法则(empirical isoprene rule)和生源的异戊二烯法则(biogenetic isoprene rule)。

(一) 经验的异戊二烯法则

早期在萜类化合物的研究过程中,曾一度认为该类化合物在植物体内形成的生源物质是异戊二烯。Wallach 于 1887 年提出"异戊二烯法则",认为自然界存在的萜类化合物都是由异戊二烯衍变而来,是异戊二烯的聚合体或衍生物,并以异戊二烯法则作为判断是否为萜类化合物的一个重要标准。

后来研究者陆续发现有许多萜类化合物的碳架结构无法用异戊二烯的基本单元来划分,如艾里木酚酮(eremophilone)、土青木香酮(aristolone)和扁柏酚(hinokitol)等,而且当时在植物的代谢过程中也很难找到异戊二烯的存在。所以 Ruzicka 称上述法则为"经验的异戊二烯法则"。

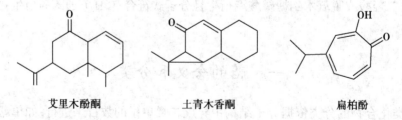

艾里木酚酮　　　　土青木香酮　　　　扁柏酚

(二) 生源的异戊二烯法则

异戊二烯单元有两条来源途径:其一为甲戊二羟酸(mevalonic acid,MVA)途径(图 6-2);其二为脱氧木酮糖磷酸酯途径。

首先由 Lynen 证明焦磷酸异戊烯酯(isopentenyl pyrophosphate,IPP)是形成萜类化合物的前体:IPP 和焦磷酸 γ,γ- 二甲基烯丙酯(γ,γ-dimethylallyl pyrophosphate,DMAPP)两者均可转

化为半萜,并在酶的作用下,头 - 尾相接缩合为焦磷酸香叶酯(geranyl pyrophosphate,GPP),衍生为单萜类化合物,或继续与 IPP 分子缩合衍生为其他萜类物质,其生物合成途径如图 6-1 所示。因此,IPP 和 DMAPP 目前被认为是萜类成分在生物体内形成的真正前体,是生物体内的"活性的异戊二烯"物质,在生物合成中起着烷基化的作用。

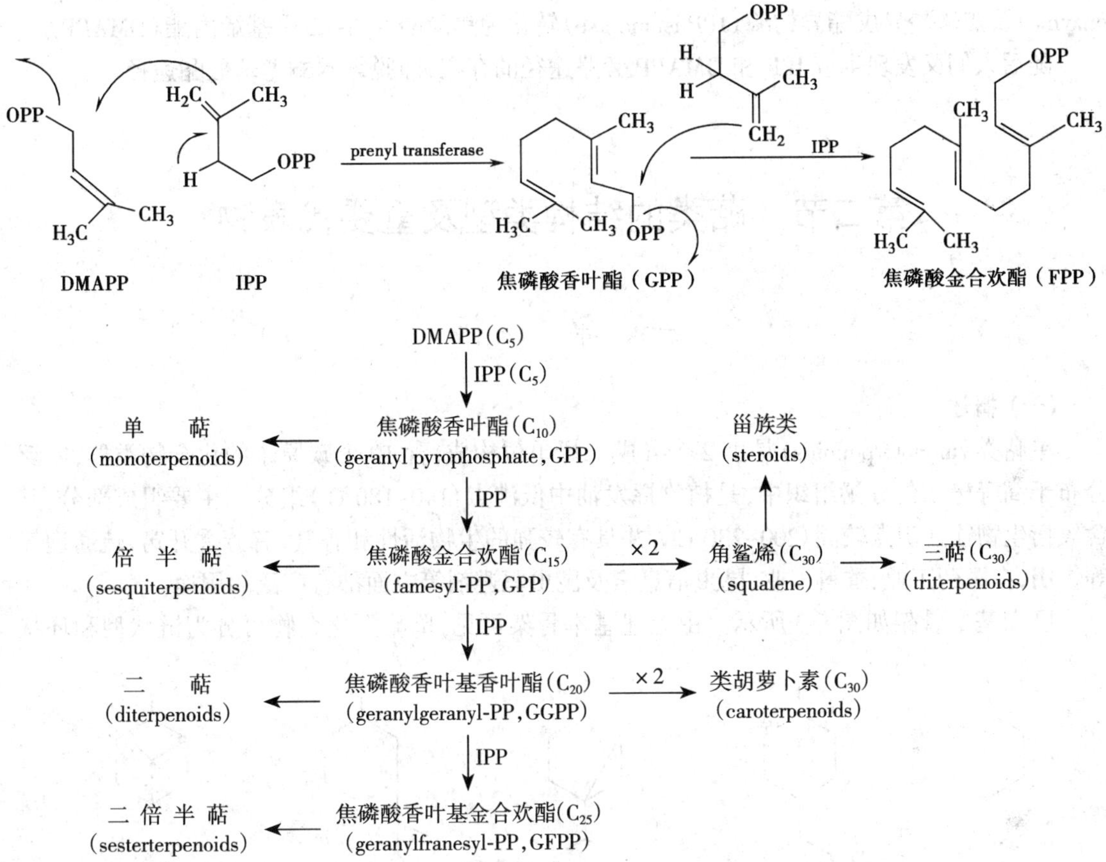

图 6-1 萜类化合物的生物合成途径

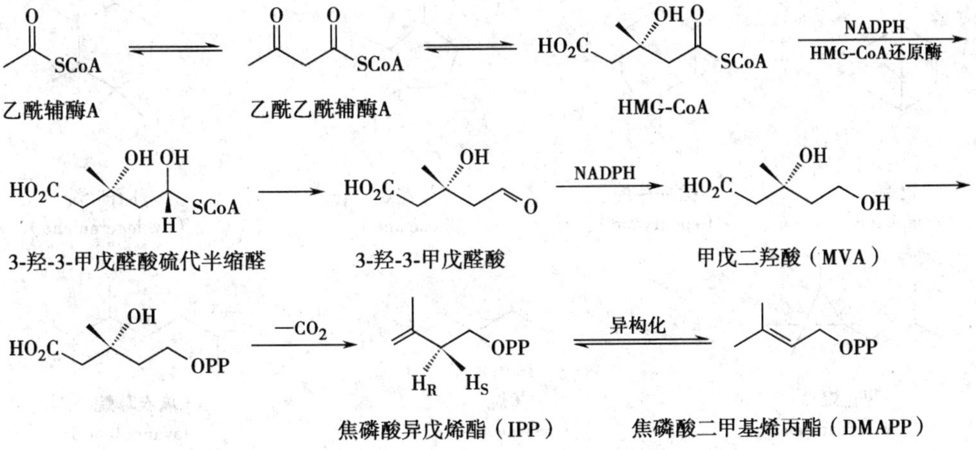

图 6-2 异戊烯链生物合成的甲戊二羟酸途径

Folkers 于 1956 年证明 3(R)- 甲戊二羟酸(3R-mevalonic acid,MVA)是 IPP 的关键性前体物质,由此证实了甲戊二羟酸及其衍生物的生物合成路线。

在甲戊二羟酸途径中,首先由乙酰辅酶 A(acetyl-CoA)与乙酰乙酰辅酶 A(acetoacetyl-CoA)生成甲戊二羟酸单酰辅酶 A(3-hydroxy-3-methylglutaryl CoA HMG-CoA),后者还原生成甲戊二羟酸(MVA)。MVA 经数步反应转化成焦磷酸异戊烯酯(IPP),IPP 再经硫焦氢酶(sulphyhydryl enzyme)及焦磷酸异戊酯异构酶(IPP isomerase)转化为焦磷酸 γ,γ- 二甲基烯丙酯(DMAPP)。

随后人们又发现生成 IPP 和 DMAPP 旁路途径的存在,即脱氧木酮糖磷酸酯途径。

第二节 萜类的结构类型及重要代表物

一、单 萜

(一) 概述

单萜类(monoterpenoids)是由 2 个异戊二烯单位构成,含 10 个碳原子的化合物类群,广泛分布于高等植物的分泌组织中,是植物挥发油中低沸点(140~180℃)组分的主要组成部分,其含氧衍生物往往沸点较高(200~230℃),并具有较强的生物活性和香气,有芳香开窍、疏通理气等作用,在医药工业、香料工业、昆虫信息素及昆虫驱避剂等方面都有广泛的用途。

已知基本骨架如图 6-3 所示。由上述基本骨架可见,单萜类化合物可分为链状型和环状

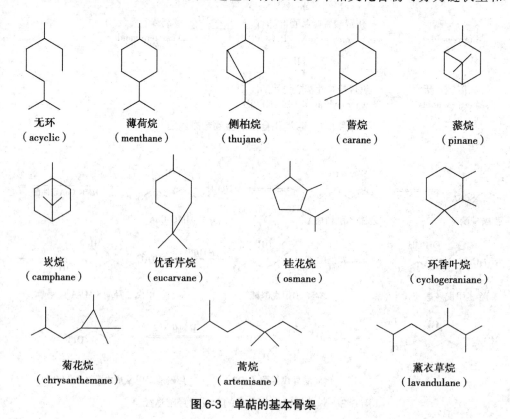

无环
（acyclic）　　薄荷烷
（menthane）　　侧柏烷
（thujane）　　蒈烷
（carane）　　蒎烷
（pinane）

崁烷
（camphane）　　优香芹烷
（eucarvane）　　桂花烷
（osmane）　　环香叶烷
（cyclogeraniane）

菊花烷
（chrysanthemane）　　蒿烷
（artemisane）　　薰衣草烷
（lavandulane）

图 6-3 单萜的基本骨架

型两大类。

（二）链状单萜

链状单萜中比较重要的化合物是一些含氧衍生物,如萜醇、萜醛类。

香叶醇(geraniol)又称"牻牛儿醇",与橙花醇(nerol)互为顺反异构体,具有浓郁的玫瑰香气。香叶油、玫瑰油、柠檬草油和香茅油等的主要成分为香叶醇,沸点229~230℃。香叶醇可与无水 $CaCl_2$ 形成结晶性的分子复合物,利用此性质很容易把它从挥发油中分离出来,结晶复合物加水分解后,再经真空蒸馏即可提纯。

橙花醇存在于橙花油、柠檬草油和其他多种植物的挥发油中,具有玫瑰香气,沸点255~260℃。能与二苯胺基甲酰氯[$(C_6H_5)_2NCOCl$]形成结晶性二苯胺基甲酸酯,此酯化合物加碱皂化后,再进行真空蒸馏即可提纯,此性质可用于共存的香叶醇分离。

香叶醇　　　　橙花醇　　　　香茅醇　　　　芳樟醇

香茅醇(citronellol)存在于香茅油、玫瑰油等多种植物的挥发油中,亦可从香叶醇或橙花醇部分氢化还原后的产物中得到。香茅醇具有光学活性,其右旋体沸点224~226℃,左旋体沸点108~109℃,其中以左旋体的经济价值较高。

上述三种萜醇都是玫瑰香系香料,常常共存于同一挥发油中,是很重要的香料工业原料。

芳樟醇(linalool)是香叶醇、橙花醇的同分异构体,左旋体在香柠檬油中含有,右旋体则存在于桔油及素馨花(*Jasminum grandiflorum*)的挥发油中。芳樟醇也在香料工业中广泛应用。

柠檬醛(citral)具有顺反异构体,反式为 α- 柠檬醛,又称香叶醛(geranial),顺式为 β- 柠檬醛,又称橙花醛(neral),通常是混合物,以反式柠檬醛为主。多种植物的挥发油中均含有柠檬醛,尤其柠檬草油和香茅油的含量较高,在香茅油中可达 70%~85%。具有扩冠、止腹痛和驱蚊作用,也是重要的柠檬香气香料。从挥发油中分离柠檬醛是采用加入亚硫酸氢钠使形成结晶性的加成物,经分离后用稀酸或稀碱液分解,再用真空蒸馏进行提纯。混合柠檬醛的沸点为 118℃。

香叶醛　　　　橙花醛　　　　香茅醛

香茅醛(citronellal)是香茅醇的氧化产物,主要存在于香茅油中,桉叶油、柠檬油等挥发油中亦有存在。同样可用形成亚硫酸氢钠加成物,经分离后再用蒸馏法加以提纯,其沸点205~206℃。香茅醛也是重要的柠檬香气香料。

以上几种重要的链状单萜含氧衍生物可相互转化,其相互转化的关系可通过下面的简单反应式联系起来。所以这几种链状单萜的含氧衍生物常常交互共存于同一挥发油中。

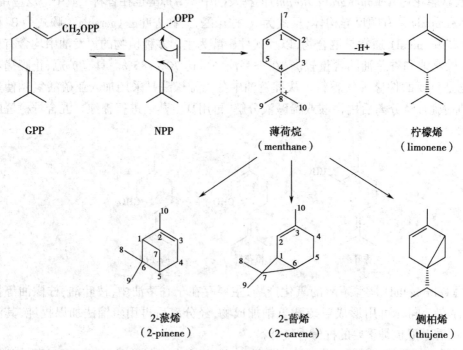

香叶醛   香叶醇   橙花醇

香茅醛   香茅醇

（三）环状单萜

环状单萜是由焦磷酸香叶酯（GPP）的双键异构化生成焦磷酸橙花酯（neryl pyrophosphate，NPP），NPP 再经双键转位脱去焦磷酸基，生成具薄荷烷（menthane）骨架的阳碳离子后，进一步而成薄荷烷衍生物。而且薄荷烷阳碳离子进一步环化，衍生出蒎烷（pinane）、蒈烷（carane）、侧柏烷（thujane）等双环化合物骨架。蒎烷型离子再经 Wagner-Meerwein 转位重排，又衍生出莰烷（bornane）、葑烷（fenchane）、莰烷（camphane）等骨架，如图 6-4 所示。

GPP   NPP   薄荷烷   柠檬烯
（menthane）   （limonene）

2-蒎烯   2-蒈烯   侧柏烯
（2-pinene）   （2-carene）   （thujene）

图 6-4 环状单萜的闭环和骨架转位示意图

168

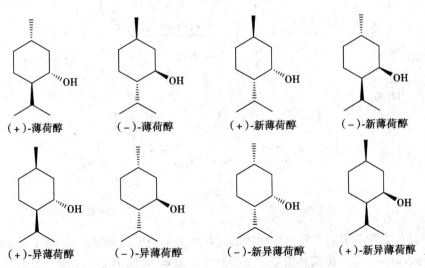

葑烷
（fenchane）　　蒎烷
（pinane）　　菠烷
（bomane）　　莰烷
（camphane）

莰烯
（camphene）

图 6-4（续）

薄荷烷类单萜最常见。如柠檬烯,广泛存在于植物中,尤其是柑属柠檬、橘、佛手和柑等果皮的挥发油中,具有镇咳、祛痰、抗菌等活性。

薄荷醇(menthol)是薄荷(*Mentha arvensis* var. Piperasceus)和欧薄荷(*Mentha piperita*)等挥发油中的主要组成成分,一般占薄荷油的 50% 以上,最高可达 85%。由于薄荷醇在薄荷油中占主要地位,工业上一般用直接冷冻法,即将薄荷油在 –5℃下放置,直接析出薄荷醇结晶,经反复结晶后得纯品。其左旋体(*l*-menthol)习称"薄荷脑"(menthacamphor),为白色块状或针状结晶,熔点 42~43℃,沸点 216℃。对皮肤和黏膜有清凉和弱的麻醉作用,用于镇痛和止痒,亦有防腐和杀菌作用。

薄荷醇分子中存在三个手性碳原子,能够产生四对不同立体异构的外消旋体,即(±)-薄荷醇、(±)-新薄荷醇、(±)-异薄荷醇和(±)-新异薄荷醇。

薄荷醇的八个手性立体异构体的绝对构型如下图所示,除了(–)-薄荷醇和(+)-新薄荷醇存在于天然薄荷油中,其他异构体都是合成法制得的。

(+)-薄荷醇　　(–)-薄荷醇　　(+)-新薄荷醇　　(–)-新薄荷醇

(+)-异薄荷醇　　(–)-异薄荷醇　　(–)-新异薄荷醇　　(+)-新异薄荷醇

(+)-薄荷醇和(–)-薄荷醇的气味差异很大。(–)-薄荷醇具有清新、轻快、飘逸、带有甜美刺激性的气味,并具有类似薄荷主香气的特征,而(+)-薄荷醇具有刺激、杂有木头气味的薄荷香味并稍带樟脑所特有的气味。(−)-薄荷醇的清凉功效使其比(+)-薄荷醇有价值得多。除去(−)-薄荷醇是一个重要的香气和香味化合物之外,它同时也广泛应用于制药工业。(−)-薄荷醇最重要的天然来源是东亚薄荷油(75%~90%)和胡椒薄荷油(50%~65%),前者主要供应者是中国、日本以及巴西,而美国、前苏联、保加利亚和意大利则是后者的供应者。虽然目前(−)-薄荷醇仍主要从天然来源获得,但关于它的合成已进行了大量的工作,并已有工业化生产。

Reimei-Tiemann 及其相关反应,许多生产厂家的原始产品都是用这一方法获得,德国公司 Haarmann & Reimei 用此方法年产 1500 吨(−)-薄荷醇,其合成的具体过程如下图所示,百里香酚(thymol)除了从天然来源分离得到外,还可以很容易地由间甲苯酚(m-cresol)和丙烯通过异丙烯化反应制得。百里香酚经催化氢化即产生四对非对映的薄荷醇的化合物,其中含 62%~64% 薄荷醇、18%~20% 新薄荷醇、10%~12% 异薄荷醇和 1%~2% 新异薄荷醇,其中(±)-薄荷醇很容易通过分馏的方法来分离,再经拆分后,(+)-薄荷醇和其他三对异构体与百里香酚混在一起,再使之经受外消旋化和氢化反应。反应如下:

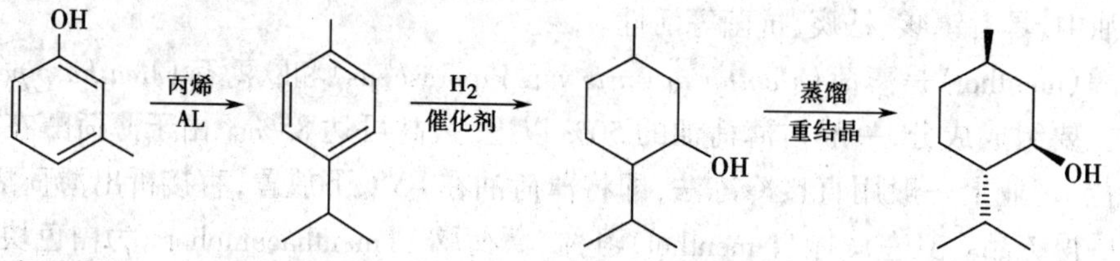

间甲苯酚　　　　　百里香酚　　　　　(+)-薄荷醇及异构体　　　　　(−)-薄荷醇

以月桂烯(myrcene)经香茅醛合成(−)-薄荷醇的路线,也已实现工业化生产。月桂烯与二乙基胺基锂反应得到 N,N-二乙基香叶基胺,在配合物 BINAP-Ru(Ⅱ)不对称催化加氢条件下得到香茅醛烯胺,香茅醛烯胺酸解得到香茅醛;香茅醛在路易斯酸催化下经关环反应生成异胡薄荷醇(isopulegol),最后加氢还原得到(−)-薄荷醇。

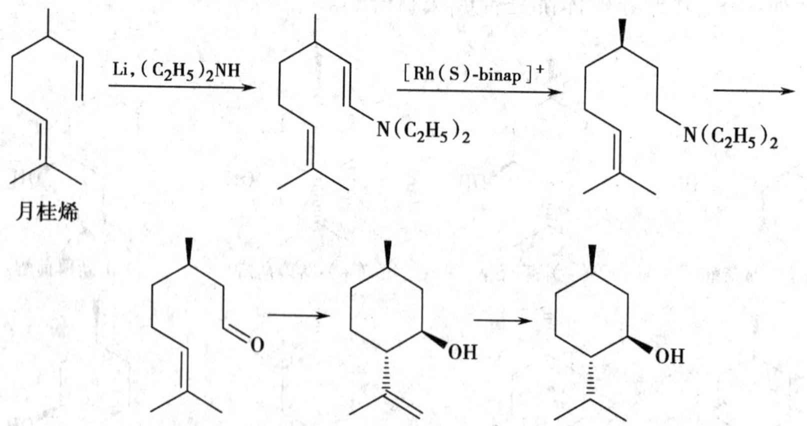

月桂烯

香茅醛　　　　　　　　　　　　　　　　(−)-薄荷醇

樟烷单萜化合物一般以含氧衍生物的形式存在于植物界,如樟脑(camphor)、龙脑(borneol)和异龙脑(isoborneol)等。樟脑是重要的医药和工业原料,我国的天然樟脑产量占世界第一位,它在自然界中分布不太广泛,主要存在于樟树的挥发油中。樟脑为白色结晶性固体或无色透明的硬块,熔点 179.8℃,易升华,有特殊钻透性的芳香气味。樟脑有局部刺激作用和防腐作用,可用于神经痛、炎症和跌打损伤的擦剂,并可做强心剂,其强心作用是由于其在体内被氧化成π- 氧化樟脑(trans-π-oxocamphor)和对氧化樟脑(p-oxocamphor)所致。

龙脑又称樟醇,俗称"冰片",可看做樟脑的还原产物,其右旋体主要得自龙脑香树(*Curcuma aromatica*)木部的挥发油中,左旋体存在于艾纳香(*Blumea balsamifera* DC.)全草和野菊花(*Dendranthema indicum*)花蕾的挥发油中。一般以游离态或结合成酯存在。龙脑为白色片状结晶,具有似胡椒而又似薄荷的香气,有升华性,熔点204~208℃。冰片不但有发汗、兴奋、解痉挛和防止虫蛀蚀等作用,还具有显著的抗氧化功能,此外冰片还是香料工业的原料。

| 1-龙脑 | d-龙脑 | 樟脑 | π-氧化樟脑 | 对一氧化樟脑 |

辣薄荷酮(poperitone)存在于多种中药的挥发油中,有松弛平滑肌的作用,对支气管哮喘及哮喘型慢性支气管炎有效。从芸香提取的挥发油芸香油含辣薄荷酮35%以上,是其平喘的主要成分。

| 辣薄荷酮 | α-紫罗兰酮 | β-紫罗兰酮 |

紫罗兰酮(ionone),环香叶烷型单萜,存在于千屈菜科指甲花挥发油中,有 α、β 两种异构体。α- 紫罗兰酮有馥郁的香气,用于配制高级香料;β- 紫罗兰酮可作为合成维生素 A 的原料。

西红花醛(safranal)即藏红花醛,是从藏红花中提取到的藏红花苷(苦藏红花素)水解后的脱水产物,具有藏红花的特有香气。藏红花醛也可用 β- 环柠檬醛经二氧化硒氧化得到。

| 苦藏红花素 | 藏红花醛 | β-环柠檬醛 |

在环状单萜中,尚有单萜氧化物、过氧化物及其苷类,显示很好的生物活性,如斑蝥素(antharidin)为芫青科昆虫斑蝥(*Mylabris sidae*)的成虫和幼虫体内所含的一种单萜类成分,并广泛存在于同属其他昆虫中。我国报道斑蝥素的抗肿瘤作用早于国外,1975 年上海斑蝥协作组肯定了斑蝥素为抗癌有效物质,除对原发性肝癌治疗有明显疗效外,还可以治疗白细胞减少、慢性肝炎和神经性皮炎等。近年来我国对斑蝥素的研究表明,斑蝥素对多种实验动物肿瘤有一定抑制作用,斑蝥素的衍生产物 N- 羟基斑蝥胺(N-hydroxycantharidimide)试用于肝癌,有一定疗效。

斑蝥素为具有显著刺激性的化合物,呈斜方形鳞状晶体,熔点 218℃。不溶于冷水,溶于热水,难溶于丙酮、乙醚、乙酸乙酯。

斑蝥素　　　　N-羟基斑蝥胺　　　　芍药苷

芍药苷(paeoniflorin),白色无定性粉末,为从芍药(*paeonia albiflora*)根中得到的蒎烷单萜苦味苷,通常以苯甲酸的形式存在。具有镇静、镇痛及抗炎等活性。近年研究表明,芍药苷具有多种生物活性,对心血管、中枢神经系统、免疫调节等方面均有肯定的药理作用。

(四)䓬酚酮类(troponoides)

䓬酚酮类化合物是一类变形的单萜,它们的碳架不符合异戊二烯定则,具有如下的特性:

1. 䓬酚酮具有芳香化合物性质,具有酚的通性,也显酸性,其酸性介于酚类和羧酸之间,即酚 < 䓬酚酮 < 羧酸。

2. 分子中的酚羟基易于甲基化,但不易酰化。

3. 分子中的羰基类似于羧酸中羰基的性质,但不能和一般羰基试剂反应。红外光谱中显示其羰基($1650cm^{-1}$~$1600cm^{-1}$)和羟基($3200cm^{-1}$~$3100cm^{-1}$)的吸收峰,较一般化合物中羰基略有区别。

4. 能与多种金属离子形成络合物结晶体,并显示不同颜色,可用于鉴别。如铜络合物为绿色结晶,铁络合物为赤红色结晶。

较简单的䓬酚酮类化合物是一些霉菌的代谢产物,在柏科的心材中也含有䓬酚酮类化合物。α- 崖柏素(α-thujaplicin)和 γ- 崖柏素(γ-thujaplicin)在欧洲产崖柏(*Thuja plicata*)、北美崖柏(*Thuja occidentalis*)以及罗汉柏(*Thujosis dolabrata*)的心材中含有;β- 崖柏素,也称扁柏酚(hinokitol),存在于台湾扁柏(*Chamaecyparis taiwanensis*)及罗汉柏心材中。

䓬酚酮类化合物多具有抗菌活性,但同时多有毒性。

α-崖柏素　　　　崖柏素　　　　β-崖柏素

二、环烯醚萜

(一)概述

环烯醚萜(iridoids)是指植物界臭蚁二醛(iridoidial)通过分子内羟醛缩合形成的一类

化合物,其结构特征是具有环戊烷吡喃系统,分子内一般带有环烯醚键。环烯醚萜 4- 位上的甲基可经生物氧化形成羧基,然后再发生脱羧反应形成降解产物 4- 去甲基环烯醚萜(4-demethyliridoid)。环烯醚萜中的环戊烷部分 C7、C8 发生开环,即得到裂环环烯醚萜(seco-iridoid),后者 C4 位甲基经氧化成羧基,闭环而衍生成裂环内酯环烯醚萜。此类物质的生物合成途径如图 6-5 所示。

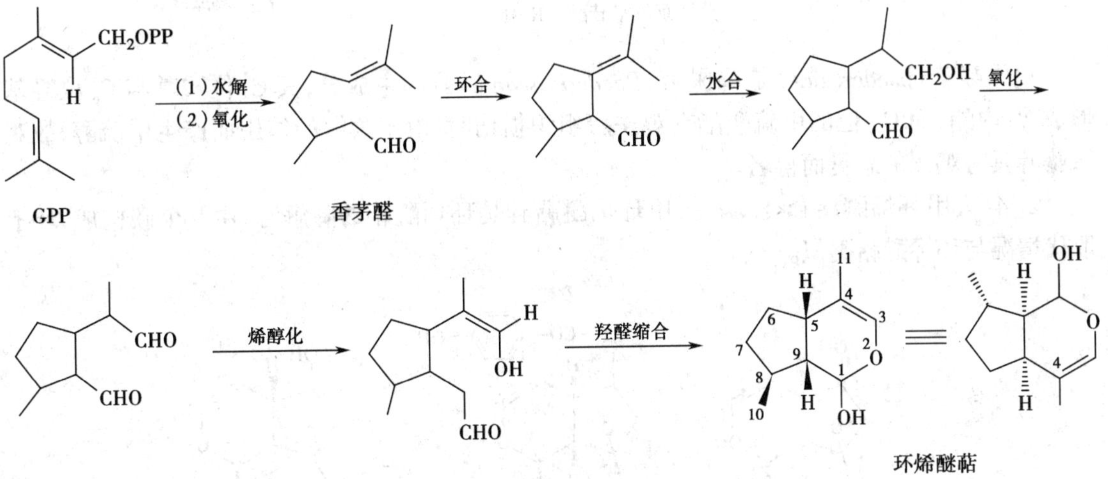

图 6-5 环烯醚萜类化合物的生物合成途径

环烯醚萜及其苷类在植物界分布较广,尤其是玄参科、茜草科、唇形科、鹿蹄草科、水晶兰科、龙胆科和木犀科等植物分布最为普遍。在植物体中多数以苷的形式存在,少数以游离形式存在。

(二) 环烯醚萜的理化性质

1. 环烯醚萜苷和裂环环烯醚萜苷大多数为白色结晶体或粉末,多具有旋光性,味苦。

2. 环烯醚萜苷类易溶于水和甲醇,可溶于乙醇、丙酮和正丁醇,难溶于三氯甲烷、乙醚和苯等亲脂性有机溶剂。

3. 环烯醚萜苷易被水解,生成的苷元具有半缩醛结构,其化学性质活泼,容易进一步分解或聚合,难以得到结晶性的苷元。苷元遇酸、碱、羰基化合物和氨基酸等都能变色。游离的苷元如遇到氨基酸类并加热,即产生深红色至蓝色,最后生成蓝色沉淀。与皮肤接触,也能使皮肤染成蓝色。苷元溶于冰乙酸溶液中,加少量铜离子,加热,也能显蓝色。中药玄参、地黄等炮制后变黑,就是这类成分起的作用。

(三) 结构分类及重要代表物

1. **环烯醚萜苷类** 环烯醚萜类成分多以苷的形式存在,以 10 个碳的环烯醚萜苷占多数,其结构上 C_1 羟基较为活泼,常与葡萄糖形成苷,且大多为单糖苷;有的化合物 C_{11} 氧化成羧酸,并可形成酯。

栀子苷(gardenoside)、京尼平苷(geniposide)和京尼平苷酸(geniposidic acid)是清热泻火中药山栀子的主成分。其中京尼平苷有显著的泻下作用和利胆作用,而其苷元(genipin,京尼平)有促进胆汁分泌作用和泻下作用。

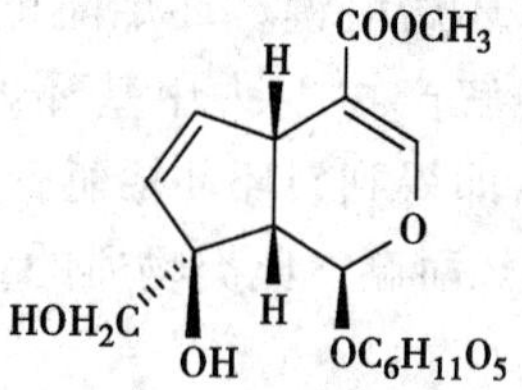

栀子苷

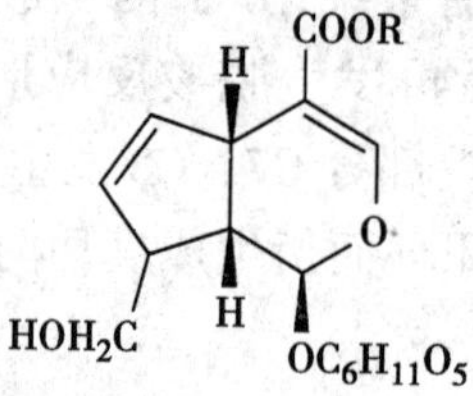

京尼平苷 R=CH₃
京尼平苷酸 R=H

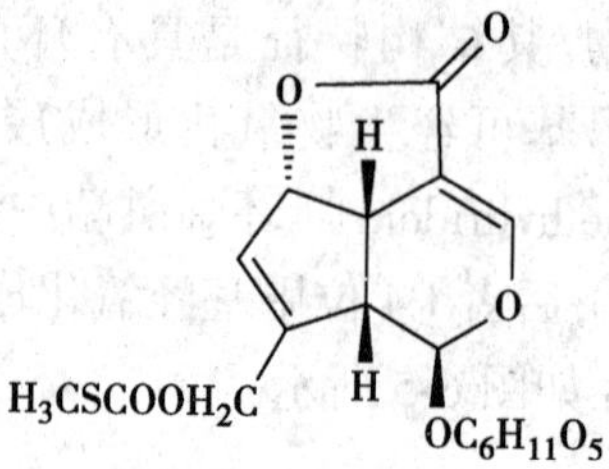

鸡屎藤苷

鸡屎藤苷(paederoside)是鸡屎藤(*Paederia scandens*)的主成分,其 C_4 位羧基与 C_6 位羟基形成 γ- 内酯,而 C_{10} 位的甲硫酸酯在鸡屎藤组织损伤时,由于酶解的作用而产生甲硫醇,故鸡屎藤叶具有鸡屎的恶臭而得名。

2. 4- 去甲环烯醚萜苷类　4- 去甲环烯醚萜苷是环烯醚萜的降解苷,由 9 个碳构成,环上取代情况与环烯醚萜类似。

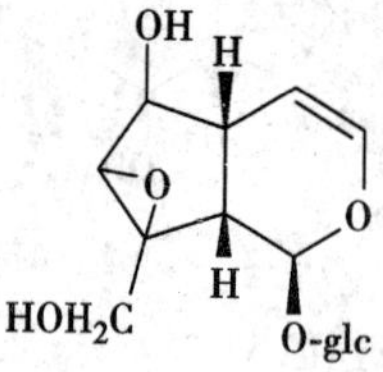

梓醇

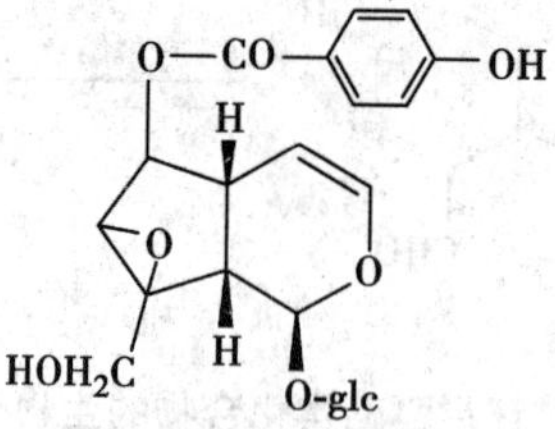

梓苷

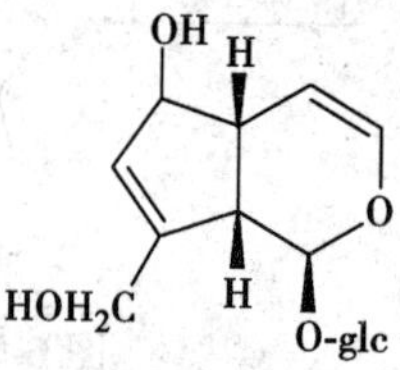

桃叶珊瑚苷

梓醇(catalpol)又称梓醇苷,是地黄(*Rehmannia glutinosa*)中降血糖作用的主要有效成分,并有很好的利尿与弛缓性泻下作用。

梓苷(catalposide)存在于梓实中,经实验表明,梓苷的药理作用与梓醇相似。

桃叶珊瑚苷(aucubin)是车前草清湿热、利小便的有效成分,药理实验证明桃叶珊瑚苷的苷元及其多聚体有抗菌作用,是一种抗菌素。

3. 裂环环烯醚萜苷　这类化合物在龙胆科植物中发现最多,尤其是龙胆属(*Centiana*)和獐牙菜属(*Swertia*)植物中更为普遍存在,龙胆苦素类可作为裂环环烯醚萜苷的代表,如龙胆苦苷(gentiopicrin)、獐牙菜苷(当药苷,sweroside)、獐牙菜苦苷(当药苦苷,swertiamarin)等。

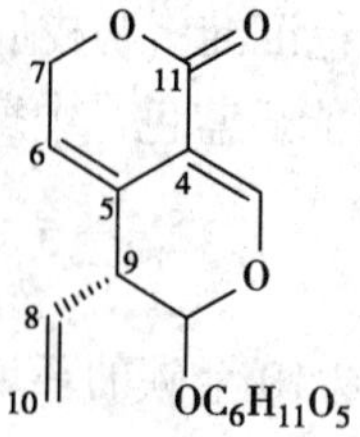

龙胆苦苷

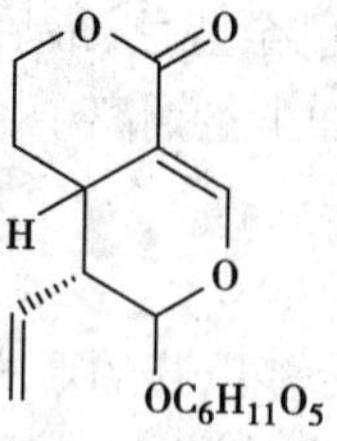

獐牙菜苷

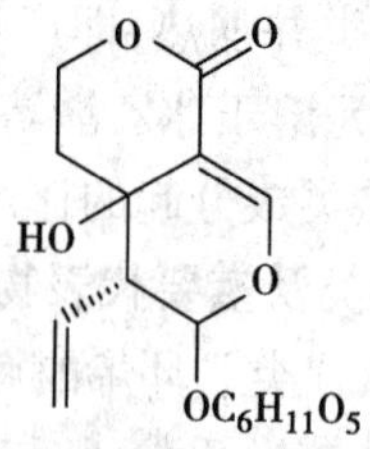

獐牙菜苦苷

由洋橄榄(*Olea europoea* L.)的叶中分离出的油橄榄苦苷(oleuropein)、洋橄榄内酯(elenolide)有降低血压的作用。

还有金吉苷（kingiside）和忍冬苦苷（loniceroside）均为类似的苦味苷成分，具有苦补健胃的功效。

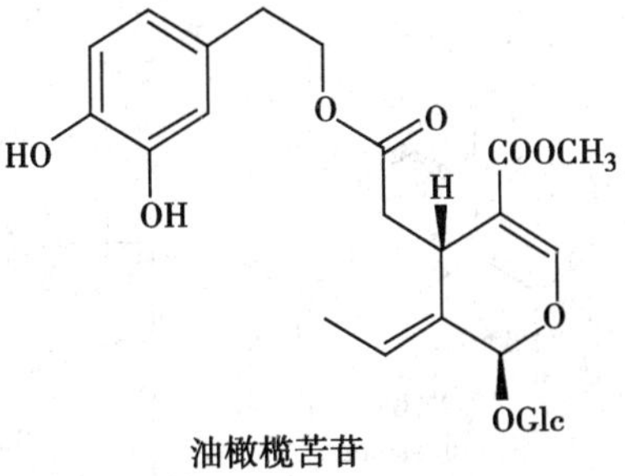

油橄榄苦苷 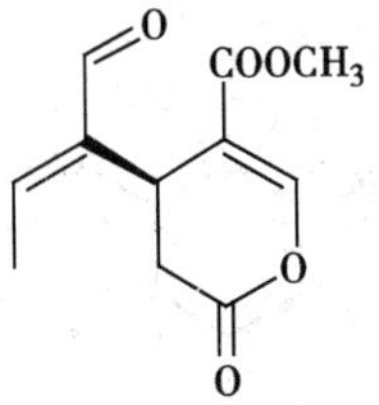　　　　　　洋橄榄内酯

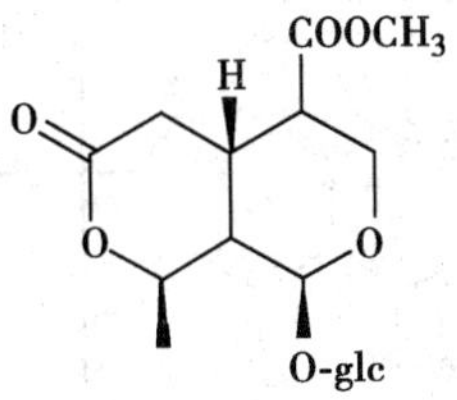

金吉苷 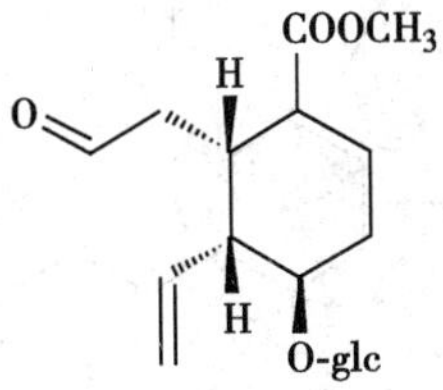　　　　　　忍冬苦苷

三、倍 半 萜

（一）概述

倍半萜类（sesquiterpenoids）是由 3 个异戊二烯单位构成，含 15 个碳原子的化合物类群。骨架复杂多变的倍半萜类，生源上都是由前体物焦磷酸金合欢酯（farnesyl pyrosphate，FPP）衍生而成，如图 6-6、图 6-7 所示。

倍半萜广泛存在于植物、微生物、海洋生物及某些昆虫中，近年来，在海洋生物的海藻和腔肠、海绵、软体动物中发现的倍半萜越来越多，是萜类化合物中最多的一类。其中很多具有重要的生物功能和生物活性，特别是倍半萜内酯，具有诸如抗菌、抗肿瘤、抗病毒、细胞毒、免疫抑制、植物毒、昆虫激素、昆虫拒食等作用，也有一些具有神经系统活性。很多倍半萜是挥发油高沸程（250~280℃）部分的主要组成成分，对挥发油的香味起着重要作用。

倍半萜的研究，发展较快，无论是化合物的数目，还是结构骨架的类型都是萜类化合物中最多的一类。迄今结构骨架超过 200 种，化合物有数千种之多，近年来在海洋生物中就发现有300 种之多。

（二）无环倍半萜

金合欢烯（farnesene）、金合欢醇（farnesol）和橙花倍半萜醇（nerolidol）等都是链状倍半萜类衍生物。

金合欢烯又称麝子油烯，存在于枇杷叶、生姜及洋甘菊的挥发油中。金合欢烯有 α、β 两种构型，其中 β 体存在于藿香、啤酒花和生姜挥发油中。

金合欢醇在金合欢（*Acacia farnesian*）花油、橙花油、香茅油中含量较多，为重要的高级香料

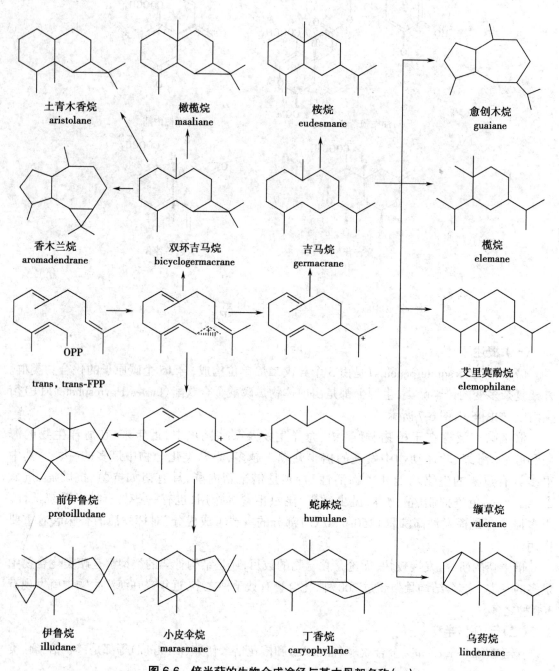

图 6-6　倍半萜的生物合成途径与基本骨架名称（一）

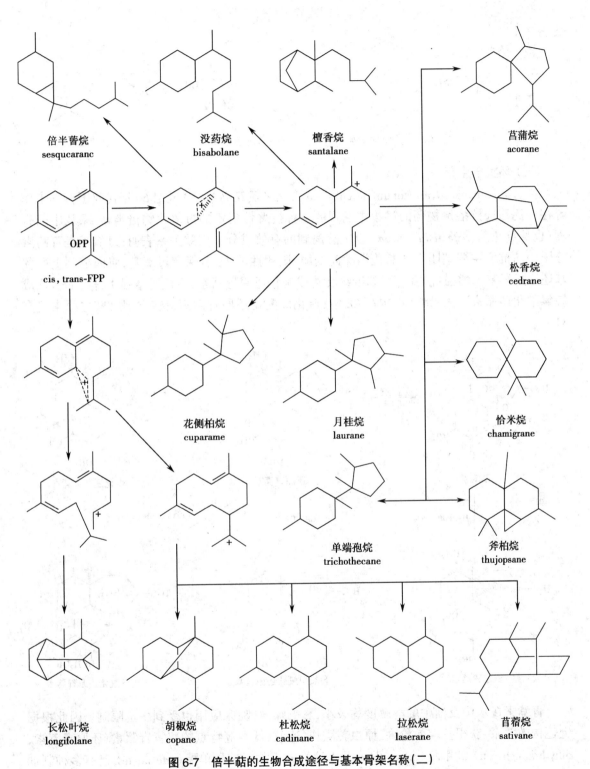

图 6-7 倍半萜的生物合成途径与基本骨架名称(二)

倍半蒈烷 sesqucaranc
没药烷 bisabolane
檀香烷 santalane
菖蒲烷 acorane
cis, trans-FPP
松香烷 cedrane
花侧柏烷 cuparame
月桂烷 laurane
恰米烷 chamigrane
单端孢烷 trichothecane
斧柏烷 thujopsane
长松叶烷 longifolane
胡椒烷 copane
杜松烷 cadinane
拉松烷 laserane
苣蓿烷 sativane

原料。橙花醇又称苦橙油醇,具有苹果香,是橙花油中的主要成分之一。

| α-金合欢烯 | β-金合欢烯 | 金合欢醇 | 橙花醇 |

(三) 环状倍半萜

青蒿素(qinghaosu,arteannuin,artemisinine),又名黄花蒿素,20 世纪 60 年代我国科学工作者在广泛筛选抗疟植物药的过程中发现的一种抗恶性疟疾的过氧化物倍半萜,系从中药青蒿(也称黄花蒿,*Artemisia annua* L.)中分离到的有效成分。构效关系表明:过氧基是青蒿素分子中的抗疟主要基团。若氢化消除此基团,则活性消失;若保留过氧基,将内酯环上的羰基还原成羟基可增强抗疟活性,如继续转化成烷化还原青蒿素,活性可增强 14 倍;如转化成烷氧酰化还原青蒿素,则活性提高 28 倍;转化成酰化还原青蒿素,抗疟最强,较之原来提高 31 倍。

青蒿素在水中及油中的溶解度均较小,影响疗效,临床应用也受到一定限制。因此根据上述构效关系,获得抗疟效价高、原虫转阴快、速效、低毒等特点的双氢青蒿素(还原青蒿素,dihydroqinghaosu)、蒿甲醚(artemether)及水溶性的青蒿琥珀酸单酯(artesunate),已有多种制剂用于临床。

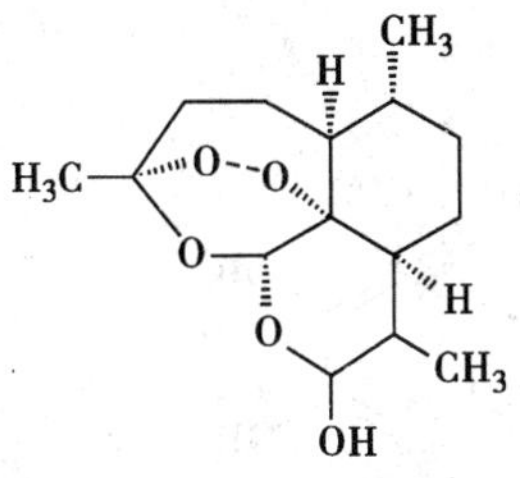

双氢青蒿素 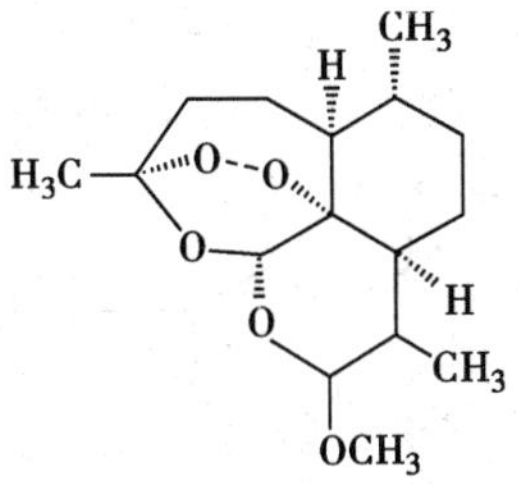　　　　　蒿甲醚 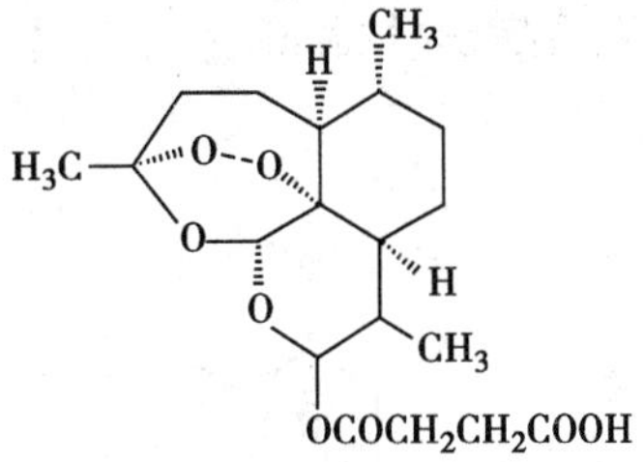　　　　　青蒿琥珀酸单酯

鹰爪(*Artabotrys uncinatus*)是海南岛产的番荔植物,早期发现其对伯氏疟原虫有抗疟作用。从中分离得到两种抗疟活性成分。鹰爪素 A 和鹰爪素 C 为没药烷型的过氧化物,已能人工合成,虽然鹰爪素抗疟作用的发现早于青蒿素,但其类似物的合成、抗疟活性筛选及应用开发尚在进行中。

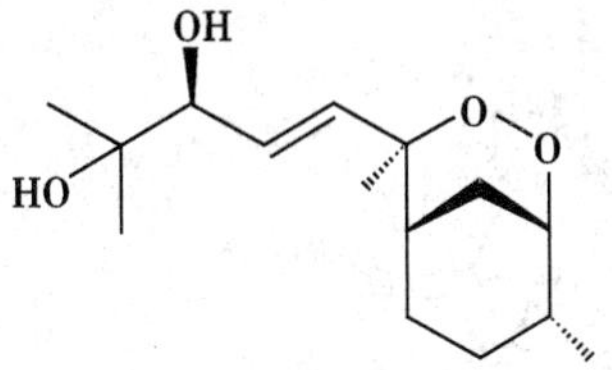

鹰爪素A 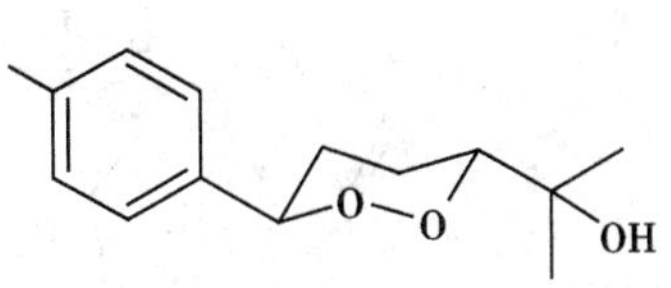　　　　　　　　　　　鹰爪素C

具有十元碳的大环牻牛儿烷环系倍半萜类因为分布较广,化合物较多,且具有多种生物活性,深受药物研究者重视。这类化合物主要存在于姜科、杜鹃花科、菊科等植物中,如兴安杜鹃(*Rhododendron dauricum*)叶中的挥发油有止咳、平喘作用,其有效成分证明是大牻牛儿酮(吉马酮,germacrone);温莪术挥发油有抗肿瘤作用,莪术二酮(curdione)为治疗早期宫颈癌的有效成分之一。从菊科地胆属植物分离得牻牛儿烷型内酯,如苦地胆素(elephantopin)、去氧苦地胆素(deoxyelephantopin)等都被证实具有抑制肿瘤生长的作用。

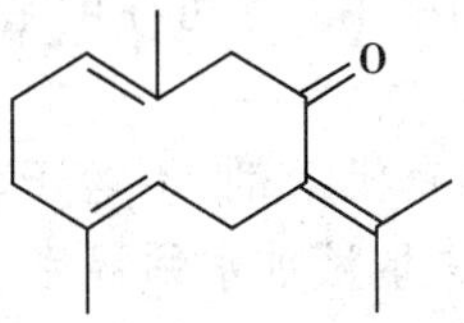

大牻牛儿酮 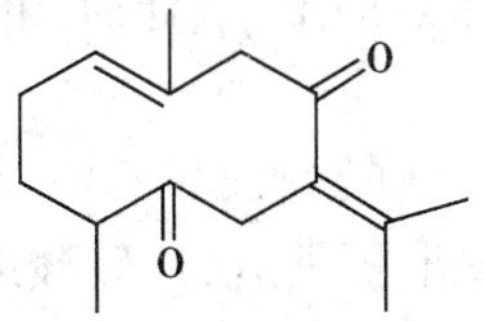　　　　　　　　　莪术二酮

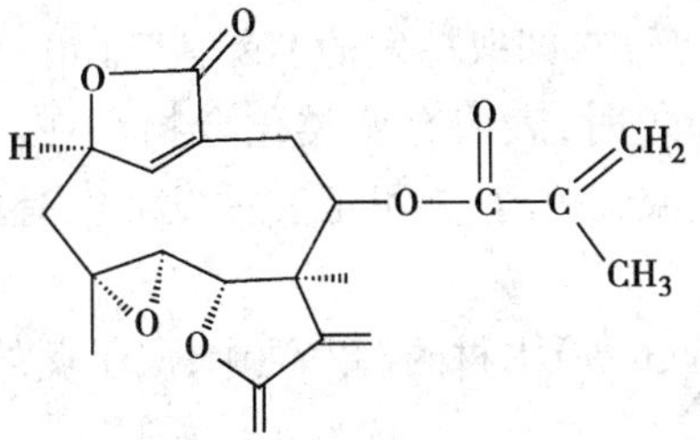

苦地胆素 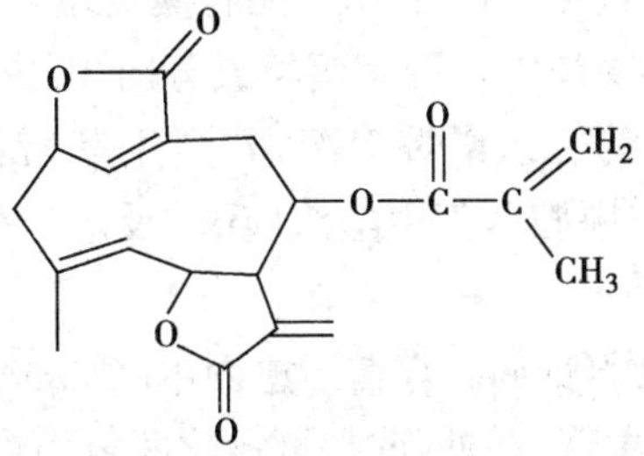　　　　　　　　　去氧苦地胆素

杜松烯(cadinene)广泛存在于艾叶、罗汉松叶、茵陈蒿、高良姜、荜澄茄等多种植物的挥发油中。棉酚(gossypol)为杜松烷型二聚倍半萜,存在于锦葵科陆地棉成熟的种子及根皮中,具

有抗菌、抗病毒、抗肿瘤、抗生育作用。

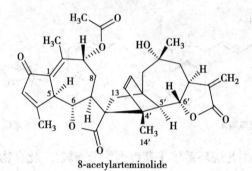

杜松烯　　　　　　　　　　　　棉酚

从菊科蒿属植物阴地蒿(*Artemisia sylvatica*)的花中分离得到了二聚倍半萜类化合物8-acetylarteminolide,具有很强的法尼基蛋白转移酶抑制活性。

8-acetylarteminolide

（四）薁类化合物

凡由五元环与七元环骈合而成的芳环骨架都称为薁类(azulenoids)化合物。这类化合物是一种特殊的倍半萜,多具有抑菌、抗肿瘤、杀虫等生物活性。

薁是一种非苯环芳烃化合物,但分子结构中具有高度的共轭体系,可与苦味酸或三硝基苯试剂作用,形成有敏锐熔点的 π- 络合物,可供鉴别使用。亦可在可见光(360~700nm)吸收光谱中观察到强吸收峰。

薁类化合物溶于石油醚、乙醚、乙醇、甲醇等有机溶剂,不溶于水,溶于强酸。故可用60%~65% 硫酸或磷酸提取薁类成分,硫酸或磷酸提取液加水稀释后,薁类成分即沉淀析出。薁类化合物的沸点较高,一般在 250~300℃,在挥发油分馏时,高沸点馏分可见到美丽的蓝色、紫色或绿色的现象时,表示可能有薁类化合物的存在。

检测挥发油中是否有薁类成分时多用Sabety反应,即取挥发油1滴溶于1ml 三氯甲烷中,加入 5% 溴的三氯甲烷溶液,若产生蓝紫色或绿色时,表明有薁类化合物存在。与 Ehrlich试剂(对 - 二甲胺基苯甲醛浓硫酸)反应产生紫色或红色时,亦可证实挥发油中有薁类化合物存在。

愈创木醇(guaiol)存在于愈创木(*Guajacum officinale*)木材的挥发油中,属于薁的还原产物。该化合物在蒸馏、酸处理时,可氧化脱氢而形成薁。

愈创木薁(Guaiazulene)存在于桑科无花果根皮、兴安杜鹃的叶、母菊等挥发油中,具有抗炎和兴奋子宫的作用。从姜科中药莪术、郁金的根茎中分离得莪术醇具有抗肿瘤活性,临床应用于宫颈癌治疗。二者均属愈创木烷型衍生物。

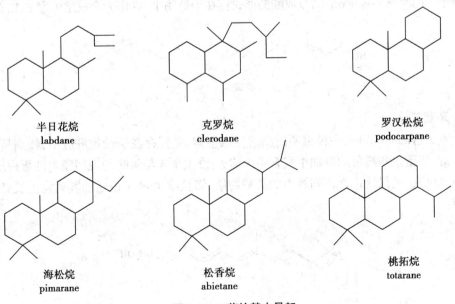

愈创木薁   愈创木醇   2、4-二甲基-7-异丙基薁   莪术醇

莪术醇(curcumol)存在于莪术根茎的挥发油中,具有抗肿瘤活性。

菊科艾菊属植物 *Tanacetum parthenium* 为美洲药用植物,民间用作退热药,也用于偏头痛,是列入美国药典 NF 的植物药,从中分离得到多种倍半萜过氧化合物,其中既有过氧羟基化合物 tananparthin-α-peroxide 和 tananparthin-β-peroxide,并分离得到内环过氧化物 allohimachalane。动物试验显示具有中等强度的抑制血栓形成素及白三烯的作用。

tananparthin-α-peroxide   tananparthin-β-peroxide   allohimachalane

四、二 萜

(一) 概述

二萜类(diterpenoids)是由 4 个异戊二烯单位构成,含 20 个碳原子的化合物类群。二萜类化合物广泛的分布在自然界中,包括植物、动物、海洋动物等。近年来,二萜类化合物的骨架不断有新的发现,可能已超过 100 种。常见的二萜基本骨架如图 6-8 所示。

半日花烷   克罗烷   罗汉松烷
labdane   clerodane   podocarpane

海松烷   松香烷   桃拓烷
pimarane   abietane   totarane

图 6-8 二萜的基本骨架

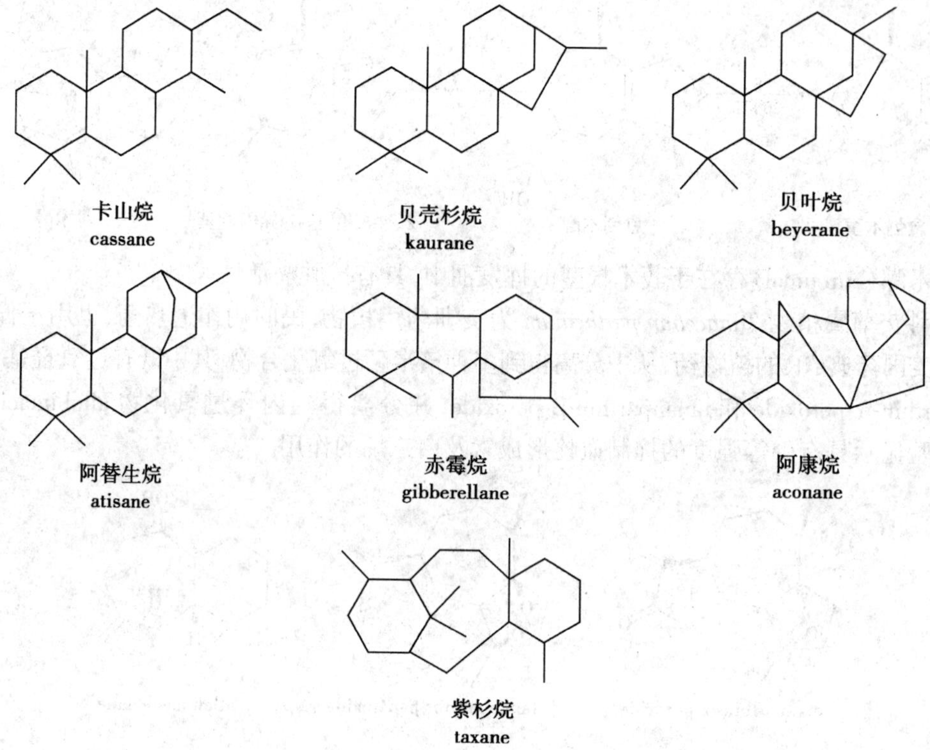

卡山烷
cassane

贝壳杉烷
kaurane

贝叶烷
beyerane

阿替生烷
atisane

赤霉烷
gibberellane

阿康烷
aconane

紫杉烷
taxane

图 6-8（续）

许多二萜的含氧衍生物具有多方面的生物活性，如紫杉醇、穿心莲内酯、丹参酮、银杏内酯、雷公藤内酯、甜菊苷等都具有较强的生物活性，有的已是重要的药物。

（二）链状二萜

链状二萜类化合物在自然界存在较少，常见的只有广泛存在于叶绿素的植物醇(phytol)，与叶绿素分子中的卟啉(porphyrin)结合成酯的形式存在于植物中，曾作为合成维生素 E、K_1 的原料。

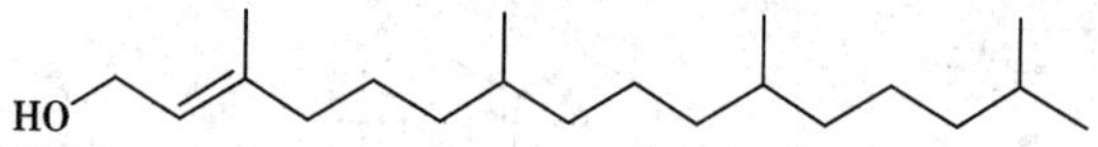

植物醇

（三）环状二萜

维生素 A(vitamin A)是一种重要的脂溶性维生素，主要存在于动物肝脏中，特别是鱼肝中含量较丰富，如鲨鱼和鳕鱼的肝油中富含维生素 A。维生素 A 与眼睛的视网膜内的蛋白质结合，形成光敏感色素，是保持正常夜间视力的必需物质，而且维生素 A 也是哺乳动物生长必不可缺少的物质。

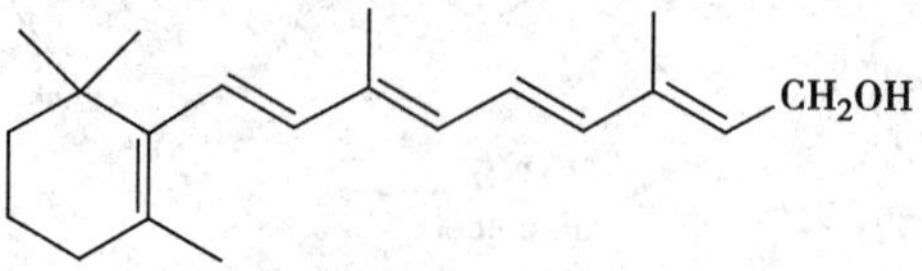

维生素A

穿心莲(*Andrographis paniculata*)(又称榄核莲、一见喜)内酯(andrographolide)具有抗菌、消炎等功效,近年来又发现其具有细胞分化诱导和抗中毒性肝损伤的活性。临床用于治疗急性菌痢、胃肠炎、咽喉炎、感冒发热等,疗效确切。针对其水溶性不好进行结构改造,引入不同的亲水基团,如制备成丁二酸半酯的钾盐或磺酸钠,用于制备浓度较高的注射剂。目前临床上应用较为广泛的穿琥宁、炎琥宁、莲必治等注射剂是穿心莲内酯衍生物的重要药物,已被卫生部及国家中医药管理局列为急诊科必备药品之一。

银杏内酯(ginkgolides)是银杏(*Ginkgo biloba*)根皮及叶的强苦味成分,已分离出银杏内酯 A、B、C、M、J(ginkgolides A,B,C,M,J)等多种内酯。

	R_1	R_2	R_3
银杏内酯A	OH	H	H
银杏内酯B	OH	OH	H
银杏内酯C	OH	OH	OH
银杏内酯M	H	OH	OH
银杏内酯J	OH	H	OH

银杏为裸子植物门银杏纲(目)中繁衍至今仅存的一种,其他种仅在化石中有发现。银杏是中国特有的树种,但作为一种观赏性植物在世界范围内被广泛种植,在韩国、法国以及美国也被作为药用植物栽培。银杏活性成分银杏内酯类化合物为特异性血小板活化因子拮抗剂。以银杏内酯及银杏双黄酮为主要成分的银杏制剂为治疗心脑血管疾病的有效药物,目前用于临床使用银杏内酯注射液主治活血化瘀,通经活络。

雷公藤内酯类化合物,为 Kupochan 于 1972 年首次从雷公藤(*Tripterygium wilfordii* Hook.

f.)根中分离得到具有生理活性的雷公藤甲素(triptolide)、雷公藤乙素(tripdiolide)、雷公藤内酯(triptolidenol)及16-羟基雷公藤内酯醇(16-hydroxytriptolide)。雷公藤甲素对乳腺癌和胃癌细胞系集落形成有抑制作用,16-羟基雷公藤内酯醇具有较强的抗炎、免疫抑制和雄性抗生育作用。近20年来,雷公藤的制剂在临床上用于治疗类风湿性关节炎、肾脏疾病、红斑狼疮、多发性硬化症及应用在器官移植等方面,有较好的疗效。

	R_1	R_2	R_3
雷公藤甲素	H	H	CH_3
雷公藤乙素	OH	H	CH_3
雷公藤内酯	H	OH	CH_3
16-羟基雷公藤内酯醇	H	H	CH_3

紫杉醇(taxol)又称红豆杉醇,临床上主要用于治疗卵巢癌、乳腺癌、肺癌等,为20世纪90年代国际上抗肿瘤药三大成就之一,最早从太平洋红豆杉(*Taxus brevifolia*)的树皮中分离得到。

紫杉醇

巴卡亭Ⅲ　　　R=Ac
去乙酰基巴卡亭Ⅲ　　R=H

红豆杉属分布在北半球,为高大乔木,种群分布稀少,生长缓慢,属二级保护植物。因此,资源匮乏是紫杉醇生产中的一个大难题。除此之外,紫杉醇在红豆杉树中含量低,仅百万分之二。因此为了解决紫杉醇的来源问题,国内外学者采用各种方法和途径,在紫杉醇组织细胞培养、寄生真菌培养、红豆杉栽培、紫杉醇全合成、紫杉醇半合成等方面作了大量的研究。其中以紫杉醇前体物巴卡亭Ⅲ(baccatin Ⅲ)和去乙酰基巴卡亭Ⅲ(10-deacetyl baccatin Ⅲ)为母核进行半合成制备紫杉醇途径出色、可行,这两种化合物在红豆杉容易再生的针叶和小枝中产率达0.1%。目前报道的紫杉醇全合成途径,需经过几十步复杂的化学反应,不能用于工业化生产。

甜菊(*Stevia rebaudiana* Bertoni)叶中含有以对映-贝壳杉烷(*ent*-kaurane)骨架为母核,与不同糖组成的甜味苷,即甜菊苷(stevioside)及甜菊苷A、D、E(rebaudiosides A,D,E)等。甜菊中总甜菊苷含量约6%,其甜度约为蔗糖的300倍,其中又以甜菊苷A甜味最强,但含量较少。甜菊苷(stevioside)因其高甜度、低热量等优良特性,在医药、食品等工业中应用日益广泛。我国已大面积栽种甜菊并生产甜菊苷。

	R₁	R₂
甜菊苷	glc	glc $\overset{2}{\underset{}{\rule{0pt}{0pt}}}\!\!\!-\!\!\!\overset{1}{\rule{0pt}{0pt}}$ Glc
甜菊苷A	glc	
甜菊苷D	glc $\overset{2}{-}\overset{1}{}$ Glc	
甜菊苷E	glc $\overset{2}{-}\overset{1}{}$ Glc	glc $\overset{2}{-}\overset{1}{}$ Glc

传统中药五灵脂是鼯鼠科动物橙足鼯鼠(*Trogopterus xanthips* Milne-Edward)的干燥粪便,其中的主要成分五灵脂酸(wulingzhi acid)为异海松酸的衍生物,体外具有明显的抑制血小板聚集的活性和抗菌活性。

五灵脂酸   丹参酮Ⅰ

丹参酮ⅡA	R=H R'=CH3
丹参酮ⅡB	R=H R'=CH₂OH
丹参酮ⅡA磺酸钠	R=SO₃Na R'=CH₃

丹参类化合物是活血化瘀中药丹参根中有效成分,从中分得丹参酮Ⅰ(tanshinone Ⅰ)、丹参酮ⅡA(tanshinone ⅡA)等亦属于菲醌类成分,在醌类化合物章节部分有详细介绍,此处不再赘述。

五、二倍半萜

二倍半萜类化合物(sesterterpenoids)是由5个异戊二烯单位构成,含25个碳原子的化合物类群。1965年发现第一个二倍半萜。这类化合物在生源上是由焦磷酸香叶基合欢酯(geranylfarnesyl pyrophosphate,GFPP)衍生而成,多为结构复杂的多环性化合物。与其他各萜类化合物相比,数量少,迄今来自天然的二倍半萜有6种类型约30余种化合物,分布在羊齿植物、植物病原菌、海洋生物海绵、地衣及昆虫分泌物中。

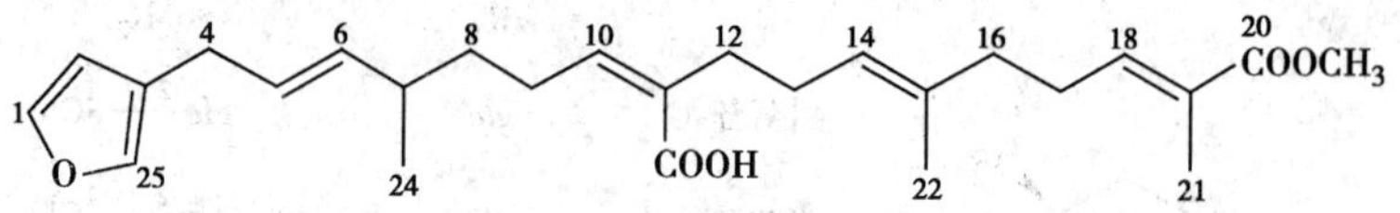

呋喃海绵素-3

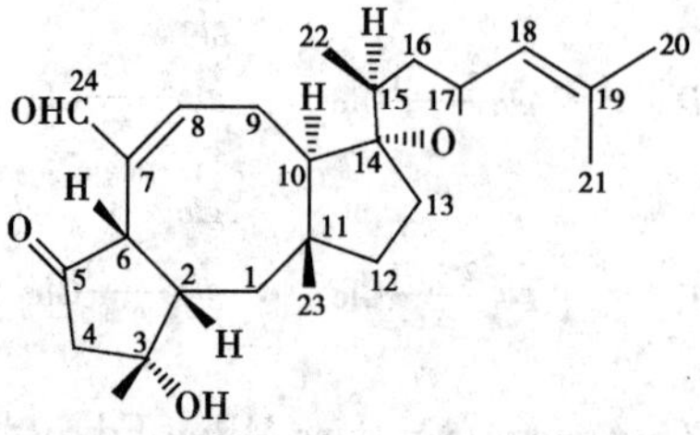

蛇孢子假壳素A

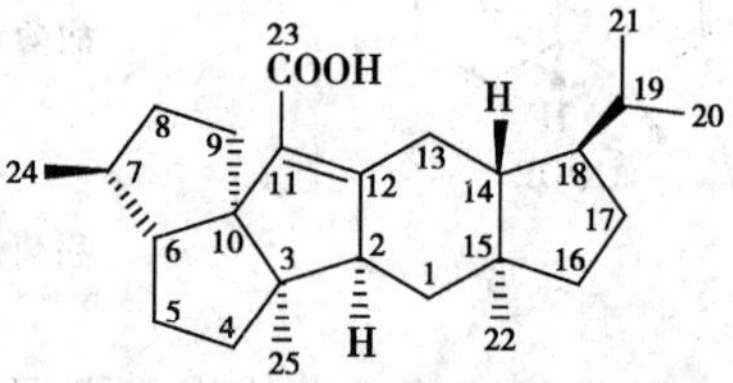

网肺衣酸

第三节 萜类化合物的理化性质

萜类家族非常庞大,虽然彼此间的结构与性质差异很大,但它们生源途径基本一致。萜类化合物分子结构中绝大多数具有双键、共轭双键及活泼氢原子,多数萜类具有内酯结构,因而理化性质及化学反应有共同之处,以下仅就其共性作一归纳。

一、性 状

1. 形态 单萜和倍半萜类多为油状液体,在常温下可以挥发,具有特殊的香气。单萜的沸点比倍半萜低,并且单萜和倍半萜随分子量和双键的增加,功能基的增多,化合物的挥发性降低,熔点和沸点相应增高。二萜和二倍半萜多为结晶性固体。

2. 味 萜类化合物多具有苦味,有的味极苦,所以萜类化合物又称苦味素。但有的萜类化合物具有强的甜味,如甜菊苷。

3. 旋光和折光性 大多数萜类具有不对称碳原子,具有光学活性,且多有异构体存在。低分子萜类具有较高的折光率。

二、溶 解 性

萜类化合物亲脂性强,易溶于醇及脂溶性有机溶剂,难溶于水,但单萜和倍半萜类能随水蒸气蒸馏。具有苷的萜类或随着含氧功能团的增加,其水溶性增加。具有内酯结构的萜类化合物能溶于碱水,酸化后,又自水中析出。此性质用于具内酯结构的萜类的分离与纯化。

萜类的苷化合物含糖的数量均不多,但具有一定的亲水性,能溶于热水,易溶于甲醇、乙醇溶液,不溶于亲脂性的有机溶剂。

值得注意的是,萜类化合物对高热、光和酸碱较为敏感,或氧化,或重排,结构常常会发生改变。在提取分离或氧化铝柱色谱分离时,应慎重考虑。

三、加 成 反 应

含有双键和醛、酮等羰基的萜类化合物,可与某些试剂发生加成反应,其产物通常有较好的晶型。借此可识别萜类化合物分子中不饱和键的存在和不饱和的程度,还用于萜类的分离与纯化。

1. 与亚硝酰氯反应 许多不饱和的萜类化合物能与亚硝酰氯(Tilden 试剂)发生加成反应,生成亚硝基氯化物。先将不饱和的萜类化合物加入亚硝酸异戊酯中,冷却下加入浓盐酸,混合振摇,然后加入少量乙醇或冰乙酸即有结晶加成物析出。生成的氯化亚硝基衍生物多呈蓝色～绿色,可用于不饱和萜类成分的分离和鉴定。

生成的氯化亚硝基衍生物还可进一步与伯胺或仲胺(常用六氢吡啶)缩合生成亚硝基胺类。后者具有一定的结晶形状和一定的物理常数,在萜类成分鉴定上很有意义。

2. Diels-Alder 加成反应 带有共轭双键的萜类化合物能与顺丁烯二酸酐发生 Diels-Alder 加成反应,生成结晶性加成产物,可证明共轭双键的存在。

顺丁烯二酸酐

3. 与亚硫酸氢钠加成 含羰基的萜类化合物能与亚硫酸氢钠发生加成反应,生成结晶形加成物,继续加酸或加碱使其分解,可重新生成原来的反应产物。同时,含双键和羰基的萜类化合物在应用此法时要注意:反应时间过长或温度过高,可使双键发生加成,并形成不可逆的双键加成物。例如柠檬醛的加成,条件不同加成产物则各异。

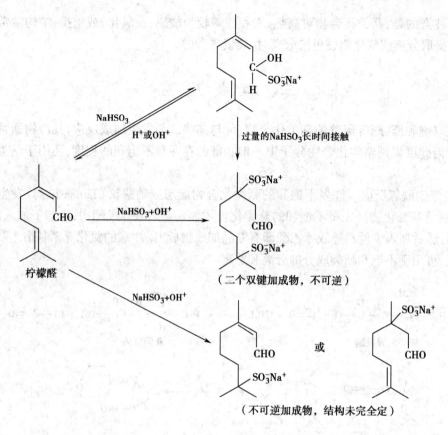

4. 与吉拉德试剂加成　吉拉德（Girard）试剂是一类带有季铵基团的酰肼,常用的 Girard T 和 Girard P,它们的结构式为:

吉拉德试剂T　　　　　　　　　　　　　　吉拉德试剂P

将吉拉德试剂的乙醇溶液加入含羰基的萜类化合物中,再加入 10% 乙酸促进反应,加热回流。反应完毕后加水稀释,分取水层,加酸酸化,再用乙醚萃取,蒸去乙醚后得原羰基化合物。

四、脱 氢 反 应

脱氢反应是研究萜类化学结构中很有价值的反应,特别是在早期研究萜类化合物母核骨架时具有重要意义。在脱氢反应中,环萜的碳架因脱氢转变为芳香烃类衍生物,所得芳烃衍生物容易通过合成的方法加以鉴定。脱氢反应通常在惰性气体的保护下,用铂黑或钯做催化剂,将萜类成分与硫或硒共热(200~300℃)而实现脱氢,有时可能导致环的裂解或环合。

β-桉醇 → (S, -H) → 1-甲基-7-异丙基萘类衍生物

松香酸 → (S或Se, △) → 1-甲基-7-异丙基菲

杜松烯 → (Se, △) → 卡达烯 ← (Se, △) ← 姜烯

五、分子重排反应

在萜类化合物中,特别是双环萜在发生加成、消除或亲核性取代反应时,常常发生碳架的改变,产生 Wagner-Meerwein 重排。目前工业上由 α-蒎烯合成樟脑的过程,就是应用 Wagner-Meerwein 重排,再氧化制得。

α-蒎烯 → (Al₂O₃, 150~160℃) → 异构体 → (HCOOH) → [⊕ → 重排 → ⊕] → (H-C(=O)-O⁻) → ··· -O-C(=O)-H → (水解) → ···-OH → (Cr₂O₃/强碱性树脂) → 樟脑

第四节 萜类化合物的提取分离

鉴于单萜和倍半萜多为挥发油的组成成分,它们的提取分离方法将在挥发油中重点论述,本节仅介绍环烯醚萜苷、倍半萜内酯及二萜的提取与分离方法。

一、萜类的提取

在萜类化合物中,环烯醚萜以苷的形式存在较多见,而其他萜类则少见。环烯醚萜苷多以单糖苷的形式存在,苷元的分子较小,且多具有羟基,所以亲水较强,一般易溶于水、甲醇、乙醇和正丁醇等溶剂,而难溶于一些亲脂性强的有机溶剂,故多用甲醇或乙醇为溶剂进行提取。

非苷形式的萜类化合物具有较强的亲脂性,溶于甲醇、乙醇中,易溶于三氯甲烷、乙酸乙酯、苯、乙醚等亲脂性有机溶剂中。这类化合物一般用有机溶剂提取,如甲醇或乙醇提取后,再用亲脂性有机溶剂萃取。

(一) 溶剂提取法

1. 苷类化合物的提取 用甲醇或乙醇为溶剂进行提取,经减压浓缩后转溶于水中,滤除水不溶性杂质,继用乙醚或石油醚萃取,除去残留的树脂类等脂溶性杂质,水液再用正丁醇萃取,减压回收正丁醇后即得粗总苷。

2. 非苷类化合物的提取 用甲醇或乙醇为溶剂进行提取,减压回收醇液至无醇味,残留液再用乙酸乙酯萃取,回收溶剂得总萜类提取物;或用不同极性的有机溶剂按极性递增的方法依次分别萃取,得不同极性的萜类提取物,再进行分离。

(二) 碱提取酸沉淀法

利用内酯化合物在热碱液中开环成盐而溶于水中、酸化后又闭环析出原内酯化合物的特性来提取倍半萜类内酯化合物。但是当用酸、碱处理时,可能引起构型的改变,应加以注意。

(三) 吸附法

1. 活性炭吸附法 苷类的水提取液用活性炭吸附,经水洗除去水溶性杂质后,再选用适当的有机溶剂如稀醇、醇依次洗脱,回收溶剂,可能得到纯品,如桃叶珊瑚苷的分离。

2. 大孔树脂吸附法 将含苷的水溶液通过大孔树脂吸附,同样用水、稀醇、醇依次洗脱,然后再分别处理,也可得纯的苷类化合物,如甜叶菊苷的提取与分离。

甜干叶 $\xrightarrow{\text{热水提取}}$ 提取液 $\longrightarrow$ 清液 $\longrightarrow$ D101 大孔树脂 $\xrightarrow{\text{碱洗后用水洗涤}}$ $\xrightarrow{\text{95\% 乙醇洗脱}}$ $\xrightarrow{\text{脱色处理,甲醇结晶}}$ 甜菊苷结晶

二、萜类的分离

(一) 结晶法分离

有些萜类的萃取液回收到小体积时,往往多有结晶析出,滤除结晶,再以适量的溶媒重结晶,可得纯的萜类化合物。

（二）柱色谱分离

分离萜类化合物多用吸附柱色谱法,常用的吸附剂有硅胶、氧化铝等,其中应用最多的是硅胶,几乎所有的萜类化合物都可以选用硅胶作柱色谱的吸附剂,待分离物与吸附剂之比约为1∶30~1∶60。

由于氧化铝在色谱分离过程中可能引起萜类化合物的结构变化,故选用氧化铝作吸附剂时要慎重,一般多选用中性氧化铝,待分离物与吸附剂之比约为1∶30~1∶50。

此外,还可采用硅胶硝酸银色谱法进行分离,因萜类化合物结构中多具有双键,且不同萜类的双键数目与位置不同,与硝酸银形成 π 络合物难易程度和稳定性也有差别,可借此达到分离。

萜类化合物的柱色谱分离一般选用非极性有机溶剂,如正己烷、石油醚、环己烷、乙醚、苯或乙酸乙酯作洗脱剂。然而单一溶剂往往达不到分离效果,因此在实践中多选用混合溶剂。常用的溶剂系统有:石油醚 - 乙酸乙酯、苯 - 乙酸乙酯、苯 - 三氯甲烷,多羟基的萜类化合物可选用三氯甲烷 - 乙醇作洗脱剂。

（三）利用结构中特殊功能团进行分离

可利用萜类化合物所含功能团的特点进行分离,如倍半萜内酯可在碱性条件下开环,加酸后又环合,借此可与非内酯类化合物分离;萜类生物碱也可用酸碱法分离。不饱和双键、羰基等可用加成的方法制备衍生物加以分离。

（四）提取分离实例

例 1:穿心莲二萜内酯类成分提取分离

穿心莲别名一见喜,为爵床科植物穿心莲[*Andrographis paniculata* (Burm.f.) Nees]的干燥地上部分。原产亚热的地区,现国内华南、华东及西南均有栽培。穿心莲性味苦、寒,功能清热解毒、凉血、消肿,主治感冒发热、咽喉肿痛、口舌生疮、顿咳劳嗽、泄泻痢疾、热淋涩痛、痈肿疮疡、毒蛇咬伤。其主要化学成分为二萜内酯类化合物:穿心莲内酯、新穿心莲内酯、去氧穿心莲内酯、脱水穿心莲内酯,以穿心莲内酯含量最高,达 1.5% 以上。其主要化学成分的提取、分离见图6-9。

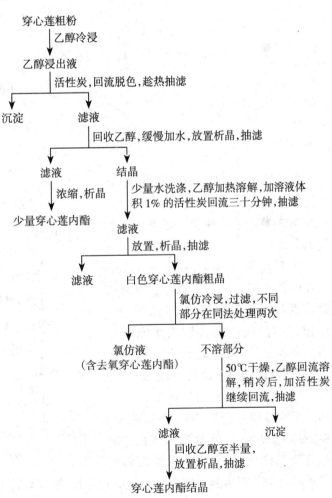

图 6-9 穿心莲中穿心莲内酯、新穿心莲内酯、去氧穿心莲内酯的提取分离

例2：青蒿中青蒿素类成分的提取分离

青蒿属菊科艾属草本植物黄花蒿的干燥地上部分,性寒味苦辛,具有除蒸截疟之功能。主产于安徽、河南、江苏、河北、陕西、山西等地。青蒿中已经分离得到的化合物主要分为两大类:一类是挥发油,包括蒿酮、异蒿酮、丁香烯、樟脑、龙脑等单萜、倍半萜、倍半萜氧化物成分。另一类是非挥发性成分,主要有青蒿素、青蒿甲素、青蒿乙素、青蒿丙素、青蒿酸、黄酮、香豆素等。

青蒿素　　　　　　　青蒿甲素　　　　　　　青蒿乙素

青蒿丙素　　　　　　　　　　青蒿酸

其主要化学成分青蒿素的提取、分离见图6-10。

例3：广西莪术中倍半萜类成分的提取分离

广西莪术(*Curcuma kwangsiensis* S. G.Leeet C. F. Ling)为姜科姜黄属植物广西莪术的干燥根茎,其味辛、苦,性温,具有行气破血、消积止痛的作用。主治血气心痛、饮食积滞、脘腹胀痛、血滞经闭、痛经、癥瘕痞块、跌打损伤,是临床上较为常用的活血化瘀药物。采用硅胶柱色谱、制备薄层色谱、Sephadex LH-20柱色谱以及HPLC进行分离和纯化,从广西莪术的新鲜根

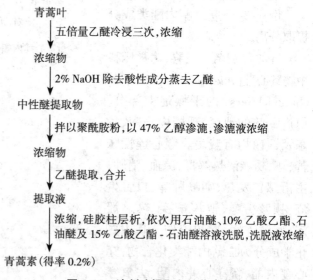

青蒿叶
↓ 五倍量乙醚冷浸三次,浓缩
浓缩物
↓ 2% NaOH 除去酸性成分蒸去乙醚
中性醚提取物
↓ 拌以聚酰胺粉,以47% 乙醇渗滤,渗滤液浓缩
浓缩物
↓ 乙醚提取,合并
提取液
↓ 浓缩,硅胶柱层析,依次用石油醚、10% 乙酸乙酯、石油醚及 15% 乙酸乙酯 - 石油醚溶液洗脱,洗脱液浓缩
青蒿素(得率0.2%)

图6-10　溶剂法提取和纯化青蒿素

茎提取物中分离得到了四个倍半萜类化合物,根据理化性质和波谱数据分别鉴定为蓬莪术环二烯(furanodiene,1)、吉马酮(germacrone,2)、蓬莪术环二烯酮(furanodienone,3)、蓬莪术环氧酮(zederone,4)。

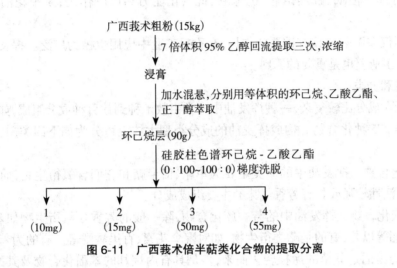

其提取分离如图6-11:

```
广西莪术粗粉(15kg)
    │  7倍体积95%乙醇回流提取三次,浓缩
    ↓
  浸膏
    │  加水混悬,分别用等体积的环己烷、乙酸乙酯、
    │  正丁醇萃取
    ↓
 环己烷层(90g)
    │  硅胶柱色谱环己烷-乙酸乙酯
    │  (0∶100~100∶0)梯度洗脱
    ↓
 ┌──────┬──────┬──────┬──────┐
 1      2      3      4
(10mg)  (15mg)  (50mg)  (55mg)
```

图 6-11 广西莪术倍半萜类化合物的提取分离

第五节 挥 发 油

一、概 述

挥发油(volatile oils)又称精油(essential oils),是存在于植物体内的一类具有芳香气味的油状液体的总称。在常温下能挥发,可随水蒸气蒸馏。大多具有显著的生理活性。

(一)分布和存在

挥发油类成分在植物界分布很广,含挥发油的药材也很多,在我国野生与栽培的芳香药用植物有数百种之多。特别是菊科植物中的菊、蒿、艾、苍术、白术、泽兰、佩兰、木香等,芸香科植物中的芸香、降香、花椒、橙、桔、枳、柠檬、佛手、吴茱萸等,伞形科植物中的小茴香、芫荽、川芎、白芷、前胡、防风、柴胡、当归、羌活、独活、蛇床等,唇形科植物中的薄荷、藿香、香薷、荆芥、紫苏、罗勒等,姜科植物中的郁金、姜黄、莪术、山柰、姜、高良姜、砂仁、豆蔻等和樟科植物中的山鸡椒、乌药、肉桂、阴香、樟等最多;其次是木兰科植物中的五味子、八角茴香、厚朴、辛夷等,桃金娘科植物中的丁香、桉、白千层等,马兜铃科植物中的细辛、杜衡、马兜铃等,马鞭草科植物中的马鞭草、牡荆、蔓荆等,禾本科植物中的香茅、芸香草等,败酱科植物中的败酱、缬草、甘松等也富含挥发油;此外,如胡椒科、杜鹃花科、三白草科、松科、柏科、木犀科、蔷薇科、瑞香科、檀香科、藜科、天南星科、莎草科、毛茛科及萝藦科的某些植物中,也含有丰富的挥发油类成分。

（二）生物活性与应用

挥发油多具有祛痰、止咳、平喘、驱风、健胃、解热、镇痛、抗菌消炎作用。例如细辛的挥发油具有止咳、祛痰作用；柴胡挥发油制备的注射液，有较好的退热效果；香柠檬油对淋球菌、葡萄球菌、大肠杆菌和白喉杆菌有抑制作用；土荆芥油有驱虫作用；薄荷油有清凉、驱风、消炎、局麻作用；大蒜油可治疗肺结核、支气管炎、肺炎和霉菌感染；生姜油对中枢神经系统有镇静催眠、解热镇痛、抗惊厥、抗氧化能力和保肝作用；茉莉花油具有兴奋作用等。

挥发油不仅在医药上具有重要的作用，在香料工业中应用也极为广泛。挥发油在日用食品工业及化学工业上也是重要的原料。

（三）组成和分类

挥发油所含成分比较复杂，一种挥发油中常常由数十种到数百种成分组成，如保加利亚玫瑰油中已检出 275 种化合物。构成挥发油的成分类型大体上可分为如下四类，其中以萜类化合物为多见。

1. 萜类化合物 挥发油中的萜类主要为单萜、倍半萜和它们含氧衍生物，而且含氧衍生物多半是生物活性较强或具有芳香气味的主要组成成分。

2. 芳香族化合物 挥发油中的芳香族化合物，除一般的芳香含氧衍生物如苯乙醇、水杨酸、水杨酸甲酯等以外，有的是萜类衍生物，如对聚伞花素、百里香酚等。有的为苯丙素的衍生物，其生源可能是通过莽草酸途径转化而来，多是具有丙烷基的苯酚化合物及其酯类。例如，桂皮醛（cinnamaldehyde）为桂皮油的主要成分，茴香脑（anethole）为八角茴香油及茴香油中的主要成分，丁香酚（eugenol）为丁香油中的主成分，α-细辛醚（α-asarone）、β-细辛醚（β-asarone）和欧细辛醚（eduasarone）为石菖蒲挥发油的主要成分。

桂皮醛　　　　　丁香酚　　　　　茴香醚

α-细辛醚　　　　β-细辛醚　　　　欧细辛醚

3. 脂肪族化合物 广泛存在于植物特别是水果中，如甲基正壬酮（methyl nonylketone）在鱼腥草、黄柏果实及芸香挥发油中存在，正庚烷（n-heptane）存在于松节油中，正癸烷（n-decane）存在于桂花的头香中。

$$CH_3-\overset{\overset{\textstyle O}{\|}}{C}-(CH_2)_8CH_3 \qquad CH_3(CH_2)_5CH_3 \qquad CH_3(CH_2)_8CH_3$$

甲基正壬酮 　　　　　　正癸烷 　　　　　　正庚烷

4. 其他类化合物　除上述三类化合物外,还有些挥发油样物质,如芥子油(mustard oil)、杏仁挥发油(volatile bitter almond oil)、原白头翁素(protoanemonin)、大蒜油(garlic oil)等。

二、挥发油的性质

(一)性状

1. 颜色　挥发油在常温下大多为无色或淡黄色的油状液体,少数因含奠类化合物而带有颜色,如洋甘菊油显蓝色,苦艾叶油显蓝绿色,麝香草油显红色,佛手油呈绿色;在低温下某些挥发油中含量高的主成分可析出结晶,称之为"脑",如薄荷脑、樟脑。除"脑"后的油称为"脱脑油"。

2. 气味　挥发油大多数具有特殊而浓烈的香气或辛辣味,少数有特殊的臭气或腥味,可作为其品质优劣的标志。

3. 挥发性　挥发油在常温下可自行挥发而不留任何痕迹,这是挥发油与脂肪油的本质区别。

(二)溶解度

挥发油难溶于水,能完全溶解于无水乙醇、乙醚、三氯甲烷、脂肪油中。在各种不同浓度的含水乙醇中可溶解一定量,乙醇浓度愈小,挥发油溶解的量也愈少。挥发油在水中能少量溶解而使水溶液具有该挥发油特有的香气,医药上常利用这一性质来制备芳香水与注射剂,如薄荷水、鱼腥草注射液、柴胡注射液等。

(三)物理常数

挥发油的沸点一般在 70~300℃之间,具有随水蒸气而蒸馏的特性;挥发油多数比水轻,也有比水重的(如丁香油、桂皮油),比重在 0.850~1.180 之间;挥发油几乎均有光学活性,比旋度在 +97°~+177° 范围内;且具有强的折光性,折光率在 1.450~1.560 之间。

(四)不稳定性

挥发油对空气、光、热均较敏感,长时间接触空气会逐渐氧化变质使之比重增加,颜色变深,失去原有的香味并能形成树脂样物质,也不能再随水蒸气而蒸馏了。因此,挥发油宜贮存于密闭棕色瓶中并置于阴凉处低温保存。

三、挥发油的提取

(一)蒸馏法

1. 共水蒸馏法　将已粉碎的中药放入蒸馏瓶中,加水浸泡,直火煮沸,使挥发油和水一起蒸出。此法操作简单,但因蒸馏时蒸馏器底部温度较高,可使挥发油中某些成分分解,同时过热时药材也会焦化,影响挥发油的质量。

2. 水蒸气蒸馏法　此法将水蒸气通入待提取的中药材中,使挥发油和水蒸气一起蒸出,避免直火高温而影响其挥发油质量。方法是将药材粗粉先用水浸泡,然后通入水蒸气,或在蒸馏器内安装一个多孔隔板,湿润的药材置于隔板上,水在隔板下加热,使挥发油和水一起蒸出,收取蒸馏液,经冷却后分取油层。

(二) 浸取法

对不宜用水蒸气蒸馏法提取的挥发油原料,可以直接利用有机溶剂进行浸取。常用的方法有油脂吸收法、溶剂萃取法、超临界流体萃取法、微波提取法。

1. 油脂吸收法 油脂类一般具有吸收挥发油的性质,往往利用此性质提取贵重的挥发油,如玫瑰油、茉莉花油常采用吸附法进行。通常用无臭味的猪油 3 份与牛油 2 份的混合物,均匀地涂在面积 50cm×100cm 的玻璃板两面,然后将此玻璃板嵌入高 5cm~10cm 的木制框架中,在玻璃板上面铺放金属网,网上放一层新鲜花瓣,这样一个个的木框玻璃板重叠起来,花瓣被包围在两层脂肪的中间,挥发油逐渐被油脂所吸收,待脂肪充分吸收芳香成分后,刮下脂肪,即为"香脂",谓之冷吸收法。或者将花等原料浸泡于油脂中,于 50~60℃ 条件下低温加热,让芳香成分溶于油脂中,此则为温浸吸收法。吸收挥发油后的油脂可直接供香料工业用,也可加入无水乙醇共搅,醇溶液减压蒸去乙醇即得精油。

2. 溶剂萃取法 药材用低沸点有机溶剂如石油醚(30~60℃)、乙醚、二硫化碳、四氯化碳、苯等直接冷浸或连续提取器中加热提取,提取液低温蒸去溶剂即得挥发油。但因其他脂溶性成分如树脂、油脂、蜡等也能同时被提出,故需进一步用高浓度乙醇溶解,再放冷至 -20℃,除去析出的固体物,减压蒸去乙醇即得较纯的挥发油。

3. 超临界流体萃取法 此法用于挥发油的提取,在防止热解和提高品质等方面效果较佳,如紫苏中的特有香味成分紫苏醛、紫丁香花中的香味成分丁香酚等,均不稳定受热易分解,当用水蒸气蒸馏法提取时受到破坏,香味大减,而用超临界 CO_2 流体萃取技术提取时,所得挥发油的气味芳香纯正。现在此项技术在橘皮、柠檬、桂花、玫瑰及月见草等药材的挥发油提取应用上,均获得了很好的效果。

4. 微波提取法(microwave assisted extraction,MAE) 此法目前在唇形科、芸香科、木兰科、姜科、伞形科、菊科和樟科植物挥发油的提取上,都有一定的研究应用。

(三) 冷压法

橘皮、柠檬皮、橙皮等含挥发油较多的药材,可用机械压榨法将挥发油从植物组织中挤压出来。常温下进行,故可保持挥发油原有的香气,但所得挥发油含水分、黏液质及细胞组织等杂质,需进一步处理,也不易将药材中的挥发油压榨干净,常需将压榨后的药渣再进行水蒸气蒸馏,以便提尽挥发油。

四、挥发油成分的分离

从植物中提取出来的挥发油往往为混合物,根据要求和需要,可作进一步分离与纯化,以获得单体成分,常用方法如下:

(一) 冷冻处理

将挥发油置于 0℃ 至 -20℃ 环境下使含量高的成分析出结晶,将结晶分出,经重结晶可得纯品。如从薄荷油中分离薄荷脑,将油冷至 -10℃,12 小时以后析出第一批粗脑,粗脑加热熔融后,再于 0℃ 冷冻,即得较纯薄荷脑。粗脑也可用乙醇重结晶。

(二) 分馏法

挥发油中的主要成分大多为单萜、倍半萜类化合物,由于其结构中双键数和含氧功能基的不同,各成分之间的沸点有差异,可用分馏法将其初步分离。挥发油组分大多对热、空气不稳定,分馏时易减压进行,收集在相同压力下同一温度段的不同馏分。按温度不同一般可分为三段:

低沸程馏分(35~70℃/1.33kPa)为单萜烯类化合物;中沸程馏分(70~100℃/1.33kPa)为单萜含氧化合物,包括醛、酮、酚、酯等;高沸程馏分(100~140℃/1.33kPa)为倍半萜烯及其含氧衍生物和奥类化合物。

以上各馏分可根据需要再进行精馏,并结合薄层色谱或气相色谱鉴定及物理常数的测定(比重、折光率、旋光度等),以检查各馏分的纯度。若不是单一成分,还需进一步精馏或结合其他方法进行分离。

(三) 化学方法

根据挥发油中各成分的结构或特有功能基的不同,可用化学法逐一加以处理,使各成分达到分离的目的。

1. **碱性成分的分离**　分离挥发油中的碱性成分,可先将挥发油溶于乙醚中,再用10%盐酸或硫酸萃取,分取酸水层,碱化后用乙醚萃取,蒸去乙醚即得碱性成分。

2. **酚、酸性成分的分离**　挥发油中的羧酸性和酚酸性成分,可先用5%碳酸氢钠溶液直接萃取,分出碱水液,加稀酸酸化后,用乙醚萃取,蒸去乙醚即得酸性成分。再用2%氢氧化钠溶液萃取,分取碱水层、酸化后,用乙醚萃取,蒸去乙醚即得酚性成分。

3. **羰基化合物的分离**　羰基化合物能与多种羰基试剂形成水溶性的加成物。挥发油中的醛、甲基酮、环酮等羰基化合物,常用亚硫酸氢钠或Girard试剂使其转变成水溶性物质而分离。

(1) 亚硫酸氢钠法:将含羰基化合物的中性挥发油,加入30%亚硫酸氢钠水溶液,低温短时间振摇,反应生成的加成物易溶于水或在醚中析出。分取加成物,加酸或加碱使其分解,即得原挥发油中的羰基化合物。但需注意,用此法分离时,亚硫酸氢钠需适量、振摇时间不宜过长、温度不能过高,否则有使双键与亚硫酸氢钠加成的可能,形成不可逆的加成产物。如从柠檬挥发油中分离柠檬醛,反应条件不同加成产物各不相同。

(2) Girard试剂法:将含羰基的中性挥发油,加Girard试剂(Girard试剂T或Girard试剂P)的乙醇液和10%的乙酸,加热回馏1~2小时,使生成水溶性缩合物,用乙醚萃取其他挥发油成分后,再加酸处理水溶性缩合物,又可复为羰基化合物。

4. **醇化合物的分离**　挥发油中的醇类成分,可利用其与二元酸类试剂(丙二酸单酰氯或邻苯二甲酸酐或丁二酸酐)形成酸性水溶性单酯后用乙醚萃取剩余挥发油成分而分离。形成单酯后用碳酸氢钠水溶液萃取,经氢氧化钠皂化可得原挥发油中的醇。

萜醇　　邻苯二甲酸酐　　　　酸性邻苯二甲酸萜醇酯　　　　　　萜醇

5. **其他成分的分离** 醚类成分可与浓磷酸生成白色的磷酸盐而沉淀分离；不饱和萜烃类可通过形成结晶加成物而分离；薁类和醚类可用浓硫酸提出，经稀释后析出原来成分。酯类成分除了采用精馏和色谱分离外，尚无合适的分离方法。用化学法系统分离挥发油中各种单一成分，可用图 6-12 流程图表示。

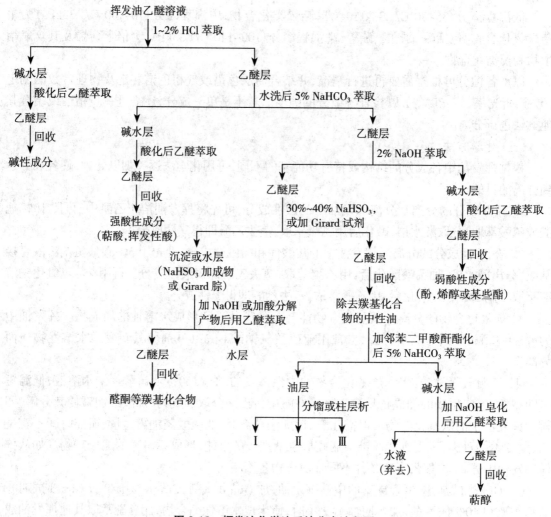

图 6-12 挥发油化学法系统分离流程图

（四）色谱分离法

色谱法中以硅胶和氧化铝吸附柱色谱应用最广泛。由于挥发油的组成成分多而复杂，分离多采用分馏法与吸附色谱法相结合，往往能得到较好效果。一般将分馏的馏分溶于石油醚或己烷等极性小的溶剂，使其通过硅胶或氧化铝吸附柱，依次用石油醚、己烷、乙酸乙酯等，按一定比例组成的混合溶剂进行洗脱。洗脱液分别以 TLC 进行检查，这样使每一馏分中的各成分又得到了分离。如香叶醇和柠檬烯常常共存于许多植物的挥发油中，如将其混合物溶于石油醚，使其通过氧化铝吸附柱，用石油醚洗脱，由于柠檬烯的极性小于香叶醇，吸附较弱，可被石油醚先洗脱下来，然后再改用石油醚中加入少量甲醇的混合溶剂冲洗，则香叶醇就被洗脱下来，使二者得到分离。

　　除采用一般色谱法之外,还可采用硝酸银柱色谱进行分离。这是根据挥发油成分中双键的多少和位置不同,与硝酸银形成 π 络合物难易程度和稳定性的差别,而得到色谱分离。一般硝酸银浓度 2%~2.5% 较为适宜。例如 α- 细辛醚(α-asarone)、β- 细辛醚(β-asarone)和欧细辛醚(eduasarone)的混合物,通过用 2%AgNO₃ 处理的硅胶柱,用苯 - 乙醚(5∶1)洗脱,分别收集,并用 TLC 检查。α- 细辛醚苯环外双键为反式,与 AgNO₃ 络合不牢固,先被洗下来。β- 细辛醚为顺式,与 AgNO₃ 络合的能力,虽然大于 α- 细辛醚,但小于欧细辛醚,因欧细辛醚的双键为末端双键,与 AgNO₃ 结合能力最强,故 β- 细辛醚第二个被洗下来,欧细辛醚则最后被洗下来。

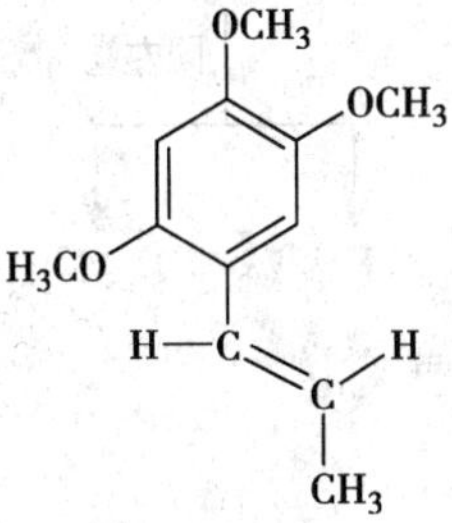

α-细辛醚 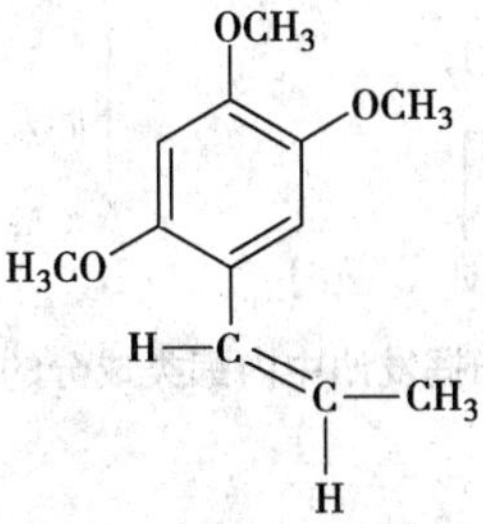　　　　　　　β-细辛醚 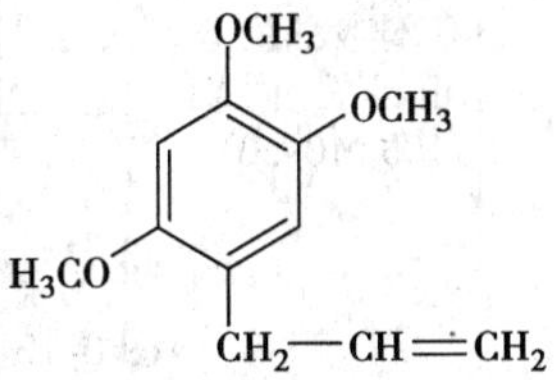　　　　　　　欧细辛醚

　　气相色谱是研究挥发油组成成分的好方法,有些研究应用制备性气 - 液色谱,成功地将挥发油成分分开,使所得纯品能进一步应用四大波谱加以确切鉴定。制备性薄层色谱结合波谱鉴定,也是常用的方法。

(五) 提取分离实例

　　例:当归挥发油中内酯类成分的提取分离:

　　当归[*Angelica sinensis* (Oliv.) Diels]为伞形科当归属一种多年生草本植物,是我国常用中药材之一,有补血、和血、调经止血、润肠滑肠等多种功效。当归挥发油为当归药效的重要组成,而多种内酯类物质是当归挥发油的主要有效成分。采用超临界流体萃取技术提取当归挥发油,用硅胶柱分离纯化得到藁本内酯、正丁烯基苯酞等 6 种内酯类化合物。这些化合物的结构和提取分离流程如下(图 6-13):

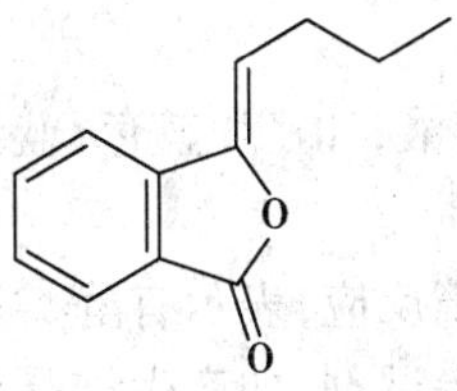

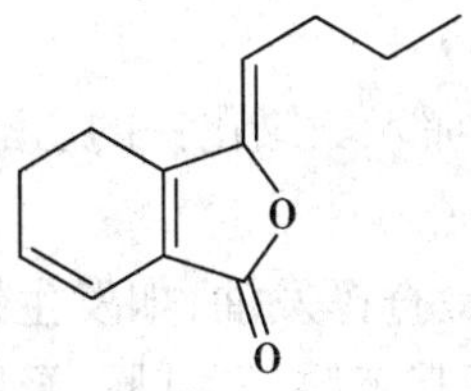

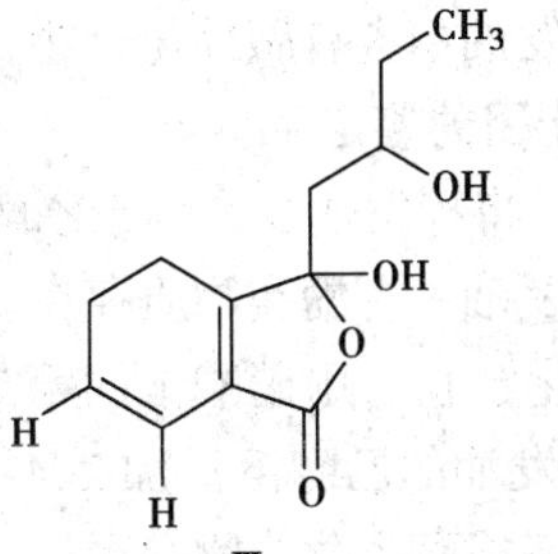

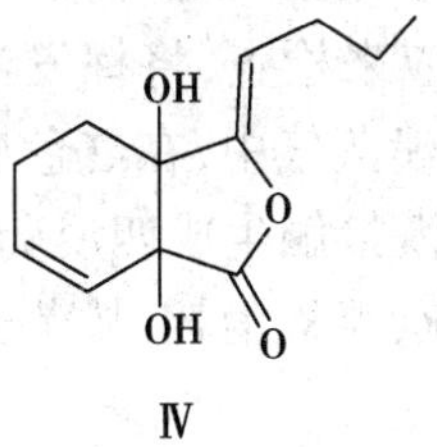

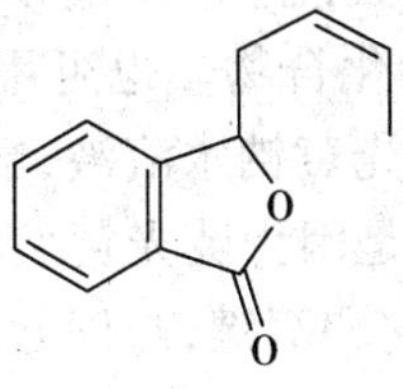

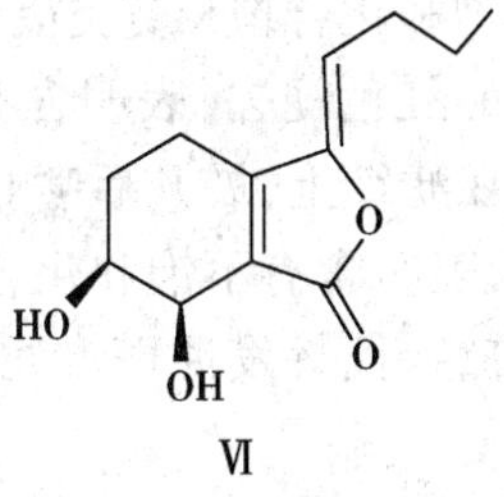

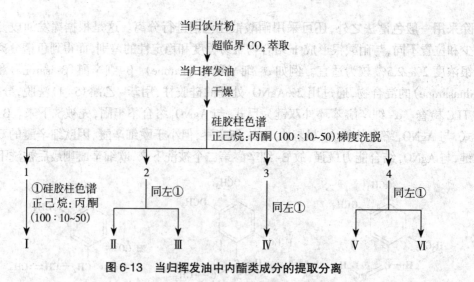

图 6-13　当归挥发油中内酯类成分的提取分离

五、挥发油成分的鉴定

（一）物理常数的测定

相对密度、比旋度、折光率和凝固点等是鉴定挥发油常测的物理常数。

（二）化学常数的测定

酸值、皂化值、酯值是重要的化学常数,也是表示质量的重要指标。

1. 酸值　酸值是代表挥发油中游离羧酸和酚类成分的含量。以中和 1g 挥发油中含有游离的羧酸和酚类所需要氢氧化钾毫克数来表示。

2. 酯值　代表挥发油中酯类成分含量,以水解 1g 挥发油所需氢氧化钾毫克数来表示。

3. 皂化值　以皂化 1g 挥发油所需氢氧化钾毫克数来表示。事实上,皂化值等于酸值和酯值之和。

测定挥发油的 pH,如呈酸性反应,表示挥发油中含有游离酸或酚类化合物,如呈碱性反应,则表示挥发油中含有碱性化合物,如挥发性碱类等。

（三）功能团的鉴定

1. 酚类　将挥发油少许溶于乙醇中,加入三氯化铁的乙醇溶液,如产生蓝色、蓝紫或绿色反应,表示挥发油中有酚类物质存在。

2. 羰基化合物　用硝酸银的氨溶液检查挥发油,如发生银镜反应,表示有醛类等还原性物质存在;挥发油的乙醇溶液加 2,4- 二硝基苯肼、氨基脲、羟胺等试剂,如产生结晶形衍生物沉淀,表明有醛或酮类化合物存在。

3. 不饱和化合物和薁类衍生物　挥发油中的不饱和化合物可用溴的三氯甲烷溶液检查,如能使溴的红色褪去,表明含有不饱和化合物。也可用荧光反应来检查,将挥发油的石油醚溶液点在滤纸上,展开后喷 0.05% 荧光黄钠水溶液,趁湿置于溴蒸气中,在红色底上呈现黄色斑点,表明含有不饱和化合物。这是因为荧光黄呈黄色,与溴接触生成四溴荧光黄(曙红)而呈红色,而挥发油斑点处因有不饱和双键,与溴起加成反应,溴被消耗,故荧光黄仍保持黄色。

检查薁类化合物时,可滴加 5% 溴的三氯甲烷溶液于挥发油三氯甲烷溶液中,如产生蓝、紫、绿色,表明挥发油中含有薁类化合物。也可于挥发油的无水乙醇溶液中加入浓硫酸,如产生蓝色、紫色,表明含有薁类化合物。

4. 内酯类化合物　在碱性条件下与盐酸羟胺反应,再在酸性条件下与三价铁离子络合而显橙红或紫红色,表明挥发油中含内酯类化合物;如用于挥发油的吡啶溶液中,加入亚硝酰氰化钠试剂及氢氧化钠溶液,如出现红色并逐渐消褪,表明挥发油中含有 α、β 不饱和内酯类化合物。

(四) 色谱法的应用

1. 薄层色谱　在挥发油的分离鉴定中 TLC 应用较为普遍,色谱条件如下:

吸附剂:多采用硅胶 G 或 Ⅱ~Ⅲ 级中性氧化铝 G。

展开剂:①石油醚;②石油醚 - 乙酸乙酯(95 : 5;75 : 25);③苯 - 甲醇(95 : 5;75 : 25)。

显示剂:①1% 香草醛 - 浓硫酸试剂:喷后 105℃烘烤,挥发油各成分显不同颜色;②2% 高锰酸钾水溶液:在粉红色背景上产生黄色斑点;③对二甲氨基苯甲醛试剂:薁类在室温显深蓝色,薁类前体需在 80℃烤 10 分钟才显色;④异羟肟酸铁试剂:酯或内酯斑点显淡红色;⑤2,4-二硝基苯肼试剂:醛或酮类化合物产生黄红色斑点;⑥三氯化铁试剂:酚类成分显绿色或蓝色;⑦溴甲酚绿试剂:有机酸类成分在蓝色背景下呈黄色斑点。

2. 气相色谱法　气相色谱法现已广泛用于挥发油的定性和定量分析。用于定性分析主要解决挥发油中已知成分的鉴定,即利用已知成分的标准品与挥发油在同一条件下,相对保留值所出现的色谱峰,以确定挥发油中某一成分。对于挥发油中许多未知成分,同时又无标准品作对照时,则应选用气相色谱 - 质谱(GC/MS)联用技术进行分析鉴定。

3. 气相色谱 - 质谱(GC/MS)联用法　该法已成为对化学组成极其复杂的挥发油进行定性分析的一种有力手段。现多采用气相色谱 - 质谱 - 数据系统联用(GC/MS/DS)技术,大大提高了挥发油分析鉴定的速度和研究水平。分析时,首先将样品注入气相色谱仪内,经分离后得到的各个组分依次进入分离器,浓缩后的各组分又依次进入质谱仪。质谱仪对每个组分进行检测和结构分析,得到每个组分的质谱,通过计算机与数据库的标准谱对照的组分,则可根据质谱碎片规律进行解析,并参考有关文献数据加以确认。

本章小结

萜类化合物是一类由甲戊二羟酸或脱氧木酮糖磷酸酯衍生且分子式符合$(C_5H_8)_n$通式的衍生物,可分为单萜、倍半萜、二萜等。单萜是植物挥发油的主要组成成分,含氧衍生物如萜醇、萜醛类多具有较强的生物活性和香气;环烯醚萜为蚁臭二醛的缩醛衍生物,具有环状单萜衍生物的特点,代表物栀子苷、龙胆苦苷都具有显著的药理活性。倍半萜是挥发油高沸程部分的主要组成分,多以醇、酮、内酯或苷、生物碱的形式存在,是萜类化合物中数目、骨架结构类型最多的一类,代表产物青蒿素是一类重要的抗疟成分。二萜以二萜类衍生物为主,有许多重要药用代表物,如紫杉醇、穿心莲内酯等。萜类结构千变万化,因此理化性质与提取分离方法也呈现多样化。萜类成分提取多选用溶剂提取法、碱提取酸沉淀法或吸附法,再通过结晶法或硅胶、氧化铝(中性氧化铝)、硝酸银柱色谱等柱色谱法分离。

挥发油是存在于植物体内的一类具有芳香气味的油状液体的总称,生物活性广泛,可分为萜类化合物、芳香族化合物、脂肪族化合物和其他类四类。根据其不同性质,可以用水蒸气蒸馏法、油脂吸收法、溶剂萃取法、超临界流体萃取法或微波提取法提取,再利用其酸碱性或功能团特性进行分离。

复习题

一、单选题

1. 具有芳香化酶的性质,具有酚的通性和酸性,其羰基的性质类似羧酸中的羰基,而不能与一般羰基试剂反应的化合物是( )。

   A. 环烯醚萜类   B. 愈创木奠   C. 莫酚酮类   D. 穿心莲内酯

2. 地黄、玄参等中药在加工过程中易变黑,这是因为其中含有( )

   A. 鞣质酯苷   B. 环烯醚萜   C. 羟基香豆素苷   D. 黄酮醇苷

3. 分离单萜类的醛与酮最好的方法是( )

   A. Girard 试剂法   B. 3,5-二硝基苯肼法   C. 亚硫酸氢钠法   D. 分馏法

4. 环烯醚萜类多以哪种形式存在( )

   A. 酯   B. 游离   C. 苷   D. 萜源功能基

5. 奠类可溶于( )

   A. 强酸   B. 水   C. 弱碱   D. 强碱

6. 除了( ),下列中草药均含环烯醚萜成分?

   A. 玄参   B. 栀子   C. 地黄   D. 甘草

7. 在青蒿素的结构中,具有抗疟作用的基团是( )

   A. 羰基   B. 醚键   C. 过氧基   D. 内酯环键

8. 某一化合物能使溴水褪色,能和顺丁烯二酸酐生成晶型加成物,该化合物中具有( )

   A. 羰基   B. 共轭双键   C. 环外双键   D. 环内双键

9. Girard 试剂的反应条件( )

   A. 弱碱性加热回流   B. 弱酸性加热回流

   C. 低温短时振摇萃取   D. 高温、长时回流

10. 挥发油中的芳香化合物多为( )的衍生物

   A. 苯酚   B. 苯甲醇   C. 苯甲醛   D. 苯丙素

11. 提取某些贵重的挥发油,常选用的方法是( )

   A. 吸收法   B. 水蒸气蒸馏法   C. 压榨法   D. 浸取法

12. 超临界萃取法提取挥发油时常选择哪种物质为超临界流体物质( )

   A. 氯化亚氮   B. 乙烷   C. 乙烯   D. 二氧化碳

二、填空题

1. 经验的异戊二烯法则认为,自然界存在的萜类化合物都是由_____衍变而来。

2. Sabety 反应和 Ehrlich 氏试剂可用于检出_____成分,若含有此类化合物,则 Sabety 反应显_____色,Ehrlich 反应呈_____色。

3. 青蒿素来源于植物_____,其药理作用主要表现为_____。为提高其水溶性,临床上将其制成_____以充分发挥其疗效。

4. 挥发油中所含化学成分按其化学结构,可分为三类:_____、_____、_____,其中以_____为多见。

5. 挥发油应密闭于_____色瓶中_____温保存,以避免_____的影响发生分解变质。

三、名词解释

1. 生源的异戊二烯法则
2. 萜类化合物
3. 挥发油
4. 奠类化合物

四、判断题

1. 草酚酮类化合物是一类变形单萜,其碳架符合异戊二烯规则。　　　　　　（　　）

2. 环烯醚萜苷易被水解、生成的苷元具有半缩醛结构,化学性质活泼,容易进一步聚合,难以得到结晶性苷元。　　　　　　　　　　　　　　　　　　　　　　　　（　　）

3. 青蒿素是一种具有二萜骨架的过氧化物,是由国外研制的一种高效抗疟活性物质。
　　　　　　　　　　　　　　　　　　　　　　　　　　　　　　　　　　（　　）

4. 二萜类化合物大多数不具有挥发性。　　　　　　　　　　　　　　　　　（　　）

5. 紫杉醇最早从太平洋红豆杉的树皮中分离得到,1992 年底由美国 FDA 批准上市。
　　　　　　　　　　　　　　　　　　　　　　　　　　　　　　　　　　（　　）

6. 萜类成分的沸点随分子量增大,双键数目增多而升高。　　　　　　　　　（　　）

7. 含羰基结构的挥发性成分,都可以与亚硫酸氢钠加成生成水溶性盐。　　　（　　）

8. 挥发油是植物体内一类具芳香气味,在常温下能挥散的油状液体化合物。　（　　）

9. 挥发油的芳香气味多源于芳香族化合物和脂肪族化合物。　　　　　　　　（　　）

10. 水蒸气蒸馏法是提取挥发油最常用的方法。　　　　　　　　　　　　　（　　）

五、简答题

1. 萜类化合物分几类? 分类的依据是什么? 各类萜在植物体内主要以什么形式存在?
2. 草酚酮是一种变形的单萜,试根据其结构讨论其应具有的化学性质。
3. 青蒿素是哪类化合物? 具有何生物活性? 如何增强其生物活性?

六、指出下列化合物的名称及结构类型

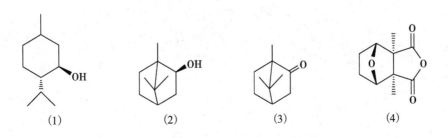

（1）　　　　　　　　（2）　　　　　　　　（3）　　　　　　　　（4）

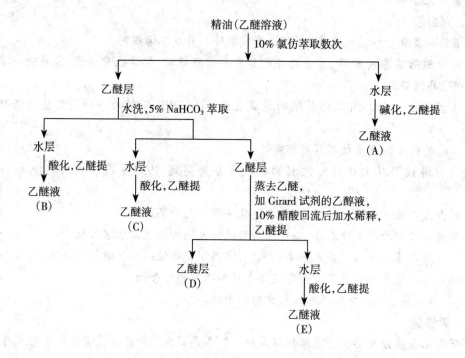

(5)　　　　　(6)　　　　　(7)　　　　　(8)

七、提取分离与工艺设计

某植物用水蒸气蒸馏法提得精油,经以下操作过程处理

(1) 指出 A 至 E 部分可能有哪些成分?

(2) D 部分可以用哪些方法再作进一步的分离?

第七章

三萜及其苷类

学习目标 ▶

1. 掌握三萜及其皂苷的定义、分类方法和基本结构；三萜及其皂苷的理化性质、显色反应；三萜皂苷的提取分离方法。
2. 熟悉各类型具有代表性的三萜化合物及其生物活性；质谱在结构鉴定中的应用。
3. 了解三萜及三萜皂苷的分布、生源及生物合成途径；氢谱和碳谱数据特征。

第一节 概 述

多数三萜（triterpenoids）的母体是由 30 个碳原子组成的萜类化合物，根据"异戊二烯定则"，大多数三萜类化合物是由 6 个异戊二烯缩合而成。该类化合物在自然界中广泛存在，有的以游离形式存在极性较小，一般难溶于水；有的是以与糖或糖醛酸结合成苷的形式存在，极性较大，多数可溶于水。三萜由于与糖或糖醛酸结合而成的苷具有类似表面活性剂的结构特点，其水溶液振摇后产生似肥皂水溶液样的泡沫，故称之为三萜皂苷（triterpenoid saponin）。在已发现的三萜皂苷的苷元结构中多数含有羧基，故又称这类三萜皂苷为酸性皂苷，以示与中性的甾体皂苷相区别。

三萜及其皂苷广泛分布于自然界，在单子叶植物、双子叶植物、菌类以及海洋生物中均有分布，尤以双子叶植物中分布最多，其中石竹科、五加科、豆科、七叶树科、远志科、桔梗科、玄参科等植物中分布最广，含量也较高，如许多常见的植物人参、甘草、紫苏、黄芪、桔梗、川楝皮、地榆等都含有大量的三萜及其皂苷。菌类如真菌灵芝中亦分离到多种三萜成分。海洋生物如海参、海星中也分离得到了三萜皂苷。

三萜皂苷是由三萜皂苷元与糖或糖醛酸通过苷键结合而成的苷。组成皂苷常见的糖有 D- 葡萄糖、D- 半乳糖、L- 鼠李糖、L- 阿拉伯糖、D- 木糖等，而糖醛酸则有 D- 葡萄糖醛酸、D- 半乳糖醛酸等。这些糖或糖醛酸多数以吡喃型糖成链，但也有以呋喃型糖成链，先结合成低聚糖的形式，再与皂苷元通过苷键结合，成苷位置多为 3 位羟基或 28 位羧基，另外也有 16、21、23、29 位等羟基成苷的。根据皂苷中糖链的多少，可分为单糖链苷（monodesmoside）、双糖链苷（bisdesmoside）、三糖链苷（tridemoside）的形式存在。皂苷结构中有时会发现有乙酰基或其他有机酸(如桂皮酸、阿魏酸)的取代基,少数情况下有其他基团如磺酸基的存在。例如从伞形科植物圆叶柴胡中分离到的圆叶柴胡皂苷 A(rotuntioside A),其苷元 C_3 位为磺酸取代基。七叶皂苷的结构中则含有乙酰基和异戊烯基取代。

圆叶柴胡皂苷A   七叶皂苷

大多数情况下,三萜皂苷中糖与 C_3-OH 相连,少数情况下, C_3-OH 游离而糖基与其他位置的 OH 相连。糖的半缩醛羟基与三萜皂苷元结构中的羧基相连而形成的一类苷又称为酯皂苷(ester saponin),如圆叶柴胡皂苷 A。

与皂苷共存于植物体内的酶,能够将皂苷水解。当植物中原生苷的部分糖或部分糖链被水解或酶解时所生成的苷称次皂苷(prosapogenin)。

三萜及其苷类化合物具有较广泛的生物活性。如自女贞子(*Ligustrum lucidum*)中分离得到的齐墩果酸(oleanolic acid)临床上治疗肝炎有效。甘草酸二铵注射液、甘草酸二铵肠溶胶囊、甘草酸单钾盐片临床上用于治疗急、慢性肝炎;甘草次酸(glycyrrhetinic acid)的衍生物琥珀酸半酯的钠盐,又称甘珀酸钠,临床上用作抗溃疡药。目前正在进行临床研究的抗肿瘤新药人参皂苷 Rg_3 具有抑制肿瘤细胞的黏附、浸润、增殖以及抗肿瘤新生血管的形成作用。皂苷类化合物可以和胆固醇形成沉淀复合物而影响胆固醇的吸收,从而降低血浆脂质中胆固醇的含量。如泽泻醇 A、B 和 C 以及柴胡皂苷等均具有降低血浆脂质中胆固醇含量的作用。此外,具有抗生育作用的柳叶怀牛膝,商陆科植物十蕊商陆等起作用的主要活性成分亦与其植物体内含有的三萜皂苷有关。由于三萜皂苷具有表面活性,其表现出的溶血活性、抗菌作用、杀虫作用等与其表面活性有密切关系。三萜皂苷还有镇咳、消炎、解热、抗肿瘤、镇静、促进代谢、强壮等多种生物活性其他作用。

第二节　三萜的结构类型

三萜类化合物有多种结构类型,已发现达 30 余种,除链状三萜鲨烯、单环三萜薯醇 A(achilleol A)、二环三萜榔色酸(lansic acid)及三环三萜龙涎香醇(ambrin)等少数三萜外,最常见的则为四环三萜和五环三萜两大类化合物。从生源上讲,四环三萜和五环三萜是由环氧角鲨烯为前体通过不同的方式环合而成的。近几十年还发现了许多由于氧化、环裂解、甲基转位、重排及降解等产生的结构复杂、高度氧化的新骨架类型的三萜类化合物。

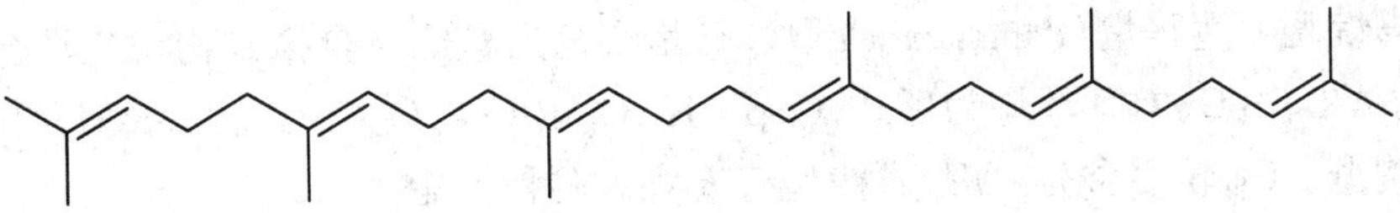

鲨烯

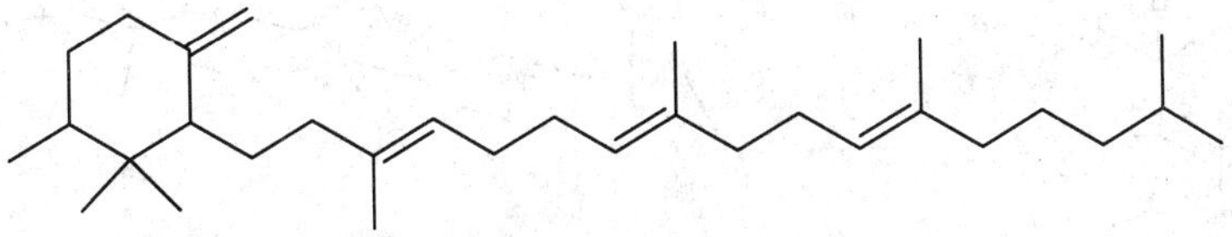

蓍醇A

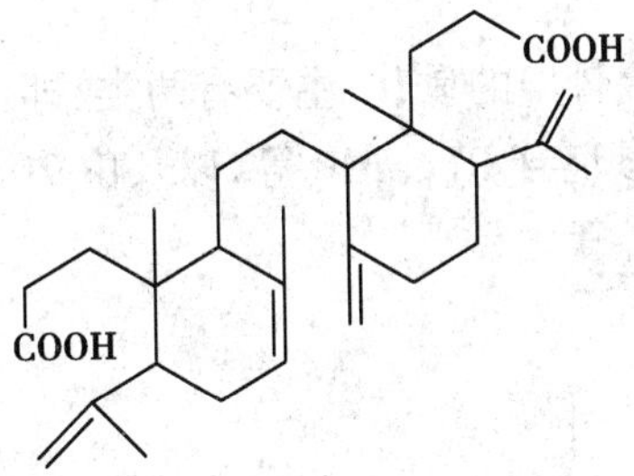

椰色酸

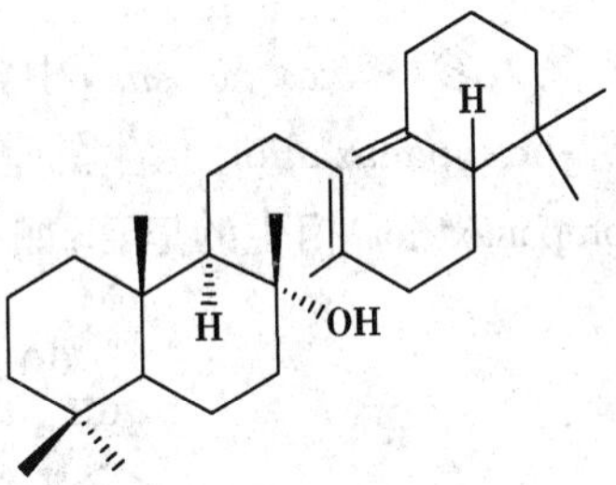
H
H
OH

龙涎香醇

一、四 环 三 萜

存在于自然界的四环三萜主要有达玛烷型、羊毛脂烷型、环阿屯烷（环阿尔廷烷）型、甘遂烷型、葫芦烷型等，其结构相关性如下所示。

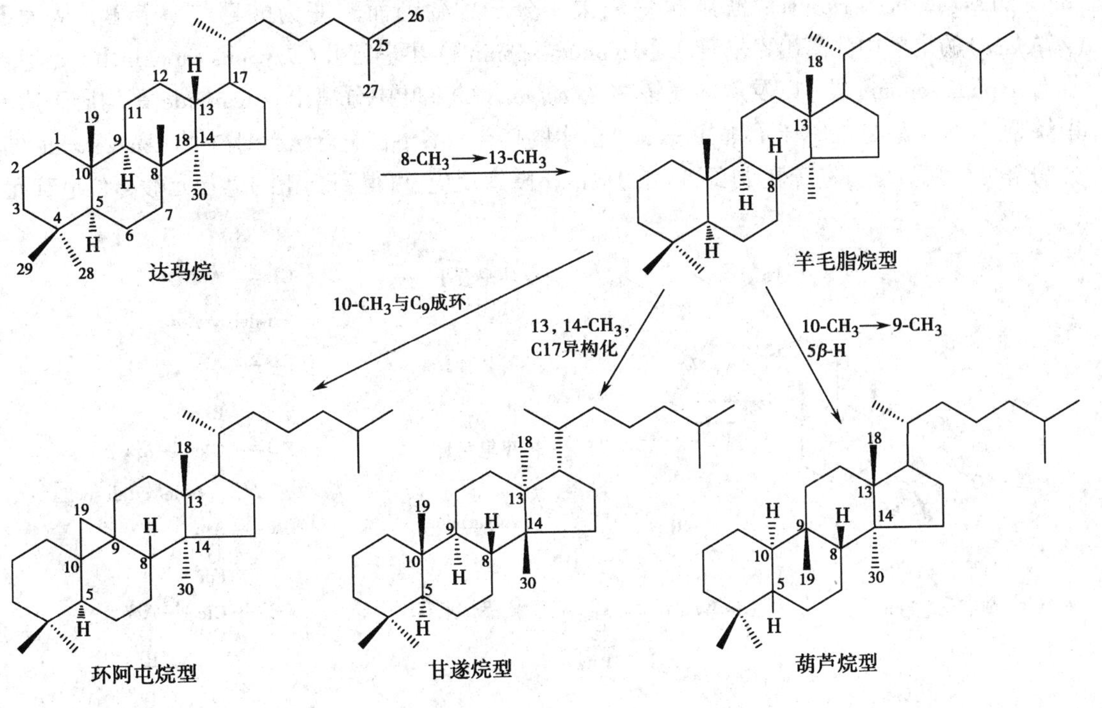
达玛烷
8-CH3→13-CH3
羊毛脂烷型
10-CH3与C9成环
13, 14-CH3,
C17异构化
10-CH3→9-CH3
5β-H
环阿屯烷型
甘遂烷型
葫芦烷型

1. 达玛烷型 达玛烷（dammarane）型三萜是环氧角鲨烯以全椅式构象式环合生成的，其结构特点为 A/B、B/C、C/D 环均为反式，C_8-β-CH_3，C_{10}-β-CH_3，C_{14}-α-CH_3，C_9-α-H，C_{13}-β-H，C_{17} 位侧链为 β- 构型。C_{20} 位因含有 -OH，其构型有 R 和 S 两种可能。

达玛烷

五加科植物人参（*Panax ginseng*）中含有达玛烷骨架的皂苷，主要有两类，即由 20(*S*) 原人参二醇（20(*S*)-protopanaxadiol）衍生的皂苷，如人参皂苷 Rb_1、Rb_2 等，以及由 20(*S*) 原人参三醇（20(*S*)-protopanaxtriol）衍生的皂苷，如 Re、Rf、Rg_1 等。

	R_1	
	H	原人参二醇
	OH	原人参三醇

鼠李科植物酸枣（*Zizyphus spinosa*）的成熟种子中所含皂苷，对动物有镇静、安定作用。从中曾分离出酸枣仁皂苷 A（jujuboside A）和酸枣仁皂苷 B（jujuboside B）。酸枣仁皂苷 A 经酶（naringinase 或 hesperidinase）酶解很易失去一分子葡萄糖而转变为酸枣仁皂苷 B。从大枣（*Z. jujuba*）的果实中分离出枣皂苷 I（zizyphus saponin I）、枣皂苷 II（zizyphus saponin II）、枣皂苷 III（zizyphus saponin III），以及从同属植物 *Z. vulgaris* 的茎叶中分离出 vulgariside 等均属于达玛甾烷型，均是由酸枣仁皂苷元（jujubogenin）衍生的皂苷。酸枣仁皂苷 A 经蜗牛酶（snail enzyme）部分酶解可得到酸枣仁皂苷 B，再经 Smith-Demayo 降解反应，可得到真正的皂苷元酸枣仁皂苷元。

	R	
枣皂苷 I	Glc $\xrightarrow{3}$ Ara	
		2
		6-deoxytalose
枣皂苷 II	Glc $\xrightarrow{3}$ Ara	
		2
		Rha
枣皂苷 III	Xyl $\xrightarrow{2}$ Glc $\xrightarrow{3}$ Ara	
		2
		6-deoxytalose
vulgariside	Glc $\xrightarrow{3}$ Ara	
		2
		Fuc
酸枣仁皂苷 B	Xyl $\xrightarrow{2}$ Glc $\xrightarrow{3}$ Ara	
		2
		Rha

	R
酸枣仁皂苷元	H
酸枣仁皂苷 A	Glc $\xrightarrow{6}$ Glc $\xrightarrow{3}$ Ara，2-Xyl，2-Rha

2. 羊毛脂烷型　羊毛脂烷（lanostane）型三萜是环氧角鲨烯以椅式-船式-椅式构象式环合生成的，与达玛烷结构类似，其 A/B、B/C、C/D 环均为反式，C_{10}、C_{14} 分别连有 β-CH$_3$ 和 α-CH$_3$，C_{17} 侧链为 R 构型，但其 8 位连 β-H，13 位连有 β-CH$_3$。

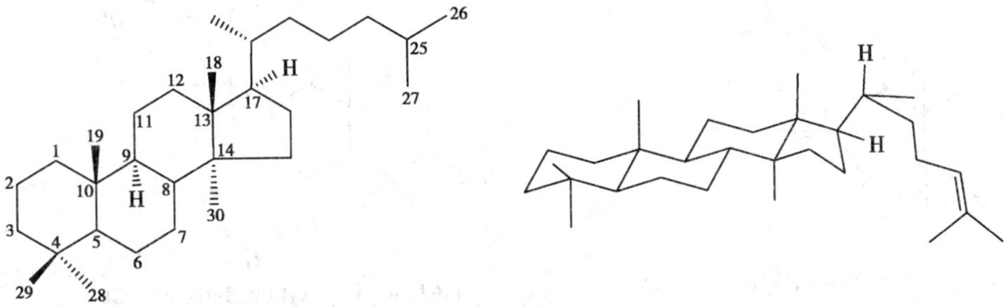

羊毛脂烷

常见的羊毛脂烷型化合物有羊毛甾醇（lanosterol），从黄芪（*Astragalus membranaceus*）中分离到的黄芪醇（astragenol），从灵芝中分离出的氧化程度较高的三萜类化合物 lucidenic acid A、ganoderic acid C 等。黄芪、灵芝等所具有的滋补强壮作用与该类化合物的存在有一定的关系。

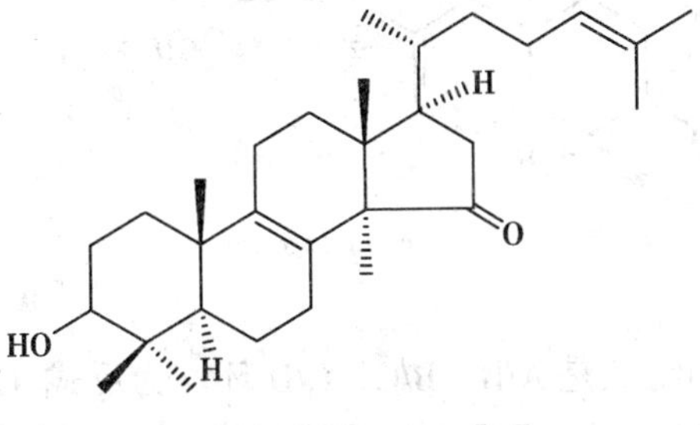

羊毛甾醇

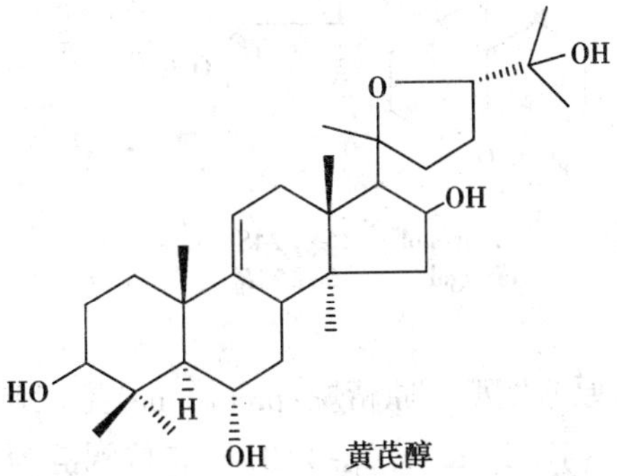

黄芪醇

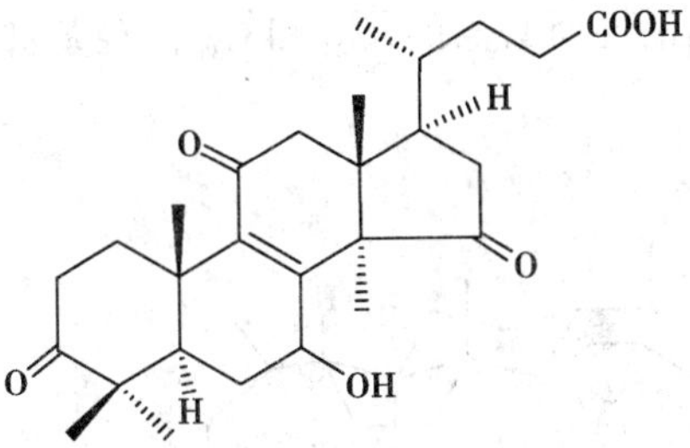

lucidenic acid A

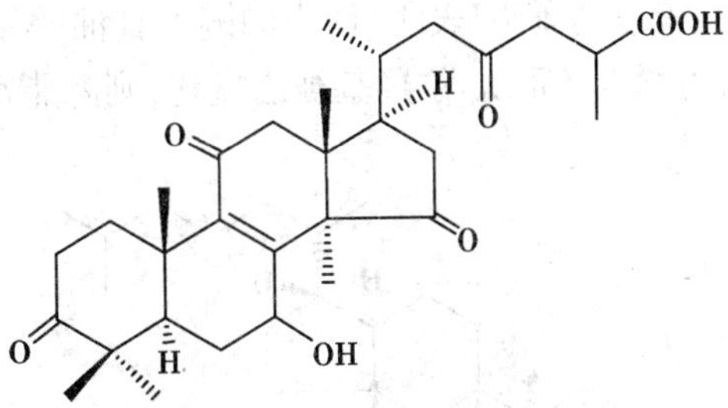

ganoderic acid C

3. 环阿屯烷型　环阿屯烷（环阿尔廷，cycloartane）型三萜是羊毛脂型三萜的变形，差别仅在于环阿屯烷型 10 位甲基（C-19）与 9 位脱氢形成三元环。例如黄芪中含有的黄芪皂苷Ⅰ~Ⅳ（astragalosides Ⅰ~Ⅳ），从升麻中分离所得的皂苷元 cimigenol、cimigol 和皂苷 cimicifugoside 等均为环阿屯烷型三萜。

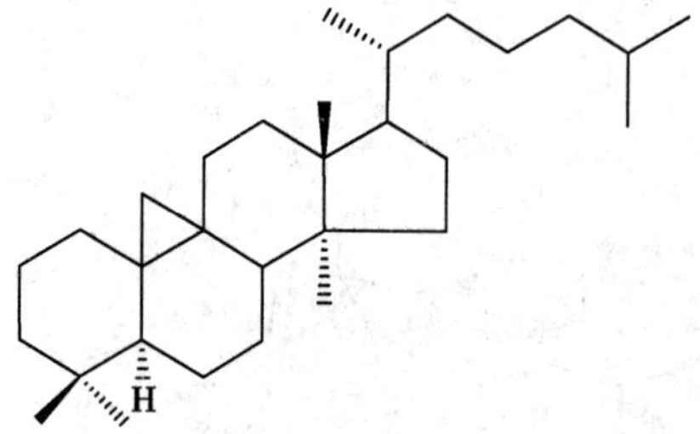

环阿尔廷烷

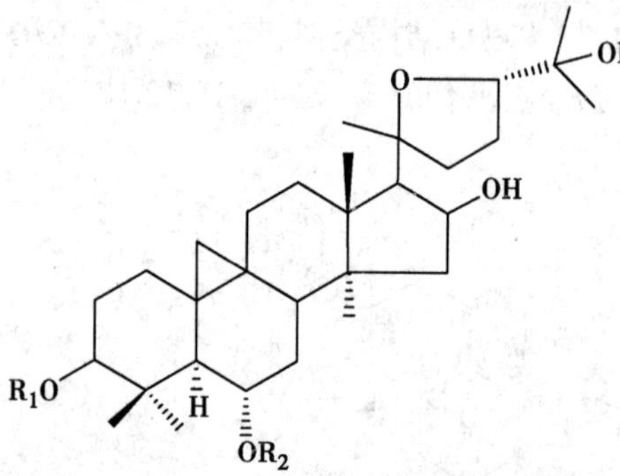

	R_1	R_2
黄芪皂苷 Ⅰ	Xyl（2,3-di-Ac）	Glc
黄芪皂苷 Ⅱ	Xyl（2-Ac）	Glc
黄芪皂苷 Ⅲ	Glc（2-1）Xyl	H
黄芪皂苷 Ⅳ	Xyl	Glc

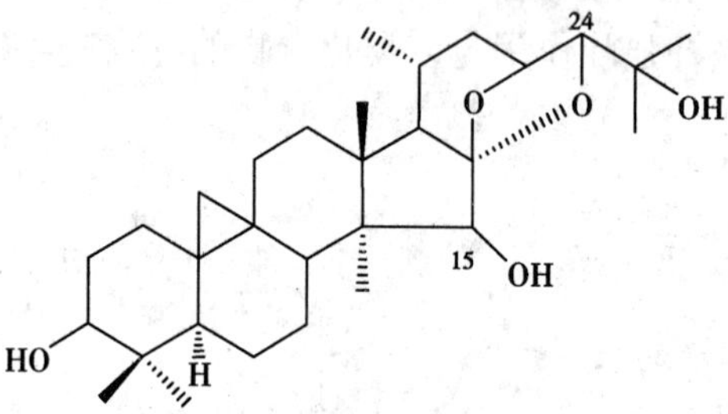

cimigenol   15R, 24S
cimigol   15S, 24R

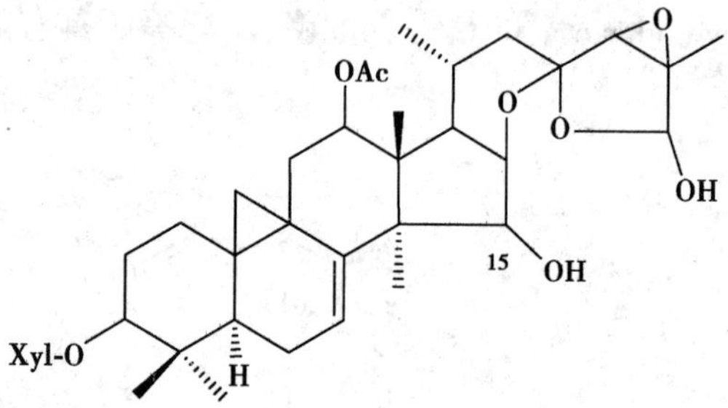

cimicifugoside

4. 原萜烷型 原萜烷（protostane）型三萜的结构特点是 A/B、B/C、C/D 环均为反式，C_8-α-CH_3，C_9-β-H，C_{13}-α-H，C_{14}-β-CH_3，C_{17} 位侧链为 α- 构型。例如泽泻中的降脂活性成分泽泻醇 A、B、C（aliosls A，B，C）及其乙酸酯衍生物均属于该类化合物。该类化合物具有较好的降血脂活性，其构 - 效关系研究表明，认为侧链上甘油醇结构为降脂活性所必需的，C_{23} 和 C_{24} 位羟基被乙酰化后可增效，而 C_{11} 位羟基被乙酰化，则降脂活性消失。

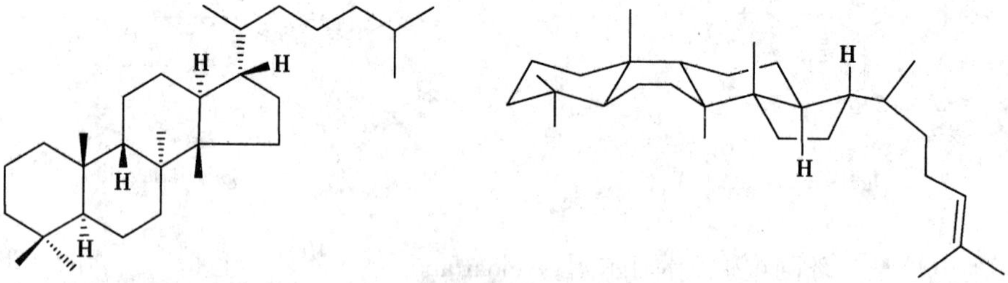

原萜烷

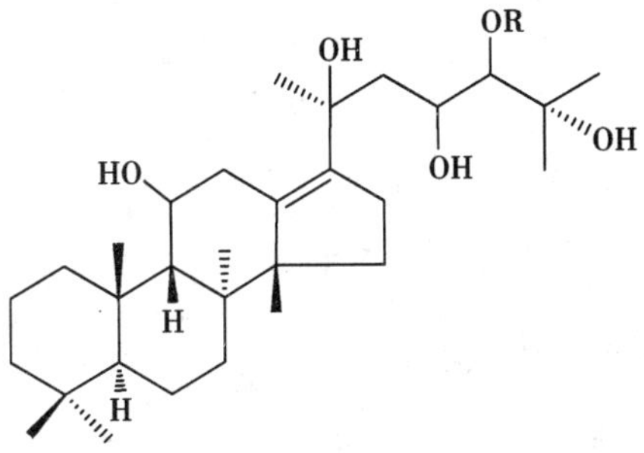

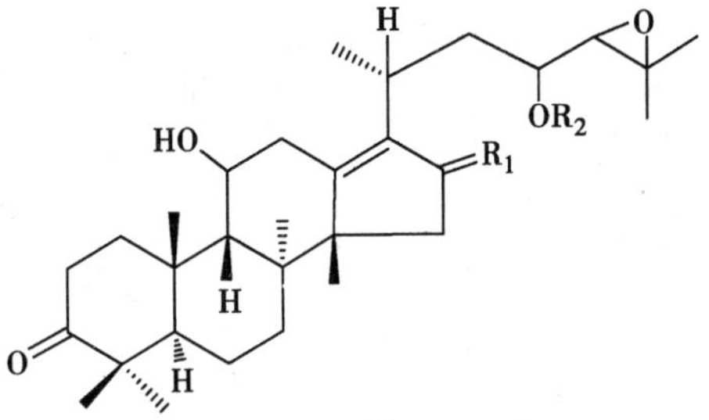

泽泻醇A　　　　　R=H

泽泻醇A乙酸酯　　R=Ac

泽泻醇B　　　$R_1=\begin{array}{c}H\\H\end{array}$　　$R_2=H$

泽泻醇B乙酸酯　$R_1=\begin{array}{c}H\\H\end{array}$　　$R_2=Ac$

泽泻醇C乙酸酯　$R_1=O$　　$R_2=Ac$

5. 葫芦烷型　葫芦烷(cucurbitane)型三萜与羊毛脂烷型三萜类似,但 C_{10} 位甲基移到 C_9 位。例如雪胆属植物 *Hemsleya amabilis* 根中分得的雪胆素 E(cucurbitacin E)即属于该类化合物,是该植物治疗急性痢疾、肺结核、慢性气管炎的主要有效成分之一。

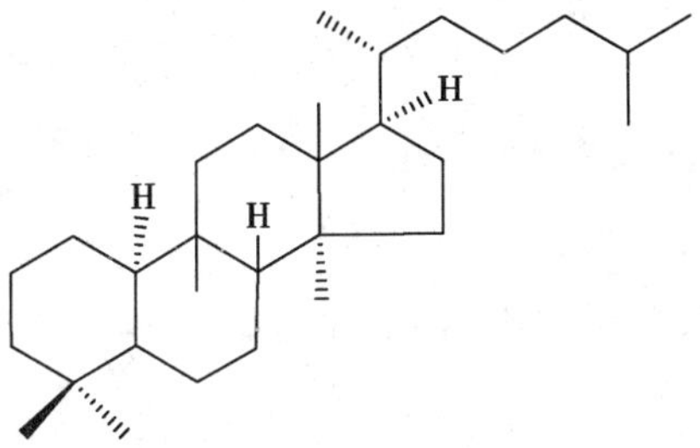

葫芦烷 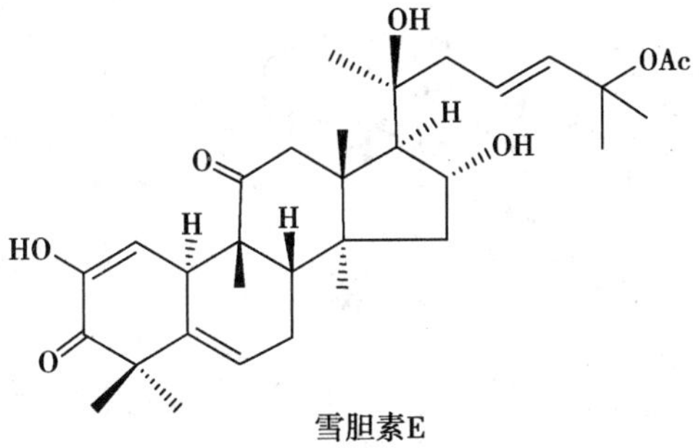　　　　　　　　　　　　雪胆素E

从葫芦科植物 *Bryonia dioica* 中分到的 bryoside 和 bryonoside,也为葫芦烷型皂苷,且均为双糖链皂苷。

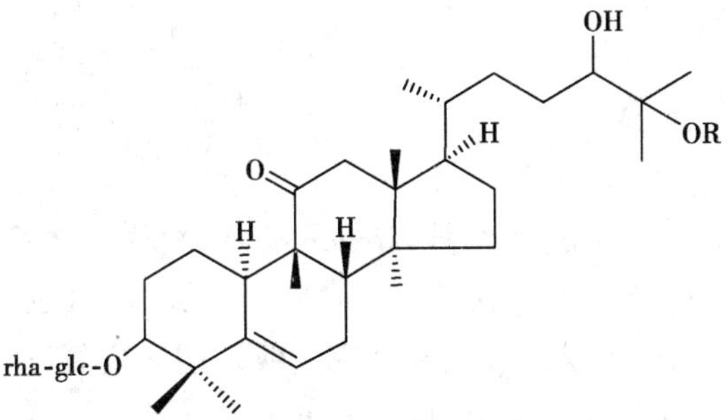

bryoside　　　　R=Glc
bryonoside　　　R=Glc(2-1)Glc

上述双糖链皂苷水解时,将会形成两个皂苷元 bryodulcosigenin 和 bryogenin,前者为真正的皂苷元,后者则为人工产物,为 bryodulcosigenin 在酸性条件下脱水并异构化而成的。

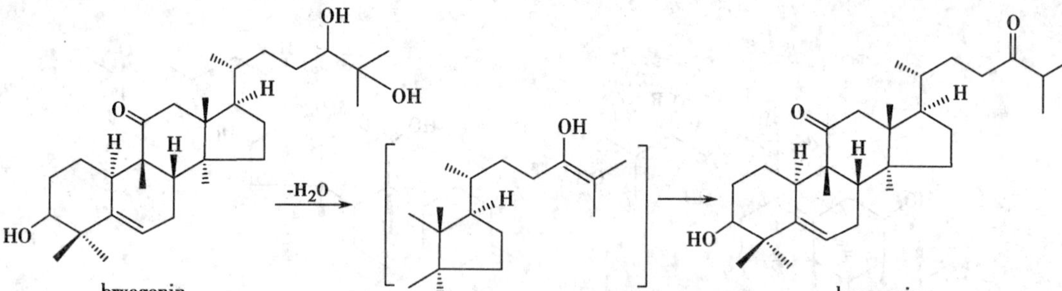

bryogenin

6. 甘遂烷型　甘遂烷型(triucallane)型四环三萜同羊毛甾烷的一样,A/B、B/C、C/D 环均为反式,C_{10} 位甲基为 β-CH_3,但 C_{13}、C_{14}、C_{20} 位 CH_3 与羊毛脂烷的相反,分别为 α、β、β-CH_3,C_{17} 位连有 α- 侧链。从川楝(*Melia toosendan*)中分离得到的 mesendanin R 等多个甘遂烷型三萜。从毛红椿(*Toona ciliata var. pubescens*)中得到的 toonapubesin G 具有较好的抗肿瘤作用,其抑制癌基因 CDC25B 的 IC_{50} 为 2.1μM。从臭椿(*Ailanthus altissima*)中得到的甘遂烷型三萜 altissimanin A 的侧链上含有一个罕见的氧杂环丁烷环。

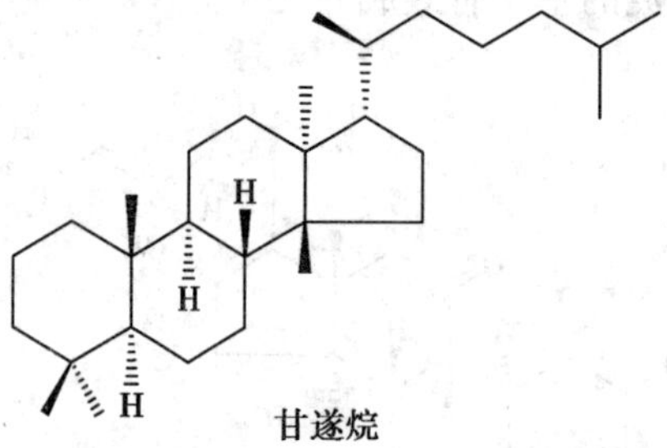

甘遂烷

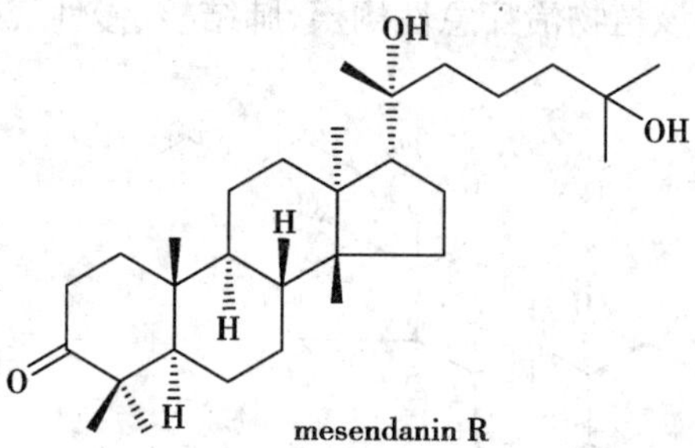

mesendanin R

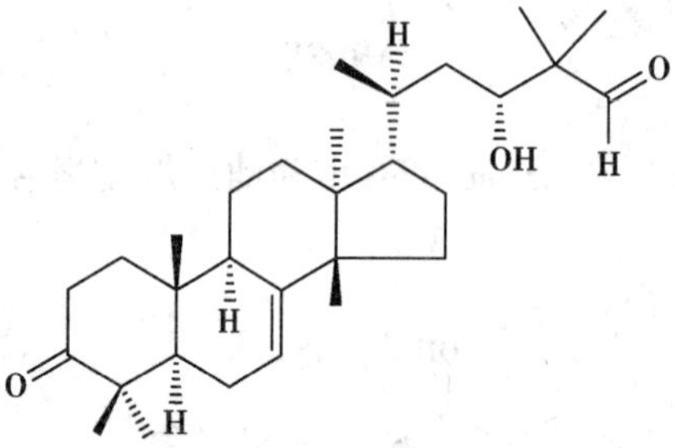

toonapubesin G

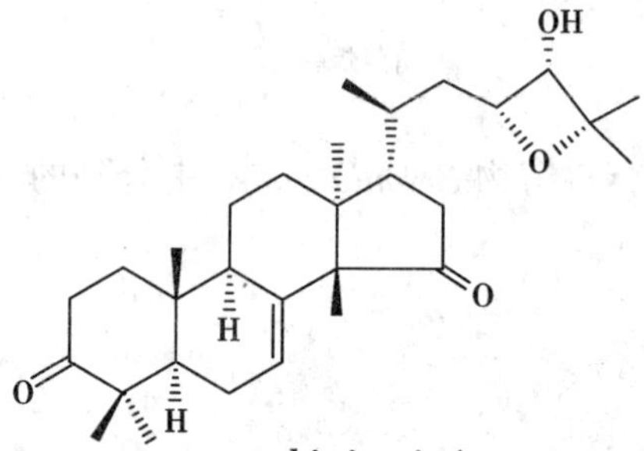

altissimanin A

7. 楝烷型　芸香科(*Rutaceae*)和楝科(*Meliaceae*)植物中发现多种三萜,具有苦味,总称为柠檬苦素类(limonoids)或楝苦素类(meliacane)成分,其母核由 26 个碳原子构成,属于楝烷型(meliacane)。该类成分被认为是由甘遂烷型或大戟烷型三萜通过氧化、重排、侧链失去 4 个碳原子而成,称为降四环三萜(nor-tetracyclic triterpenoid)或四降三萜(tetranortriterpenoid)。从 *Trichilia havanensis* 中得到的 havanensin 三乙酰化物(A)和 havanensin 羟基丁烯酸内酯衍生物(B)均为此类成分。

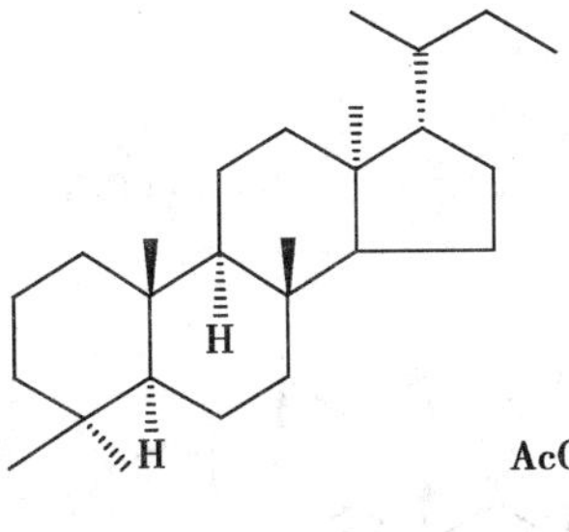

棟烷 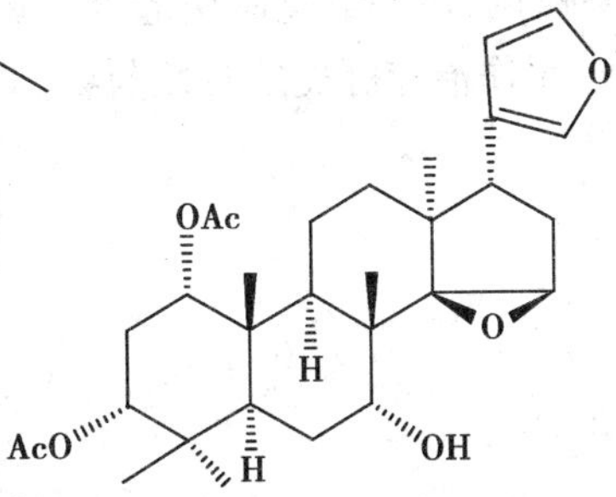　　　　　　　　　　A 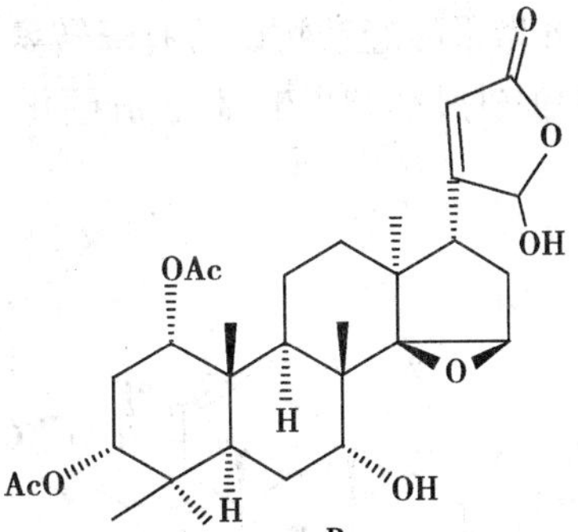　　　　　　　　　　B

川楝(*Melia toosendan*)果实、根皮、树皮中均含有柠檬苦素类成分川楝素(toosendanin),为驱蛔的有效成分,作用缓慢而持久,能兴奋肠肌,是较理想的驱蛔药物,临床有效率90%以上。此外,limonin、obakunone等化合物为裂柠檬苦素类(seco-limonoids),也属于此类成分的衍生物。

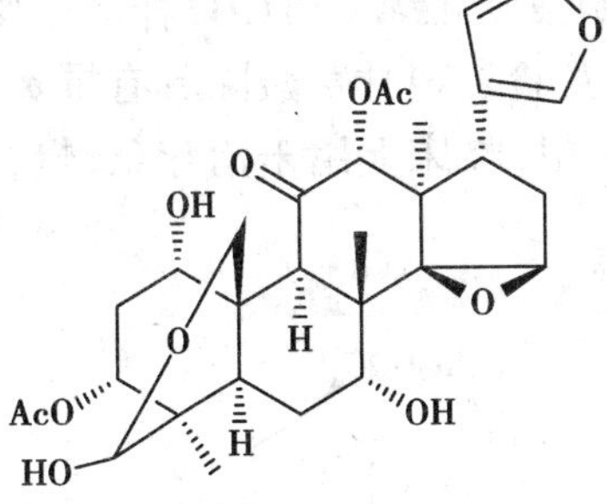

川楝素 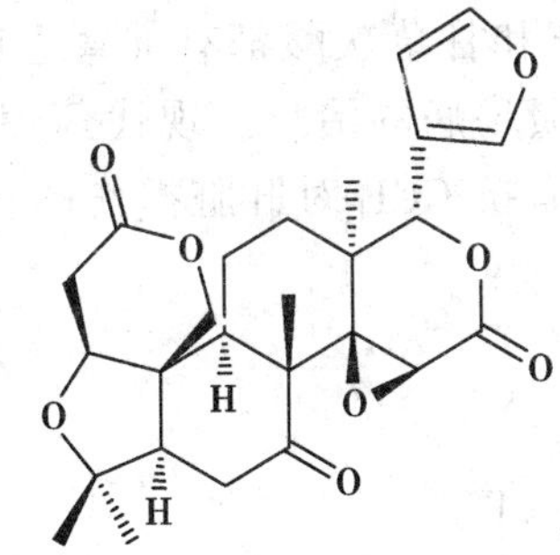　　　　　　　limonin 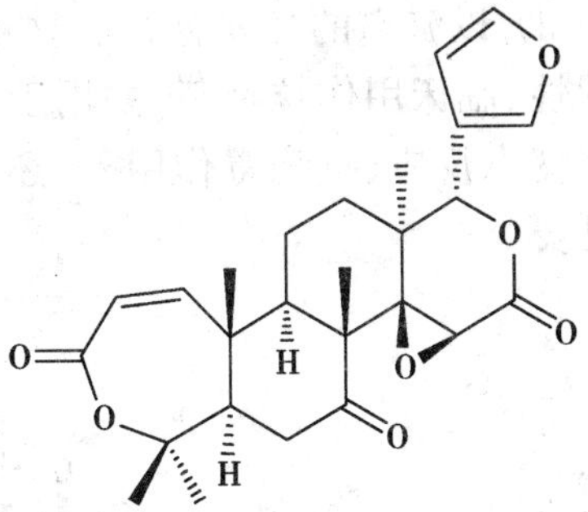　　　　　　obakunone

二、五环三萜

1. 齐墩果烷型　齐墩果烷(oleanane)型又称 β- 香树脂烷(β-amyrane)型,D/E 环为顺式结构。此类三萜在植物界分布极为广泛,有的呈游离状态,有的成酯或苷。

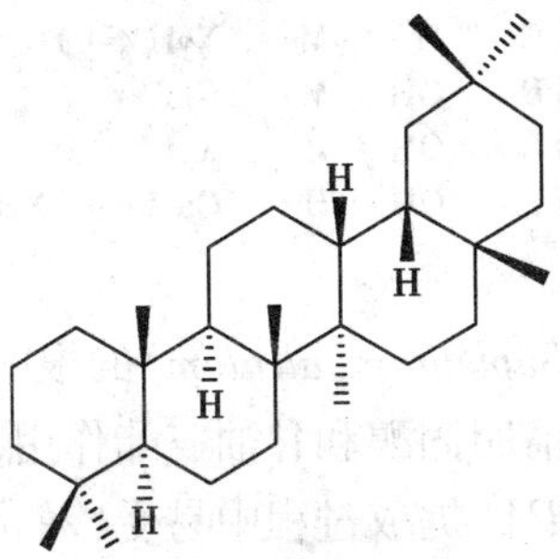

齐墩果烷 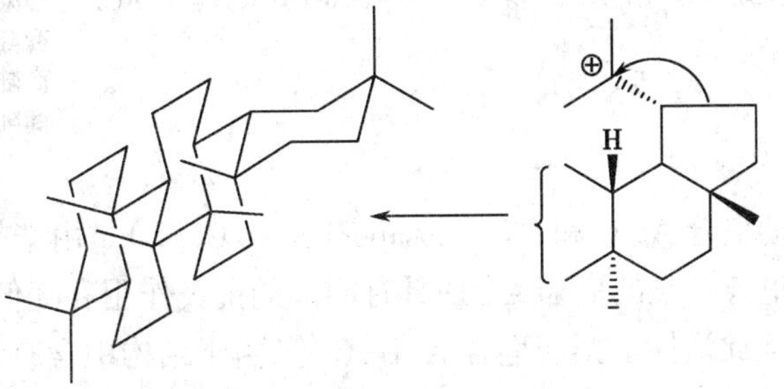　　　　　　　D/E　cis

齐墩果酸(oleanolic acid)广泛存在于植物界,首先从油橄榄(*Olea europaea*,俗称齐墩果)的叶子中分得,在青叶胆全草、女贞果实等植物中以游离状态存在,大多数情况下与糖结合成苷。齐墩果酸经动物试验有降转氨酶作用,对四氯化碳引起的大鼠急性肝损伤有明显的保护作用,促进肝细胞再生,防止肝硬化,已用作治疗肝炎的有效药物。

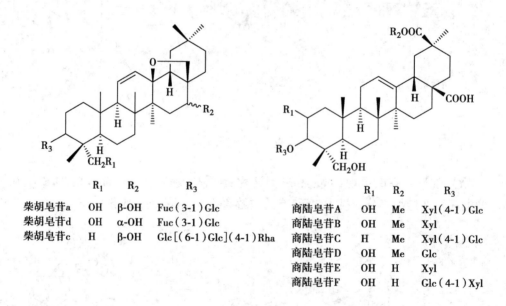

齐墩果酸　　　　　　　　　　　甘草酸

甘草酸(glycyrrhizic acid)为甘草中存在的苷元与二分子葡萄糖醛酸结合成的苷,又称甘草皂苷(glycyrhizin),由于有甜味,又称甘草甜素;其苷元又称甘草次酸(glycyrrhetinic acid),以游离的形式存在。甘草酸和甘草次酸都有促肾上腺皮质激素(ATCH)样的生物活性,临床用作抗炎药,并用于胃溃疡病的治疗。现代药理实验发现甘草酸除具有抗炎、抗变态反应、抗病毒作用外,还具有抗 CCl_4 对肝脏损伤的作用,临床上用于治疗急、慢性肝炎。

	R₁	R₂	R₃
柴胡皂苷a	OH	β-OH	Fuc(3-1)Glc
柴胡皂苷d	OH	α-OH	Fuc(3-1)Glc
柴胡皂苷c	H	β-OH	Glc[(6-1)Glc](4-1)Rha

	R₁	R₂	R₃
商陆皂苷A	OH	Me	Xyl(4-1)Glc
商陆皂苷B	OH	Me	Xyl
商陆皂苷C	H	Me	Xyl(4-1)Glc
商陆皂苷D	OH	Me	Glc
商陆皂苷E	OH	H	Xyl
商陆皂苷F	OH	H	Glc(4-1)Xyl

柴胡皂苷 A、C 和 D(saikosaponins A、C、D)是由柴胡(*Bupleurum falcatum*)的根中分离出的三种皂苷。柴胡皂苷 A、D 具有明显的抗炎作用和降低血清胆固醇和甘油三酯作用,柴胡皂苷 C 则无此活性。柴胡皂苷 A、D、C 等,由于结构中含有氧杂环,提取过程中易受酸的影响,结构在酸性条件下易发生变化。柴胡皂苷 D 在提取过程中亦易受酸性影响,转变为柴胡皂苷 B （saikosaponin B），它是一组混合物。

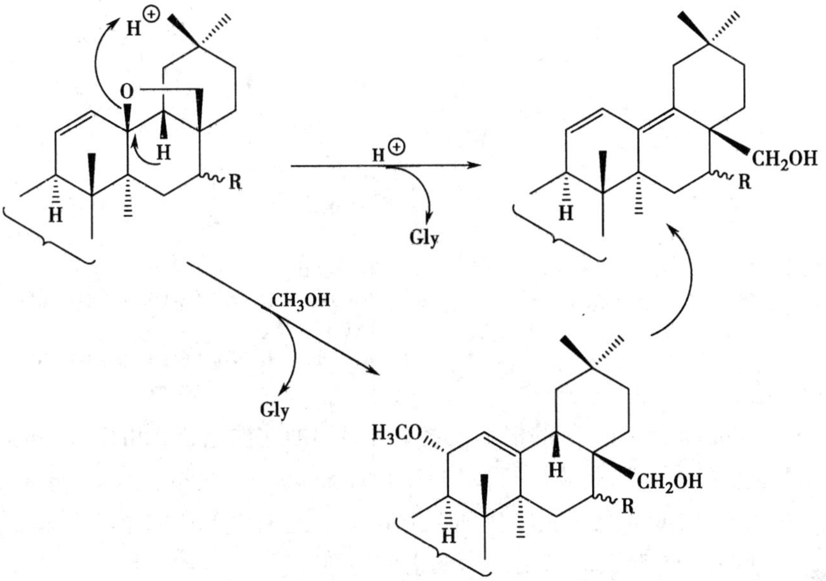

商陆（*Phytolacca esculenta*）的根中含有多种皂苷，如商陆皂苷甲、乙、丙、丁、戊（esculentosides A，B，C，D，E）。药理实验表明商陆皂苷能显著促进小鼠白细胞的吞噬功能，能对抗由抗癌药羟基脲引起的 DNA 转化率的下降，并能诱生干扰素。

2. 乌索烷型　乌索烷（ursane）型又称 α- 香树脂烷（α-amyrane）型，可认为是 β- 香树脂烷的 E 环上偕二甲基移位形成的。常见的化合物多为乌索酸的衍生物。

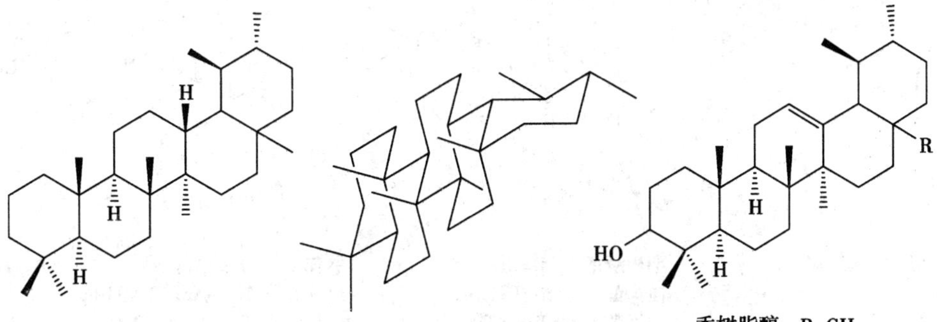

乌索烷

α-香树脂醇　R=CH₃
乌索酸　R=COOH

乌索酸（ursolic acid），又称熊果酸，在植物界分布广泛，如在熊果叶、栀子果实、女贞叶、车前草、白花蛇舌草、石榴的叶和果实等中均有存在。该成分在体外有抑菌活性，能明显降低大鼠的正常体温，并有安定作用。

地榆皂苷B   R=H
地榆皂苷E   R=Glc(3-Ac)

积雪草苷
R₁=H   R₂=Glc(6-1)Glc(4-1)Rha
羟基积雪草苷
R₁=OH   R₂=Glc(6-1)Glc(4-1)Rha

从地榆(*Sanguisorba officinalis*)的根和根茎中分离出的地榆皂苷B和E(sanguisorbins B，E)，二者均是乌索酸的苷。积雪草是伞形科植物 *Centella asiatica* 的全草，由其中分离出多种皂苷，其主要成分为积雪草苷，或称亚西亚皂苷(asiaticoside)。还有羟基积雪草苷(madecassoside)，亦是一种酯苷。其他共存的皂苷，亦多为乌索酸衍生的酯苷。

3. 羽扇豆烷型　羽扇豆烷(lupane)是 E 环为五元环的五环三萜。其 A、B、C、D 环具有与羊毛甾烷相同的稠合关系，即 A/B、B/C、C/D 环为反式排列，D/E 环亦为反式，且在 E 环上 C₁₉ 位有异丙基以 α- 构型取代。此类成分主要有羽扇豆种子中得到的羽扇豆醇(lupeol)、酸枣仁中的白桦醇(betulin)、白桦酸(betulinic acid)等。

羽扇豆烷

羽扇豆醇   R=CH₃
白桦醇   R=CH₂OH
白桦酸   R=COOH

皂苷 I   R₁=-Ara   R₂=H
皂苷 II   R₁=-Ara(2-1)Rha
          R₂=-Glc(6-1)Glc(4-1)Rha

皂苷类化合物常见的有自白头翁(*Pulsatilla chinesis*)植物中得到的以 28- 羟基白桦酸为皂苷元的皂苷 I、II，前者为单糖链皂苷，后者为双糖链皂苷。

爵床科植物老鼠簕(*Acanthus illicifolius*)是我国南部海岸红树林的重要植物之一，印度民间用于治疗中风和气喘，从中分离到由羽扇豆醇和阿拉伯糖、葡萄糖醛酸组成的双糖苷(A)。从紫草科植物(*Cordia obliqua*)中分离的皂苷则是由羽扇豆醇与麦芽糖组成的糖苷(B)。

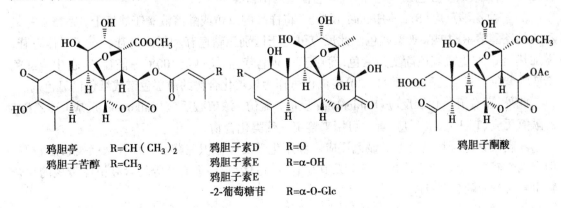

A R=GluA (4α-1) Ara
B R=Glc (4α-1) Glc

4. 木栓烷型　木栓烷(friedelane)在生源上是由齐墩果烯甲基移位演变而来的。雷公藤(*Tripterygium wilfordii*)为卫矛科植物,在我国作为民间用药有很长历史,对治疗类风湿性疾病有独特疗效,引起国内外重视,已从中分离得到了多种三萜,其中包括木栓烷型三萜,如雷公藤酮(triptergone)是从雷公藤去皮根中分离得到的失去 25-CH$_3$ 的木栓烷型衍生物。

齐墩果烯　　木栓烷　　雷公藤酮

三、其他类型三萜

从鸦胆子(*Brucea javanica*)中分离的多种苦木素类化合物,具有较好的抗白血病活性。并对鸦胆亭(bruceantin)、鸦胆子素 D 和 E(bruceines D,E)、鸦胆苦醇(brusatol)的作用机制进行了研究,由于毒性较大,因而限制了其临床应用。而鸦胆子素 E 的 2- 葡萄糖苷和鸦胆子酮酸毒性虽小,但其抗癌活性亦较弱。

| 鸦胆亭 | R=CH (CH$_3$)$_2$ |
| 鸦胆子苦醇 | R=CH$_3$ |

鸦胆子素D	R=O
鸦胆子素E	R=α-OH
鸦胆子素E	
-2-葡萄糖苷	R=α-O-Glc

鸦胆子酮酸

217

第三节 三萜的理化性质

一、性状及溶解性

三萜类化合物多为结晶,能溶于石油醚、苯、乙醚、氯仿等有机溶剂,含水醇中溶解度较小,不溶于水。

三萜皂苷是三萜与糖、糖醛酸等结合成的皂苷类化合物,由于糖基或糖醛酸基的引入,使皂苷分子中羟基、羧基等极性基团的数目增多,极性加大,不易结晶,因而皂苷大多为无色无定形粉末。三萜皂苷亲水性增强,可溶于水,易溶于热水、稀醇、热甲醇和热乙醇中,几乎不溶或难溶于乙醚、苯等极性小的有机溶剂,含水丁醇或戊醇对皂苷的溶解度较好,因此正丁醇是萃取和纯化皂苷时最常采用的溶剂。

皂苷多数具有苦味,其粉末对人体黏膜有强烈刺激性,尤其鼻内黏膜的敏感性最大,吸入鼻内能引起喷嚏。因此,某些皂苷内服,能刺激消化道黏膜,产生反射性黏液腺分泌,而用于祛痰止咳。但有的皂苷无这种性质,例如甘草皂苷有显著而强的甜味,对黏膜刺激性弱。皂苷还具有吸湿性。

二、显 色 反 应

三萜化合物在无水条件下,与强酸(硫酸、磷酸、高氯酸)、中等强酸(三氯乙酸)或 Lewis 酸(氯化锌、三氯化铝、三氯化锑)作用会产生颜色变化或荧光。具体作用原理还不清楚,可能主要原因是使羟基脱水、增加双键结构、再经双键移位、双分子缩合等反应生成共轭双烯系统,又在酸作用下形成阳碳离子而呈色。因此,全饱和的、3- 位又无羟基或羰基的化合物呈阴性反应。结构中含有共轭双键的化合物呈色很快,含有孤立双键的呈色较慢。常见呈色反应有:

1. 醋酐 - 浓硫酸反应(Liebermann-Burchard 反应)　将样品溶于醋酐中,加浓硫酸 - 醋酐(1∶20)数滴,可产生黄→红→蓝→紫→绿等颜色变化。此反应可用于区别三萜皂苷和甾体皂苷,三萜皂苷最后呈红色或紫色,而甾体皂苷最后呈蓝绿色。

2. 三氯乙酸反应(Rosen-Heimer 反应)　将样品的氯仿或醇溶液滴于滤纸上,喷 25% 三氯乙酸的乙醇溶液,加热,观察颜色。此反应可用于区别三萜皂苷和甾体皂苷。对于甾体皂苷,需加热至 60℃生成红色渐变为紫色;而对于三萜皂苷,需加热至 100℃才能显色,也生成红色渐变为紫色。三氯乙酸∶乙酸(1∶20)溶液也可作为该类化合物的薄层色谱或纸色谱显色剂。

此外,还有五氯化锑反应(Kahlenberg 反应)、氯仿 - 浓硫酸反应(Salkowski 反应)、冰乙酸 - 乙酰氯反应(Tschugaeff 反应)等也可用来鉴定三萜类化合物。

三萜及其皂苷均具有上述显色反应。利用化学反应检识三萜及其皂苷虽然灵敏度较好,但专属性较差,上述化学反应除三萜及其皂苷外,甾体皂苷、强心苷等均含有甾体母核的化合物也具有类似的显色反应。

三、表面活性

三萜皂苷水溶液经强烈振摇能产生持久性的泡沫,且不因加热而消失,这是由于皂苷具有降低水溶液表面张力的缘故。三萜皂苷的苷元部分含有的极性基团较少,极性较小,具有亲脂性,为疏水性部分;而糖或糖醛酸部分,由于含有较多的羟基等极性基团,极性较大,为亲水性部分,其整个分子具有类似表面活性剂的结构特点,能够降低水溶液表面张力,因而具有表面活性。

皂苷的表面活性与其分子内部亲水性和亲脂性结构的比例相关,只有当二者比例适当,才能较好地发挥出这种表面活性。皂苷的表面活性与其分子内部亲水性的亲脂性结构的比例相关,只有当两者比例适当,才能较好地发挥出这种表面活性。某些皂苷由于亲水性强于亲脂性或亲脂性强于亲水性,就不呈现这种活性。由于具有表面活性,皂苷可作为清洁剂、乳化剂应用。

四、溶血作用

三萜皂苷的水溶液大多能破坏血红细胞而具有溶血作用。这是因为当三萜皂苷的水溶液与血红细胞接触时,皂苷能与红细胞膜上的胆甾醇结合成不溶于水的复合物,破坏了血红细胞的正常渗透,使细胞内渗透压增加而发生崩解,从而导致溶血现象。因此,一般不将皂苷类成分做成注射剂进行静脉滴注,皂苷水溶液肌内注射也易引起组织坏死,口服则无溶血作用。

各类皂苷的溶血作用强弱不同,可用溶血指数表示。溶血指数是指在一定条件下能使血液中红细胞完全溶解的最低浓度。例如甘草皂苷的溶血指数为 1:4000。从某一药材浸出液及其提纯皂苷溶液的溶血指数,可以推算样品中所含皂苷的粗略含量。例如某药材浸出液测得的溶血指数为 1:1M,而作为对照所用标准皂苷的溶血指数为 1:100M,则该药材的提取液中皂苷的含量约为 1%。

皂苷能溶血,但并不是所有皂苷都具有溶血作用。例如人参总皂苷没有溶血的现象,但经过分离后,其中以人参三醇及齐墩果酸为苷元的人参皂苷则具有显著的溶血作用,而以人参二醇为苷元的人参皂苷,则有抗溶血作用。皂苷溶血活性还和糖部分有关,以单糖链皂苷作用明显,某些双糖链皂苷无溶血作用,可是经过酶解转为单糖链皂苷,就具有溶血作用。

另外植物粗提液中有一些其他成分也有溶血作用,如某些植物的树脂、脂肪酸、挥发油等亦能产生溶血作用,鞣质则能凝集血细胞而抑制溶血作用。要判断是否由皂苷引起溶血,除进一步提纯皂苷检查其溶血作用外,也可采用胆甾醇沉淀法,即通过在提取液中加入胆甾醇,然后过滤掉沉淀,若其滤液无溶血现象而沉淀分解后则具有溶血现象,则表明提取液的溶血现象是由皂苷引起的。

五、沉淀反应

皂苷在水溶液中可以与一些金属盐类如铅盐、钡盐、铜盐等产生沉淀。酸性皂苷(通常指三萜皂苷)水溶液加入硫酸铅、中性醋酸铅或其他中性盐类即生成沉淀。中性皂苷(通常指甾体皂苷)水溶液则需要加入碱式醋酸铅或氢氧化钡等盐类才能生成沉淀,利用这一性质可进行三萜皂苷的提取和初步分离。此外,三萜皂苷可与胆甾醇形成分子复合物,难溶于水或乙醇,这个性质也可以用于三萜皂苷的分离与精制。

第四节　三萜的提取与分离

一、三萜皂苷元的提取与分离

三萜皂苷元提取与分离大致有下列几种方法:一是直接选择溶解范围较宽的溶剂乙醇、甲醇、稀乙醇等提取,提取物再直接利用色谱等手段进行分离;二是采用低极性溶剂如石油醚、氯仿、乙酸乙酯等溶剂分步提取,然后再进一步分离,三萜皂苷元主要在氯仿提取物中获得;三是对于三萜皂苷,先用稀酸水解,然后再用氯仿等有机溶剂提取。但有些三萜皂苷在水解时,由于水解反应比较剧烈,发生结构变异而生成次生结构,得不到原生皂苷元。对于这种情况,应采用温和的水解方法,如酶水解或 Smith 降解等方法。

三萜皂苷元的分离常采用反复硅胶吸附柱色谱法。先经常压或低压柱色谱进行初步分离,再经中压柱色谱、制备薄层色谱、高效液相色谱等方法进一步分离纯化。硅胶柱色谱常用的溶剂系统有石油醚 - 二氯甲烷、石油醚 - 乙酸乙酯、石油醚 - 丙酮、二氯甲烷 - 丙酮、二氯甲烷 - 甲醇等。

二、三萜皂苷的提取与分离

三萜皂苷常用醇类溶剂提取,若皂苷含有羟基、羧基极性基团较多,亲水性强,用稀醇提取效果较好。用水或稀醇提取皂苷时,因水溶解范围较大,一些水溶性的糖类、蛋白质等非皂苷成分亦被提取出来。根据皂苷的不同植物来源、皂苷含量、皂苷的结构稳定性、理化性质等特点设计皂苷的提取分离方法。提取皂苷类化合物通常用下列方法。

1. 正丁醇萃取法　正丁醇萃取法为皂苷类化合物提取的通法。主要利用皂苷在丁醇中的溶解度较大,采用正丁醇将皂苷从水溶液中萃取出来,而与糖类、蛋白质等水溶性杂质分离,得到粗总皂苷。如人参中人参总皂苷的提取,见图 7-1。

2. 丙酮或乙醚沉淀法　皂苷类化合物难溶解于丙酮、乙醚等弱极性溶剂,可将粗总皂苷先溶解于甲醇或乙醇中,向上述溶液中滴加丙酮或乙醚,混合均匀,皂苷即可析出,适用于粗皂苷的进一步精制,如远志总皂苷的提取,见图 7-2。该法也常与正丁醇萃取法结合起来使用,将正丁醇法中得到的粗品总皂苷利用此法在进一步精制,得到更纯一些的总皂苷,如人参中人参总皂苷的提取,见图 7-2。

3. 大孔吸附树脂柱色谱法　大孔吸附树脂现在已被广泛应用于天然化合物的分离纯化和富集工作中,其中最常用的就是利用大孔吸附树脂进行皂苷的纯化与富集。当皂苷水提取液流经大孔吸附树脂柱时,其所含的皂苷类成分可被大孔吸附树脂吸附,而水溶液中的低聚糖、多糖、蛋白质等水溶性成分不被吸附而随水液从柱的底部流出,先用水将树脂柱床中不被吸附的糖

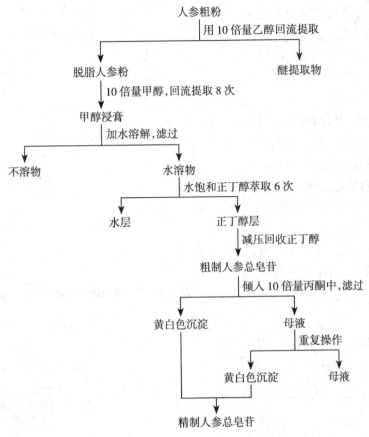

图 7-1 正丁醇萃取法提取纯化人参总皂苷

类、蛋白质等水溶性成分洗脱干净，再用醇将大孔吸附树脂所吸附的皂苷洗脱下来，即得较纯的粗总皂苷。如人参果汁中人参总皂苷的提取与纯化，见图 7-3。

4. 柱色谱法 采用上述正丁醇萃取法、乙醚或丙酮沉淀法、大孔吸附树脂法等方法得到的皂苷一般为总皂苷，若要得到单一的皂苷类成分，需再利用柱色谱方法进一步分离。常用的柱色谱方法有硅胶柱色谱法、中低压柱色谱法、反相高效液相色谱法（HPLC）。采用硅胶柱色谱法时，分离原理为吸附原理，通常以氯仿 - 甲醇为洗脱剂，进行梯度洗脱，适用于分离极性相对较小的皂苷；采用中低压柱色谱法或高效液相色谱法时，通常为反相分配柱色谱法，常用的填料有 Rp-18，Rp-8，Rp-2 等，其中 Rp-18 最常用，流

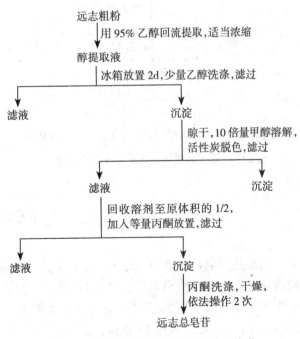

图 7-2 丙酮沉淀法提取纯化远志总皂苷

动相为含水甲醇,在皂苷的分离过程中有时在流动相中加入少量的乙腈或四氢呋喃,提高皂苷的分离效果,适用于各种极性不同的皂苷。如商陆中商陆皂苷 A、B、C、D 的分离。商陆中所含的几种皂苷结构中含有羧基,具有酸性,利用碱提取酸沉淀法获取总皂苷,然后用硅胶吸附柱色谱进行分离,氯仿 - 甲醇梯度洗脱,获得商陆皂苷 A、B、C、D,具体流程如图 7-4 所示。

5. 液滴逆流色谱法 如图 7-5 所示,液滴逆流色谱法(DCCC)也常用于皂苷分离与纯化,其原理为分配原理。如柴胡皂苷 A、C、D 的分离。

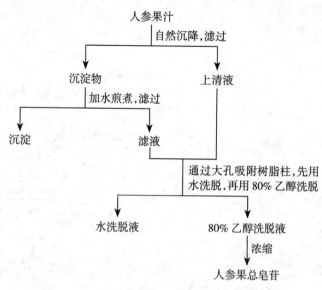

图 7-3 大孔吸附树脂法提取纯化人参果总皂苷

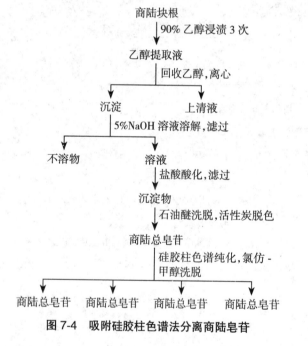

图 7-4 吸附硅胶柱色谱法分离商陆皂苷

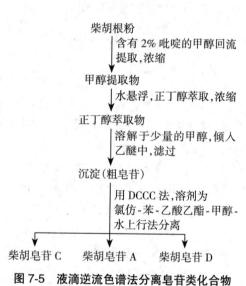

图 7-5 液滴逆流色谱法分离皂苷类化合物

第五节 三萜的波谱特征

三萜及其皂苷的结构测定主要依照生源关系并采用化学和波谱等方法。由于生源关系,同属植物常含有结构类似的化学成分,所以查阅同属植物的化学成分研究报道,对所研究植物中的三萜及其皂苷的结构确定会有很大帮助。在化学方法中可用一般的颜色反应,如用 Liebermann-Burchard 反应和 Molisch 反应可初步推测化合物是否为三萜或其皂苷,有时确定三萜皂苷结构时需将其苷键裂解,但有些皂苷在裂解时结构易发生苷元结构的改变,如人参皂苷,需要采用较温和的裂解方法,如 Smith 降解法等。波谱方法则是目前确定三萜及其皂苷结构最主要的方法,下面将三萜皂苷的主要波谱特征作一简单介绍。

一、质 谱

1. 三萜皂苷元 电子轰击质谱(EI-MS)等主要用于三萜皂苷元的分子离子峰及裂解碎片峰的研究,可提供该类化合物的分子量、可能结构骨架或取代基位置等信息。如 Δ^{12}- 齐墩果烯类化合物,其 EI-MS 显示分子离子峰及失去 CH_3、OH 或 COOH 等的碎片离子峰,主要特征是由于 C 环存在着双键,化合物在电子撞击下,C 环易发生 RDA 裂解,产生含 A、B 环和 C、D 环的离子。

2. 三萜皂苷 由于三萜皂苷含有糖基,极性较大,难挥发,所以 EI-MS 很难得到其分子离子峰,只有将其制成全乙酰化合物或全甲基化合物后才可以,但操作较繁琐。而场解析质谱(FD-MS)、快原子轰击质谱(FAB-MS)、电喷雾质谱(ESI-MS)则可以直接得到皂苷的准分子离子峰,同时,根据 FAB-MS 中脱掉一个或多个糖基后所形成的皂苷碎片离子,可以确定皂苷糖链中糖的种类和糖的连接顺序。如从 *Zizyphus vulgaris* 的茎叶中分离得到的 vulgariside 的 FAB-MS 负离子谱呈现了 911［M-H］$^-$、765［M-H-146］$^-$、633［M-H-146-132］$^-$、471［M-H-146-132-162］$^-$ 碎片峰,根据以上数据可以得出糖的种类为 1 个六碳醛糖、1 个甲基五碳糖和 1 个五碳醛糖,以及苷元与糖、糖与糖的连接顺序,其末端为鼠李糖,如下述结构式所示。

二、核磁共振波谱

1. **核磁共振氢谱(¹H-NMR)** 在氢谱中可获得三萜及其皂苷中甲基质子、连氧碳上的质子、烯氢质子及糖的端基质子信号等重要信息。

一般甲基质子信号在 δ 0.625~1.50 之间,在 ¹H-NMR 的高场区出现多个甲基质子单峰信号是三萜类化合物的最大特征。乌苏烷型三萜则会出现 2 组呈双峰的甲基质子信号。羽扇豆烷型三萜的 30-CH₃,因与双键相连,其质子信号在 δ 1.63~1.80 之间,具有烯丙偶合,呈宽单峰。双键上烯氢质子信号的化学位移值一般为 δ 4.3~6.0。三萜皂苷的糖链部分主要根据 ¹H-NMR 中糖端基质子的偶合常数确定苷键构型。如葡萄糖苷,若 C_1 位与 C_2 位的质子偶合常数 $J_{1,2}$=6~8Hz,则其苷键为 β- 构型;若 C_1 位与 C_2 位的质子偶合常数 $J_{1,2}$<4Hz,则其苷键为 α-构型。

2. **核磁共振碳谱(¹³C-NMR)** ¹³C-NMR 是确定三萜及其皂苷结构最有用的技术,由于分辨率高,一个三萜或其皂苷的 ¹³C-NMR 谱几乎可给出每一个碳信号。在 ¹³C-NMR 谱中,角甲基一般出现在 δ 8.9~33.7,其中 23-CH₃ 和 29-CH₃ 为 e 键甲基,出现在低场,化学位移值依次为 δ 28 和 δ 33 左右。苷元中除与氧连接的碳、烯碳和羰基碳外,其他碳一般出现在 δ 60 以下,苷元和糖上与氧相连的碳在 δ 60~90,糖的端基碳由于与 2 个氧原子相连而在 δ 95~106,烯碳在 δ 109~160,羰基碳在 δ 170~220。根据文献报道已有的 ¹³C-NMR 数据总结分析结果,可以解决许多结构问题。

第六节 研究实例

一、人 参

人参为五加科植物人参(*Panax ginseng* C.A. Mey)的干燥根,为传统名贵中药。具有大补元气、复脉固脱、补脾益肺、生津、安神之功效,用于体虚欲脱、肢冷脉微、脾虚食少、津伤口渴、久病虚赢等一切气血津液不足之证。人参含有人参皂苷、多糖、多种氨基酸及挥发性成分等,其中人参皂苷为人参中的主要有效成分。

人参皂苷具有多种生理活性,如人参皂苷 Rg₁ 有轻度中枢神经兴奋作用及抗疲劳作用,而人参皂苷 Rb₁ 则有中枢神经抑制作用和安定作用。人参皂苷 Rb₁ 有增强核糖核酸聚合酶的活性,而人参皂苷 Rc 则有抑制核糖核酸聚合酶的活性。人参皂苷 Rb₁ 和 Rb₂ 具有抗病毒作用,能显著抑制 HSV-1 等的复制。人参皂苷 Rg₃ 和 Rh₂ 为人参皂苷中抗肿瘤作用最显著的有效成分。

此外,部分人参皂苷具有溶血作用,如由 20(*S*)原人参三醇衍生的皂苷有溶血作用,而由 20(*S*)原人参二醇衍生的皂苷则具有对抗溶血的作用,因此人参总皂苷不能表现出溶血的现象。

1. **人参皂苷的结构与分类** 人参皂苷可分为 3 种类型:人参二醇型、人参三醇型和齐墩果烷型,前两者的皂苷元属于四环三萜的衍生物,后者的皂苷元属于五环三萜的衍生物。

(1) 二醇型人参皂苷

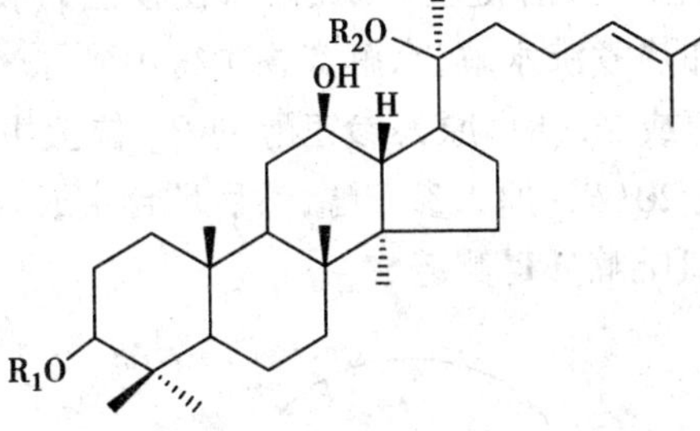

人参皂苷 Ra₁	R_1=Glc(2-1)Glc	R_2=Glc(6-1)Ara(p)(4-1)Xyl
人参皂苷 Ra₂	R_1=Glc(2-1)Glc	R_2=Glc(6-1)Ara(f)(4-1)Xyl
人参皂苷 Rb₁	R_1=Glc(2-1)Glc	R_2=Glc(6-1)Glc
人参皂苷 Rb₂	R_1=Glc(2-1)Glc	R_2=Glc(6-1)Ara(p)
人参皂苷 Rc	R_1=Glc(2-1)Glc	R_2=Glc(6-1)Ara(f)
人参皂苷 Rd	R_1=Glc(2-1)Glc	R_2=Glc
人参皂苷 Rg₃	R_1=Glc(2-1)Glc	R_2=H(20R)
人参皂苷 Rh₂	R_1=Glc	R_2=H(20R)

(2) 三醇型人参皂苷

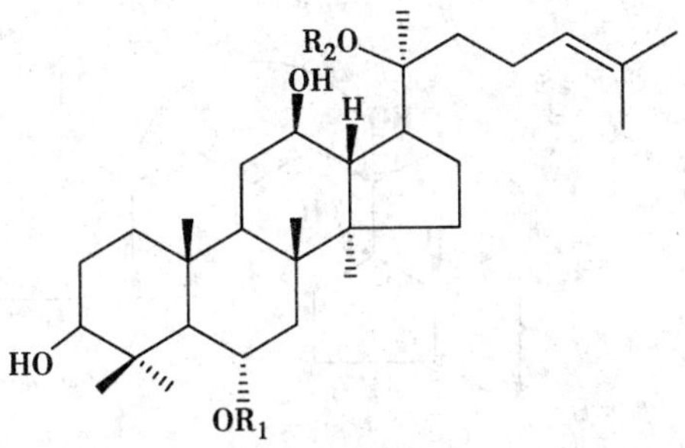

人参皂苷 Re	R_1=Glc(2-1)Rha	R_2=Glc
人参皂苷 Rf	R_1=Glc(2-1)Glc	R_2=H
人参皂苷 Rg₁	R_1=Glc	R_2=Glc
人参皂苷 Rg₂	R_1=Glc(2-1)Gha	R_2=H

(3) 齐墩果烷型人参皂苷

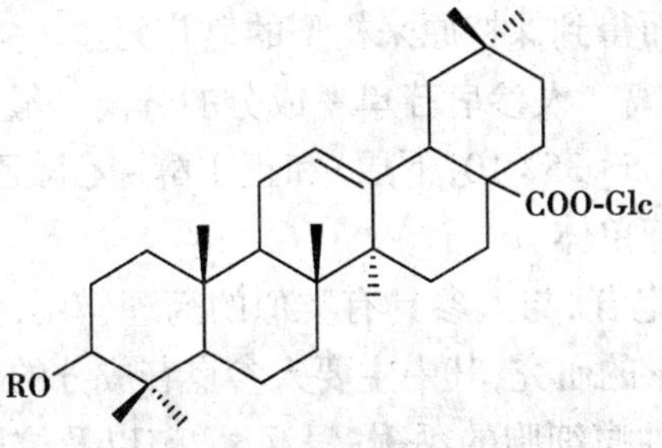

人参皂苷 Ro　　　R=GlcA(2-1)Glc

人参二醇型皂苷元和人参三醇型皂苷元均属于达玛烷型三萜,其 C_{20} 的构型为 S 型。人参二醇型皂苷元为 20(S)- 原人参二醇;人参三醇型皂苷元为 20(S)- 原人参三醇。这两种皂苷元均不太稳定,酸水解时容易发生构型改变。由达玛甾烷衍生的人参皂苷,于 50%HAc 水溶液中 70℃加热 4 小时,C_{20} 位苷键能断裂,生成次级苷,这是由于 C_{20}-OH 为叔醇基,结合的糖苷键与 50% 乙酸共热即被水解,而 C_3-OH 与糖形成苷键较难水解,需在较强的酸性条件下才能进一步水解得到皂苷元。若用 HCl 溶液加热煮沸水解,水解产物中得不到原来的皂苷元。这是由于在 HCl 溶液中,20(S)- 原人参二醇或 20(S)- 原人参三醇的 C_{20} 位上甲基和羟基发生差向异构化,转变为 20(R)- 原人参二醇或 20(R)- 原人参三醇,然后环合生成人参二醇(panaxadiol)或人参三醇(panaxatrol),形成甲基四氢吡喃环得侧链。

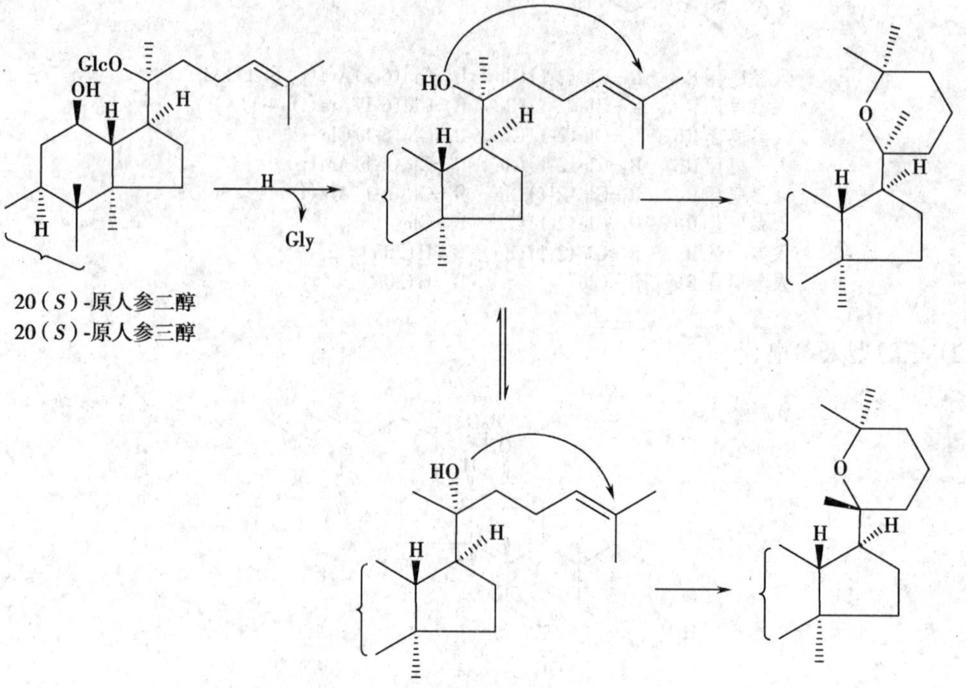

20(S)-原人参二醇
20(S)-原人参三醇

20(R)-原人参二醇　　　　　　　　人参二醇
20(R)-原人参三醇　　　　　　　　人参三醇

　　因此,以无机酸水解时所得到的皂苷元人参二醇或人参三醇均为异构化产物,而不是真正的皂苷元 20(S)- 原人参二醇或 20(S)- 原人参三醇。欲得到原来的皂苷元,须采用缓和的方法进行水解,例如 Smith 降解法,先用过碘酸钠氧化,再用四氢硼钠还原,最后用 HCl 调节 pH 2.0 在室温下放置即可将其水解而得到保持原来构型的皂苷元。

　　2. 人参皂苷的提取与分离　　人参皂苷单一成分的分离一般采用硅胶柱色谱方法,常用的洗脱系统为氯仿 - 甲醇 - 水(65∶35∶10,下层)和正丁醇 - 乙酸乙酯 - 水(4∶1∶5,上层)等,如从人参叶中分离几种人参皂苷单体。

　　人参叶中含有多种人参皂苷,与人参具有类似的药理作用,为了充分利用人参资源,对人参叶中的化学成分进行了大量的研究,其中主要人参皂苷成分的分离流程如图 7-6 所示。

　　人参皂苷 Rg_3 具有抑制肿瘤细胞的黏附、浸润、增殖以及抗肿瘤新生血管的形成作用,从而有显著的抗肿瘤作用,目前以人参皂苷 Rg_3 为主要有效成分的抗肿瘤新药正在进行临床研究。人参皂苷 Rg_3 在人参中含量较少,一般需要先从人参或人参叶中提取制备二醇型人参总皂苷,然后再以二醇型人参皂苷为起始原料,经弱酸水解、纯化获得,如图 7-7 所示。

如果将人参总皂苷用 7% HCl 的稀乙醇溶液进行酸水解,其酸水解产物进行硅胶柱色谱分离,则可以得到人参二醇、人参三醇和齐墩果酸,其分离流程如图 7-8 所示。

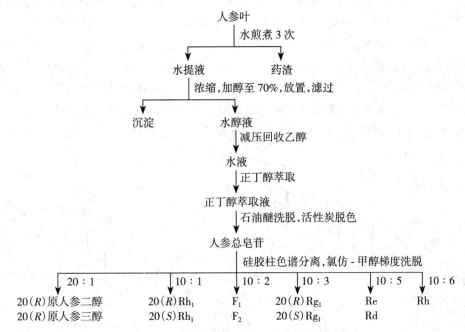

图 7-6　人参叶中人参皂苷单一成分的提取与分离

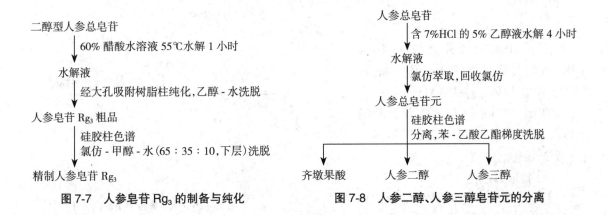

图 7-7　人参皂苷 Rg₃ 的制备与纯化　　　图 7-8　人参二醇、人参三醇皂苷元的分离

二、甘　草

甘草为豆科植物甘草 *Glycyrrhiza uralensis* Fisch 的干燥根茎。生用,具有和中缓急、清热解毒、祛痰止咳、调和诸药等功效,用于治疗咽喉肿痛、消化性溃疡、痈疽疮疡、解毒及食物中毒等;炙用,补脾和胃、益气复脉,用于脾胃虚弱、倦怠乏力、心悸动等证。

甘草的根及根茎含有三萜皂苷,其中含量最大的为甘草皂苷,又称作甘草酸,是由皂苷元甘草次酸与 2 分子的葡萄糖醛酸所组成,为甘草的甜味成分。另外,甘草中还含有黄酮类成分,如甘草素(4′,7- 二羟基双黄酮)、甘草苷(甘草素 4′-β-D- 葡萄糖苷)等。甘草酸和甘草次酸都具有促肾上腺皮质激素(ACTH)样作用,临床上作为抗炎药使用,并用于治疗胃溃疡,但只有

18-βH 型的甘草次酸才具有 ACTH 样作用,18-αH 型则没有此种生物活性。目前,用多种甘草制剂应用于临床,如甘草酸二铵注射液、甘草酸二铵肠溶胶囊、甘草酸单钾盐片主要用于治疗急、慢性肝炎;甘草锌片、甘草次酸的半琥珀酸酯二钠盐片剂用于治疗消化性溃疡症;以甘草的提取物甘草流浸膏为主要组分的复方制剂甘草片、复方甘草口服溶液均用于镇咳、祛痰。

1. 甘草酸和甘草次酸的性质 甘草酸为无色柱状结晶(冰乙酸),m.p. 220℃ (分解),易溶于热稀乙醇,几乎不溶于无水乙醇或乙醚。其水溶液有微弱的起泡性及溶血性。甘草皂苷可以钾盐或钙盐的形式存在于甘草中,其盐易溶于水,于水溶液中加稀酸即可析出游离的甘草皂苷。甘草皂苷也极易溶于稀氨水中,故可用作甘草皂苷的提制方法。甘草皂苷与 5% 稀硫酸在加压条件下,110~120℃进行水解,生成2分子葡萄糖醛酸及1分子甘草皂苷元(即甘草次酸)。

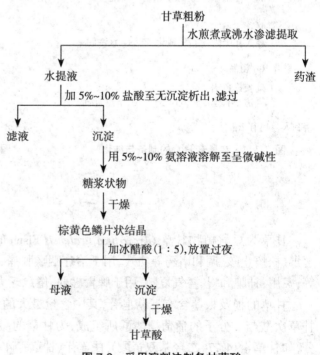

甘草次酸有两种类型,一种为 18-αH 型甘草次酸,其 D/E 环为顺式,呈小片状晶体,m.p.283℃;另一种为 18-βH 型,其 D/E 环为反式,呈针状结晶,m.p.256℃。这两种结晶均易溶于乙醇或氯仿。

2. 提取方法

(1) 甘草酸的提取:作为酸性三萜皂苷,甘草酸与一般的中性三萜皂苷不同,甘草酸的苷元以及所连接的糖上均含有羧基,在碱液中易溶,而在酸性溶液中则易沉淀。利用这些性质,可以改变甘草酸的存在状态,即游离状态或离子状态,从而改变它的溶解性能而与其他杂质分开。

方法一:溶剂法,如图 7-9 所示。

方法二:大孔吸附树脂法,如图 7-10 所示。

图 7-9 采用溶剂法制备甘草酸

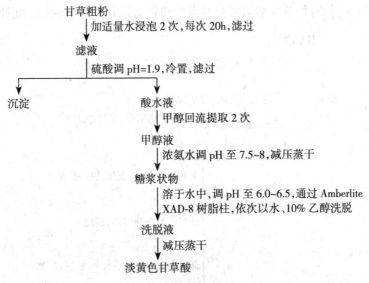

图 7-10　采用大孔吸附树脂法制备甘草酸

（2）甘草酸单钾盐的制备：甘草酸不易精制，一般需制成钾盐才能进一步精制成纯品，其制备方法，如图 7-11 所示。

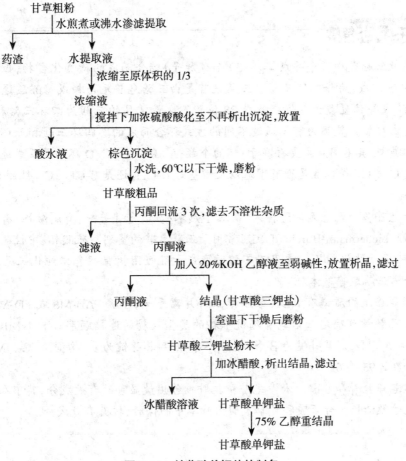

图 7-11　甘草酸单钾盐的制备

(3) 甘草次酸的制备:甘草次酸可通过甘草酸单钾盐进行酸水解制取,如图7-12所示。

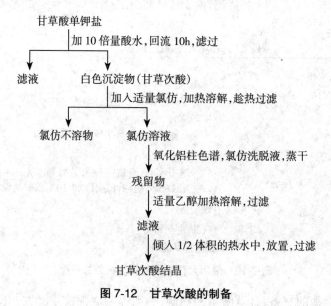

图 7-12 甘草次酸的制备

```
        甘草酸单钾盐
          │
          │ 加 10 倍量酸水,回流 10h,滤过
    ┌─────┴─────┐
  滤液    白色沉淀物(甘草次酸)
                │
                │ 加入适量氯仿,加热溶解,趁热过滤
          ┌─────┴─────┐
        氯仿不溶物   氯仿溶液
                      │
                      │ 氧化铝柱色谱,氯仿洗脱液,蒸干
                    残留物
                      │
                      │ 适量乙醇加热溶解,过滤
                    滤液
                      │
                      │ 倾入 1/2 体积的热水中,放置,过滤
                  甘草次酸结晶
```

📖 本章小结

    大多数三萜是由 6 个异戊二烯(30 个碳原子)缩合而成的萜类化合物,但也有少数由 26 个碳原子组成,为降四环三萜。三萜皂苷是由三萜皂苷元与糖或糖醛酸通过苷键结合而成的苷,成苷位置多为 3 位羟基或 28 位羧基。最常见的三萜为四环三萜和五环三萜,它们均是由环氧角鲨烯为前体通过不同的方式环合而成的。四环三萜和五环三萜又分为多种结构类型,其不同点主要存在于:环的个数;A/B、B/C、C/D 环均是反式还是顺式;C_8、C_{10}、C_{13}、C_{14}、C_{20} 等位置是否有甲基以及甲基是 α-CH_3 还是 β-CH_3;C_{17} 位侧链为 α- 构型还是 β- 构型。

    三萜皂苷多为无色无定形粉末,易溶于热水;多数皂苷苦味,有刺激性,有表面活性和溶血作用。Liebermann-Burchard 反应常用于三萜皂苷的鉴别。硫酸铅、中性醋酸铅可沉淀酸性皂苷,用于纯化制备。常用正丁醇萃取或大孔吸附树脂柱色谱纯化三萜皂苷,HPLC 法适于分离三萜皂苷单体。

    三萜皂苷元的质谱有 RDA 裂解碳正碎片离子峰;根据 FAB-MS 或 FD-MS 中脱去糖基的大小及数量可确定三萜皂苷糖链中糖的类型及糖的连接顺序。^{1}H-NMR 中,糖端基质子 $J_{1,2}$ = 6~8Hz,则其苷键为 β- 构型;$J_{1,2}$ < 4Hz,则其苷键为 α- 构型。^{13}C-NMR 中,糖端基碳信号在 δ 95~106。

    人参皂苷 Rg_3 和 Rh_2 为人参皂苷中抗肿瘤作用最显著的有效成分,其中人参皂苷 Rh_2 还具有抗过敏活性。甘草酸和甘草次酸为甘草中的保肝、抗炎有效成分。

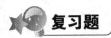 **复习题**

一、单选题

1. 从含三萜皂苷的水溶液中萃取出皂苷,一般采用的溶剂为(　　)

　　A. 正丁醇　　　　　　B. 乙醇　　　　　　C. 乙酸乙酯　　　　D. 二氯甲烷

2. 某化合物 Liebermann-Burchard 反应阳性、而 Legal 反应和 Keller-Kiliani 反应均为阴性,则该化合物可能是(　　)

　　A. 黄酮苷　　　　　　B. 海葱苷　　　　　　C. 甘草皂苷　　　　D. 洋地黄毒苷

3. 下列成分的水溶液,经振摇能产生肥皂样泡沫的是(　　)

　　A. 黄酮苷　　　　　　B. 强心苷　　　　　　C. 三萜皂苷　　　　D. 蒽醌苷

4. 利用铅盐法分离皂苷,中性醋酸铅可沉淀(　　)

　　A. 中性皂苷　　　　　B. 甾体皂苷　　　　　C. 酸性皂苷　　　　D. 强心苷

5. 多数情况下,三萜皂苷中糖或糖醛酸糖链与三萜皂苷元的(　　)相连

　　A. C_3-OH　　　　　B. C_{14}-OH　　　　C. C_5-OH　　　　D. C_{12}-OH

二、多选题

1. 从结构特点上分类,四环三萜主要有(　　　　)

　　A. 达玛烷型三萜　　　　　　　　　B. 齐墩果烷型三萜

　　C. 羽扇豆烷型三萜　　　　　　　　D. 羊毛甾烷型三萜

2. 三萜皂苷的提取分离方法常用的有(　　　　)

　　A. 正丁醇萃取法　　　　　　　　　B. 丙酮或乙醚沉淀法

　　C. 大孔吸附树脂色谱法　　　　　　D. 反相高效液相色谱法

3. 可用于鉴别三萜皂苷的显色反应有(　　　　)

　　A. Liebermann 反应　　　　　　　　B. Liebermann-Burchard 反应

　　C. Rosen-Heimer 反应　　　　　　　D. Salkowski 反应

三、填空题

1. 多数三萜是由_____个碳原子组成的萜类化合物,根据"异戊二烯定则",大多数三萜类化合物是由_____个异戊二烯缩合而成。

2. 三萜皂苷是由三萜皂苷元与_____或_____通过苷键结合而成的苷。

3. 三萜类化合物有多种结构类型,除个别是链状三萜、单环三萜、二环三萜及三环三萜外,最常见的则为_____和_____两大类化合物。

4. 用_____反应可初步推测化合物是否为三萜类化合物。有些皂苷在裂解时结构易发生苷元结构的改变,如人参皂苷,需要采用较温和的_____。

5. ^{1}H NMR 中,三萜皂苷的甲基质子信号一般在 δ 0.625~1.50 之间;^{13}C NMR 中,三萜皂苷的甲基碳信号一般在 δ 8.9~33.7 之间_____。

6. 在质谱中,用来获得三萜皂苷分子量的离子化方法有_____、_____和_____三种方法,其中_____方法给出的脱去不同糖基后的碎片离子来确定三萜皂苷糖链中糖的连接顺序。

四、判断题

1. 三萜皂苷的表面活性与其分子内部亲水性结构和亲脂性结构的比例密切相关。(　　)

2. 三萜化合物单体化合物的分离常采用反复硅胶吸附柱色谱法。　　　　（　　）

3. 甘草皂苷具有苦味,而人参皂苷具有甜味。　　　　　　　　　　　（　　）

4. 甘草皂苷的苷元有 18-αH 型、18-βH 型两种,其中 18-βH 型甘草皂苷治疗胃溃疡效果最好。　　　　　　　　　　　　　　　　　　　　　　　　　　　　　（　　）

五、名词解释

1. 三萜

2. 三萜皂苷(酸性皂苷)

3. 次皂苷

4. 酯皂苷

5. 溶血指数

六、简答题

1. 从生源上,三萜类化合物分为哪几类? 每一类又包括哪些类型的结构?

2. 从结构特点上,三萜类化合物分为哪几类? 每一类又包含哪些类型的结构?

3. Δ^{12}- 齐墩果烯类化合物的 EI-MS 中有哪些特征离子? 是如何裂解产生的?

4. 人参中的抗肿瘤活性成分人参皂苷 Rg_3 在人参中含量较少,如何从人参中制备较大量的人参皂苷 Rg_3?

第 八 章

甾体及其苷类

学习目标 ▐▐▐

1. 掌握强心苷及甾体皂苷的化学结构与分类;强心苷及甾体皂苷的理化性质与鉴别反应;强心苷及甾体皂苷的提取分离方法。
2. 熟悉强心苷及甾体皂苷的波谱特征;C_{21} 甾类化合物结构特点及理化性质。
3. 了解强心苷及甾体皂苷类化合物的生物活性;含有强心苷及甾体皂苷类化合物的临床常用药物。

甾体类化合物是自然界广泛存在的一类化学成分,种类很多,包括 C_{21} 甾类、强心苷、甾体皂苷、植物甾醇、蟾毒配基、胆汁酸、昆虫变态激素类等。由于该类成分结构中均含有环戊烷骈多氢菲的甾体母核,故统称为甾体类化合物。

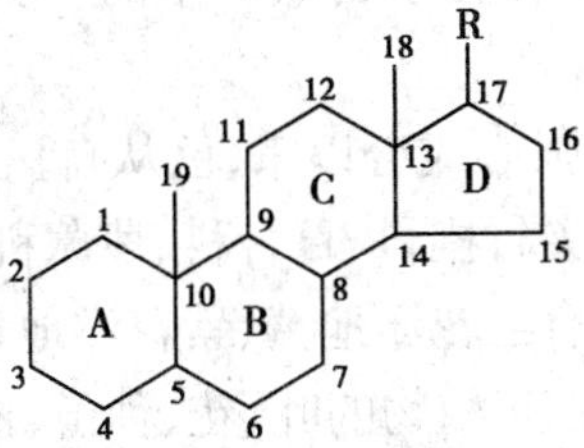

甾体母核

第一节 概 述

天然甾体化合物的 B/C 环都是反式稠合,C/D 环以反式为多,A/B 环之间有顺、反式两种稠合方式。C_3 位有羟基取代,可与糖结合成苷。C_{10} 和 C_{13} 位存在角甲基,C_{17} 位有侧链。天然甾类成分 C_{10}、C_{13}、C_{17} 侧链大都是 β 型。甾体母核的其他位置还可以有羟基、双键、羰基、环氧醚键等功能基取代。通常根据 C_{17} 位取代基的不同,天然甾类成分又分为多种结构类型。见表 8-1。

表 8-1 天然甾类成分结构特点与分类

	A/B 环	B/C 环	C/D 环	C_{17}- 取代基
C_{21} 甾类	反	反	顺	甲羰基衍生物
强心苷类	顺、反	反	顺	不饱和内酯环
甾体皂苷类	顺、反	反	反	含氧螺杂环
植物甾醇	顺、反	反	反	脂肪烃
昆虫变态激素	顺	反	反	脂肪烃
胆酸类	顺		反	戊酸
蟾毒配基	顺、反	反	顺	不饱和内酯环

甾类化合物在无水条件下,与常用试剂乙酸酐-浓硫酸、三氯甲烷-浓硫酸、三氯乙酸、三氯化锑(或五氯化锑)等进行反应,能产生与三萜成分类似显色反应。三萜皂苷和甾体皂苷都具有甾体母核的颜色反应,只是甾体皂苷与乙酸酐-浓硫酸反应,在颜色变化中最后出现绿色,三萜皂苷最后出现红色。与三氯乙酸反应时,甾体皂苷加热至 60℃ 即发生颜色变化,而三萜皂苷须加热至 100℃ 才能显色。

第二节 强 心 苷

强心苷(cardiac glycosides)是存在于自然界中的一类对心脏具有显著生物活性的甾体苷类。

自从 19 世纪初发现洋地黄类强心成分以来,已从自然界中分得千余种强心苷类化合物。强心苷类成分主要分布于玄参科、夹竹桃科、百合科、萝藦科、十字花科、毛茛科、卫矛科等十几个科、数百种植物中。常见的植物有毛花洋地黄、紫花洋地黄、黄花夹竹桃、毒毛旋花子、铃兰、福寿花、海葱等。这些成分可以存在于植物的叶、花、种子、根、茎等不同部位。

临床上常用的强心药物有去乙酰毛花洋地黄苷 C(西地兰 cedilanid)、异羟基洋地黄毒苷(狄戈辛、地高辛 digoxin)、K- 毒毛旋花子苷、铃兰毒苷、黄夹苷等。这些强心药物能选择性地作用于心脏,增强心肌收缩力,常用于治疗充血性心力衰竭与节律障碍等疾患。此外,近年来发现某些强心苷具有细胞毒活性等其他作用。

到目前为止尚未发现动物体内有强心苷类存在。蟾蜍皮下腺分泌的强心成分为蟾毒配基及其酯类,而非苷类成分。

一、强心苷的结构与分类

(一) 苷元部分

强心苷是由强心苷元(cardiac aglycone)与糖两部分构成,天然存在的强心苷元是 C_{17} 连接不饱和内酯环的甾体化合物。

1. 强心苷元特点

(1) 甾体母核四个环 A/B、B/C、C/D 多为顺、反、顺的稠合方式,个别成分 A/B 或 C/D 环也有反式稠合。

(2) 强心苷元的 C_3、C_{14} 位都有羟基,C_3 羟基大多是 β- 构型,少数为 α- 构型。C_3 羟基多与糖缩合成苷键的形式存在;由于 C/D 环是顺式稠合,所以 C_{14} 羟基均是 β- 构型。另外,甾体母核其他位置上还可能有较多的羟基,如 $1β$、$5β$、$12β$、$16β$-OH,有的甾核 C_{16}-β-OH 还可以与一些小分子脂肪酸如甲酸、乙酸、异戊酸结合成酯的形式。

(3) 强心苷元的 C_{11}、C_{12} 有时连接羰基,有的在 C_4、C_5、C_6 等位置存在双键;C_{10}、C_{13} 位上连接 β-CH_3,有时 C_{10}-β-CH_3 可能连接 -CH_2OH、-CHO、-COOH。

2. 强心苷元的类型 依据甾核 C_{17} 位连接的不饱和内酯环的不同,强心苷元可分为两类。

(1) 甲型强心苷元:C_{17} 位连接的是五元不饱和内酯环($\triangle^{\alpha\beta}$-γ- 内酯),其母核称为强心甾烯,由 23 个碳原子组成。天然存在的强心苷大多属于此种类型,如洋地黄毒苷元(digitoxigenin)等。由甲型强心苷元与糖缩合而成的苷称为甲型强心苷。

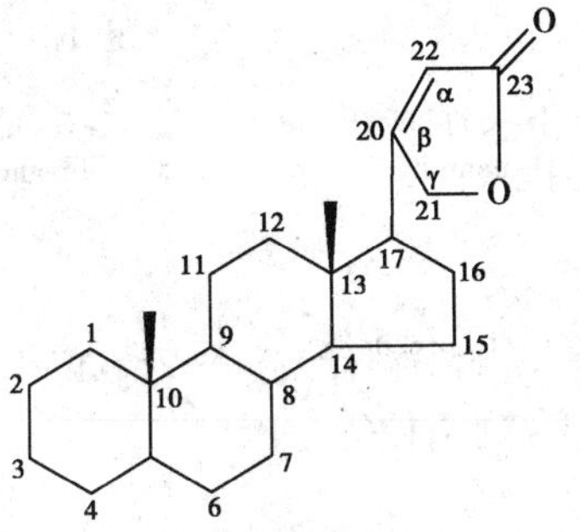

甲型强心苷元
(强心甾烯)

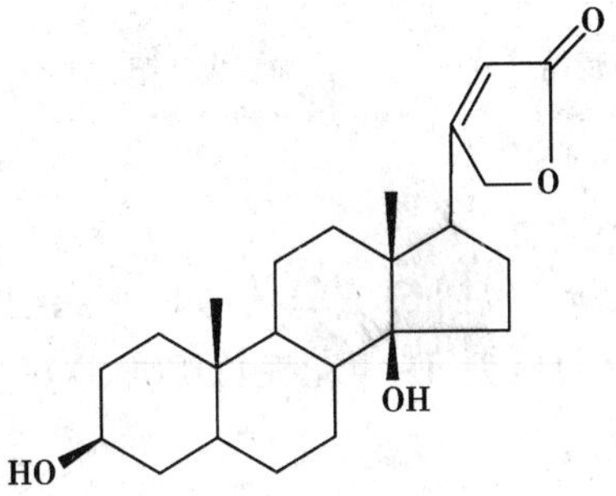

洋地黄毒苷元

(2) 乙型强心苷元:C_{17} 位连接的是六元不饱和内酯环($\Delta^{\alpha(\beta),\gamma(\delta)}$-δ- 内酯),其母核称为海葱甾烯或蟾蜍甾烯,由 24 个碳原子组成。此种类型自然界分布较少,如海葱苷元(scillarenin)等。由乙型强心苷元与糖缩合而成的苷称为乙型强心苷。

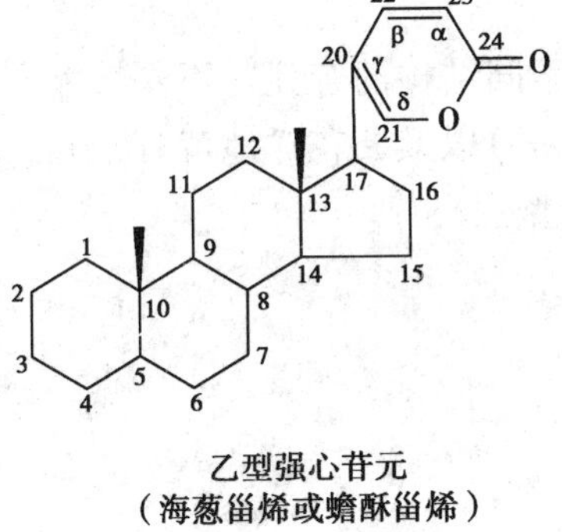

乙型强心苷元
(海葱甾烯或蟾酥甾烯)

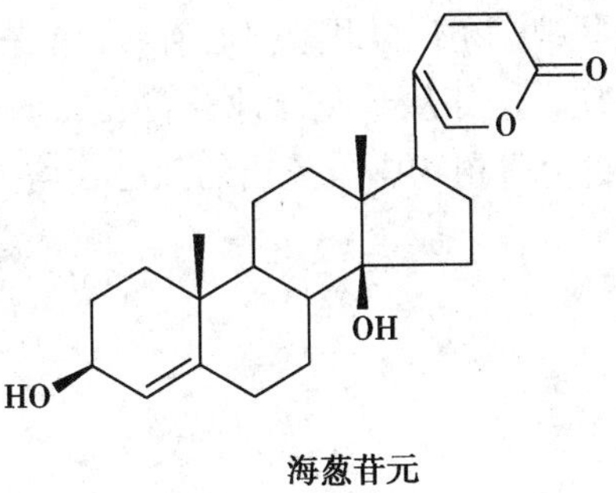

海葱苷元

3. 强心苷元的命名　强心苷元的命名是以强心甾烯或海葱甾烯为母核,结合取代基及其构型、甾体母核的稠合方式进行的。甲型强心苷是以强心甾烯(cardenolide)为母核,如洋地黄毒苷元命名为 3β,14β- 二羟基 -5β- 强心甾 -20(22) - 烯;乙型强心苷是以海葱甾(scillanolide)或蟾酥甾(bufanolide)为母核,如海葱苷元命名为 3β,14β- 二羟基 - 海葱甾 -4,20,22- 三烯。

(二)糖部分

构成强心苷的糖,除了常见的葡萄糖外还有去氧糖,常见的有 6- 去氧糖、2,6- 二去氧糖、甲氧基糖等。强心苷中含有 2,6- 二去氧糖是其区别于其他苷类成分的重要特征之一。

1. 2,6- 二去氧糖　包括 2,6- 二去氧糖(如:D- 洋地黄毒糖等)和 2,6- 二去氧糖甲醚(如:L- 夹竹桃糖、D- 夹竹桃糖、D- 加拿大麻糖等)。

D-洋地黄毒糖	D-加拿大麻糖	D-夹竹桃糖	L-夹竹桃糖
（D-digitoxose）	（D-cymarose）	（D-oleandrose）	（L-oleandrose）

2. 6- 去氧糖　包括 6- 去氧糖(如:D- 鸡纳糖、L- 鼠李糖等)和 6- 去氧糖甲醚(如:D- 洋地黄糖、D- 黄花夹竹桃糖、L- 黄花夹竹桃糖、D-6- 去氧 - 阿洛糖等)。

D-洋地黄糖	D-黄花夹竹桃糖	L-黄花夹竹桃糖	L-鼠李糖
（D-digitalose）	（D-thevetose）	（L-thevetose）	（L-rhanmose）

(三)甲型强心苷

存在于同一植物中的甲型强心苷,经常是由不同结构的苷元与不同糖缩合而成,有单糖苷,也有多糖苷。例如从毛花洋地黄(*Digitalis lanata*)以及紫花洋地黄(*Digitalis purpurea*)叶、黄花夹竹桃、铃兰等植物中分离出的强心苷均为甲型强心苷。

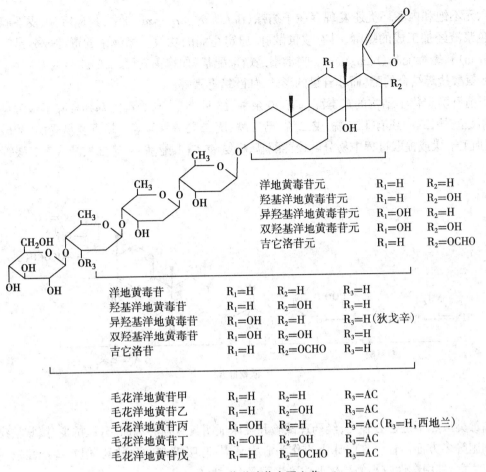

洋地黄毒苷元	R₁=H	R₂=H	
羟基洋地黄毒苷元	R₁=H	R₂=OH	
异羟基洋地黄毒苷元	R₁=OH	R₂=H	
双羟基洋地黄毒苷元	R₁=OH	R₂=OH	
吉它洛苷元	R₁=H	R₂=OCHO	

洋地黄毒苷	R₁=H	R₂=H	R₃=H
羟基洋地黄毒苷	R₁=H	R₂=OH	R₃=H
异羟基洋地黄毒苷	R₁=OH	R₂=H	R₃=H(狄戈辛)
双羟基洋地黄毒苷	R₁=OH	R₂=OH	R₃=H
吉它洛苷	R₁=H	R₂=OCHO	R₃=H

毛花洋地黄苷甲	R₁=H	R₂=H	R₃=AC
毛花洋地黄苷乙	R₁=H	R₂=OH	R₃=AC
毛花洋地黄苷丙	R₁=OH	R₂=H	R₃=AC(R₃=H,西地兰)
毛花洋地黄苷丁	R₁=OH	R₂=OH	R₃=AC
毛花洋地黄苷戊	R₁=H	R₂=OCHO	R₃=AC

图 8-1 毛花洋地黄中强心苷

铃兰毒苷 红海葱苷

（四）乙型强心苷

目前这类强心苷成分仅发现存在于百合科、景天科、鸢尾科、毛茛科、檀香科、楝科六个科中,尤其以百合科分布最多,已发现 100 多种。例如红海葱中含有的主要成分红海葱苷(scilliroside)。

六元不饱和内酯环类还发现存在于蟾蜍（*Bufobufo gargarizans*）中，其耳后腺、皮下腺分泌的白色浆液经加工成的蟾酥，具有攻毒散肿、通窍止痛的功效。蟾酥中的毒性成分是蟾毒素（bufotoxin）和蟾毒配基（bufogenin）。蟾毒素是蟾毒配基（如蟾毒它灵，bufotalin）的 C_3- 羟基与辛二酰精氨酸盐等结合的酯，而非苷键的形式，如欧蟾毒素等。

目前已确定化学结构的蟾毒配基有 20 余种、13 种类型，与蟾毒配基结合除了最常见的辛二酰精氨酸外，其中还有丁二酰、戊二酰、己二酰、庚二酰精氨酸等。蟾毒类易受酶、酸碱等水解，在加工干燥或提取过程中易分解蟾毒配基、精氨酸、蟾毒配基 -3- 辛二酸酯或辛二酸等。

欧蟾毒素

蟾毒类虽然不是强心苷类，经药理试验和临床证明具有强心利尿、升压抗炎、镇咳祛痰、升高白细胞等多方面活性。在临床上也作为心力衰竭、呼吸抑制的急救药，但有些毒性较大，应用时应注意，其中毒性较小的是来西蟾酥毒配基（resibufogenin）。

二、强心苷的理化性质

（一）性状

强心苷大多为无色结晶或无定形粉末，具有旋光性。对黏膜有刺激性。C_{17} 侧链为 β- 构型者味苦；α- 构型者味不苦，但无强心作用。

（二）溶解性

强心苷一般可溶于水、甲醇、乙醇、丙酮等极性溶剂，略溶于乙酸乙酯、含醇三氯甲烷，难溶或不溶于乙醚、苯、石油醚等非极性有机溶剂。

在比较强心苷的溶解性时除了考虑糖的数目及类型外，还必须注意整个强心苷分子中羟基的数目和位置，羟基越多，亲水性越强。如乌本苷（乌本苷元 -3-L- 鼠李糖）虽是单糖苷，但整个分子却有 8 个羟基，水溶性大（1∶75）而难溶于三氯甲烷；而洋地黄毒苷虽为三糖苷，但整个分子仅有 5 个羟基，在水中溶解度小（1∶100 000），而易溶于三氯甲烷（1∶40）。另外，强心苷中的羟基是否形成分子内氢键也影响其水溶性，可以形成分子内氢键者亲水性弱。

（三）苷键水解

强心苷与一般苷类成分相似，其苷键可被酸、酶水解，分子中的酯键和内酯环结构易被碱水解。因为强心苷中糖的结构不同，水解难易程度不同，其产物也有差异。

1. 酸催化水解

(1) 温和酸水解:用稀酸如 0.02~0.05mol/L 的盐酸或硫酸,在含水醇中经短时间(半小时至数小时)加热回流,可使强心苷中去氧糖的苷键水解。由于苷元和 2- 去氧糖或 2- 去氧糖之间的苷键易被酸水解,而葡萄糖与 2- 去氧糖之间的苷键在此条件下不易断裂,故常得到二糖或三糖。由于此条件温和,因而不致于引起苷元脱水。例如紫花洋地黄苷 A 在此条件下水解生成洋地黄毒苷元、两分子洋地黄毒糖和一分子洋地黄双糖。

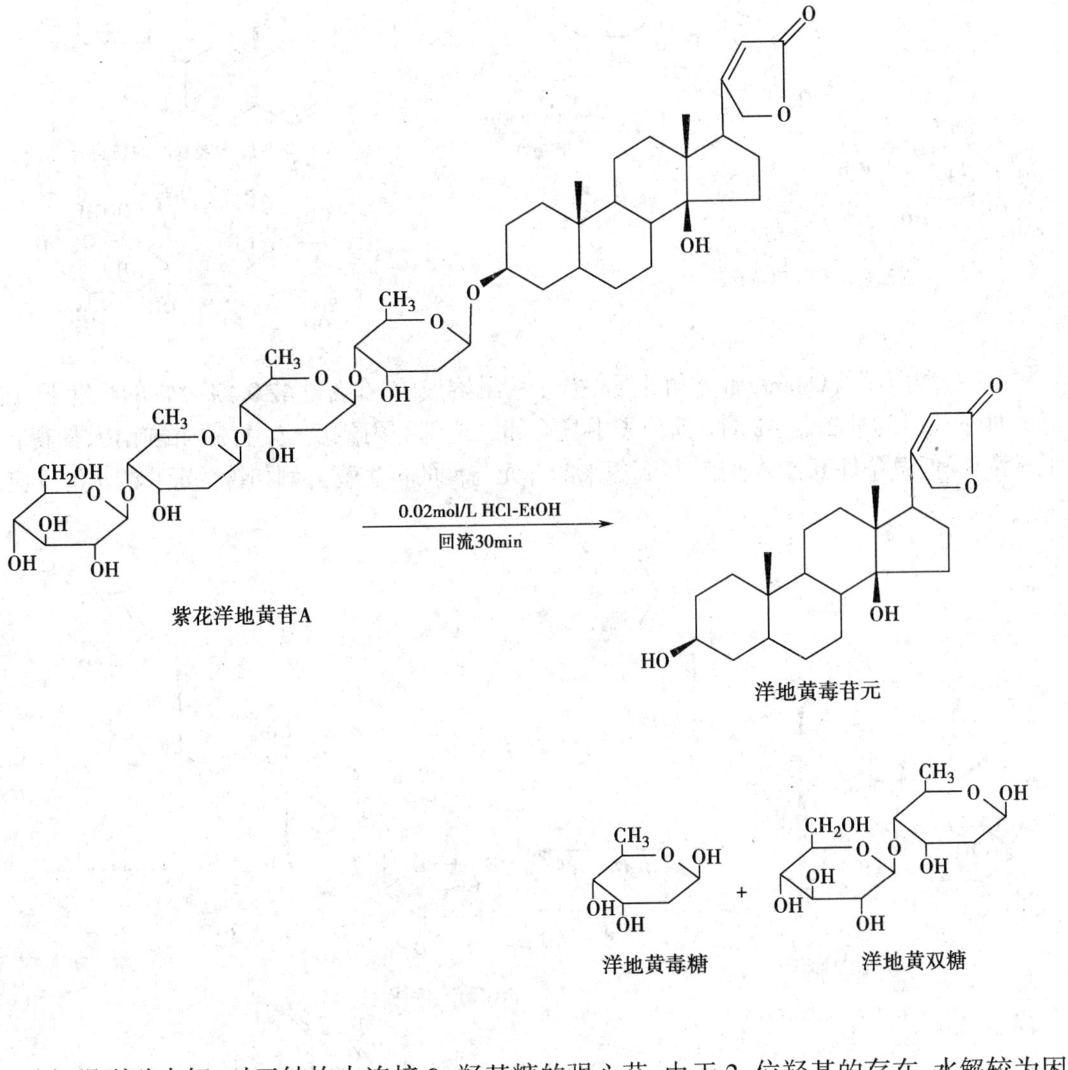

0.02mol/L HCl-EtOH
回流30min

紫花洋地黄苷A

洋地黄毒苷元

洋地黄毒糖 + 洋地黄双糖

(2) 强烈酸水解:对于结构中连接 2- 羟基糖的强心苷,由于 2- 位羟基的存在,水解较为困难。必须增高酸的浓度(3%~5%)、延长作用时间或同时加压,才能水解得到定量的葡萄糖。然而由于反应条件比较剧烈,常引起苷元脱水得到脱水苷元,尤其 C_{14}、C_5 位上的 β-OH 极易脱水。例如去乙酰毛花洋地黄苷乙在此条件下水解生成脱水羟基洋地黄毒苷元、三分子洋地黄毒糖和一分子葡萄糖。

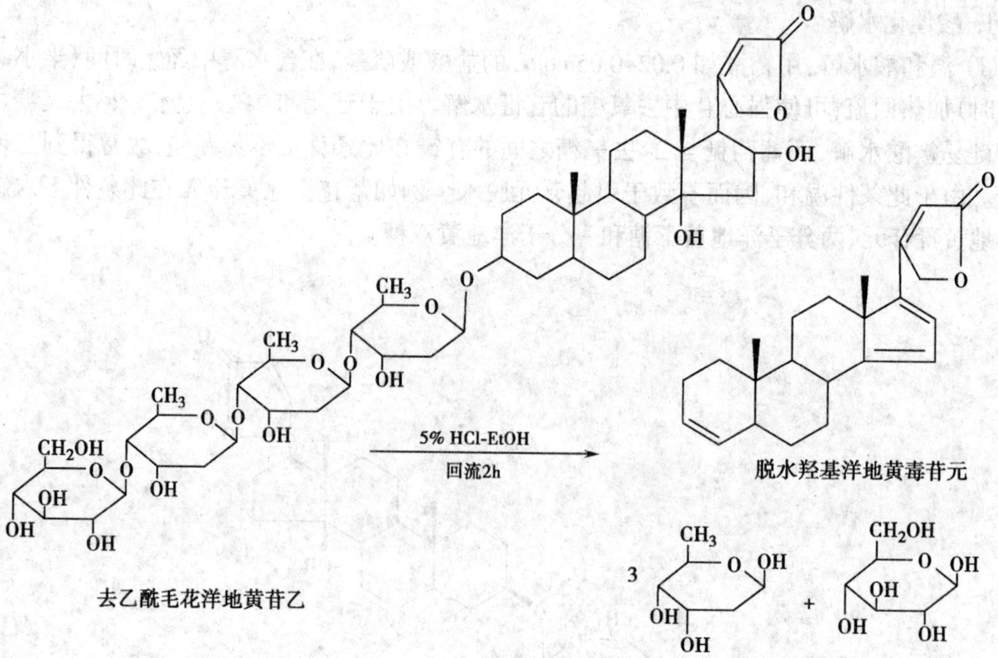

5% HCl-EtOH
回流2h

去乙酰毛花洋地黄苷乙

脱水羟基洋地黄毒苷元

3

（3）盐酸丙酮法（Mannich 水解）:强心苷于丙酮溶液中,在含盐酸 0.4%~1% 的浓度下,在室温条件下长时间放置(约 2 周),糖分子中具有邻二羟基与丙酮反应,生成丙酮化物,使得在较低酸浓度、低温条件下容易水解,得到原来的苷元与糖的衍生物。例如铃兰毒苷的水解反应。

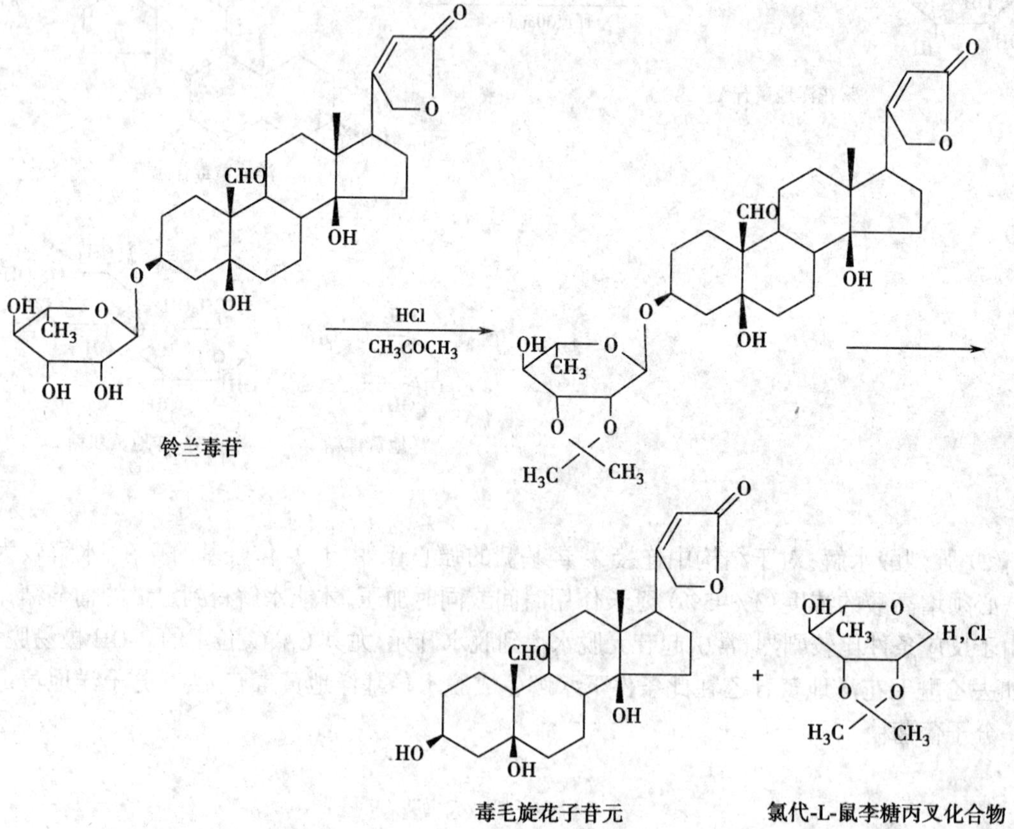

铃兰毒苷

HCl
CH₃COCH₃

毒毛旋花子苷元

氯代-L-鼠李糖丙叉化合物

2. 酶催化水解 酶水解具有反应温和、专一性强的特点。在含强心苷的植物中,有水解葡萄糖的酶共存,所以能使强心苷糖链末端的葡萄糖水解,生成次生苷。紫花苷酶(digipurpidase)为一种葡萄糖苷酶,可以让紫花洋地黄苷 A 水解,得到洋地黄毒苷及葡萄糖。

$$紫花洋地黄苷 A \xrightarrow{\text{紫花苷酶(β-葡萄糖苷酶)}} 洋地黄毒苷 + 葡萄糖$$

植物中的共存酶并非对强心苷的所有苷键都能发生酶解作用。因此要达到完全水解的目的,可选择其他的混合酶,如纤维素酶、蜗牛酶等。尤其是蜗牛酶,它是一种混合酶,几乎能使所有的苷键水解,使强心苷分子中糖链逐步酶解,直到获得苷元。

苷元类型不同,酶水解的难易程度也不同,毛花洋地黄苷和紫花洋地黄苷用紫花苷酶酶解,由于前者糖基上有乙酰基,对酶作用阻力大,所以水解速率慢,后者速度快。一般来说乙型强心苷比甲型强心苷易水解。

3. 碱催化水解 强心苷的苷键不易被碱水解,但碱试剂可使强心苷结构中的酰基水解、内酯环开裂、双键位移及苷元异构化。

(1) 酰基的水解:强心苷结构中的酰基及内酯环结构可以被碱水解。通常情况下,碳酸氢钠、碳酸氢钾可使 2- 去氧糖上的酰基水解;而羟基糖或苷元上的酰基需用氢氧化钙、氢氧化钡处理方能水解脱去。

(2) 内酯环水解:当用氢氧化钠、氢氧化钾的水溶液处理时,不但使苷元和糖基上酰基水解,而且还使内酯环开裂,加酸后又环合;当用醇性氢氧化钠、氢氧化钾溶液处理时,可使内酯环开环并发生异构化,即使加酸也不能环合,使强心苷结构发生不可逆的改变。

甲型强心苷在氢氧化(钾)的醇溶液中,是通过内酯环质子的转移、双键的移位及 C_{14} 位羟基质子与 C_{20} 位双键的亲电加成而生成内酯型异构化物(Ⅰ),再经进一步皂化开环形成开链型异构化物(Ⅱ)。反应过程见图 8-2。

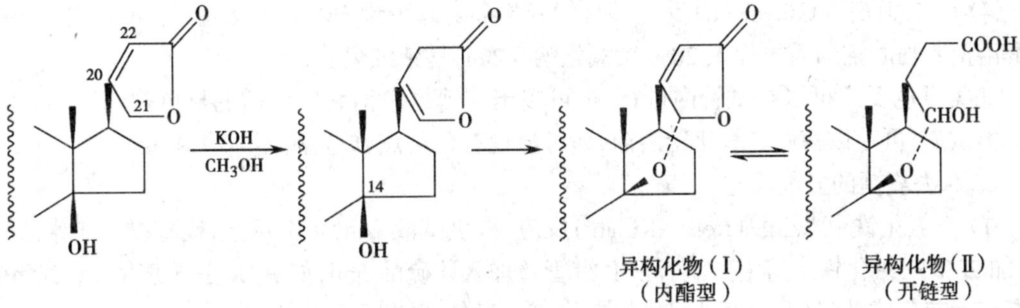

图 8-2 甲型强心苷内酯环开裂过程

乙型强心苷在氢氧化钾的醇溶液中,不发生双键转移,但内酯环开裂生成开链型异构化物。反应过程见图 8-3。

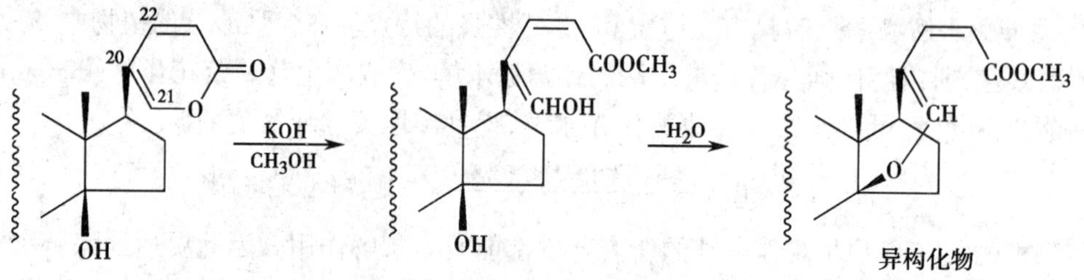

图 8-3　乙型强心苷内酯环开裂过程

（四）强心苷的显色反应

强心苷作为甾体衍生物，除了具有甾体母核所具有的显色反应以外，结构中内酯环及 2- 去氧糖的存在也表现出特征性的显色反应。

1. C_{17} 位不饱和内酯环的显色反应　甲型强心苷在氢氧化钠醇溶液中，由于 C_{17} 位上五元不饱和内酯环双键的转位形成 C_{22} 活性亚甲基，能与活性亚甲基试剂产生颜色反应，而乙型强心苷在氢氧化钾醇溶液中不能产生活性亚甲基，故无此反应。因此，可利用此性质鉴别甲型强心苷（或苷元）与乙型强心苷（或苷元）。常用的活性亚甲基试剂反应有：

（1）亚硝酰铁氰化钠试剂（Legal）反应：取样品乙醇提取液 2ml，水浴上蒸干，残渣用 1ml 吡啶溶解，加入 3% 亚硝酰铁氰化钠溶液和 2mol/L 氢氧化钠溶液各 2 滴，反应呈深红色并逐渐褪去。

（2）碱性苦味酸试剂（Baljet）反应：取样品乙醇提取液 1ml，加碱性苦味酸试剂 1~2 滴，放置 15min，显橙色或橙红色。

（3）3,5- 二硝基苯甲酸试剂（Kedde）反应：取样品乙醇提取液 1ml，加 3,5- 二硝基苯甲酸试剂（A 液：2% 3,5- 二硝基苯甲酸醇溶液，B 液：2mol/L 氢氧化钾溶液，用前等量混合）3~4 滴，产生红色或紫红色。此试剂也可作为纸色谱和薄层色谱的显色剂。

（4）间二硝基苯（Raymond）反应：取样品约 1mg，以少量 50% 乙醇溶解后加入间二硝基苯乙醇溶液 0.1ml，摇匀后再加入 20% 氢氧化钠 0.2ml，呈紫红色。

此类显色反应可以在试管内进行，也可以当作薄层色谱和纸色谱的显色剂应用。先喷硝基苯类试剂，再喷以醇性氢氧化钠溶液，即可显现有色斑点，放置后逐渐消退。

2. 2- 去氧糖的显色反应

（1）三氯化铁 - 冰乙酸（Keller-Kiliani）反应：取供试液 2ml，水浴蒸干，残渣以 5ml 冰乙酸溶解，加 20% 三氯化铁水溶液一滴，混匀，沿管壁加入浓硫酸 5ml，如有 2- 去氧糖存在，冰乙酸层逐渐变为蓝色或蓝绿色，界面处呈红棕色或其他颜色（随苷元不同而异）。

此反应为 2- 去氧糖的特征反应，对游离的 2- 去氧糖或在反应条件下能水解出 2- 去氧糖与苷元连接的苷都能显色。但对 2- 去氧糖与葡萄糖或其他羟基糖连接的二糖、三糖，因在此条件下不易水解出 2- 去氧糖，故不呈色。

（2）呫吨氢醇（xanthydrol）反应：取样品少许，加呫吨氢醇试剂（呫吨氢醇 10mg 溶于冰乙酸 100ml 中，加入浓硫酸 1ml）1ml，置水浴上加热 3min，只要分子中有 2- 去氧糖即显红色。此反应极为灵敏，分子中的 2- 去氧糖可定量地发生反应，故还用于强心苷的定量分析。

（3）对 - 二甲氨基苯甲醛反应：将样品的醇溶液点于滤纸上，喷对 - 二甲氨基苯甲醛试剂（1% 对二甲氨基苯甲醛的乙醇溶液 4ml，加浓盐酸 1ml），于 90℃加热 30 秒，分子中若有 2- 去氧糖可显灰红色斑点。

(4) 过碘酸-对硝基苯胺反应:过碘酸能使强心苷分子中的 2-去氧糖氧化生成丙二醛,再与对硝基苯胺缩合而呈黄色。

反应原理如下:

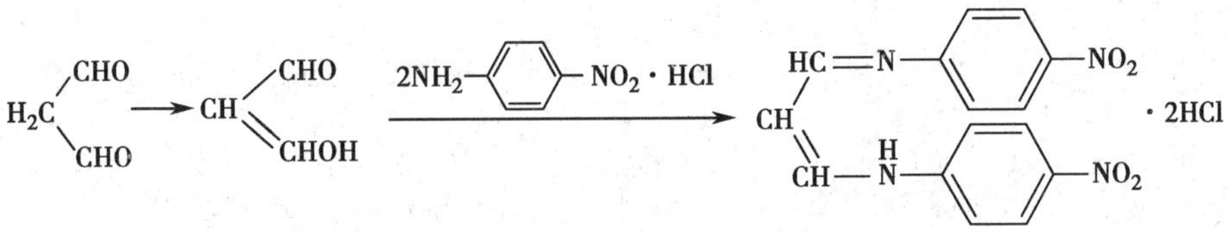

此反应的试剂可作为纸色谱或薄层色谱的显色剂。在薄层上先喷过碘酸钠溶液(1 份过碘酸钠饱和水溶液,加 2 份蒸馏水溶液),室温放置 10min,再喷对硝基苯胺试液(1% 对硝基苯胺乙醇溶液-浓盐酸 4:1),立即在灰黄色背底上出现深黄色斑点;紫外光下,在棕色背底上呈现黄色荧光斑点。若再喷 5%NaOH-CH₃OH 溶液,斑点变为绿色。

三、强心苷的提取与分离

从天然药物中分离纯化强心苷比较复杂与困难,主要原因有以下几点:①由于植物中强心苷类成分含量较低(通常在 1% 以下),同一植物中往往是几种乃至数十种结构相近及性质相似的强心苷共存;②强心苷常与糖类、色素、皂苷、鞣质等性质相似的杂质共存,这些成分的存在可能影响强心苷在某些溶剂中的溶解性能;③植物内含有能水解强心苷的酶,使得植物原料在保存和提取过程中强心苷发生酶解,生成次生苷,与原生苷共存从而增加了成分的复杂性。因此,在强心苷研究和生产过程中,应明确提取的对象是原生苷还是次生苷,适当控制提取分离条件。

(一) 提取

1. 原生苷的提取 首先要注意抑制酶的活性,防止酶解。原料须新鲜,采集后要低温快速干燥,保存期间要注意防潮。可用乙醇提取破坏酶的活性,通常用 70%~80% 的乙醇为提取溶剂,如毛花洋地黄苷的提取。同时要避免酸碱的影响。或加入硫酸铵等无机盐使酶变性,再选择溶剂提取。

2. 次生苷的提取 有些次生苷的药理活性较高,且毒副作用低。所以要利用酶的活性直接从植物中提取次生苷。可将药材粉末加适量水拌匀润湿后,在 30~40℃进行 6~12 小时以上的酶解,再用乙酸乙酯或乙醇提取次生苷。如地高辛(异羟基洋地黄毒苷)的提取(图 8-4)。

与强心苷共存有糖类、色素、皂苷、鞣质物质,这些给强心苷的提取分离带来一定困难,所以一般要用各种方法反复处理得到较纯的强心苷。

(二) 纯化

1. 溶剂法 对于种子药材须先用石油醚(或汽油)脱脂后再用乙醇提取;含油脂较多的种子药材还可以先采用压榨法。含叶绿素、树脂较多的植物,也可以先用乙醇提取,浓缩乙醇提取液保留适当浓度的乙醇,放置使叶绿素在低温下析出胶状沉淀。也可以将乙醇提取液浓缩除去醇后,用石油醚从浓缩液中萃取脂溶性杂质。再用三氯甲烷-甲醇混合液萃取强心苷,水

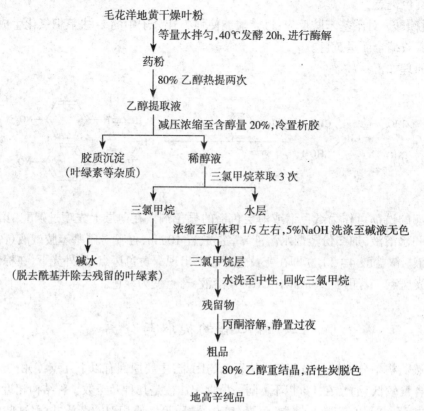

图 8-4　提取地高辛流程图

溶性杂质则留在水溶液中。

2. 吸附法　强心苷的稀醇提取液直接通过活性炭可以吸附除去叶绿素等脂溶性杂质。与强心苷共存的糖类、皂苷、水溶性色素等可用氧化铝吸附,鞣质等酚性物质可被聚酰胺吸附除去,但强心苷也可能被吸附,其吸附量与溶液中的乙醇含量有关,试验时应当注意对试验条件进行考察,以便获得最佳的纯化效果和较高的含量。在强心苷的提取后,往往需要结合各种方法进行分离纯化,以获得较高纯度的总苷。

(三) 分离

1. 两相溶剂萃取法　利用强心苷在二种互不相溶的溶剂中分配系数不同使其分离。由于毛花洋地黄苷甲、乙、丙的苷元所含有羟基的数量和位置不同,所以其极性与溶解度有所不同,苷甲与苷乙分别是(1∶225)和(1∶550),而苷丙在三氯甲烷中溶解度小(1∶2000),三者均易溶于甲醇(1∶2)而几乎都不溶于水,所以用溶剂萃取法分离。

2. 逆流分溶法法　该方法是依据成分在两相溶剂中分配比不同,经多次逆流分配,使溶解性相近的成分达到分离,例如黄花夹竹桃苷 A 与苷 B 的分离。取 9 个分液漏斗(No.1~9)每个漏斗中各加入 150ml 水,预先以三氯甲烷 - 乙醇(2∶1)的混合液饱和,向漏斗 No.1 中加入 1g 黄夹苷混合样品,和 750ml 三氯甲烷 - 乙醇(2∶1)的混合溶剂(预先用水饱和),振摇 5min,静置使两相分层。分出漏斗 No.1 中的三氯甲烷层倒入 No.2 中;而向 No.1 中又加入 750ml 三氯甲烷 - 乙醇(2∶1)的混合溶剂,漏斗 No.1 和漏斗 No.2 各振摇 5min,静置分层。依次类推经

9 次逆流分配（1~9 管），苷 A 因分子中多一个醛基，在水中溶解度较苷 B 稍大，主要分布在水层的 3~6 管中，苷 B 分布在三氯甲烷层的 7~8 管中。

3. 色谱分离法 多数强心苷以萃取法难以获得单体化合物，所以一般应结合各种色谱法再进一步分离。对分离亲脂性单糖苷、次级苷和苷元，一般选用硅胶吸附色谱，可用三氯甲烷 - 甲醇、乙酸乙酯 - 甲醇等溶剂系统梯度洗脱；对亲脂性弱的强心苷宜用分配色谱，以硅胶、硅藻土、纤维素为支持剂，常用乙酸乙酯 - 甲醇 - 水或三氯甲烷 - 甲醇 - 水等溶剂系统梯度洗脱。此外，液滴逆流色谱法和高效液相色谱法对于成分复杂或低含量强心苷能获得较好的分离效果。

（四）提取分离实例

玄参科植物毛花洋地黄（*Digitalis lanata*）叶富含强心苷，其苷元是五元不饱和内酯环的甲型强心苷元。毛花洋地黄苷甲、乙、丙、丁、戊（lanatoside A，B，C，D，E）是原生苷，经酶解产生洋地黄毒苷（digitoxin）等一系列次生苷。

临床应用的除少数原生苷外大多是次生苷。毛花洋地黄苷 C 为原生苷，亲水性较强适合注射；去乙酰毛花洋地黄苷 C（西地兰）比毛花洋地黄苷 C 少一个乙酰基而多出一个羟基，亲水性更强，口服吸收不好，也适合注射应用，毒性较小，安全性较大，是一速效强心苷。

1. 毛花洋地黄苷甲、乙、丙的提取

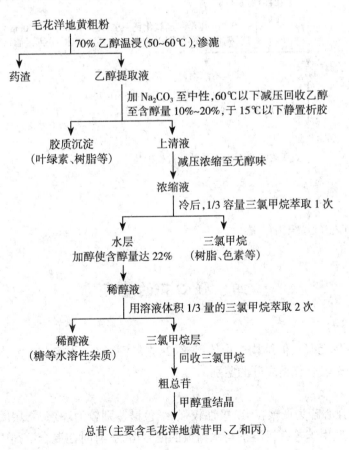

2. 毛花洋地黄苷丙的分离

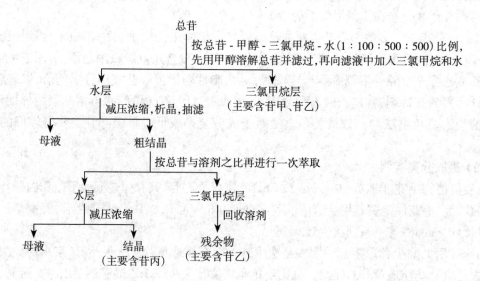

3. 由毛花洋地黄苷丙制备西地兰

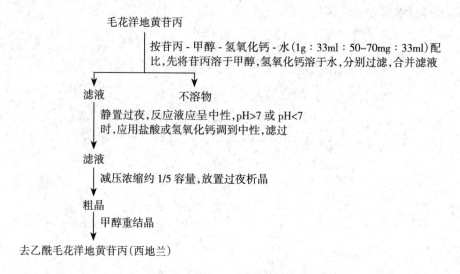

四、强心苷的鉴定

（一）化学法

强心苷本身没有颜色,但结构中甾体母核、2-去氧糖和 C_{17} 不饱和五元内酯环具有的特征性显色反应,可用于强心苷类成分的鉴别。

（二）色谱法

1. 纸色谱　强心苷为低聚糖苷,极性较强,纸色谱鉴别较为理想,常用的溶剂系统为三氯甲烷、乙酸乙酯、苯、甲苯等有机溶剂与水组成的混合溶剂,有时在混合溶剂中加入适量的乙醇以增加展开剂的极性,利于弱亲脂性强心苷的分离。

对于亲脂性较强的强心苷类,滤纸可预先用甲酰胺(20%~50% 的甲酰胺丙酮溶液)或丙二醇处理作为固定相,以甲酰胺饱和的苯、甲苯或苯-三氯甲烷(9:1)作为移动相。亲脂性较弱的强心苷,也可用甲酰胺为固定相,只是移动相的极性增大,如二甲苯-丁酮-甲酰胺(25:25:2),三氯甲烷-四氢呋喃-甲酰胺(50:50:6.5)等溶剂系统。对亲水性的强心苷类,宜用水处理滤纸作为固定相,以水饱和的丁酮或丁醇-甲苯-水(6:3:1)为展开剂,可获得满意的分离效果。

2. 薄层色谱 强心苷的薄层色谱分为吸附色谱和分配色谱。吸附薄层色谱常用的吸附剂为硅胶,分离效果较好的溶剂系统有二氯甲烷-甲醇-甲酰胺(80:19:1)、乙酸乙酯-甲醇-水(80:5:5)。

以分配色谱分离强心苷可获得较为满意的效果,常用硅胶、硅藻土、纤维素为支持剂,固定相可用甲酰胺、10%~15%甲酰胺的丙酮、二甲基甲酰胺,溶剂系统的选择与纸色谱相似。

3. 显色剂 强心苷的纸色谱或薄层色谱常用的显色剂有:碱性3,5-二硝基苯甲酸试剂,喷洒后,显紫红色,放置后褪色;25%三氯乙酸乙醇液,喷洒后于100℃加热2min显红色。

五、强心苷的波谱特征

(一)紫外光谱

具有$\triangle^{\alpha\beta}$-γ内酯结构的甲型强心苷(苷元)的紫外光谱,在约220nm(lgε约4.34)处呈现最大吸收,具有$\triangle^{\alpha\beta,\gamma\delta}$-$\delta$内酯结构的乙型强心苷(苷元)在295~300nm(lgε约3.93)处有吸收,借此可用于区别两种类型的强心苷或苷元。若分子中引入非共轭双键,在紫外区无吸收;若引入$\triangle^{16(17)}$与$\triangle^{\alpha\beta}$-γ内酯环共轭,则另外在约270nm处产生强的共轭吸收;若引入$\triangle^{8(9),14(15)}$-双烯与内酯环不共轭,一般在244nm左右处产生吸收(lgε约1.8)。强心苷元在C_{11}或C_{12}位有酮基,因受空间阻碍较大,不易用化学反应检出,但在紫外光区可显示290nm(lgε约1.90)的低峰,C_{11}、C_{12}均为酮基的双酮,吸收峰更向长波方向移动。

(二)红外光谱

强心苷所有功能基在红外光谱中都有相应吸收,其中最特征吸收来自$\triangle^{\alpha\beta}$-γ内酯,一般在1800~1700cm^{-1}有两个羰基吸收,较低波数的是α,β-不饱和羰基产生的正常吸收,较高波数的是不正常吸收,随溶剂性质改变,在极性较大的溶剂中,吸收强度减弱甚至消失;而正常吸收在极性溶剂中,吸收强度基本不变或略增加。如3-乙酰毛地黄毒苷元在二硫化碳溶液中,红外光谱有三个羰基峰(1738cm^{-1}、1756cm^{-1}、1783cm^{-1})。其中1738cm^{-1}是乙酰基上羰基吸收,1756cm^{-1}和1783cm^{-1}都来自$\triangle^{\alpha\beta}$-γ内酯的羰基,1756cm^{-1}为正常羰基吸收峰,1783cm^{-1}属非正常吸收见图8-5A。随着溶剂的极性增大,当在三氯甲烷溶剂中测试,1783cm^{-1}吸收峰强度明显减弱,见图8-5B。毒毛旋花子苷元在三氯甲烷中测试有三个羰基吸收峰,1719cm^{-1}为C_{10}醛羰基吸收,1756cm^{-1}是$\triangle^{\alpha,\beta\text{-}\gamma}$内酯羰基的正常吸收峰,强度较大,1783cm^{-1}是非正常吸收峰且吸收较弱,见图8-5C。

乙型强心苷元的$\triangle^{\alpha(\beta),\gamma(\delta)}$-$\delta$-内酯羰基也在1800~1700cm^{-1}区有两个吸收峰,由于六元环的共轭程度增高,峰位向低波数移动40cm^{-1}。一般在三氯甲烷溶液中出现1718cm^{-1}和1740cm^{-1}两个吸收峰,前者是正常峰,后者为非正常峰。非正常峰也因溶剂极性增强而吸收强度减弱。如用溴化钾压片测定,则羰基非正常峰消失。

因此,根据红外光谱不但可区别甲型和乙型强心苷,而且可依据其中非正常峰因极性增强而吸收强度削弱或甚至消失的现象,用来指示不饱和内酯环的存在与否。

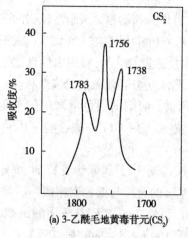
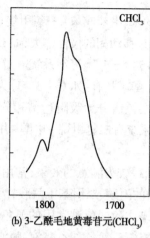
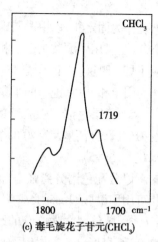

(a) 3-乙酰毛地黄毒苷元(CS₂)　　(b) 3-乙酰毛地黄毒苷元(CHCl₃)　　(c) 毒毛旋花子苷元(CHCl₃)

图 8-5　几种强心苷元在不同溶剂中的红外光谱特征

六、强心苷的生理活性

强心苷的化学结构与其强心作用之间有着密切的关系。其苷元甾核要有一定的立体结构，A/B 环顺式或反式，C/D 环必须是顺式稠合，才能显现强心作用。如果 C/D 环为反式或 C_{14}-OH 脱水生成脱水苷元，强心作用消失。在甾核的 C_{17} 位，必须有一个不饱和内酯环，且为 β-构型，如异化为 α-构型或开环，强心作用将变得很弱甚至消失。内酯环中双键被饱和后，强心作用虽减弱，但毒性亦减弱，较为安全，有一定的实用价值。C_{10} 位的甲基氧化成羟甲基或醛基后，作用稍有增强，毒性亦加大。在甲型强心苷元中，A/B 顺式稠合，C_3-OH 为 β-构型时强心作用大于 α-构型的异构体。在 A/B 反式异构体中，C_3-OH 构型对强心作用无明显的影响。其他位置引入取代基，对强心作用的影响是不完全相同的。

第三节　甾体皂苷

甾体皂苷(steroidal saponins)是一类由螺甾烷类(spirostane)化合物衍生的低聚糖苷。迄今发现的皂苷已达一万种以上，主要分布在薯蓣科、百合科、玄参科、菝葜科、龙舌兰科等植物中，以薯蓣科薯蓣属、百合科重楼属更为集中。甾体皂苷除作为合成甾体激素及其有关药物的原料外，还具有降血脂、降血糖、抗菌、抗肿瘤、杀灭钉螺、防治心脑血管疾病及免疫调节等药用活性。一些新的甾体皂苷药物开始进入临床使用，并取得满意的结果。例如以黄山药(*Dioscorea panthaica*)为原料提取的甾体皂苷研制的地奥心血康胶囊，内含 8 种甾体皂苷，含量在 90% 以上，对冠心病、心绞痛疗效显著。心脑舒通为蒺藜(*Tribulus terrestris*)果实中提取的总皂苷制剂，临床用于防治心脑血管疾病，具有扩张冠状动脉、改善冠状动脉循环作用，对缓解心绞痛、改善心肌缺血效果明显。

一、甾体皂苷的结构特点与分类

(一)甾体皂苷元的结构特点

1. 甾体皂苷元由 27 个碳原子组成，共有 A、B、C、D、E、F 六个环，E 环与 F 环以螺缩酮

（spiroketal）形式连接（C_{22} 是螺原子），与甾体母核共同组成螺甾烷。

螺甾烷

2. A/B 环的稠合有顺（5β-H）、反（5α-H）两种形式，B/C、C/D 环常为反式稠合，C_{10}、C_{13} 甲基、C_{17} 侧链多为 β- 构型。

3. 多个羟基取代，C_3—OH 多为 β 取向并与糖结合成苷，少数为 α 取向，其他位如 C_1、C_2、C_4、C_6、C_{11}、C_{26} 等均可能含有羟基；双键多在 $\triangle^{5(6)}$、$\triangle^{9(11)}$、$\triangle^{25(27)}$ 位；羰基取代大多数位于 C_{12} 位，该位置羰基是合成肾上腺皮质激素所必需的条件。

4. E 环与 F 环中有 C_{20}、C_{22}、C_{25} 三个手性碳原子，C_{20} 甲基几乎都在 E 环背面，为 α- 构型（20αE），其相对 F 环为 β- 构型（20βF）；C_{22} 氧原子为 α- 构型（22αF）；依据螺甾烷结构中 C_{25} 构型和 F 环的环合状态，可将其分成：当 C_{25} 位上甲基位于 F 环平面上的竖键时，为 β- 取向，其绝对构型是 S 构型（也称 L 型或 neo 型），即螺旋甾烷类；当 C_{25} 甲基位于 F 环平面下的横键时，为 α- 取向，其绝对构型是 R 型（也称 D 型或 iso 型），即异螺旋甾烷（isopirostane），R 构型比 S 构型化合物稳定。苷元的 F 环开裂形成的衍生物称呋甾烷醇类。

（二）甾体皂苷元的类型

甾体皂苷元的结构类型依据螺甾烷结构中 C-25 的构型和 F 环的环合状态，可将其分为四种类型：

1. 螺甾烷醇类（spirostanols） C_{25} 为 S 构型（25β-CH_3）。
2. 异螺甾烷醇类（isospirostanols） C_{25} 为 R 构型（25α-CH_3）。
3. 呋甾烷醇类（furostanols） F 环为开链型衍生物。
4. 变形螺甾烷醇类（pseudo-spirostanols） F 环为五元四氢呋喃环。

螺甾烷醇　　　　　　　　　异螺甾烷醇

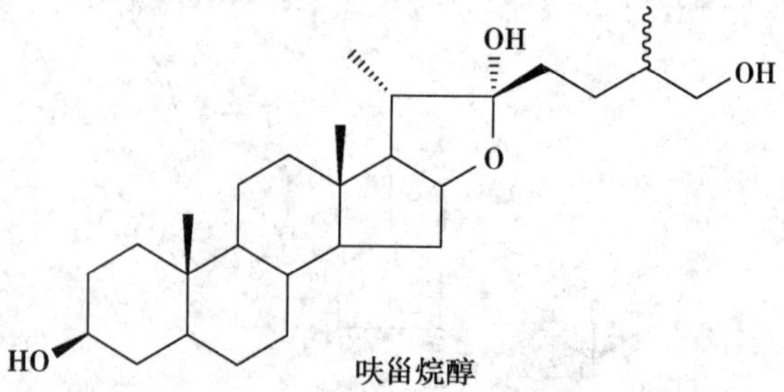

呋甾烷醇

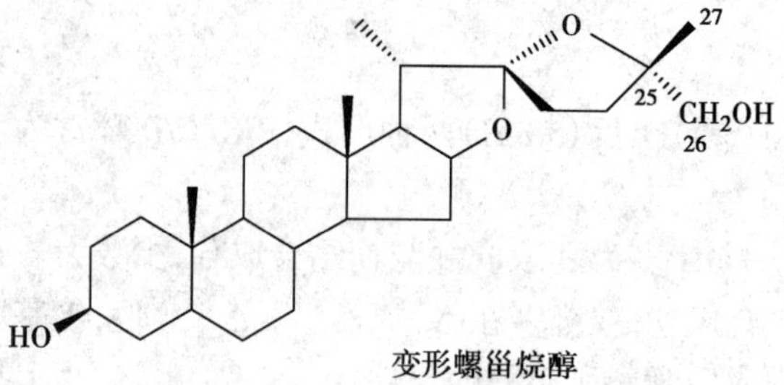

变形螺甾烷醇

常见的甾体皂苷元如薯蓣皂苷元（diosgenin）是异螺甾烷的衍生物，俗称薯蓣皂素，化学名为△⁵- 异螺旋甾烯 -3β- 醇，是薯蓣皂苷（dioscin）的水解产物。剑麻皂苷元（sisalagenin）是螺甾烷衍生物，与海可皂苷元为同分异构体，共存于剑麻中，化学名为 3β- 羟基 -5α- 螺旋甾 -12- 酮。上述皂苷元是合成甾体激素和甾体避孕药的重要原料。

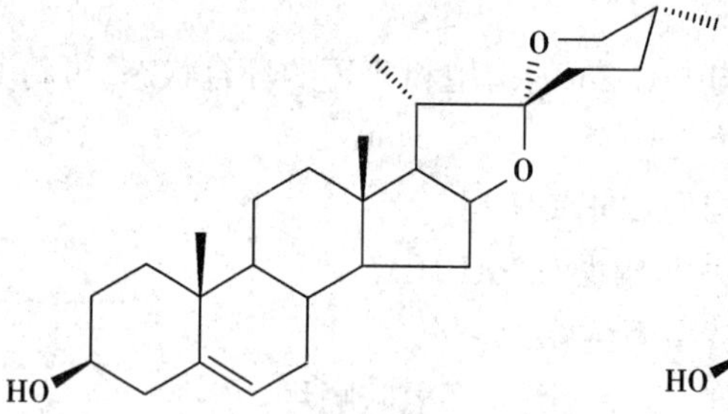

薯蓣皂苷元

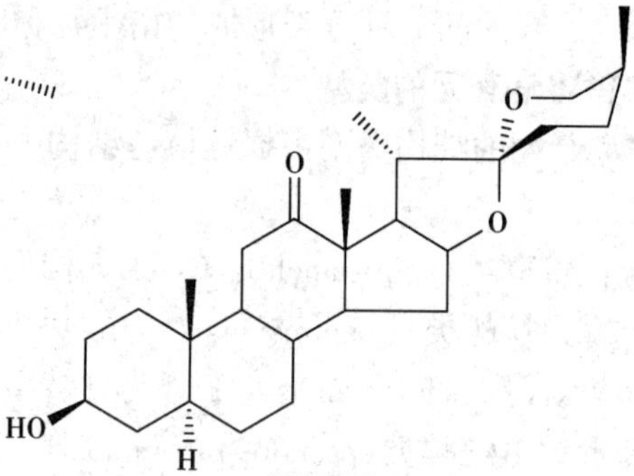

剑麻皂苷元

（三）甾体皂苷实例

组成甾体皂苷的糖，以 D- 葡萄糖、D- 半乳糖、D- 木糖、L- 鼠李糖、L- 阿拉伯糖较常见，当组成甾体皂苷的糖超过 3 个时，如四糖苷、五糖苷等，糖链呈分支状态。苷中的糖成苷的位置大多在 C$_3$-OH、C$_{26}$-OH 上，也有个别的在 C$_1$-OH 和 C$_{16}$-OH 上。甾体皂苷的苷元和糖中一般不含有羧基，所以甾体皂苷大多是中性皂苷。

1. 螺甾烷醇型皂苷　由螺旋甾烷衍生的皂苷称为螺甾烷醇型皂苷。来源于百合科植物菝葜（*Smilax china* L）干燥根茎中的菝葜皂苷（parillin），是菝葜皂苷元的四糖苷，属于螺甾烷醇型皂苷，具显著的抗霉菌作用。

2. 异螺甾烷醇型皂苷　由异螺旋甾烷衍生的皂苷,属于异螺甾烷醇型皂苷。在百合科黄精属植物玉竹根茎中分离得到的玉竹皂苷Ⅱ属于异螺甾烷醇型皂苷,有诱生集落刺激因子(CSF)的作用。

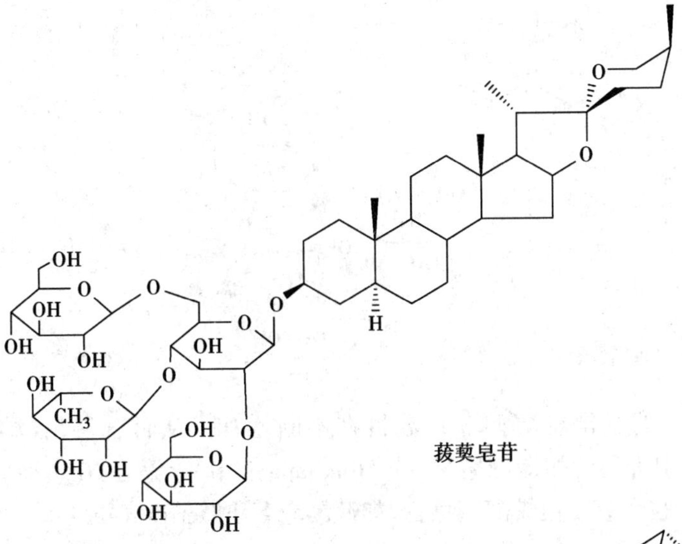

菝葜皂苷

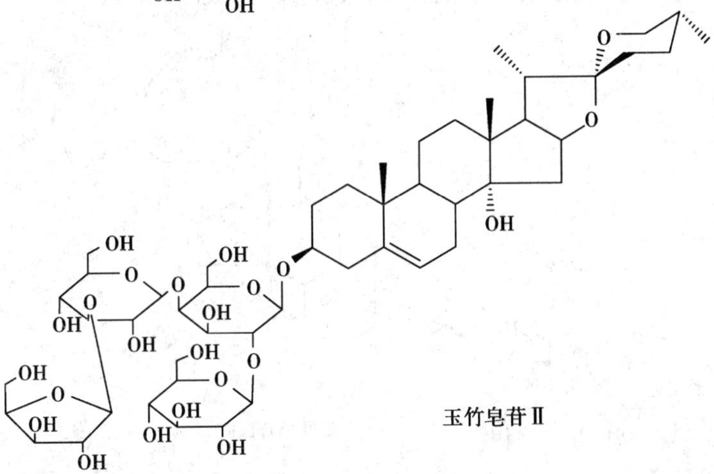

玉竹皂苷Ⅱ

3. 呋甾烷醇型皂苷　该类皂苷区别于其他类型皂苷的特征之一是苷元的 F 环开环,均为双糖链皂苷,其 C_{26} 位苷键易被植物体内酶水解失去葡萄糖,随之与 C_{22}-OH 环合形成 F 环,转为具有 F 环的螺旋甾烷醇型皂苷或异螺甾烷醇型皂苷。故此类皂苷被认为是(异)螺旋甾烷醇型皂苷的生源前体。例如由纤细薯蓣(Dioscorea gracillima)的新鲜根茎中分离出的是原薯蓣皂苷(protodioscin),如果根茎经长时间的放置后,其主要成分是薯蓣皂苷。薯蓣皂苷与原薯蓣皂苷广泛分布于薯蓣科薯蓣属植物中,二者也是地奥心血康胶囊中 8 种甾体皂苷的主成分,该制剂中以呋甾烷醇型皂苷的原薯蓣皂苷、原纤细皂苷(protogracillin)含量较高。

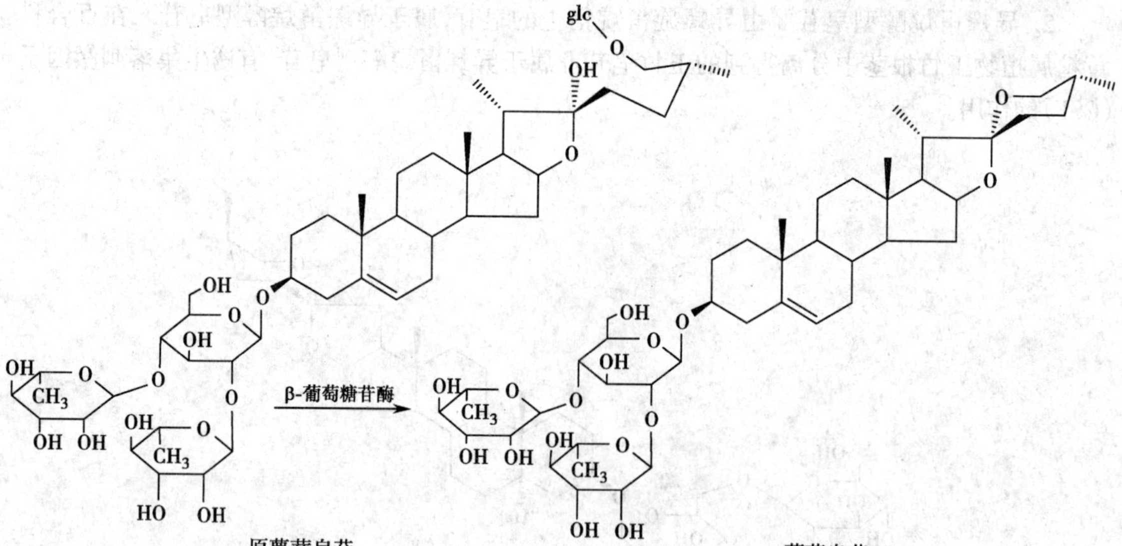

原薯蓣皂苷   β-葡萄糖苷酶   薯蓣皂苷

近年来新发现的呋甾烷醇型皂苷数目在不断增加。从百合科植物知母(*Anemarrhena asphodeloides* Bge)中得到的如知母皂苷 B V (timosaponin B V)等近 20 余种皂苷多属于呋甾烷醇型皂苷。蒺藜中也含有呋甾烷醇型皂苷,如蒺藜皂苷 I (terrestrosin I)。

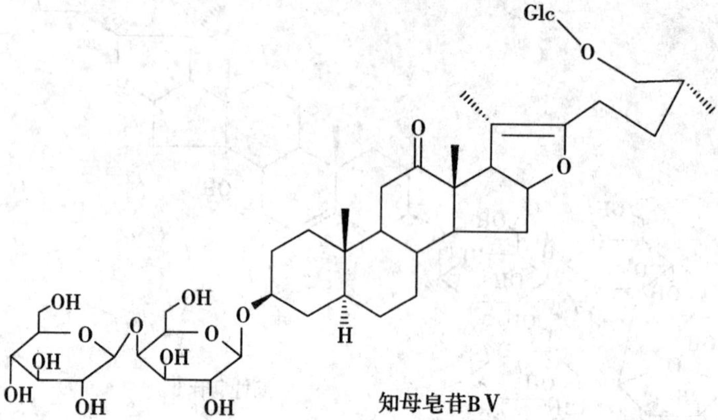

知母皂苷 B V

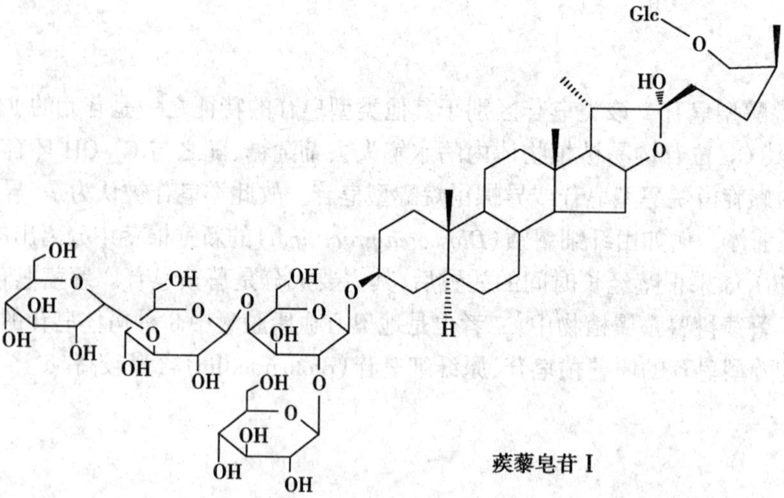

蒺藜皂苷 I

4. 变形螺甾烷醇型皂苷　F环为五元四氢呋喃环的甾体皂苷,天然产物中此类皂苷较少。从在民间用于治疗风湿病和支气管炎的茄科植物 *Solanum aculeatissimum* 根中分得的 aculeatiside A 和 B,即属于此类皂苷,其经酸水解得到原生皂苷元纽替皂苷元(nuatigenin)及由其转化产生的异纽替皂苷元。

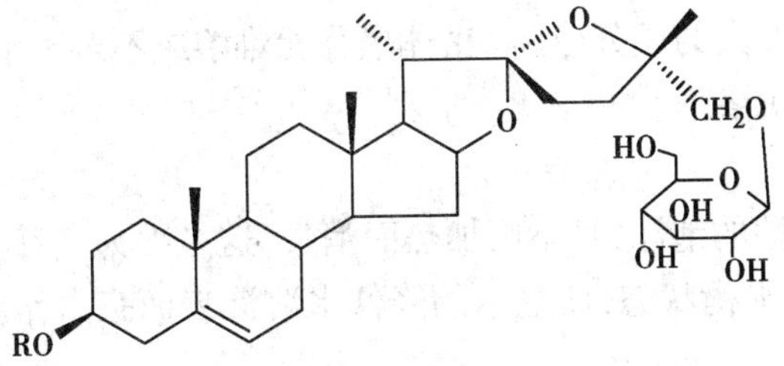

aculeatiside A　$R=Rha \xrightarrow{4} Glc$ ——（β-chacotriose）——
　　　　　　　　　　　　　　|2
　　　　　　　　　　　　　　Rha

aculeatiside B　$R=Rha \xrightarrow{3} Glc$ ——（β-solatriose）——
　　　　　　　　　　　　　　|2
　　　　　　　　　　　　　　Rha

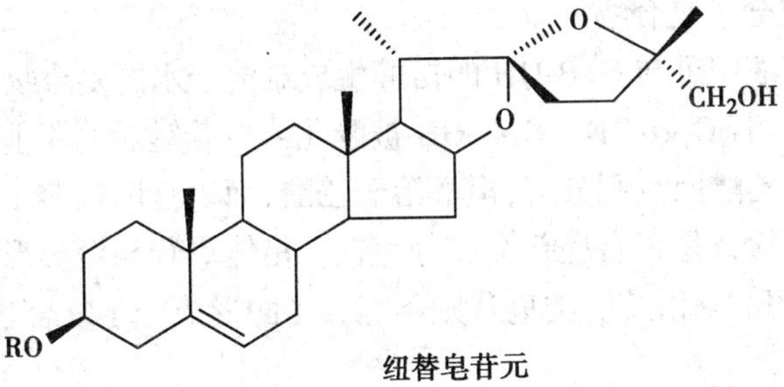

纽替皂苷元

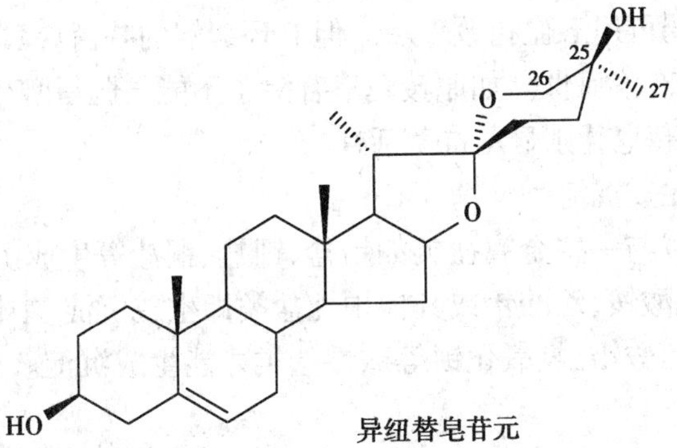

异纽替皂苷元

二、甾体皂苷的理化性质

(一) 性状

甾体皂苷多为无色或白色无定形粉末,而皂苷元大多有完好的结晶。皂苷的熔点都较高,常在熔融前就分解,一般测得的多是分解点,在 200~350℃之间。甾体皂苷元的熔点随羟基数目增加而升高,单羟基物都在 202℃以下,三羟基物都在 242℃以上,多数单羟基酮或双羟基结构皂苷元介于二者之间。

多数皂苷具苦和辛辣味,对人体黏膜有刺激性,尤其鼻黏膜最敏感,吸入含皂苷的药材粉末即引起喷嚏。皂苷还具有吸湿性。

（二）旋光性

甾体皂苷及其苷元均具有旋光性，且多为左旋。

（三）溶解性

甾体皂苷极性较大，一般可溶于水，易溶于热水、稀醇，难溶于丙酮，几乎不溶于石油醚、苯、乙醚等亲脂性溶剂。皂苷在含水丁醇或戊醇中溶解度较大，因此丁醇或戊醇常作为从水溶液中分离皂苷的溶剂，从而与糖、蛋白质等亲水性大的成分分离。甾体皂苷元难溶或不溶于水，易溶于石油醚、三氯甲烷、乙醚、甲醇、乙醇等有机溶剂。

（四）表面活性

皂苷水溶液强烈振摇能产生大量而且持久性的泡沫，且不因加热而消失，这是因为皂苷分子内亲水性的糖部分和亲脂性的苷元部分达到平衡状态，所显示的降低水溶液表面张力作用所致。但有些皂苷起泡性不明显。

（五）与甾醇生成分子复合物

甾体皂苷在乙醇液中可与 C_3-β-OH 的甾醇生成难溶于水的复合物，如胆甾醇、β-谷甾醇、豆甾醇、麦角甾醇等。若 C_3-α-OH、C_3-β-OH 被酯化或成苷键者均不能生成难溶性的分子复合物。该复合物沉淀用乙醚回流则分解，甾醇溶于乙醚，而皂苷因难溶于乙醚而沉淀析出。因此可用于皂苷的提纯和检查是否有皂苷类成分存在。甾体皂苷与甾醇形成的分子复合物较三萜皂苷稳定，但 F 环裂解的呋甾烷醇类皂苷则不能和甾醇形成分子复合物。

（六）溶血性

甾体皂苷的水溶液大多数能破坏红血球而产生溶血作用，其溶血作用与三萜皂苷相似，各种皂苷的溶血作用强弱可用溶血指数表示。但 F 环裂解的呋甾烷醇类皂苷因不能和胆甾醇生成分子复合物，故不具有溶血性。如原菝葜皂苷除了不能与胆甾醇生成分子复合物外，也无溶血性和抗菌活性，而菝葜皂苷则显示抗菌活性。

（七）与金属盐类生成沉淀

皂苷的水溶液可以与一些金属盐类如铅盐、钡盐、铜盐等生成沉淀。酸性皂苷（多为三萜皂苷）的水溶液加入硫酸铵、乙酸铅或其他中性盐类即生成沉淀，中性皂苷（多为甾体皂苷）的水溶液则需加入碱性乙酸铅、氢氧化钡等碱性盐类才能生成沉淀。此性质可用于皂苷的提纯与分离。

（八）皂苷的水解

皂苷的苷键可以被酶、酸或碱水解，随水解条件不同，产物可以是次皂苷，皂苷元和糖。次皂苷可以是部分糖先被水解，也可以是双糖链皂苷中一条糖链先被水解。一般可用 2~4mol/L 矿酸水解，若酸浓度过高或酸性过强（如高氯酸），由于水解条件剧烈，可导致皂苷元在水解过程中发生脱水、环合、双键位移、取代基位移、构型转化等变化，使水解产物不是真正的皂苷元，从而造成研究工作复杂化，甚至会产生错误结论。

三、甾体皂苷的提取与分离

（一）甾体皂苷的提取

甾体皂苷的提取与分离方法，基本与三萜皂苷相似，只是三萜皂苷分子中常有羧基，因而亲水性比甾体皂苷强。近年来甾体皂苷的提取除了皂苷的提取通法（正丁醇萃取法）外，大孔吸附树脂法已普遍用于甾体皂苷的提取,并已在工业生产中得到应用。

1. 醇提取 - 大孔树脂法 以甲醇或乙醇提取植物中的皂苷,将醇提取液浓缩后,再经大孔树脂柱,以水、不同浓度的乙醇或甲醇洗脱,收集醇洗脱液得到总皂苷。

2. 温水提取 - 大孔树脂法 利用皂苷易溶于热水的性质,以温水浸渍药材,浓缩水提取液,经大孔树脂柱分离纯化得总皂苷。工业生产中常采用此法。如从蒺藜中提取甾体皂苷通常采用水提 - 醇沉 - 大孔树脂法。将药材以水煎煮 3 次,合并水煎液真空浓缩至适量,加乙醇至含醇量为 85%,醇沉 24h,以除去蛋白质、多糖类等杂质沉淀,回收乙醇得浓缩液。将浓缩液上大孔吸附树脂柱(与药材之比为 1:3),以 60% 乙醇洗脱,收集洗脱液,浓缩,干燥即得蒺藜粗皂苷。此改进法因除去了一些杂质,更有利于皂苷的吸附与洗脱,提高了效率,同时也减轻了树脂的污染,树脂再生更容易。

（二）甾体皂苷元的提取

甾体皂苷元如薯蓣皂苷元、海可皂苷元、剑麻皂苷元等作为制药工业的原料,研究优化其提取工艺是很有意义的。传统的提取甾体皂苷元方法包括:醇提 - 酸水解 - 有机溶剂提取,酸水解 - 有机溶剂提取法等。目前一些新的提取甾体皂苷元的方法,如超临界流体萃取法、酶技术已得到应用。

1. 醇提 - 酸水解 - 有机溶剂提取法 先以甲醇、乙醇等从植物中提取皂苷,然后以酸水解或其他方法水解,滤取水解物,再用三氯甲烷等亲脂性有机溶剂提取皂苷元。在皂苷的结构研究中常用此法。

2. 酸水解 - 有机溶剂提取法 将植物原料在酸性溶液中加热水解,滤过,药渣水洗后干燥,再用有机溶剂提取甾体皂苷元。目前工业生产中常用此法。例如从穿龙薯蓣等植物中提取薯蓣皂苷元。首先将原料用水浸透,加入浓硫酸使之成 3% 浓度,通蒸气加热加压水解 8h,滤取药渣,水洗后干燥、粉碎,再以汽油反复回流提取 20h,提取液适当浓缩后,放置即可析出薯蓣皂苷元。此法所得产品收率较低,仅 2% 左右。

如果在酸水解前,植物先经发酵,不仅提高产率,还可缩短水解时间。从龙舌兰属植物剑麻(*Agave sisalana* Perrine)中提取替告皂苷元(tigogenin)采用了这一技术。剑麻含硬质纤维多且亩产量高,是国内制造硬质纤维的重要原料,剥去纤维后的残渣水解后可得到以替告皂苷元为主(70% 以上)的甾体皂苷元,见图 8-6。

海可皂苷元   替告皂苷元

甾体皂苷元是亲脂性较强的化合物,采用超临界流体萃取法,获得较好的效果。如从黄山药(*Dioscorea panthaica* Prain et Burkill.)中提取薯蓣皂苷元的方法如下:将 12kg 黄山药水解干燥物投入 50L 萃取釜中,加入适量药用酒精作为夹带剂,选择的萃取压力是 29MPa,温度

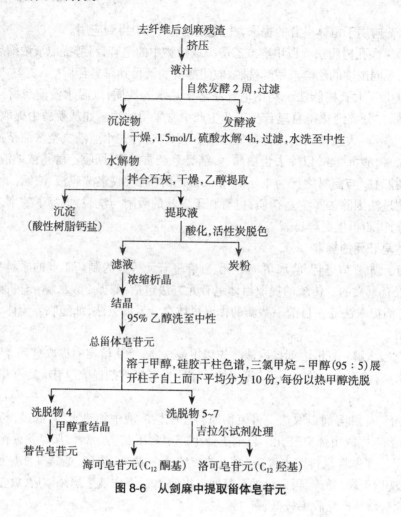

图 8-6 从剑麻中提取甾体皂苷元

55℃,分离压力 I 为 10MPa、温度为 60℃,分离压力 II 为 5.6MPa、温度为 45℃;分离柱压力为 18MPa、温度 70℃;流量为 12kg 原料·小时;萃取时间 3h 得薯蓣皂素的粗品,抽滤或离心,用乙醇洗涤精制得薯蓣皂素的精品。该方法与传统的汽油连续回流法比较,收率提高了 1.5 倍,且生产周期大大缩短。

应用纤维素酶从知母中提取甾体皂苷元,固液比 1∶14(每 1g 原料加入 pH 为 4.5 的 NaAc-HAc 缓冲液 14ml),在 45℃下酶解 180min,酶用量每 1g 知母粉 20 活力单位(U/g)。加酶后甾体菝葜皂苷元提取率的平均值为 84.6%,而未加酶为 58.1%,而且加酶后知母甾体总皂苷的提取率比醇提取法还高。

(三)分离与纯化

三萜皂苷及皂苷元的分离精制方法也同样适用于甾体皂苷及皂苷元。除了溶剂沉淀法与重金属沉淀法等,下列方法也适用于甾体皂苷及苷元的分离与纯化。

1. 胆甾醇沉淀法 甾体皂苷可与胆甾醇形成难溶性分子复合物,利用此性质可用于甾体皂苷与其他水溶性成分分离。可将粗皂苷溶于少量乙醇中,再加入胆甾醇的饱和溶液,至不再析出沉淀为止,滤集沉淀,用水、乙醇、乙醚顺次洗涤,以除去糖类、色素和游离的胆甾醇。然后将沉淀干燥后,用乙醚回流提取,胆甾醇溶于乙醚中,残留物即为较纯的皂苷。

2. 吉拉德试剂法　吉拉德试剂 T 或 P（Girard T and P）为含季铵基团的酰肼，在一定条件下与含羰基的甾体皂苷元生成腙而能溶于水，与非羰基皂苷元分离。一般将样品、试剂溶于乙醇溶液中，加入乙酸至 10% 的浓度，室温放置或水浴加热，然后加水稀释，用乙醚振摇除去非羰基的皂苷元，水层加盐酸稍加热，由羰基皂苷元形成的酰腙即可分解，再用乙醚萃取即可得到原来的羰基皂苷元。如海可皂苷元与洛可皂苷元的分离，见图 8-6。

3. 色谱法　色谱法是目前获得皂苷单体最有效的方法之一。对于难分离的皂苷，有时需要采用不同的色谱法甚至经过反复色谱法分离，才能获得单体成分。

甾体皂苷元极性小，通常以吸附色谱法分离为主，常用吸附剂选择氧化铝或硅胶，以苯 - 三氯甲烷、苯 - 甲醇、三氯甲烷 - 甲醇等不同比例的溶剂洗脱，可依次得到极性由小到大的皂苷元。

甾体皂苷也可用硅胶柱色谱分离，以不同比例的三氯甲烷 - 甲醇洗脱。对于极性较大的皂苷，应采用分配色谱法分离，常用含水硅胶为支持剂，以不同比例的三氯甲烷 - 甲醇 - 水为流动相进行洗脱。以高效液相色谱法分离皂苷，可获得更好的分离效果，大多采用反相色谱法，以甲醇 - 水、乙腈 - 水为流动相洗脱。必要时结合大孔吸附树脂柱色谱、Sephadex LH-20 凝胶柱色谱或液滴逆流色谱法（DCCC）等手段进行分离，可以获得满意效果。

（四）提取分离实例

闭鞘姜［*Costus speciosus*（Koenig）Smith］系姜科闭硝姜属的一种植物，亦名樟柳头，水蕉花。我国台湾、福建、江西、广东、广西及云南均有分布。民间常用其根茎作中药，有消炎利尿，散瘀消肿之功效，治水肿、尿路感染及百日咳。外用治皮疹及荨麻疹。

化学成分研究表明闭鞘姜中主要含甾体皂苷、甾体皂苷元以及三萜类化合物。

1. 结构与性质

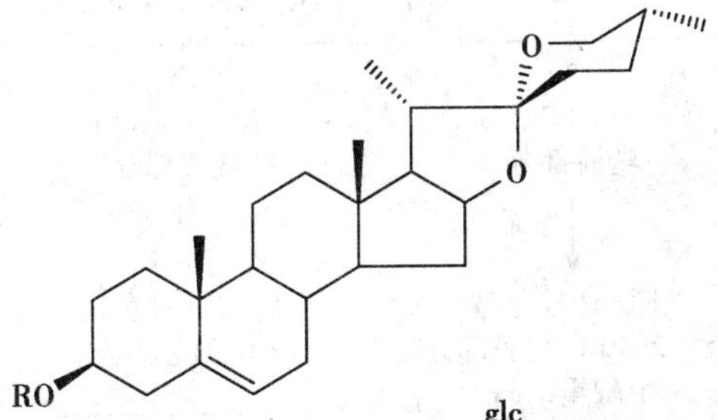

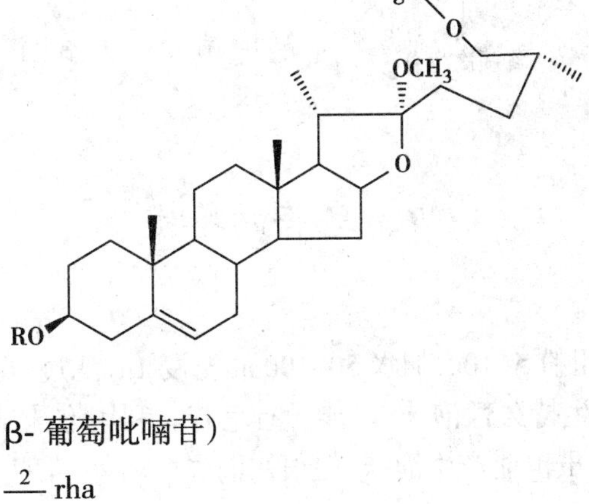

胡萝卜苷（β- 谷甾醇 β- 葡萄吡喃苷）

薯蓣次皂苷　　R=glc $\xrightarrow{2}$ rha

257

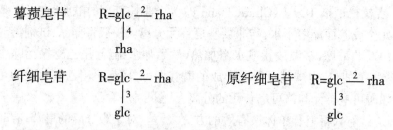

薯蓣次皂苷、薯蓣皂苷、纤细皂苷在甲醇中均为无色针状结晶,Liebermann- Burchard 反应均为阳性。原纤细皂苷在甲醇中为无色针晶,m.p. 244~248℃(分解),Ehrlich 试剂呈阳性,提示F 环为呋甾烷醇型皂苷。

2. 提取分离方法

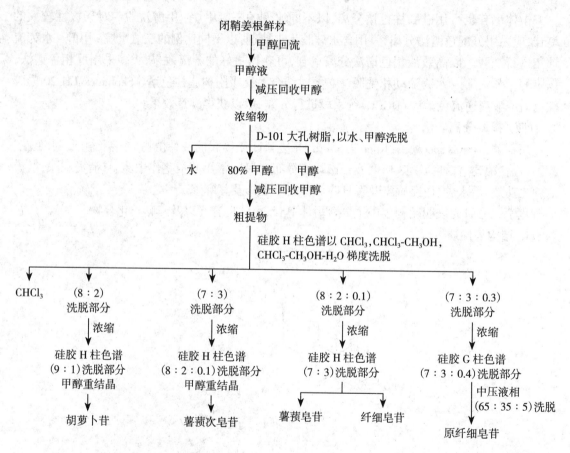

四、皂苷的鉴定

(一)泡沫试验

皂苷的水溶液(生药粗粉 5~10g,加水 50~100ml 温浸 1h,滤过,得供试液)2ml 于试管中,密塞后强烈振摇 1min,如产生持久性泡沫,可能含有皂苷。利用泡沫试验鉴别皂苷时应注意,含蛋白质和黏液质的水溶液虽也能产生泡沫,但很快消失。另外,某些皂苷没有或仅有微弱的泡沫反应。

（二）溶血试验

取供试液 1ml，于水浴上蒸干，以 0.9% 生理盐水溶解，加入几滴 2% 红血球悬浮液，于 37℃下观察，如溶液由混浊变为澄清，则可能有皂苷存在。但应注意，某些皂苷没有溶血作用，植物中的某些萜类、胺类也有溶血作用，一般应先除去干扰成分，再做溶血试验。还可以结合胆甾醇沉淀法，如果经胆甾醇沉淀后的滤液不再有溶血作用，而沉淀溶解后具溶血活性，则说明是皂苷引起的溶血现象。

（三）呈色反应

1. 醋酐 - 浓硫酸（Liebermann-Burchard）反应　取供试液 2ml，沸水浴上蒸干，残留物以几滴醋酐溶解，加入醋酐 - 浓硫酸（20∶1）数滴，甾体皂苷能变成绿色；三萜皂苷只能显示出红紫色或蓝色。

2. 三氯乙酸（Rosenheim）反应　将供试液滴在滤纸上，喷 25% 三氯乙酸乙醇溶液，甾体皂苷在加热到 60℃时即可显示红色，三萜皂苷必须加热到 100℃才能显示颜色。

3. 酸性 - 芳香醛反应　F 环裂解的呋甾烷醇型皂苷与盐酸 - 对二甲氨基苯甲醛试剂（Ehrlich 试剂，简称 E 试剂）呈红色，而螺甾烷醇型皂苷不显颜色，借此可以区别两类甾体皂苷。二者对茴香醛试剂（Anisaldehyde 试剂，简称 A 试剂）均呈黄色。

上述鉴别皂苷的试验和检识反应中干扰因素较多，专属性也较差，所以在应用中应综合分析。

（四）色谱检识

1. 薄层色谱法　皂苷和皂苷元由于极性的差异，其色谱条件不尽相同。皂苷的极性较大，用分配薄层色谱效果较好，常用的展开系统有三氯甲烷 - 甲醇 - 水（65∶35∶10 下层），正丁醇 - 乙酸 - 水（4∶1∶5 上层），水饱和的正丁醇，乙酸乙酯 - 吡啶 - 水（3∶1∶3）等。对于分层的展开剂控制溶剂饱和的温度和时间非常重要，如用硅胶薄层色谱，以三氯甲烷 - 甲醇 - 水（65∶35∶10 下层）为展开剂分离人参皂苷时，展开剂在 4~10℃条件下饱和 12h 时，分取下层为展开剂时，层离效果较好。若展开剂在 25℃以上饱和，展开剂的上层明显减少，分取下层用，其各成分的 R_f 值偏大。

皂苷元因极性较小，宜用吸附色谱或分配色谱。若以硅胶为吸附剂，可采用亲脂性较强的展开剂，如环己烷 - 乙酸乙酯（1∶1），苯 - 乙酸乙酯（1∶1），三氯甲烷 - 乙酸乙酯（1∶1），三氯甲烷 - 丙酮（95∶5）等。

2. 纸色谱　对于亲水性强的皂苷，可直接以水为固定相，但要求展开剂的亲水性也相应增大，如乙酸乙酯 - 吡啶 - 水（2∶1∶2 上层）、苯 - 正丁醇 - 吡啶 - 水（1∶5∶3∶3 上层）。这种以水为固定相的纸色谱，不易得到集中的斑点，因此，对亲水性强的皂苷，硅胶色谱法较纸色谱法效果好。

亲脂性皂苷和皂苷元的纸色谱，一般多用甲酰胺为固定相，展开剂为甲酰胺饱和的三氯甲烷、苯或其他混合溶剂。例如三氯甲烷 - 四氢呋喃 - 吡啶（10∶10∶2，下层，预先用甲酰胺饱和），三氯甲烷 - 二氧六环 - 吡啶（10∶10∶3，下层，预先用甲酰胺饱和）。

皂苷的纸色谱显色剂有 25% 三氯乙酸乙醇液，15% 三氯化锑试剂等。皂苷的薄层色谱显色剂除了上述两种外，还常用 10% 硫酸乙醇液，0.5% 茴香醛硫酸乙醇液（30∶70），Ehrlich 试剂等。

五、甾体皂苷的波谱特征

（一）紫外光谱

饱和甾体皂苷元在 200~400nm 间没有吸收峰。如果结构中引入孤立双键、羰基、α,β- 不饱和羰基或共轭双键，则产生吸收。含孤立双键苷元在 205~225nm 处有吸收（ε 900 左右），含羰基的苷元在 285nm 处有弱吸收（ε 500），若含有 α,β- 不饱和羰基在 240nm 有特征吸收（ε 11000），共轭二烯系统在 235nm 有吸收。

不含共轭体系的甾体皂苷元虽然没有明显的吸收，但可以通过一定的化学反应制备成有共轭体系的反应产物，再测定紫外吸收可以为结构鉴定提供一些信息。如果将甾体皂苷元溶于浓硫酸，40℃加热 1h，在 220~600nm 范围内测定吸收峰和 lgε 值，和标准光谱对照，可借此鉴别不同的甾体皂苷元。

（二）红外光谱

由于螺甾皂苷及其苷元分子中含有螺缩酮结构，在红外光谱中几乎都能显示出 980cm^{-1}（A）、920cm^{-1}（B）、900cm^{-1}（C）和 860cm^{-1}（D）附近的四个特征吸收谱带，其中 A 带最强。B 带与 C 带的相对强度与 F 环上 C$_{25}$ 位的构型有关，在 25S 型皂苷或皂苷元中，B 带 >C 带。在 25R 型皂苷或皂苷元中则是 B 带 <C 带。借此可以区别 C$_{25}$ 位二种立体异构体。如菝葜皂苷元代表 C$_{25}$-S 型化合物，丝兰皂苷元代表 C$_{25}$-R 型化合物。比较它们的红外光谱：C$_{25}$-S 型化合物中 921cm^{-1}（B）吸收强度大于 897cm^{-1}（C）吸收强度；而 C$_{25}$-R 型正好相反，920cm^{-1}（B）吸收强度小于 900cm^{-1}（C）（图 8-7）。

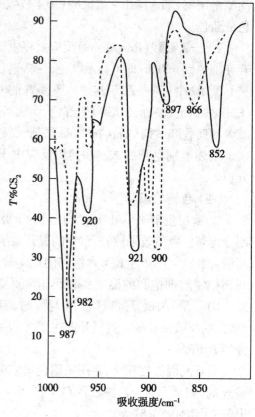

图 8-7　甾体皂苷元螺缩酮结构的红外吸收特征
——乙酰基菝葜皂苷元（25S）
……乙酰基丝兰皂苷元（25R）

当 F 环上存在 C$_{25}$-CH$_2$OH 或 C$_{26}$-OH 时，IR 吸收情况与以上不同，其特征是 25S 在 995cm^{-1} 处显示强吸收，25R 在 1010cm^{-1} 附近的强吸收。F 环开裂后，无这种螺缩酮的特征吸收。

C$_{11}$ 或 C$_{12}$ 位羰基若非共轭体系，则在 1715~1705cm^{-1} 处只有一个吸收峰，且 C$_{11}$ 羰基比 C$_{12}$ 羰基的频率稍偏高；如果 C$_{12}$ 位羰基与双键成共轭体系，则在 1605~1600cm^{-1}（双键）及 1697~1673cm^{-1}（羰基）处各有一个吸收峰。

第四节　C$_{21}$ 甾类化合物

C$_{21}$ 甾类（C$_{21}$-steroides）又称孕甾烷类（pregnanes），是一类含有 21 个碳原子的甾体衍生物。具有抗炎、抗肿瘤、抗生育等生物活性，是目前广泛应用于临床的一类重要药物。C$_{21}$ 甾类化合物主要存在于玄参科、夹竹桃科、毛茛科植物，尤其在萝藦科植物中分布更为广泛。在植物中，C$_{21}$ 甾类成分多数以苷的形式存在，且多数还与强心苷类共存，如存在于紫花洋地黄叶中的地荠普苷（digipronin）。但也有一些植物含有 C$_{21}$ 甾苷而不含强心苷，如萝藦科植物。

目前由植物中分离出的 C$_{21}$ 甾类成分的种类很多，它们均是以孕甾烷或其异构体为基本骨架，主要结构类型有以下两种。

一、C$_{21}$ 甾类的结构特点及类型

（一）苷元的结构特点

C$_{21}$ 甾类与其他甾体化合物有所不同，除个别成分外，A/B、B/C、C/D 各环多是反：反：顺的稠合方式，C$_5$、C$_6$ 位大多有双键，C$_{20}$ 位可能有羰基，C$_{17}$ 上的侧链多为 α- 构型，但也有 β- 构型。C$_3$、C$_8$、C$_{12}$、C$_{14}$、C$_{17}$、C$_{20}$ 等位置上多结合 β-OH。C$_3$-OH 与糖缩合成苷键，C$_{11}$、C$_{12}$、C$_{20}$ 的羟基还可能与乙酸、苯甲酸、桂皮酸等结合成酯的形式存在。

（二）糖的类型

C$_{21}$ 甾类的糖链多为 2~6 个糖组成的直链低聚糖，常见的糖除葡萄糖外，还有 2,6- 二去氧糖（如：D- 洋地黄毒糖等）、6- 去氧糖（如：L- 夫糖、D- 鸡纳糖等）及 2,6- 二去氧糖甲醚（如：D- 地芰糖、D- 加拿大麻糖等）。

（三）苷元与糖的连接方式

目前发现的 C$_{21}$ 甾类化合物中，苷元与糖的连接形式较多，但与苷元相连的多为 2,6- 二去氧糖（如青阳参苷 I 、II，otophylloside A，B），糖链末端为葡萄糖或 6- 去氧糖（如通光藤新苷 A，tenacissimoside A），还有的苷元仅和 2,6- 二去氧糖或 6- 去氧糖（如地芰普苷）结合成苷类。

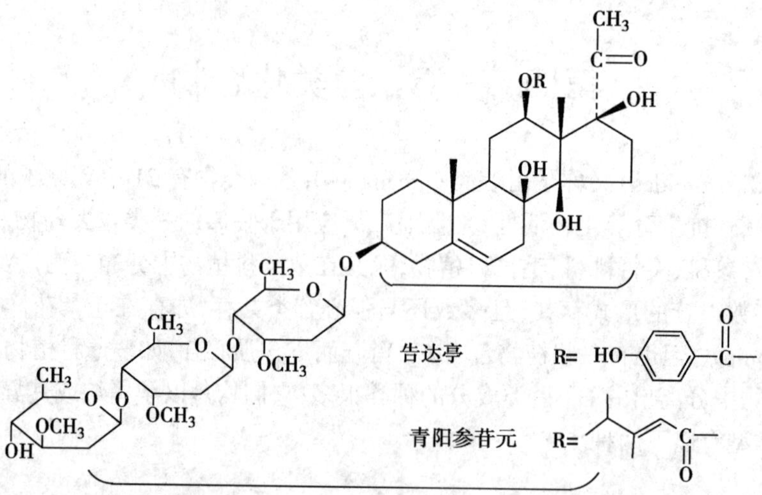

告达亭

青阳参苷元

青阳参苷 I　　苷元=告达亭
青阳参苷 II　　苷元=青阳参苷元

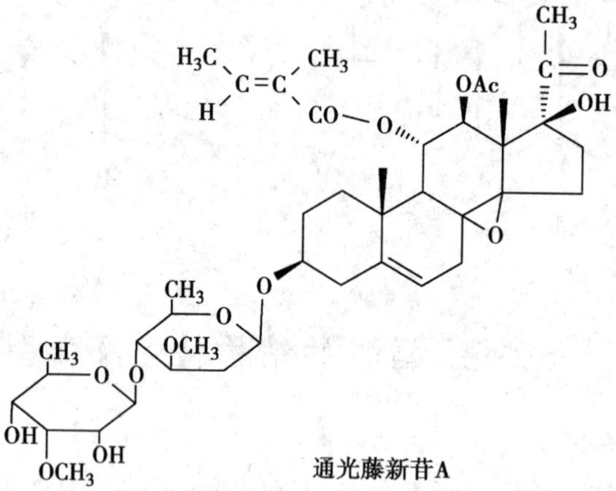

通光藤新苷A

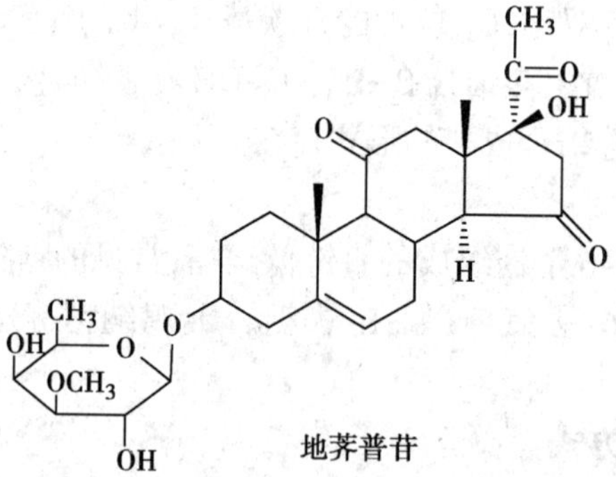

地莽普苷

二、C$_{21}$ 甾类的理化性质

(一) 性状

C$_{21}$ 甾类化合物多是无色结晶或无定形粉末的中性物质,具旋光性。

（二）溶解性

C_{21} 甾苷类分子都具有去氧糖，所以在水中溶解度较低，可溶于醇、丙酮、乙酸乙酯及含醇三氯甲烷，难溶于乙醚、苯和石油醚等非极性有机溶剂。各种 C_{21} 甾苷类的溶解度随着苷元和糖中羟基等极性基团的数目不同也有差异。

（三）水解性

大多 C_{21} 甾类的苷元直接与 2,6- 二去氧糖相连，故易被酸催化水解。C_{21} 甾类分子中 C_{11}、C_{12}、C_{20} 位多具酯键，易被碱水解。

（四）呈色反应

C_{21} 甾苷类成分具有甾体皂苷的性质，结构中除了含有 2- 羟基糖外，还有 2,6- 二去氧糖存在，因此具有甾核和 2- 去氧糖特征性的鉴别反应，常用的鉴别反应如醋酐 - 浓硫酸反应和三氯化铁 - 冰乙酸反应（Keller-Kiliani）等。

三、C_{21} 甾类的提取与分离

C_{21} 甾类多用甲醇或乙醇提取，醇提取液经浓缩后，先用石油醚萃取脱脂，再以三氯甲烷、正丁醇进行梯度萃取；也可将醇提取液浓缩至无醇味，浓缩物悬浮于水中，依次以石油醚、乙酸乙酯、正丁醇萃取。一般 C_{21} 甾苷由于所含的糖多为甲基化的去氧糖，羟基又多被酯化，极性较低可溶于三氯甲烷或乙酸乙酯。

由于 C_{21} 甾苷结构的相似性给分离纯化带来一定困难，因此目前该类化合物常用的分离方法是将甲醇提取物脱脂后以三氯甲烷溶解，溶于三氯甲烷部分倒入正己烷中析出沉淀得总皂苷，然后以硅胶柱色谱分离，可用不同比例乙酸乙酯 - 乙醇 - 水或三氯甲烷 - 甲醇溶剂系统进行梯度洗脱，有时还结合 C_8、C_{18} 低压柱色谱、HPLC 反相色谱等方法分离获得单体化合物。

本章小结

甾体化合物均含有环戊烷骈多氢菲的甾体母核结构，分为 C_{21} 甾类、强心苷、甾体皂苷、植物甾醇、昆虫变态激素、胆汁酸、蟾毒配基等。其中强心苷是存在于自然界中的一类对心脏具有显著生物活性的甾体苷类。根据苷元部分不同分为甲型和乙型强心苷。强心苷的苷键可被酸、酶水解，分子中的酯键和内酯环结构易被碱水解。强心苷结构中的 C_{17} 位不饱和内酯环及 2- 去氧糖的显色反应可用于鉴定。提取强心苷原生苷时应抑制酶的活性，防止酶解。提取次生苷时应利用酶的活性。强心苷分离方法包括两相溶剂萃取法、逆流分溶法、色谱法、色谱分离法等。

甾体皂苷是一类由螺甾烷类化合物衍生的低聚糖苷。可分为螺甾烷醇类、异螺甾烷醇类、呋甾烷醇类、变形螺甾烷醇类等类型。甾体皂苷多为无定形粉末，具苦和辛辣味，对人体黏膜有刺激性，有吸湿性；在含水丁醇中溶解度较大；甾体皂苷具有表面活性、可与甾醇生成分子复合物、有溶血性、可与金属盐类生成沉淀、皂苷的苷键可被酶、酸或碱水解。甾体皂苷鉴别反应包括醋酐 - 浓硫酸反应、三氯乙酸反应、酸性 - 芳香醛反应。

甾体皂苷提取方法有：醇提取 - 大孔树脂法、温水提取 - 大孔树脂法；甾体皂苷元的提

取方法有醇提 - 酸水解 - 有机溶剂法、酸水解 - 有机溶剂法。甾体皂苷及苷元分离方法包括:溶剂沉淀法、重金属沉淀法、胆甾醇沉淀法、吉拉德试剂法、色谱法等。可利用紫外光谱与红外光谱特征鉴定。

C_{21} 甾类是一类含有 21 个碳原子的甾体衍生物,是以孕甾烷或其异构体为基本骨架。

复习题

一、单选题

1. 水解强心苷时,为了定量地得到糖,水解试剂是( )
   A. $Ca(OH)_2$ 溶液
   B. 3%~5% HCl
   C. 0.02~0.05mol/L HCl
   D. $NaHCO_3$ 水溶液

2. Ⅰ- 型强心苷分子结合形式为( )
   A. 苷元 -O-(D- 葡萄糖)x
   B. 苷元 -O-(D- 葡萄糖)x-O-(2,6- 二去氧糖)y
   C. 苷元 -O-(2,6- 二去氧糖)x-O-(D- 葡萄糖)y
   D. 苷元 -O-(6- 去氧糖)x

3. 甲型强心苷甾体母核 C-17 位连接的基团是( )
   A. 甲氧基
   B. 五元不饱和内酯环
   C. 六元不饱和内酯环
   D. 含氧螺杂环

4. 西地兰用温和酸水解方法水解得到的糖是( )
   A. 3 个 D- 洋地黄毒糖 +D- 葡萄糖
   B. 2 个 D- 洋地黄毒糖 +2D- 葡萄糖
   C. 2 个 D- 洋地黄毒糖 +D- 葡萄糖
   D. 2 个 D- 洋地黄毒糖 +D- 洋地黄双糖

5. **不符合**皂苷通性的是( )
   A. 振摇后能产生泡沫
   B. 有显著而强烈的甜味
   C. 对黏膜有刺激
   D. 大多数有溶血作用

6. 区别原薯蓣皂苷与薯蓣皂苷的方法是( )
   A. 盐酸 - 对二甲氨基苯甲醛
   B. 三氯化铁 - 冰乙酸
   C. 醋酐 - 浓硫酸反应
   D. 亚硝酰铁氰化钠试剂

7. 区别甾体皂苷元 C_{25} 位构型,可根据 IR 光谱中的( )作为依据。
   A. A 带 >B 带
   B. B 带 >C 带
   C. D 带 >A 带
   D. C 带 >D 带

8. 甾体皂苷**不具有**的性质是( )
   A. 可溶于水、正丁醇
   B. 与乙酸铅产生沉淀
   C. 振摇后能产生泡沫
   D. 大多数有溶血作用

9. 溶剂沉淀法分离皂苷是利用总皂苷中各皂苷( )
   A. 酸性强弱不同
   B. 在乙醇中溶解度不同
   C. 极性不同
   D. 分子量大小的差异

10. 可以作为皂苷纸色谱显色剂的是（　　　）

  A. 醋酐 - 浓硫酸试剂　　　　　　　B. 香草醛 - 浓硫酸试剂

  C. 三氯化铁 - 冰乙酸试剂　　　　　D. 三氯乙酸试剂

二、多选题

1. 从植物叶子中提取强心苷时，为除去叶绿素，可选用的方法是（　　　）

  A. 乙醇提取液经活性炭吸附法　　　　B. 乙醇提取液经氧化铝吸附法

  C. 植物叶子经石油醚连续提取法　　　D. 乙醇提取液浓缩后静置析胶法

  E. 酸碱沉淀法

2. 碱性下使地高辛呈红色（　　　）

  A. 碱性苦味酸　　　　　　　　　　B. 3,5- 二硝基苯甲酸

  C. 乙酸镁　　　　　　　　　　　　D. 盐酸 - 对二甲氨基苯甲醛

  E. 亚硝酰铁氰化钾

3. 地奥心血康中含有的成分是（　　　）

  A. 薯蓣皂苷　　　　　　　　　　　B. 原薯蓣皂苷

  C. 人参皂苷 Rb_1　　　　　　　　　D. 知母皂苷 B V

  E. 甘草皂苷

4. 有关螺甾醇型甾体皂苷元叙述正确的是（　　　）

  A. 27 个碳原子　　　　　　　　　　B. C_{22} 为螺原子

  C. 四个环组成　　　　　　　　　　D. E、F 环为螺缩酮形式连接

  E. 代表化合物是薯蓣皂苷元

5. 分离皂苷时，常用的色谱方法包括（　　　）

  A. 硅胶吸附色谱法　　　　　　　　B. 硅胶分配色谱法

  C. 液滴逆流色谱法　　　　　　　　D. 反相高效液相色谱法

  E. 聚酰胺柱色谱法

三、填空题

1. 原薯蓣皂苷是_____类化合物，易被酶解转为异螺甾烷型的薯蓣皂苷。

2. 甾体皂苷除了自身的药用价值外，苷元还可以作为合成_____的原料。

3. 甲型和乙型强心苷元的基本结构区别点在于_____不同。

4. 强心苷是指天然界存在的一类对人的_____具有显著生理活性_____苷类。

5. 异羟基洋地黄毒苷是从_____叶子中提取的，它的商品名是_____。

6. 用新鲜药材为原料提取强心苷的原生苷时，首先要_____酶的作用。

7. 皂苷的溶血能力强弱用_____表示，它是指在一定条件下使血液中红细胞完全溶解的_____溶液浓度。

四、名词解释

1. 强心苷

2. 甾体皂苷

3. C_{21} 甾体化合物

4. 甲型强心苷元

5. 乙型强心苷元

五、判断题

1. 凡溶血试验呈阳性的植物粗提液中必含有皂苷类化合物。 （   ）

2. 皂苷的苷键可以被酶、酸或碱水解，随水解条件不同，产物可以是次皂苷，皂苷元和糖。
（   ）

3. 可用于分离中性皂苷与酸性皂苷的方法是用碱性乙酸铅沉淀。 （   ）

4. 凡苷元由环戊烷骈多氢菲基本母核组成的苷类化合物均属于甾体皂苷。 （   ）

5. 皂苷水溶液振摇后能产生大量持久性泡沫，并不因加热而消失，可作为清洁剂、乳化剂
应用。 （   ）

六、简答题

1. 强心苷按苷元结构特点分为几种类型？如何用化学方法鉴别？

2. 强心苷中除常见的 α-羟基糖外，还含其他苷类不具有的哪类糖？如何鉴别？

3. 提取强心苷原生苷时应注意哪几方面因素？

4. 哪些试验可常用于检测药材中皂苷的存在？

5. 皂苷溶血作用的原因及表示方法？含有皂苷的药物临床应用时应注意什么？

七、分析比较题

1. 比较题下列化合物在温和酸水解条件下的易难程度，并说明理由。

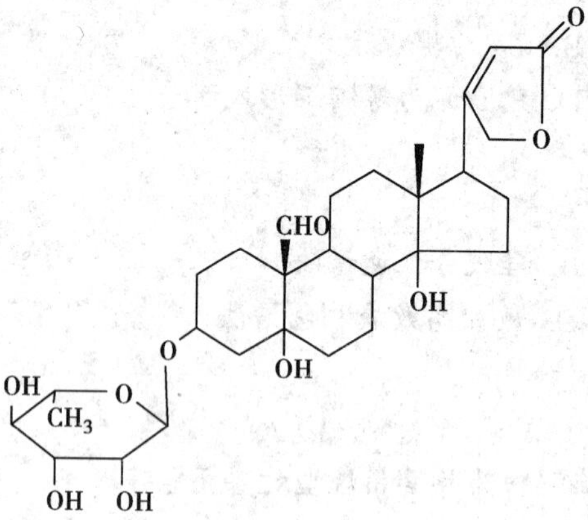

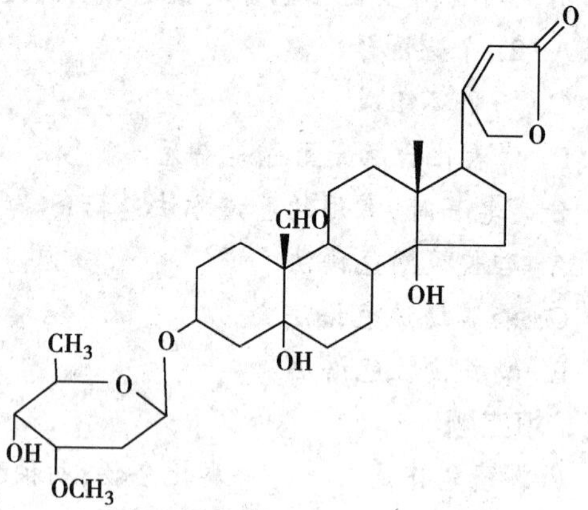

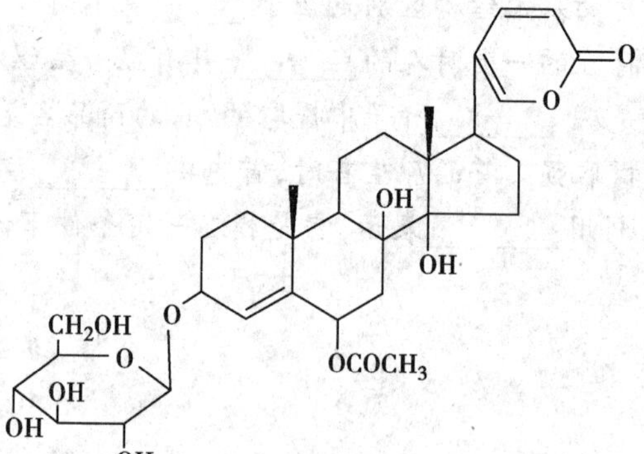

易→难：_____ > _____ > _____

原因：

2. 硅胶薄层色谱,以三氯甲烷-甲醇(85∶5)展开,比较题下列化合物的 R_f 值大小顺序,并说明理由。

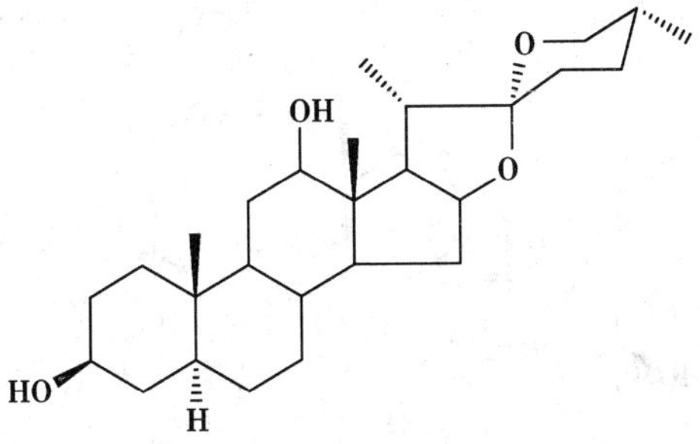

A

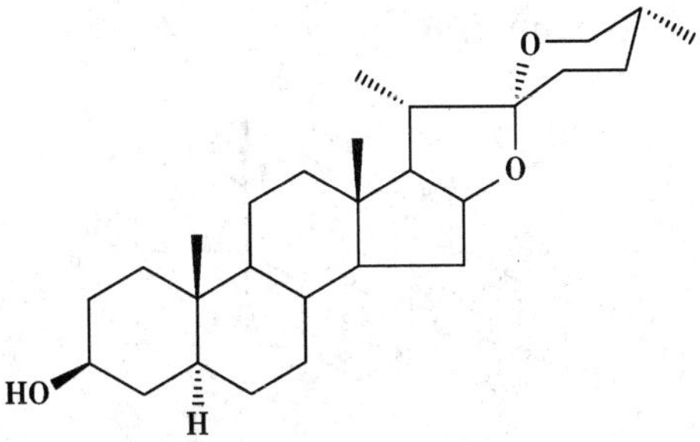

B

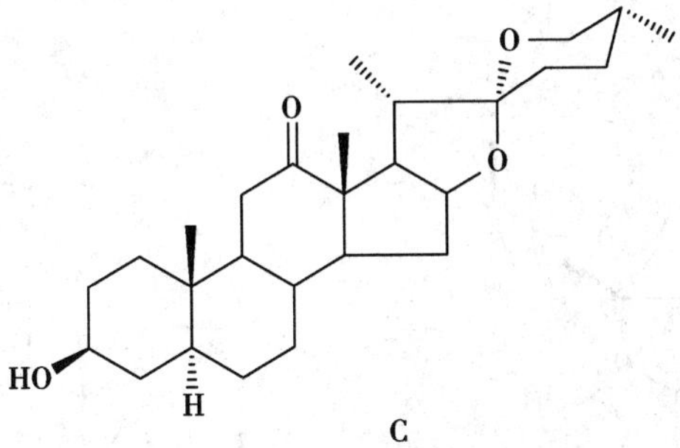

C

R_f 值大→小顺序:_____＞_____＞_____

原因:

八、鉴别题

1. 用化学方法鉴别三萜皂苷与甾体皂苷。

2. 用化学方法鉴别下列化合物。

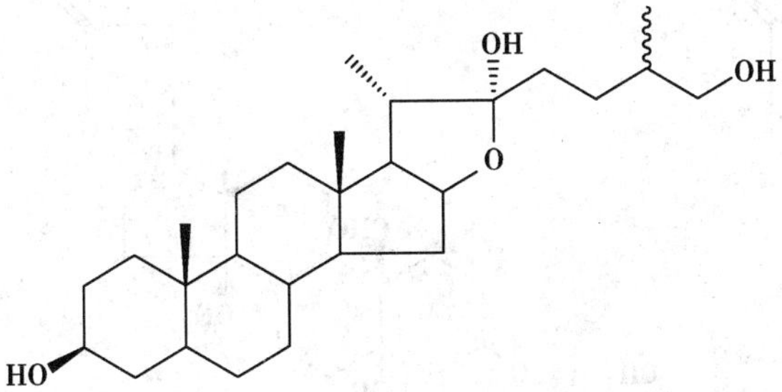

A

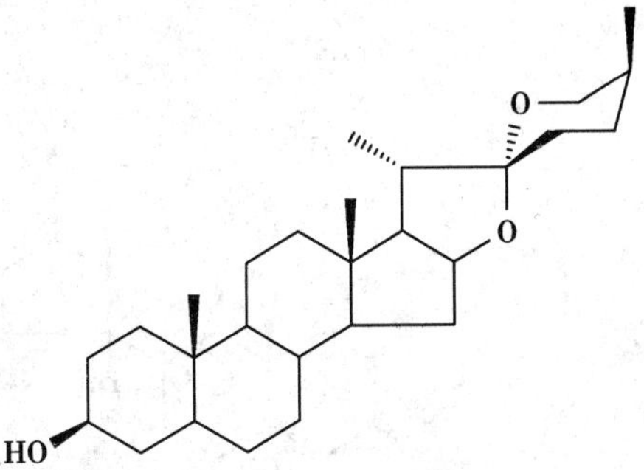

B

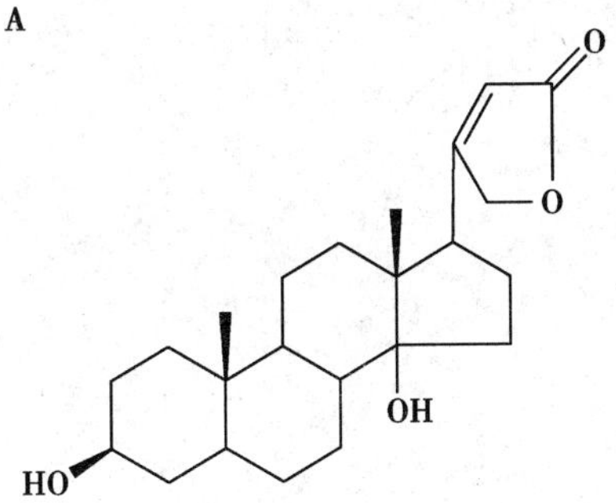

C

3. 用光谱法鉴别下列化合物。

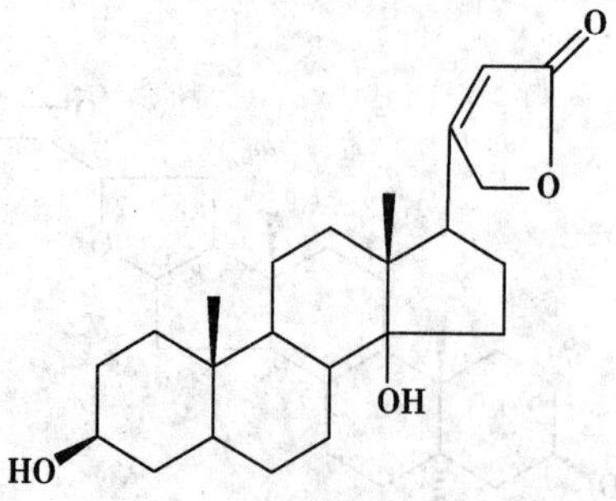

A

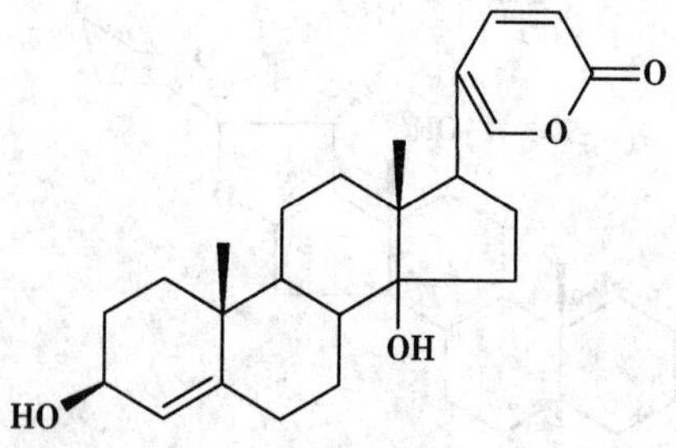

B

4. 用光谱法鉴别下列化合物。

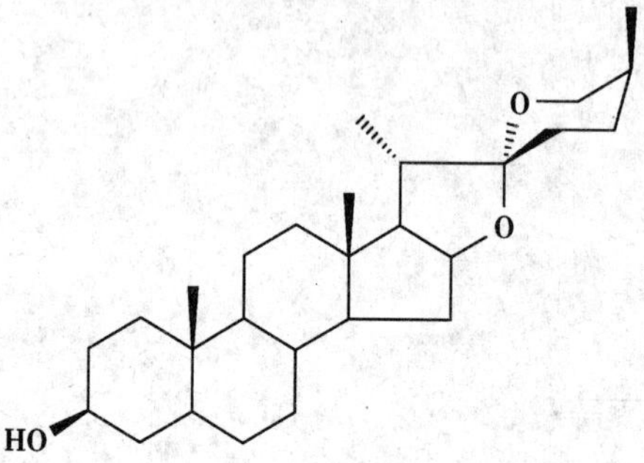

A

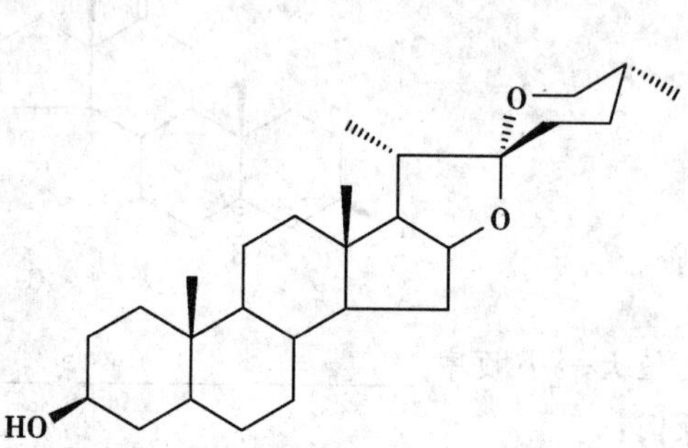

B

5. 用化学方法鉴别下列化合物。

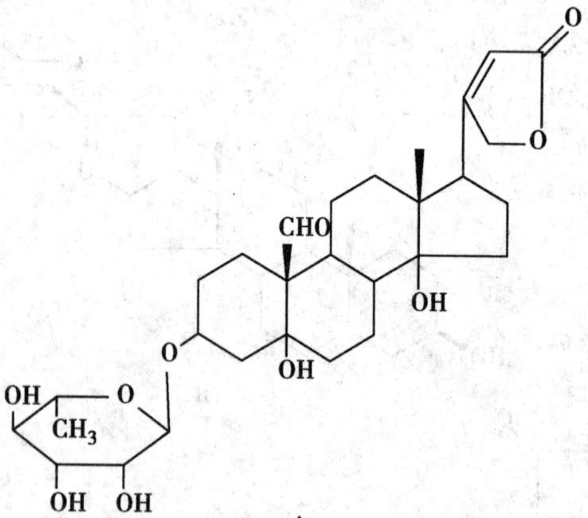

A

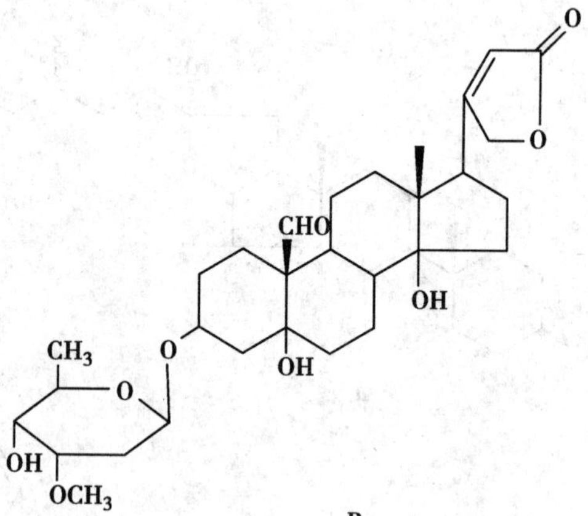

B

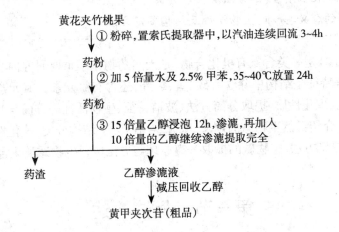

C

九、提取分离流程设计

1. 写出分离螺甾烷醇型皂苷与呋甾烷醇型皂苷的流程。

2. 下列是提取黄甲夹次苷的实验流程,指出流程中划线部分的目的。

黄花夹竹桃果
　　①粉碎,置索氏提取器中,以汽油连续回流 3~4h
药粉
　　②加 5 倍量水及 2.5% 甲苯,35~40℃放置 24h
药粉
　　③15 倍量乙醇浸泡 12h,渗漉,再加入
　　　10 倍量的乙醇继续渗漉提取完全

药渣　　　　　　乙醇渗漉液
　　　　　　　　　减压回收乙醇
　　　　　　黄甲夹次苷(粗品)

第 九 章

生 物 碱

学习目标 ▶▶▶

1. 掌握生物碱的结构特征、分类及生物碱碱性强弱与结构的关系。
2. 熟悉生物碱理化性质、鉴别方法及提取分离方法。
3. 了解生物碱的含义、分布、生物活性及结构鉴定方法。

生物碱(alkaloid)是一类含氮有机化合物,是天然药物化学重要研究内容之一。生物碱类化合物的一个显著特征是结构中除含有碳、氢、氧外,还含有氮元素。氮元素的存在使得这类化合物在结构特征、理化性质、提取分离方法、波谱特征、生物活性等方面与其他各类化合物均有较大差别。本章介绍天然生物碱的定义、来源、存在形式、结构分类、理化性质及碱性强弱影响因素、生物碱的鉴别方法、生物碱的提取分离原理与方法以及生物碱类化合物的波谱特征。

第一节 概 述

生物碱是科学家研究最早的一类有生物活性的天然有机化合物。在我国,赵学敏在《本草纲目拾遗》中记载,17世纪初《白猿经》即记载了从乌头中提炼出砂糖样毒物做箭毒用。现代分析推测,这种毒物应该是乌头碱。在欧洲,1806年德国助理药剂师 F.W. Sertürner 第一次从鸦片中分得了吗啡,因它具有碱性,曾称之为植物碱(vegetable alkalis)。1810年西班牙医生 Gomes 从金鸡纳树皮中分得结晶 cinchonino,后来证明是奎宁(quinine)与辛可宁(cinchonine)的混合物。1819年,Carl F.W. Meissner 把这类植物中的碱性化合物统称为类碱(alkalilike)或生物碱(alkaloids)。生物碱一名沿用至今。

一、生物碱的定义

生物碱一般是指植物中的含氮有机化合物(蛋白质、肽类、氨基酸及维生素 B 除外)。现在,除植物以外,人们从海洋生物、微生物、真菌及昆虫的代谢产物中发现了不少含氮化合物,有时也称它们为生物碱。因此广义地讲,生物界所有含氮的有机化合物都可称为生物碱。

比较确切的表述是,1983年派勒蒂埃对生物碱类化合物的描述是比较确切的:生物碱是含负氧化态氮原子、存在于生物有机体中的环状化合物。环状化合物排除了小分子的胺类、非环的多胺和酰胺;负氧化态氮则包括胺(-3)、氮氧化物(-1)、酰胺(-3)化合物,而排除了含硝基(+3)和亚硝基(+1)的化合物,如马兜铃酸(aristolochic acid)等;生物有机体是从实用考虑将其范围限于植物、动物和其他生物有机体,排除上述简单定义中所限制的所有化合物,但同时包括经典定义中例外的大多数化合物如秋水仙碱(colchicine)、胡椒碱(piperine)、苯丙胺类(如麻黄碱)和嘌呤类生物碱(如咖啡因)等。

二、生物碱的分布

生物碱在植物中的分布较广,其中双子叶植物类的豆科(Leguminosae)、茄科(Solanaceae)、防己科(Manispermaceae)、罂粟科(Papaveraceae)、毛茛科(Ranurculaceae)和小檗科(Berberidaceae)等科属含生物碱较多。裸子植物中,仅紫杉科红豆杉属(*Taxus*)、松柏科松属(*Pinus*)、云杉属(*Picea*)、油杉属(*Ketelearia*)、麻黄科麻黄属(*Ephedra*)、三尖杉科三尖杉属(*Cephalotaxus*)等植物含有生物碱。少数被子植物的百合科、石蒜科和百部科等单子叶植物中分布有生物碱。另外,羊齿植物中的石松科、木贼科、卷柏科的一些植物中也有生物碱,甚至少数菌类植物亦含有生物碱。

有的生物碱在根皮或根茎中含量较高,有的则主要集中于种子或果实。生物碱在植物中的含量高低不一,如金鸡纳树皮中含生物碱高达 1.5% 以上,而长春花中的长春新碱含量仅为百万分之一,美登木中美登素含量更微,仅千万分之二。一般生物碱含量在千分之一以上就算比较高了。

三、生物碱的存在形式与生源途径

根据分子中氮原子所处的状态,生物碱主要分为六类:

1. 游离碱类 由于部分生物碱的碱性极弱,不易或不能与酸生成稳定的盐,因而以游离碱的形式存在,如那碎因(nareeine)、那可丁(narcotine)等。

2. 盐类 大多数生物碱,在植物细胞中都是与酸类结合成盐的形式存在。常见的酸有柠檬酸、酒石酸、苹果酸、草酸、琥珀酸等有机酸;有些生物碱则与一些较为特殊的酸类结合成盐存在,如乌头酸、罂粟酸、奎宁酸、绿原酸、延胡索酸、黎芦酸、白屈菜酸、千里光酸等。有少数生物碱与硫酸、盐酸、硝酸等无机酸结合成盐存在,如鸦片中的吗啡碱与硫酸结合成盐存在,小檗碱与盐酸结合成盐存在等。

3. 酰胺类 以酰胺形式存在的生物碱如秋水仙碱、喜树碱等。

4. *N*-氧化物类 在植物体中已发现的氮氧化物约一百余种。主要是吡咯里西啶、喹诺里西啶类,如野百合碱 *N*-氧化物,氧化苦参碱等。

5. 氮杂缩醛类 有些生物碱分子中含氮杂缩醛体系,又称 *O*,*N*-混合缩醛(*O*,*N*-mixed acetals),如阿马林(ajmaline)等。

6. 其他 如亚胺($C=N$)、烯胺($>N-C=C<$)、$>N-CN$、$>N-O-R$ 等。极少数生物碱是以亚胺、烯胺,甚至 $>N-CN$(如 *N*-cyano-secopseudostrychnine)形式存在。个别生物碱如

geneserine 等则以 ⟩N—O 键形式存在。该结构单元的存在,导致亲水性增强。

N-cyano-secopseudostrych nine

geneserine

xylostostidine

此外极少数生物碱如 xylostostidine 等则以硫氮杂环形式存在。还有少数单萜吲哚碱、单萜碱以及甾体生物碱等分子中又存在苷的结构。

生物碱的生源途径主要有两个,一是来源于氨基酸途径,如来源于鸟氨酸的托品烷生物碱;二是来源于甲戊二羟酸途径,如萜类生物碱和甾体生物碱。

第二节 生物碱的结构与分类

生物碱的分类方法主要有 3 种:①按植物来源分类,这种分类多应用于生物碱研究的早期阶段,如黄连生物碱、鸦片生物碱、乌头生物碱等;②按生物碱结构中氮原子存在的主要基本母核类型进行分类即化学分类,如异喹啉类生物碱、吲哚类生物碱、托品烷生物碱等;③生源结合化学分类方法。生物碱的种类繁多,分类依据不同,各有利弊。本章将以化学结构分类为主,对主要类型生物碱的结构特征及生物活性作简要介绍。

一、吡咯类生物碱

吡咯类生物碱主要由吡咯或四氢吡咯衍生而成,包括简单吡咯烷生物碱、双稠吡咯烷类生物碱和百部碱类生物碱。

吡咯

四氢吡咯

(一) 简单吡咯烷生物碱

最简单的吡咯烷生物碱,数目较少。如古豆碱(hygrine)与红古豆碱(cuscohygrine)都是从古柯科植物古柯(*Erythroxylon coca* Lam.)叶中分离的液体生物碱。

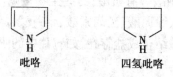

古豆碱

红古豆碱

从新疆党参[*Codonopsis clematidea*（Schrenk）Clarke]中分离的党参碱（codonopsine），从细叶益母草（*Leonurus sibiricus* Linn.）中分离的水苏碱（stachydrine）。

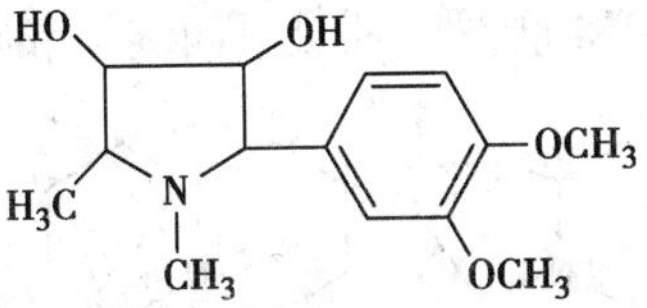

党参碱 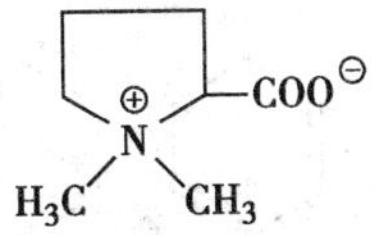　　　　　　　　水苏碱

（二）双稠吡咯烷类生物碱

双稠吡咯烷类生物碱是由两个吡咯烷共用一个氮原子的稠环衍生物，又称作吡咯里西啶类生物碱（pyrrolizidine alkaloid，PA），由一个有机酸与双稠吡咯啶衍生的氨醇以酯的形式连接而成，多数以双内酯形式存在，少数以单内酯形式存在，如大叶千里光碱（macrophylline，单内酯形式）。从农吉利（*Crotalaria sessilflora* L.）中分离的野百合碱（又称农吉利碱，monocrotaline）及从阔叶千里光（*Senecio platyphyllus* D. G）中分得的阔叶千里光碱（platyphylline），二者都是双内酯形式。

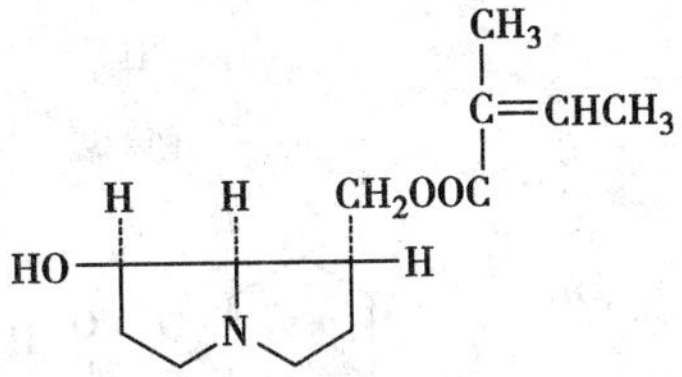

大叶千里光碱 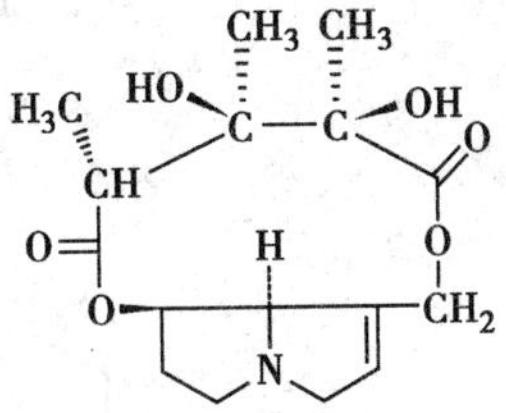　　　　　　　野百合碱 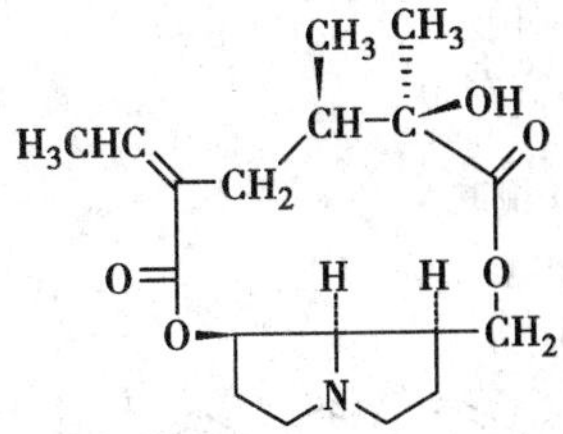　　　　　　　阔叶千里光碱

（三）百部碱类生物碱

百部碱类生物碱全部来自百部科植物，因其结构中大多含有吡咯环，因此也归入吡咯类生物碱。这类生物碱以氮杂䓬环（azzazulene）为基本母核，异辛烷侧链以不同方式成环。如原百部碱（protostemonine）和对叶百部碱（tuberostemonine）。

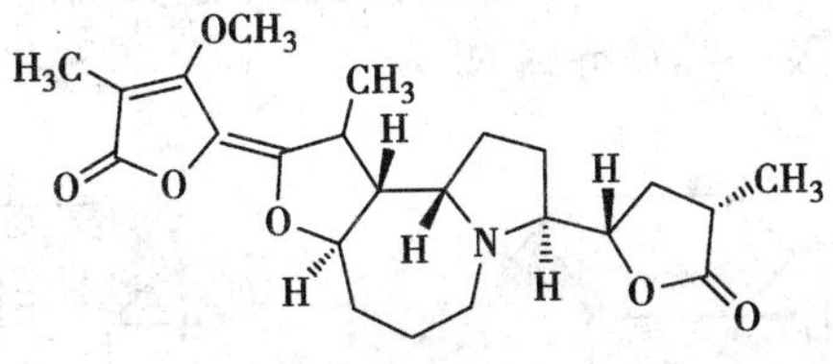

原百部碱 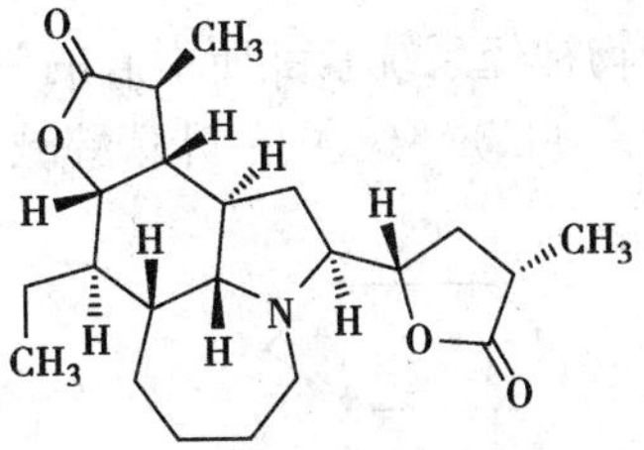　　　　　　　　对叶百部碱

二、吡啶类生物碱

由吡啶或哌啶衍生的生物碱,主要包括简单吡啶类、吲哚里西啶类和喹诺里西啶类3种。

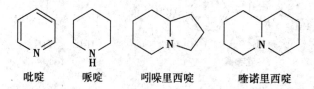

吡啶　　哌啶　　吲哚里西啶　　喹诺里西啶

(一) 简单吡啶类

该类生物碱以吡啶或哌啶环为母核,其分布广泛,在胡椒科、菊科、桔梗科、豆科、百合科、茜草科、茄科等植物中都有分布。如槟榔碱(arecoline)、菸碱(nicotine)、蓖麻碱(ricinine)、胡椒碱(piperine)、山扁豆碱(cassine)和刺茉莉碱(azimine)。

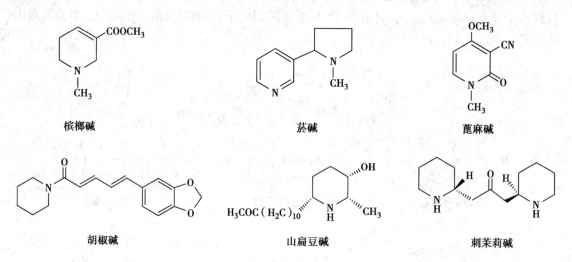

槟榔碱　　　　　　　菸碱　　　　　　　蓖麻碱

胡椒碱　　　　　　山扁豆碱　　　　　　刺茉莉碱

(二) 吲哚里西啶类

该类生物碱是由哌啶和吡咯共用一个氮原子的稠环衍生物,结构复杂多变,手性中心多,活性较强。如一叶萩碱(securinine)是从大戟科一叶萩[*Securinega suffruticosa* (Pall.)Rehd.]的叶与根中分得的生物碱,是胆碱能抑制剂,有兴奋中枢神经作用,临床用以治疗急性脊髓灰白质炎及某些植物神经系统紊乱所引起的头晕等病症。从同一种植物中还分离出别一叶萩碱、二氢一叶萩碱、一叶萩醇碱 A、一叶萩醇碱 B 及一叶萩醇碱 C。

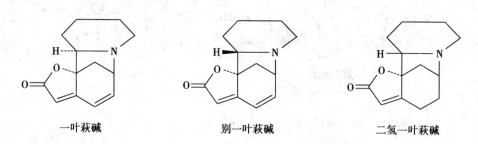

一叶萩碱　　　　　别一叶萩碱　　　　　二氢一叶萩碱

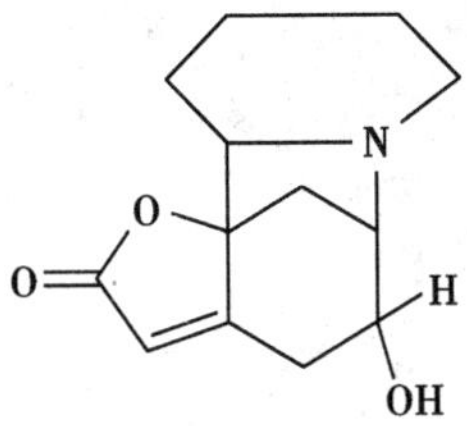

一叶萩醇碱A 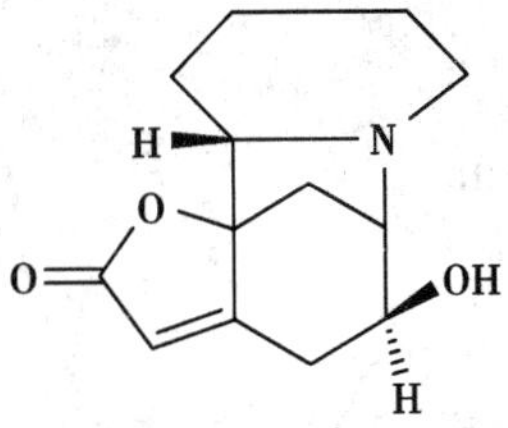   一叶萩醇碱B 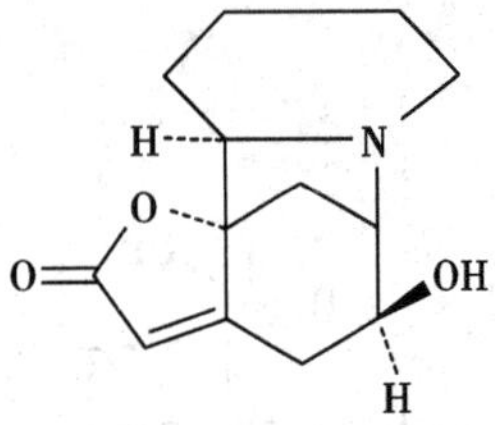   一叶萩醇碱C

(三) 喹诺里西啶类

该类生物碱是由两个哌啶共用一个氮原子的稠环衍生物,其在高等植物如豆科、石松科和千屈菜科中分布广泛,近年来还从动物和海洋生物中得到此类生物碱。代表性化合物有羽扇豆碱(lupinine)、金雀花碱(sparteine)、苦豆碱(aloperine)、苦参碱(matrine)和石松碱(lycopodine)等。

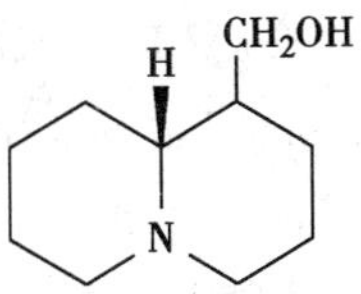

羽扇豆碱 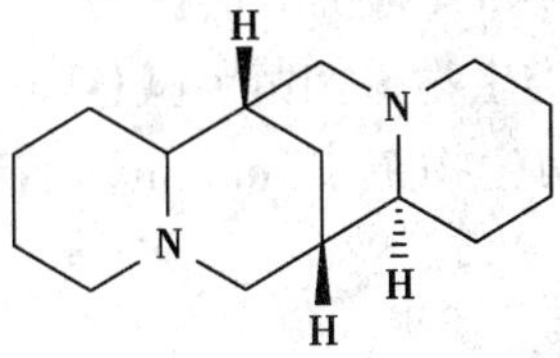   金雀花碱 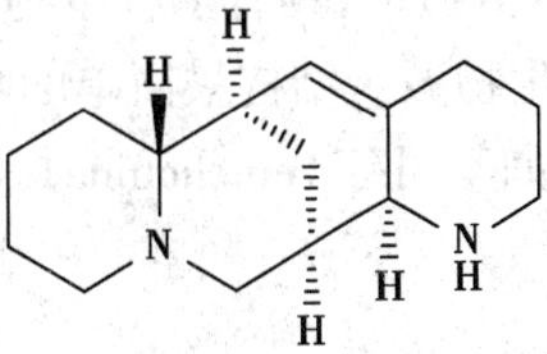   苦豆碱

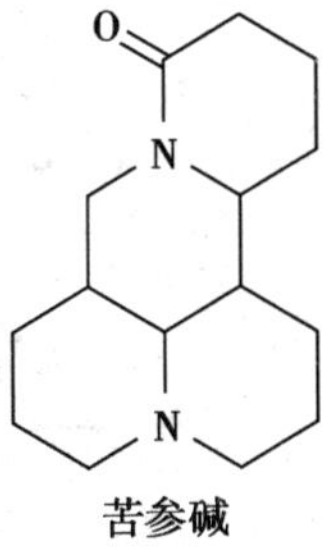

苦参碱 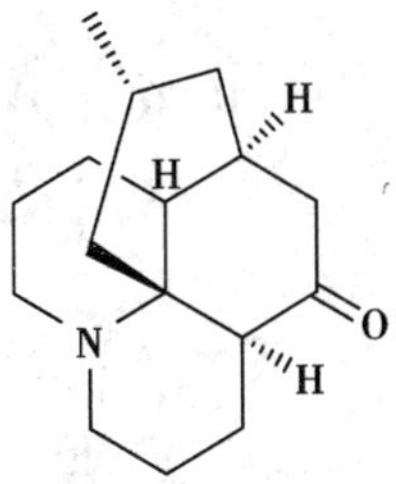   石松碱

三、莨菪烷类生物碱

该类生物碱具有四氢吡咯和哌啶骈合而成的莨菪烷基本骨架,常以有机酸酯的形式存在,易被碱和酸水解,得到莨菪醇与有机酸。如从颠茄(*Atropa belladonna*)中分离到的莨菪碱(hyoscyamine)、阿托品(atropine)、东莨菪碱(scopolamine)以及从唐古特山莨菪(*Anisodus tanguticus*)中分离到的山莨菪碱(anisodamine)和樟柳碱(anisodine),均为 M 胆碱受体拮抗剂,临床上用于胃肠道解痉、抑制分泌、镇静和扩瞳等。

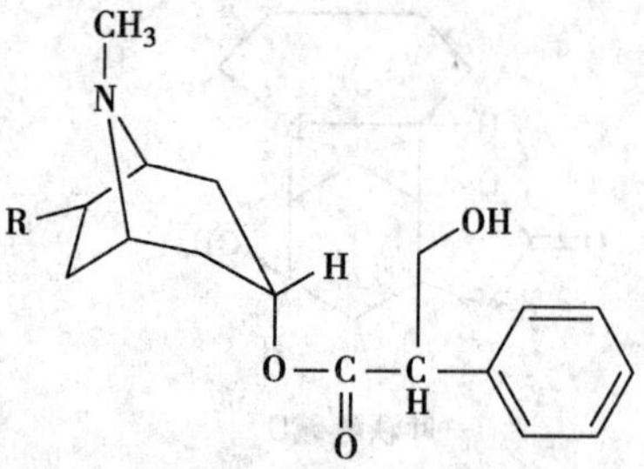

莨菪碱　　R＝H(L-)
阿托品　　R＝H(DL-)
山莨菪碱　R＝OH

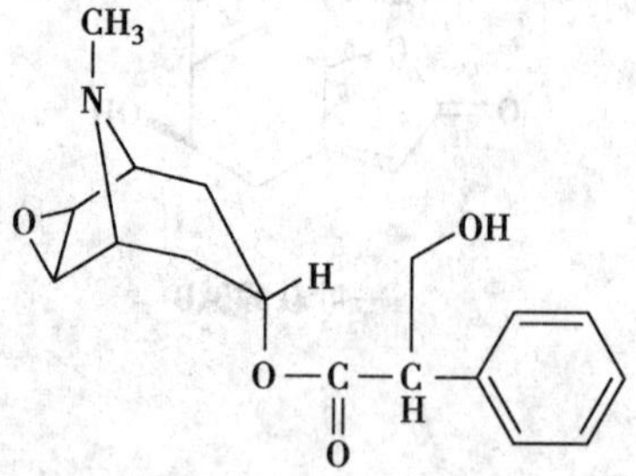

东莨菪碱

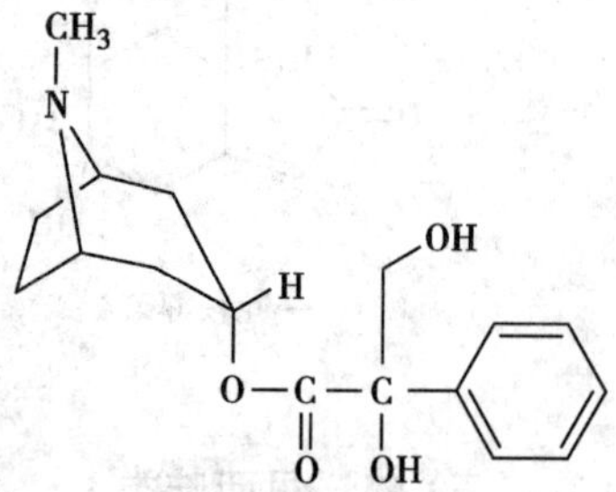

樟柳碱

四、喹啉类生物碱

该类生物碱具有喹啉母核或为喹啉衍生物,主要分布在芸香科和茜草科金鸡纳属(*Cinchona*)植物中,具有多种生物活性,如具有抗疟活性的奎宁类生物碱和具有抗肿瘤活性的喜树碱类生物碱。结构最简单的喹啉类生物碱如茵芋碱(skimmianine)、白鲜碱(dictamnine),喹啉衍生物如辛可宁(cinchonine)及其衍生物奎宁(quinine)、喜树碱(camptothecine)和10-羟基喜树碱。

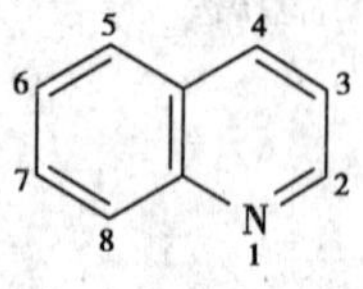

喹啉 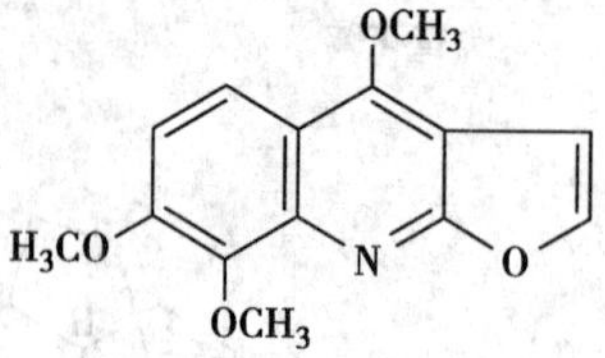　　　　　　　　茵芋碱 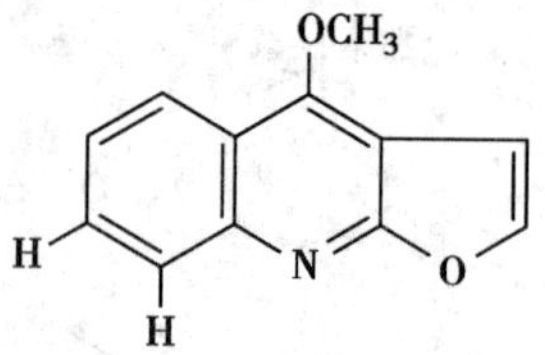　　　　　　　　白鲜碱

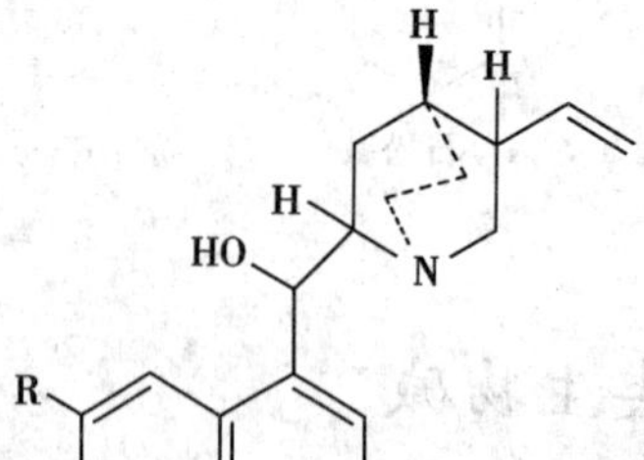

辛可宁　　R＝H(3*R*,2*S*)
奎宁　　　R＝OCH₃(3*S*,2*R*)

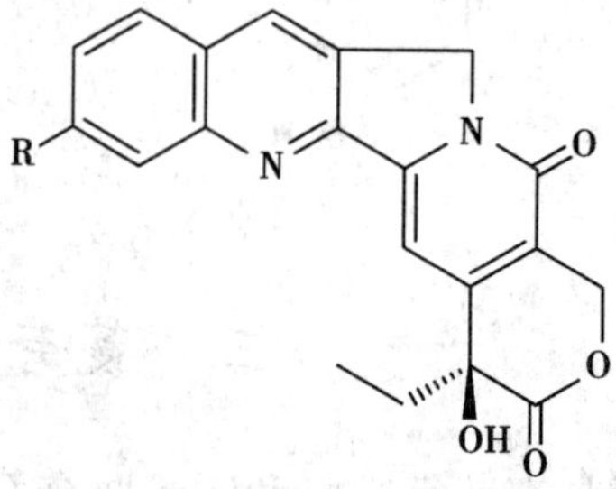

喜树碱　　　　　R＝H
10-羟基喜树碱　R＝OH

五、异喹啉类生物碱

该类生物碱数量多(有 1200 余种)、分布广泛、生物活性多种多样、结构类型复杂,主要分为简单异喹啉类生物碱、苄基异喹啉类生物碱和苯乙基异喹啉类生物碱。

（一）简单异喹啉类生物碱

此类生物碱较少,结构简单,分布分散。化合物如佩落碱(pellotine)以及从鹿尾草中得到的降血压成分鹿尾草碱(salsoline)与鹿尾草定(salsolidine)等。

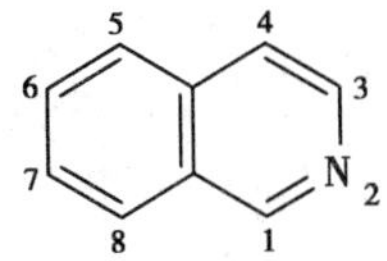

异喹啉 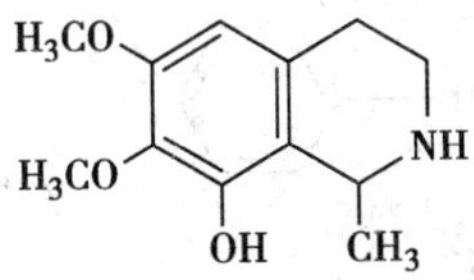　　　　　佩落碱 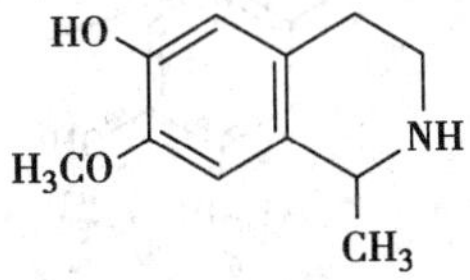　　　　　鹿尾草碱 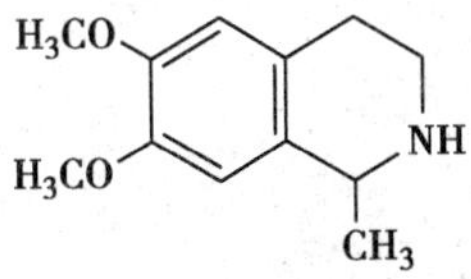　　　　　鹿尾草定

（二）苄基异喹啉类生物碱

此类生物碱是异喹啉类生物碱中很重要的一类生物碱,数量多,结构类型复杂,按骨架分为 15 类,主要有 7 类:苄基四氢异喹啉类、双苄基四氢异喹啉类、阿朴啡类、吗啡烷类、原小檗碱和小檗碱类、普罗托品类和菲啶类生物碱。主要分布于木兰科、防己科、大戟科、樟科、马钱科、番荔枝科、马兜铃科、小檗科、罂粟科、芸香科、毛茛科等植物中。

1. 苄基四氢异喹啉类生物碱　代表化合物有罂粟碱(papaverine)、厚朴碱(magnocurarine)、DL- 去甲乌药碱(DL-demethylcoclaurine)、那碎因(narceine)等。

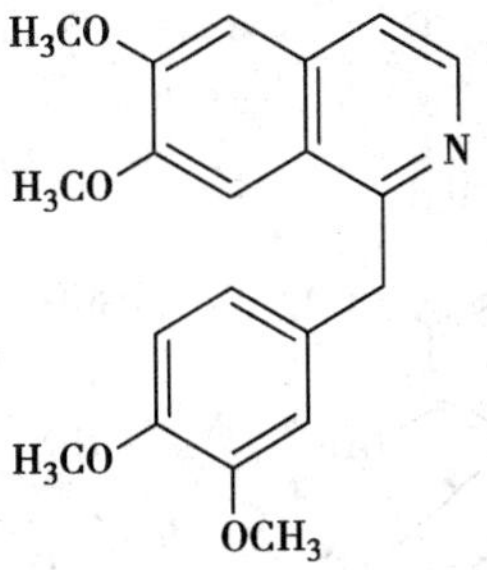

罂粟碱 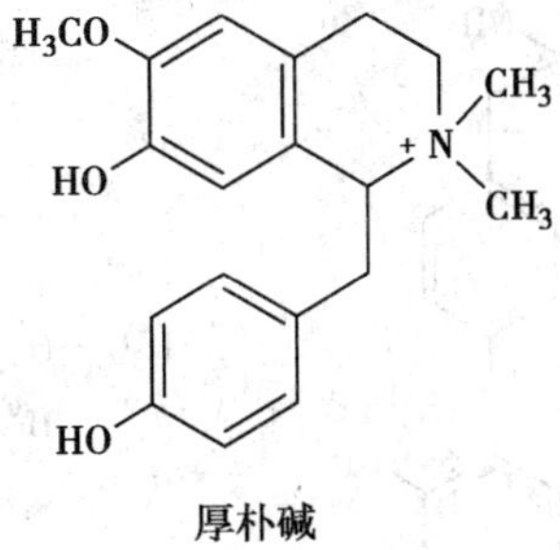　　　　　　　　　　厚朴碱

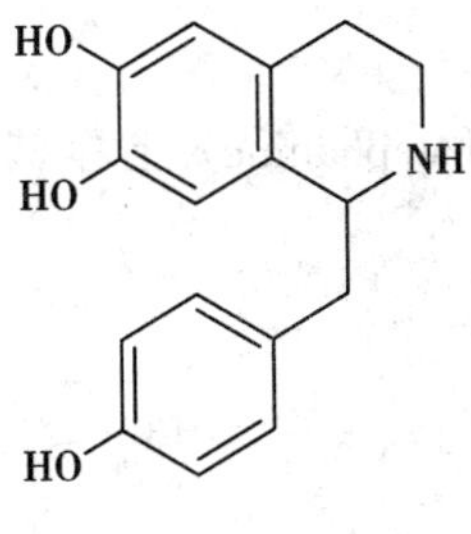

去甲乌药碱 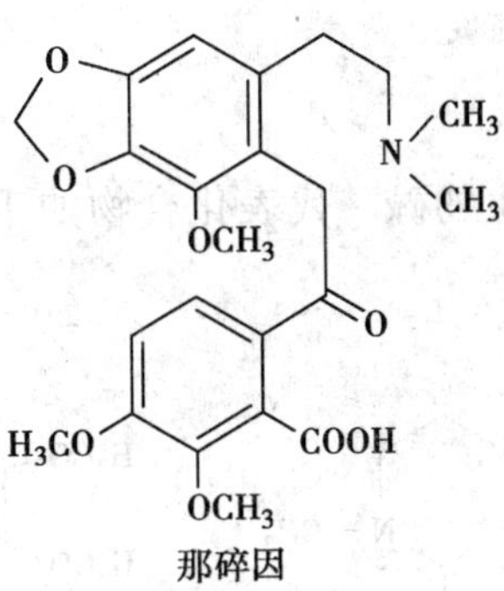　　　　　　　那碎因

2. 双苄基四氢异喹啉类生物碱　该类生物碱是由相同或不同的苄基四氢异喹啉类生物碱经酚氧化偶联产生醚氧键而成的二聚体或多聚体。按偶合位置分为:①尾 - 尾连接,如木兰胺碱(magnolamine);②头 - 头 / 尾 - 尾连接,如汉防己甲素(tetrandrine);③头 - 尾 / 尾 - 头连接,如筒箭毒碱(tubocurarine)和异谷树碱(isochondodendrine)等。

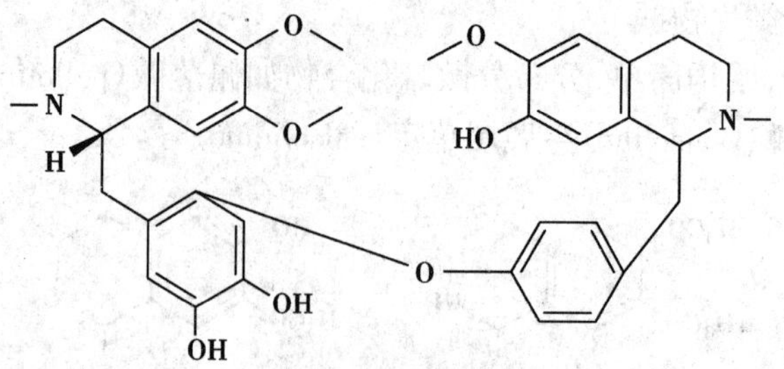

木兰胺碱

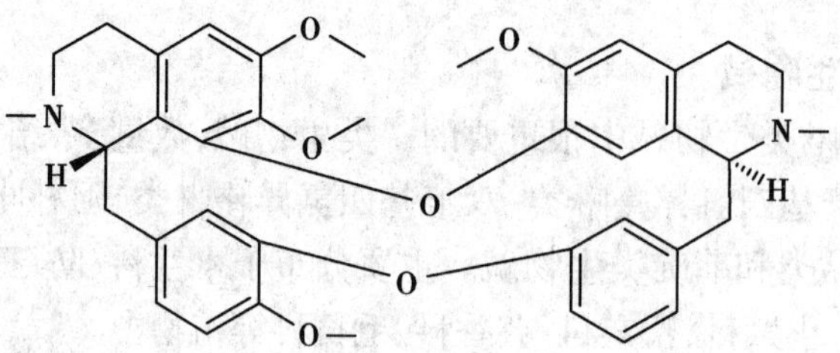

汉防己甲素

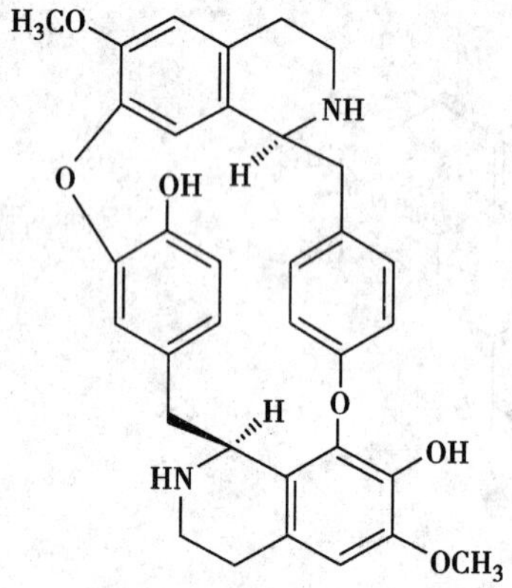

筒箭毒碱

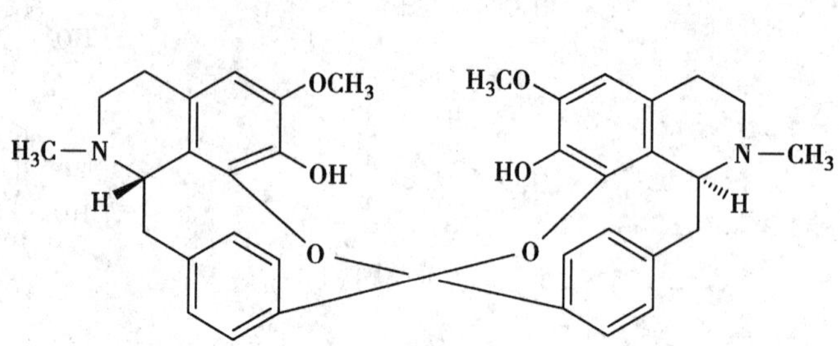

异谷树碱

3. 阿朴啡类生物碱　代表化合物如千金藤碱(stephanine)、土藤碱(tuduranine)、紫堇啶(corydine)等。

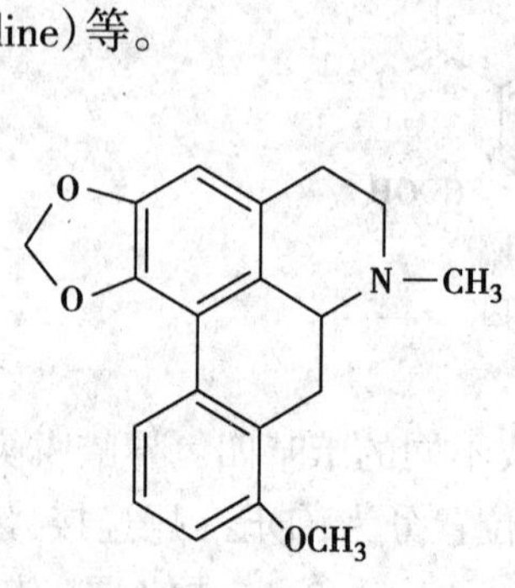

千金藤碱

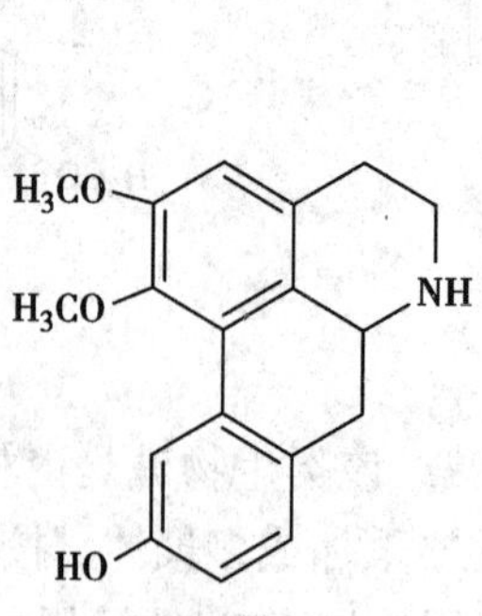

土藤碱

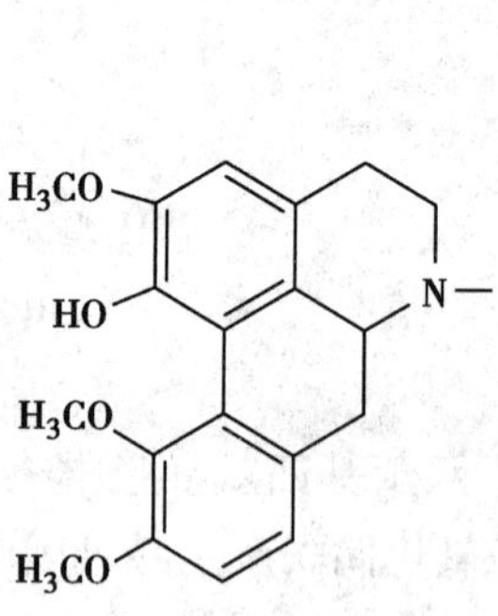

紫堇啶

4. 吗啡烷类生物碱　主要分布在罂粟科和防己科植物中。代表化合物有吗啡碱（morphine）、可待因（codeine）、蒂巴因（thebaine）等。

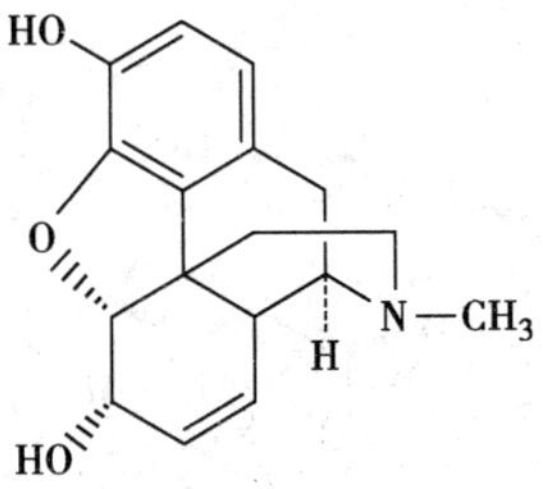

吗啡碱 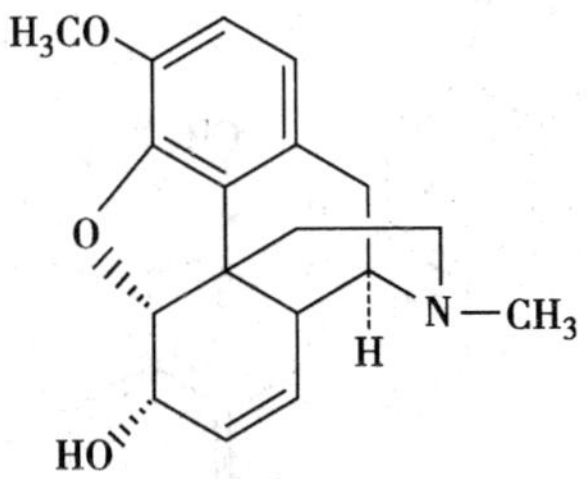　　　　　　　　　可待因 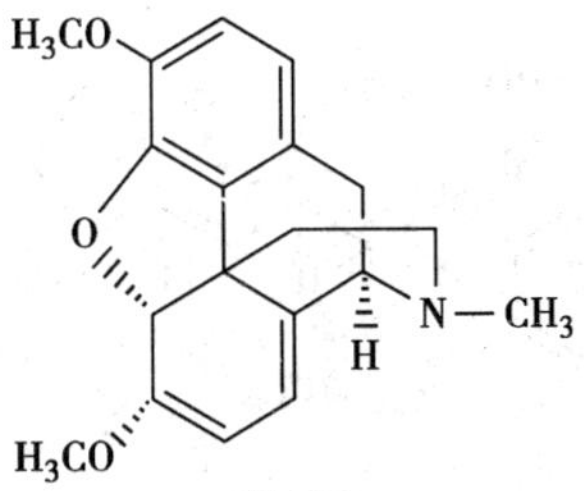　　　　　　　　　蒂巴因

5. 原小檗碱和小檗碱类生物碱　二者区别在于 D 环氢化程度不同。原小檗碱类如四氢黄连碱（tetrahydrocoptisine）、1- 四氢巴马汀（1-tetrahydropalmatine，颅痛定）、延胡索乙素（corydalis B）、小檗碱类如小檗碱（berberine）、药根碱（jatrorrhizine）、巴马汀（palmatine）等。

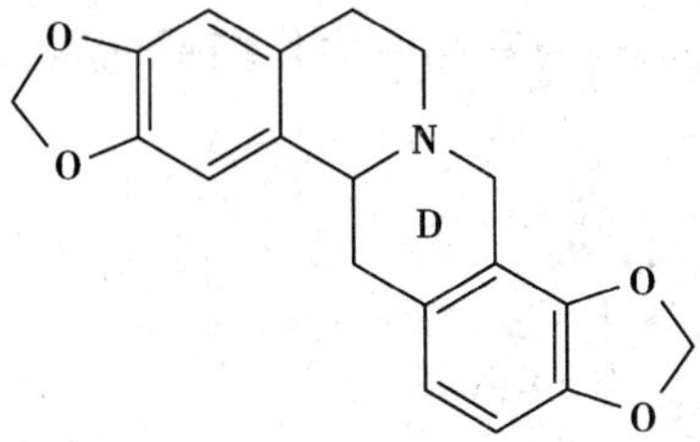

四氢黄连碱 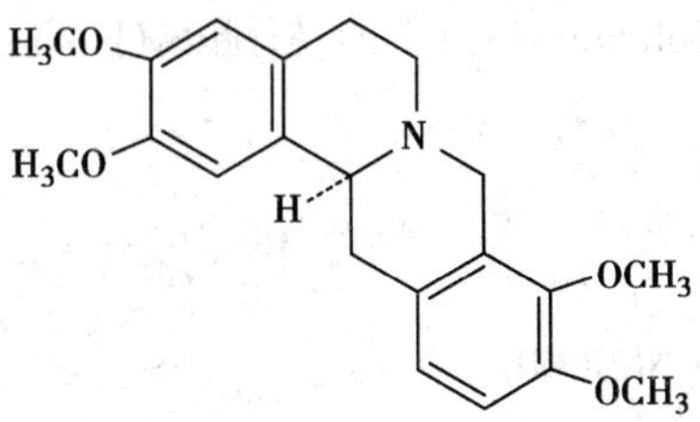　　　　　　　1-四氢巴马汀 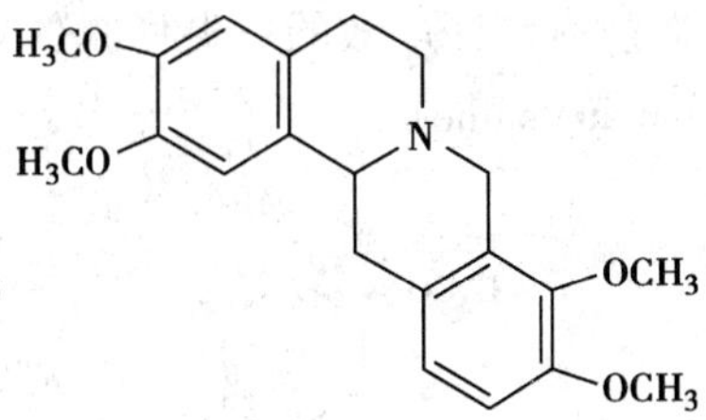　　　　　　延胡索乙素

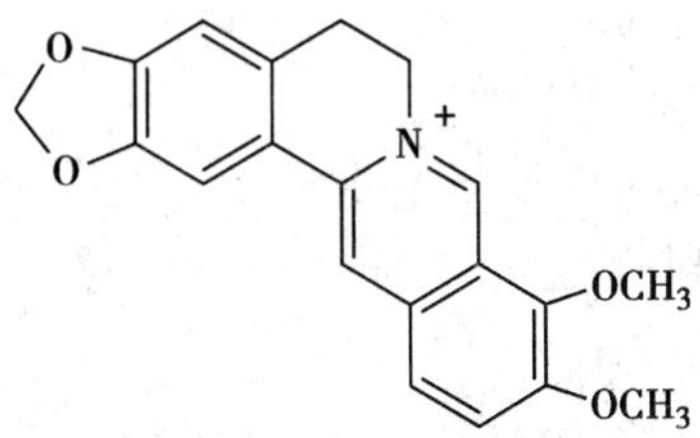

小檗碱（黄连素） 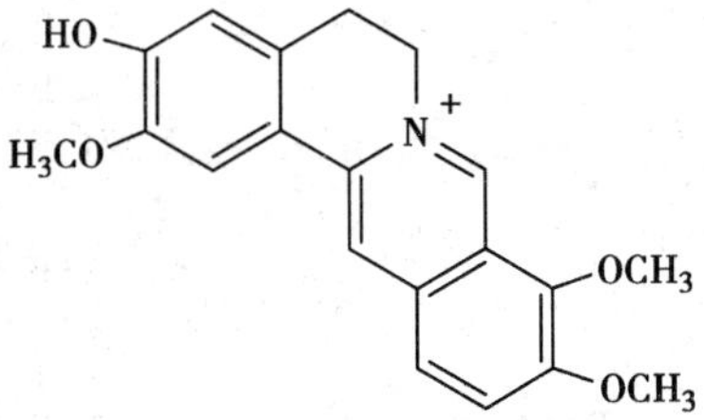　　　　　药根碱 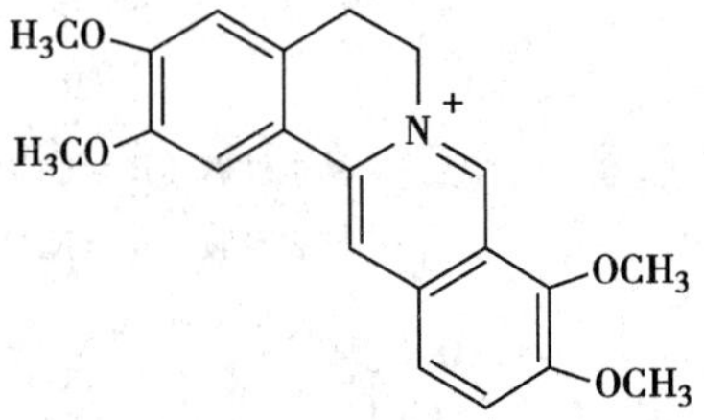　　　　　　　　　巴马汀

6. 普罗托品类生物碱　该类生物碱与原小檗碱和小檗碱类生物碱的区别是 C-N 键裂解成三环体系，大多具有 14- 酮基，如普罗托品碱（protopine）。

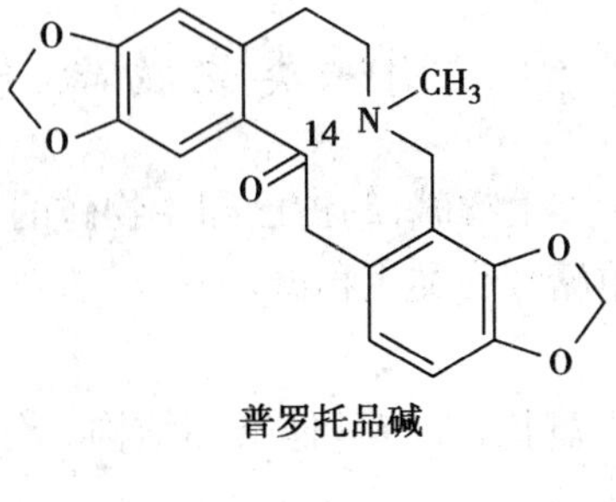

普罗托品碱

7. 菲啶类生物碱 该类生物碱分为苯骈菲啶类和吡咯骈菲啶类。苯骈菲啶类代表性化合物如白屈菜碱(chelidonine)、血根碱(sauguinarine)等;吡咯骈菲啶类如石蒜碱(lycorine)。

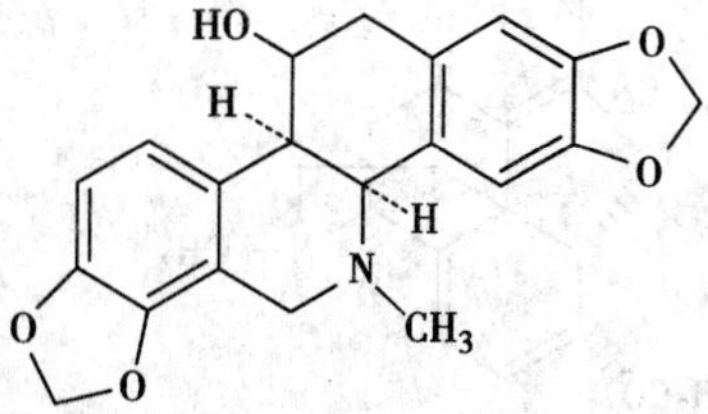

白屈菜碱 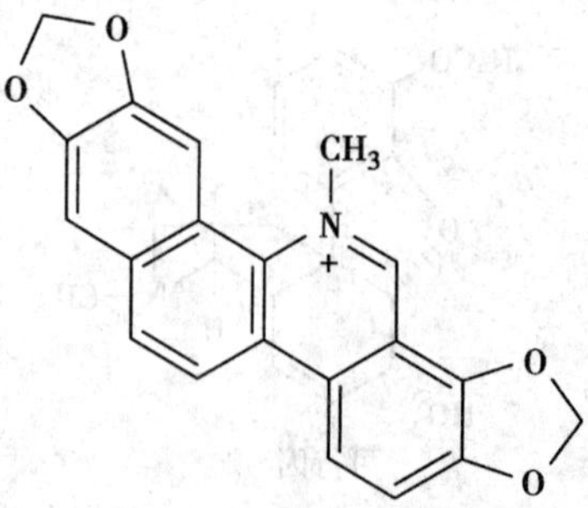   血根碱 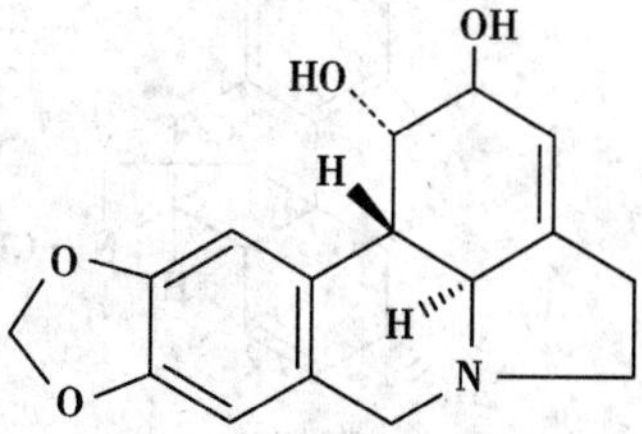   石蒜碱

(三) 苯乙基异喹啉类生物碱

该类生物碱主要分布于百合科、罂粟科和三尖杉科三尖杉属(*Cephalotaxus*)植物中。代表化合物如秋水仙碱(colchicine)、秋裂碱胺(colchiceinamide)、奥特那明(autunamine)及对白血病有较好疗效的三尖杉碱(cephalotaxine)、三尖杉酯碱(harringtonine)和高三尖杉酯碱(homo harringtonine)。

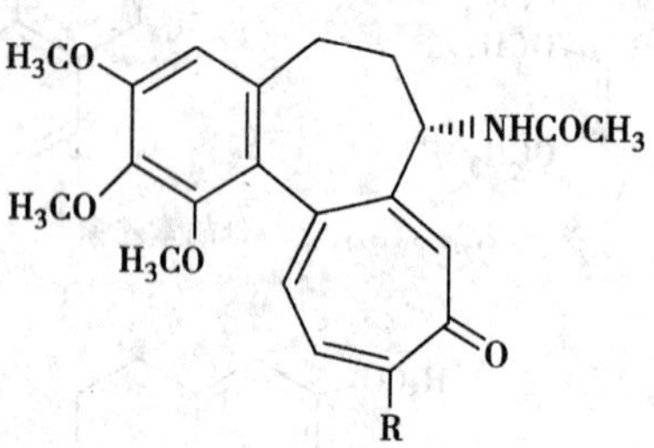

秋水仙碱(R=OCH₃)
秋裂碱胺(R=NH₂)

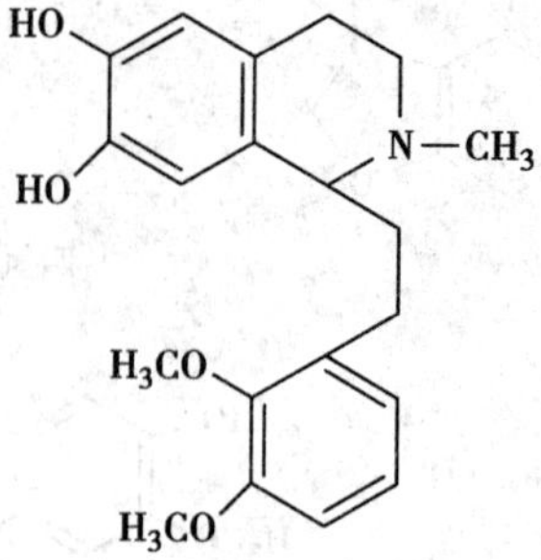

奥特那明

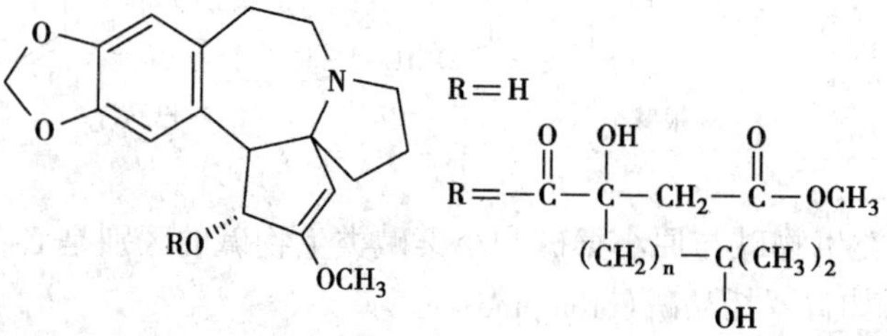

R=H   三尖杉碱
三尖杉酯碱 (n=2)
高三尖杉酯碱 (n=3)

六、吲哚类生物碱

此类生物碱是数量最多的一类生物碱,约占已知生物碱的 1/4,主要分为四大类:简单吲哚类、β-卡波林类、半萜吲哚类和单萜吲哚类生物碱。

(一) 简单吲哚类生物碱

该类生物碱结构中除了吲哚母核,没有其他杂环结构。分布于 25 科植物中,主要分布在豆科和禾本科植物中。如相思豆碱(abrine)、靛青苷(indican)等。

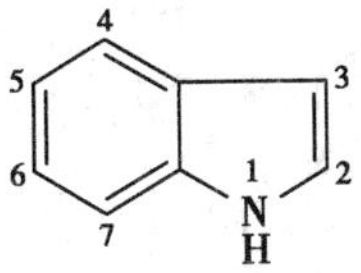

吲哚 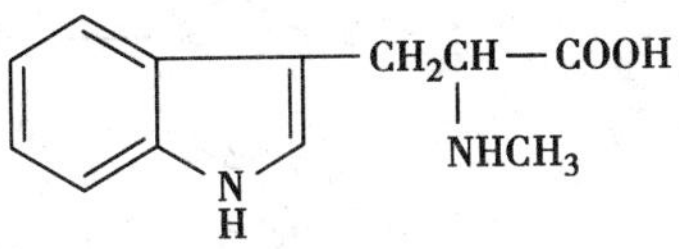   相思豆碱 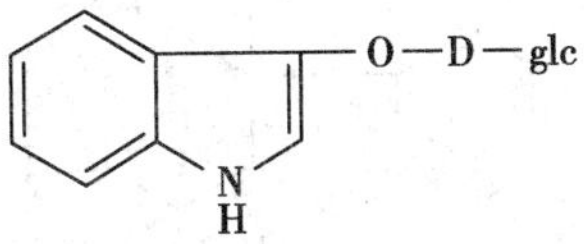   靛青苷

(二) β-卡波林类生物碱

卡波林类生物碱可以看作是吡啶并吲哚类生物碱,按照环合方式不同,分为 α、β、γ、δ-卡波林类生物碱。其中 β-卡波林类生物碱在自然界分布最广,数量最多,研究最为深入。广泛分布在植物界 27 个科,在海洋生物中也有分布。代表化合物如骆驼蓬碱(harmaline)、去氢骆驼蓬碱(harmine)、降哈尔满(norharman)。

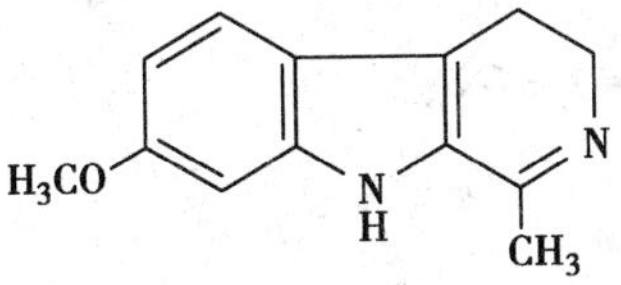

骆驼蓬碱 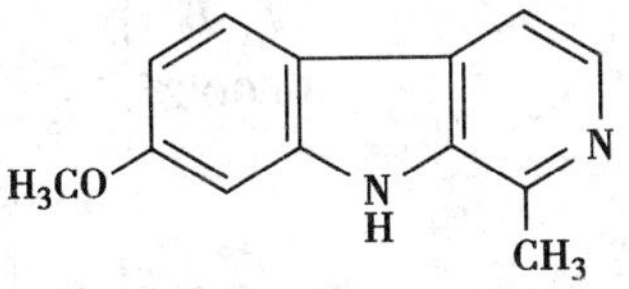   去氢骆驼蓬碱 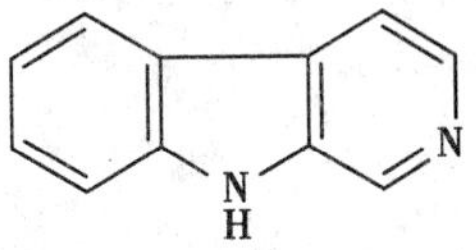   降哈尔满

(三) 半萜吲哚类生物碱

此类生物碱又称为麦角碱类生物碱,分子中含有一个四环的麦角碱核体系,主要分布于麦角菌类。代表性化合物如麦角新碱(ergometrine)和麦角胺(ergotamine)等。

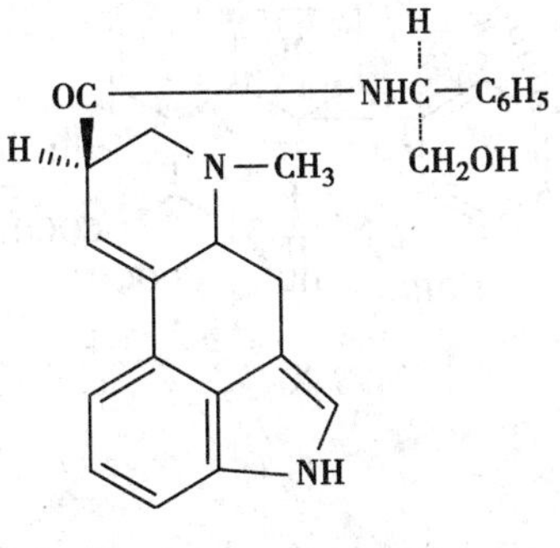

麦角新碱 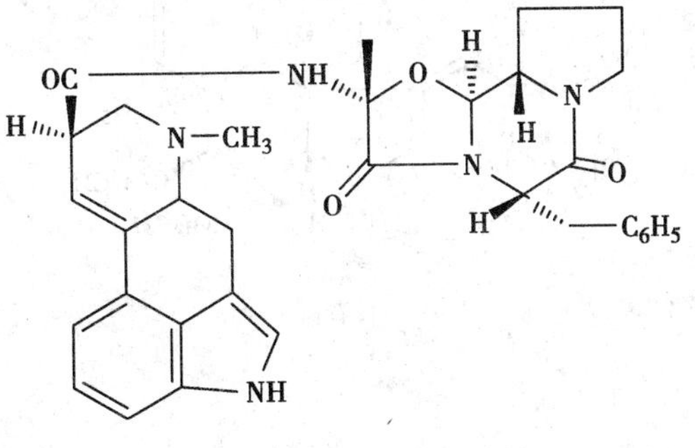   麦角胺

(四) 单萜吲哚类生物碱

此类生物碱是数目较多的吲哚类生物碱,已经超过 1100 多个。该类生物碱的结构特点是分子中具有吲哚核和 C-9 或 C-10 的裂环番木鳖萜及其衍生物的结构单元,主要分为单萜吲哚类生物碱和双吲哚类生物碱。单萜吲哚类生物碱的代表化合物如士的宁(strychnine)、利血平(reserpine)和长春胺(vincamine)等。双吲哚类生物碱由不同单萜吲哚类生物碱经分子间缩合而成,代表化合物如抗肿瘤药物长春碱(vinblastine, VLB)和长春新碱(vincristine, VCR)。

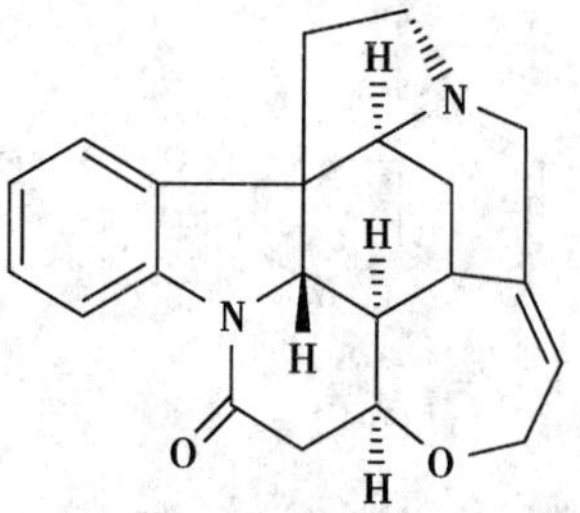

士的宁

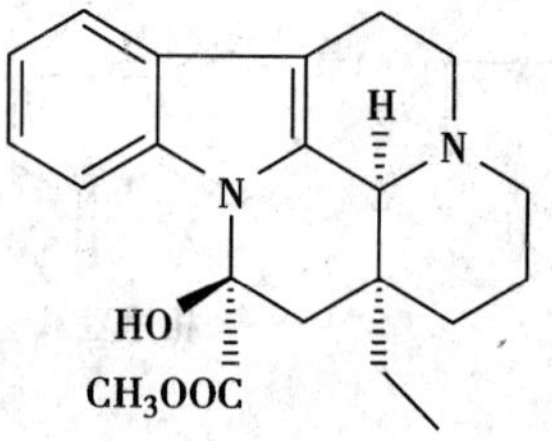

长春胺

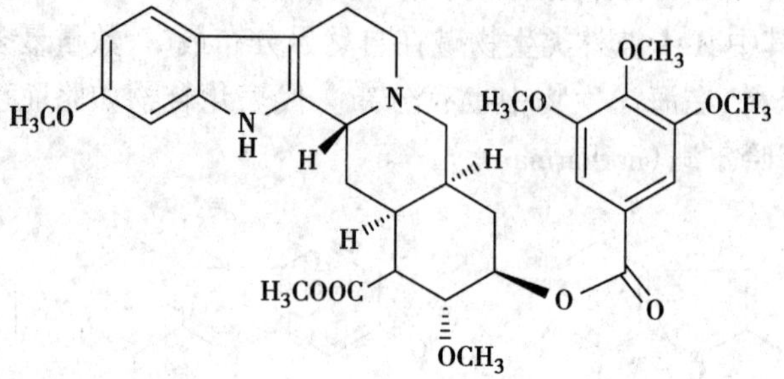

利血平

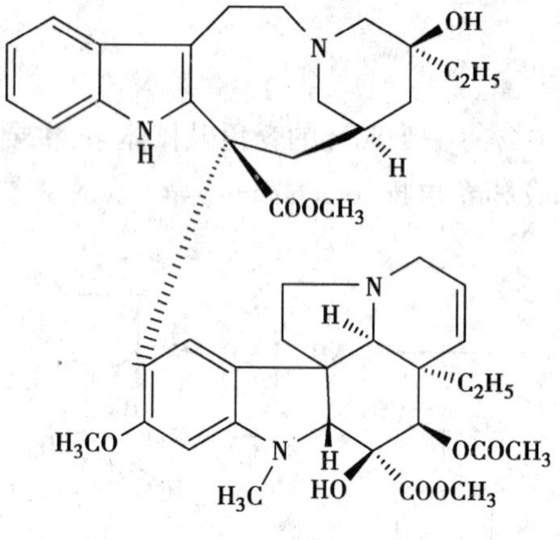

长春碱

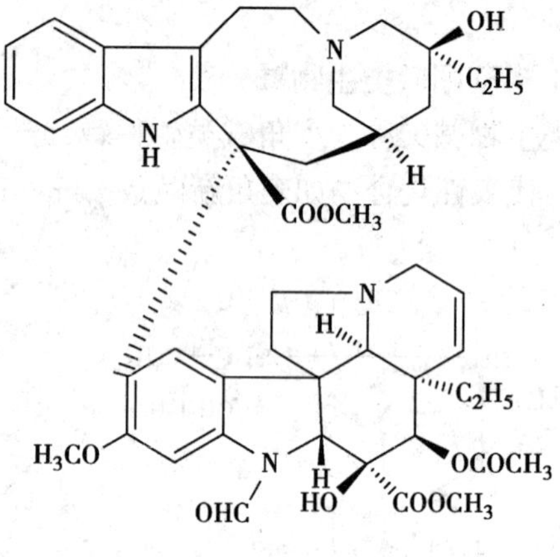

长春新碱

七、嘌呤类生物碱

这类生物碱结构中含有嘌呤母核，即咪唑环和嘧啶环稠和而成的杂环，嘌呤环共有4个氮原子，编号比较特殊。它们存在于我们日常很多食品(如香菇、茶叶及可可豆)中，代表性化合物如香菇嘌呤(eritadenine)、茶叶碱(theophylline)、咖啡因(caffeine)、可可碱(theobromine)等。

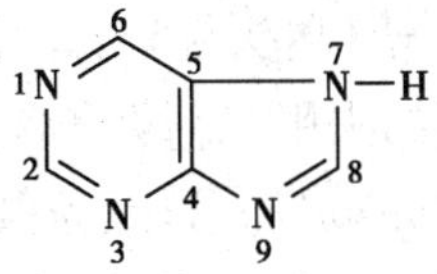

嘌呤

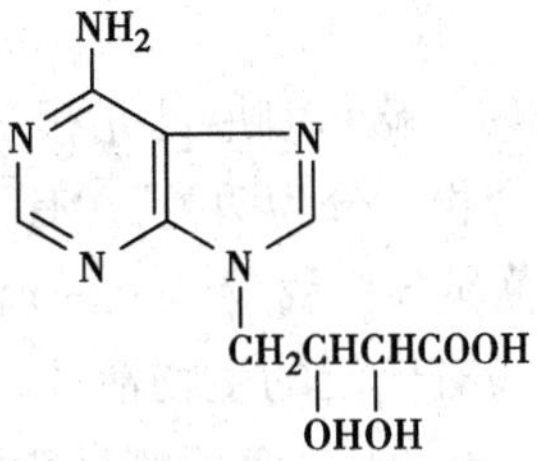

香菇嘌呤

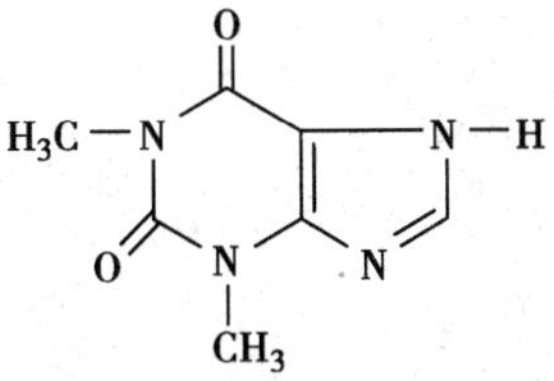

茶叶碱

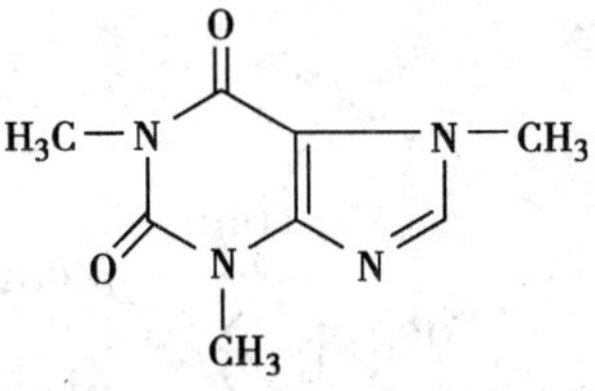

咖啡因

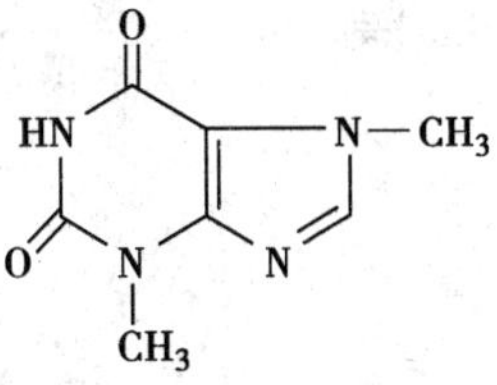

可可碱

八、萜类生物碱

此类生物碱结构中氮原子在萜的环状结构中或在萜结构的侧链上,以前者常见,主要分为单萜类生物碱、倍半萜类生物碱、二萜生物碱和三萜生物碱。

(一)单萜类生物碱

该类生物碱主要包括由环烯醚萜衍生的生物碱。多分布于龙胆科、猕猴桃科及玄参科等,常与单萜吲哚类生物碱共存。代表化合物如抗炎镇痛的龙胆碱(gentianine)、降压作用的猕猴桃碱(actinidine)和治疗糖尿病的黄钟花碱(tecomanine)等。

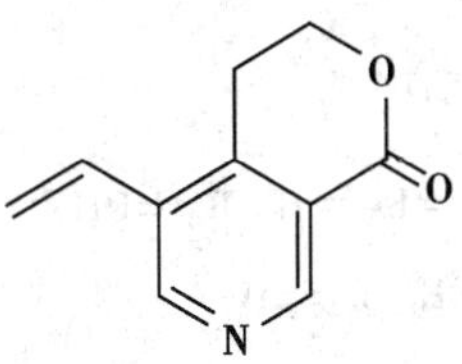

龙胆碱

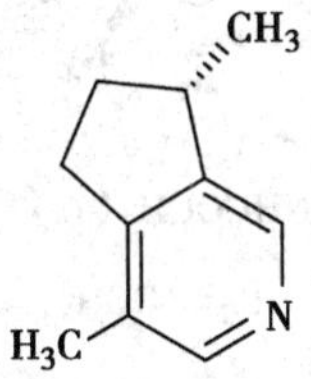

猕猴桃碱

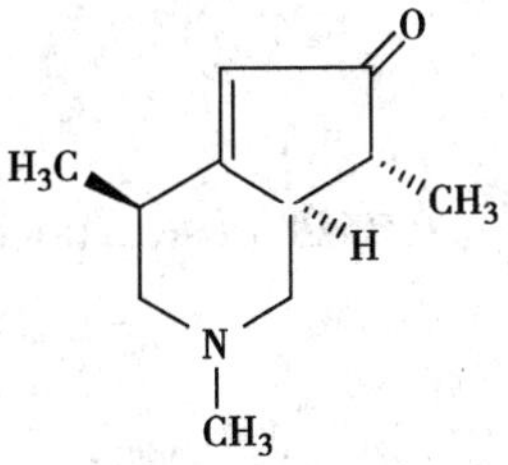

黄钟花碱

(二)倍半萜类生物碱

该类生物碱具有倍半萜骨架,在植物界分别范围较狭窄,主要分布于兰科石斛属(*Dendrobium*)和睡莲科萍蓬草属(*Nuphar*)植物中。代表化合物如石斛碱(dendrobine)和萍蓬定(nupharidine)等。

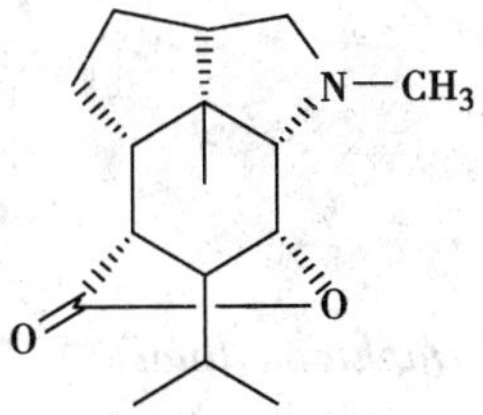

石斛碱

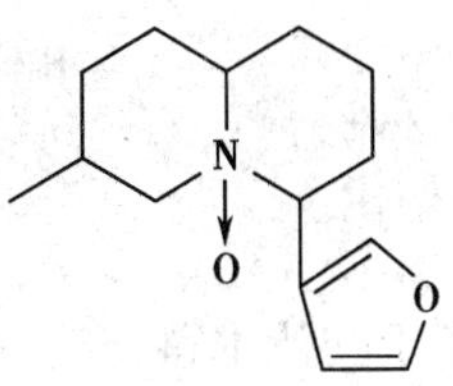

萍蓬定

(三) 二萜生物碱

该类生物碱是四环二萜(对映-贝壳杉烷)或五环二萜(乌头烷)分子中具有 β-氨基乙醇、甲胺或乙胺的杂环化合物。分为两类：含有 19 个碳原子的去甲二萜类和含有 20 个碳原子的二萜类。主要分布于毛茛科乌头属(*Aconitum*)和翠雀属(*Delphinium*)以及蔷薇科绣线菊属(*Spirea*)植物中。二萜生物碱具有广泛的生物活性,尤其在抗炎、镇痛、祛风湿、活血等方面作用显著。代表化合物如乌头碱(aconitine)、3-乙酰乌头碱(3-acetylaconitine)、粗茎乌碱甲(crassicauline A)、高乌碱甲(lappaconitine A)、牛扁碱(lycoctonine)、阿替生(atisine)、维特钦(veatchine)、关附甲素(acehytisine)等。

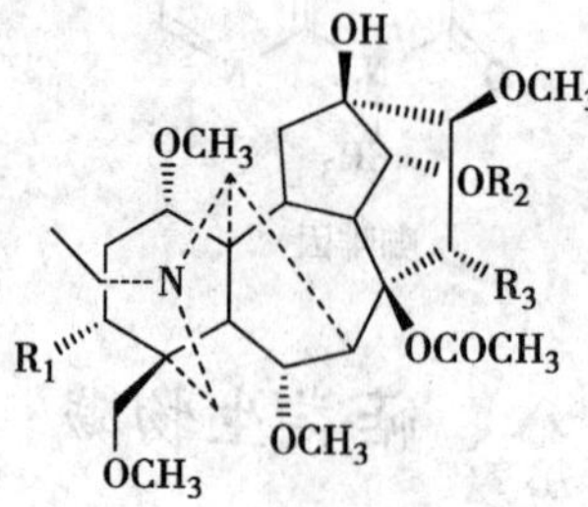

乌头碱	$R_1 = R_3 = OH$	$R_2 = Bz$	
3-乙酰乌头碱	$R_1 = OAc$	$R_2 = Bz$	$R_3 = OH$
粗茎乌碱甲	$R_1 = R_3 = H$	$R_2 = OCC_6H_4\text{-}OCH_3(p)$	

| 高乌碱甲 | $R_1 = OOCC_6H_4NHCOCH_3(O)$ | $R_2 = R_3 = H$ | $R_4 = OH$ |
| 牛扁碱 | $R_1 = CH_2OH$ | $R_2 = OCH_3$ | $R_3 = OH$ | $R_4 = H$ |

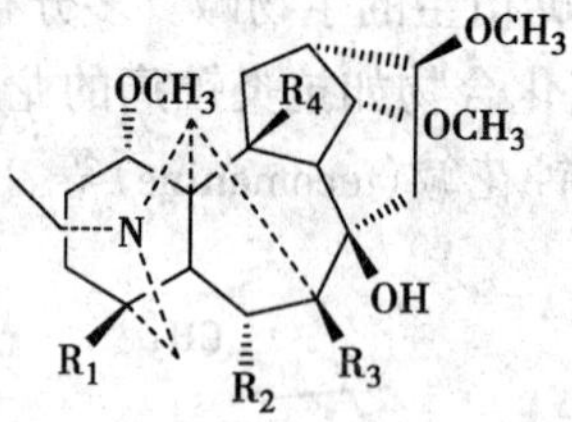

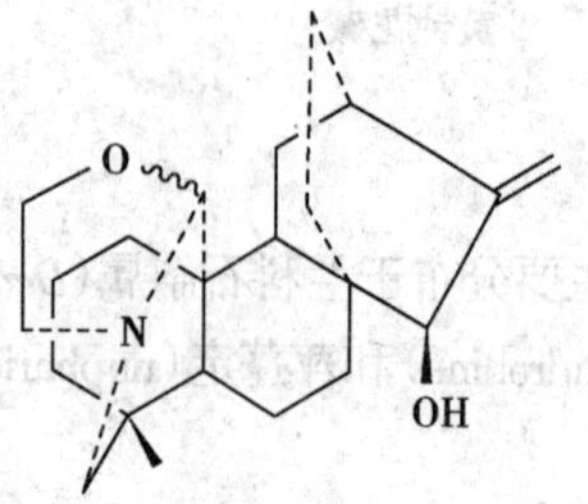

阿替生 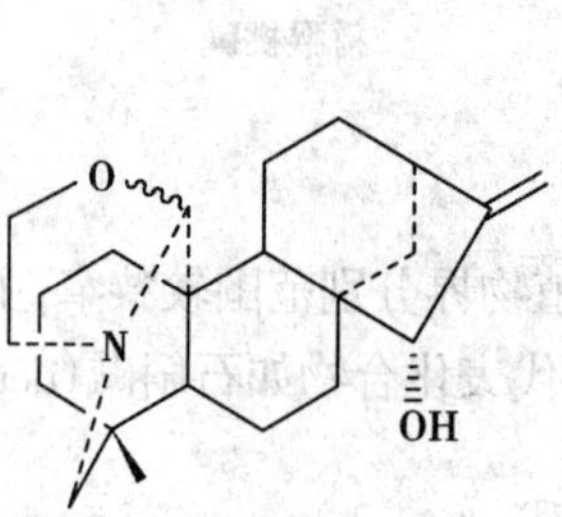   维特钦 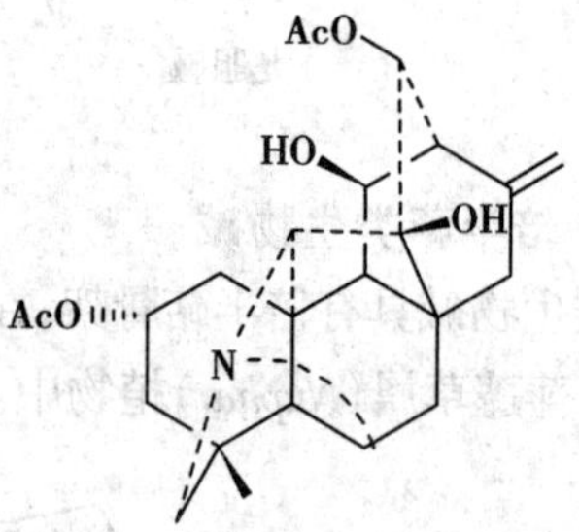   关附甲素

(四) 三萜生物碱

该类生物碱主要分布于交让木科交让木属(*Daphniphyllum*)植物中,代表化合物如交让木碱(daphniphylline)等。

284

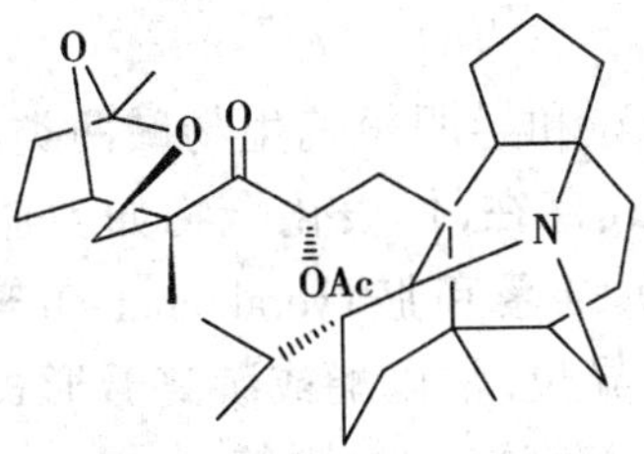

交让木碱

九、甾体生物碱

甾体生物碱是天然甾体的含氮衍生物,与萜类生物碱统称为伪生物碱。根据甾体的骨架分为孕甾烷(C_{21})生物碱、环孕甾烷(C_{24})生物碱和胆甾烷(C_{27})生物碱。

(一)孕甾烷(C_{21})生物碱

该类生物碱主要分布于夹竹桃科,少数在黄杨木科植物中,代表化合物如具有降压作用的康斯生(conssine)和具有神经剧毒作用的箭毒蛙毒素(batrachotoxinin)等。

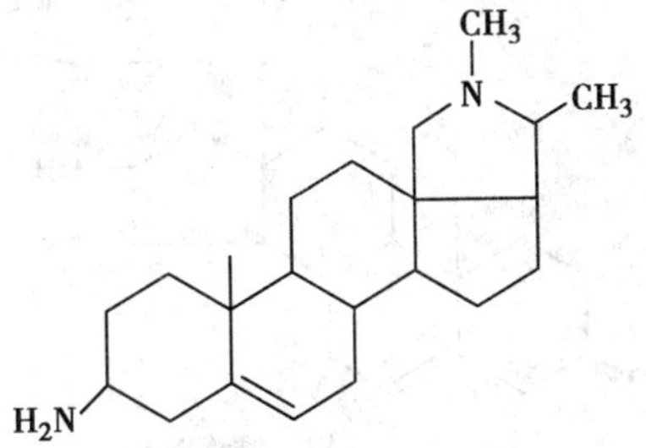

康斯生

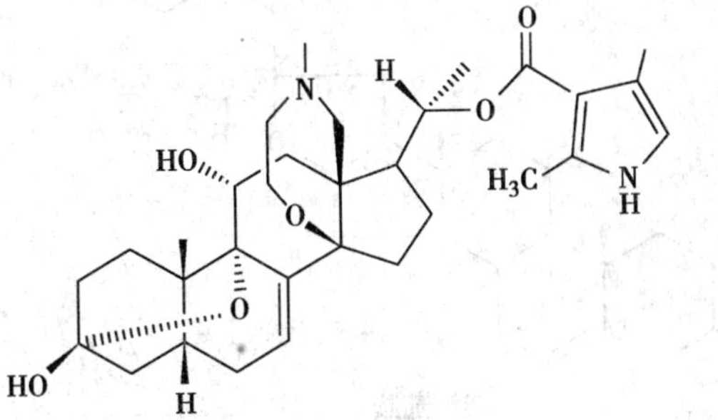

箭毒蛙毒素

(二)环孕甾烷(C_{24})生物碱

该类生物碱具有 19- 环 -4,4,14α- 三甲基孕甾烷型结构,一般母核具有 24 个碳原子。仅分布于黄杨木科植物中。代表化合物如环氧黄杨木己碱(cycloxobuxidine-F)、黄杨碱 E(buxamine E)等。

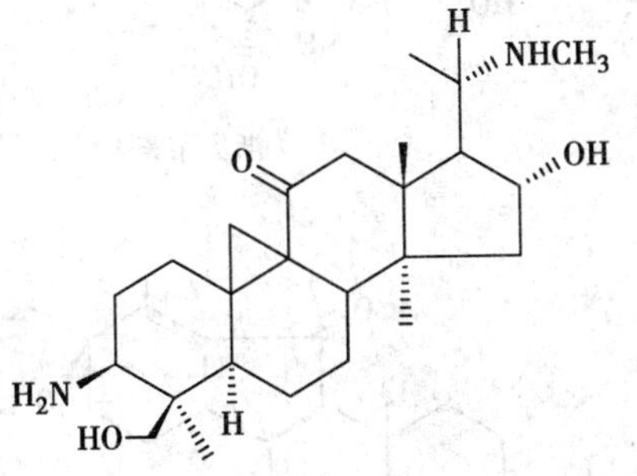

环氧黄杨木己碱

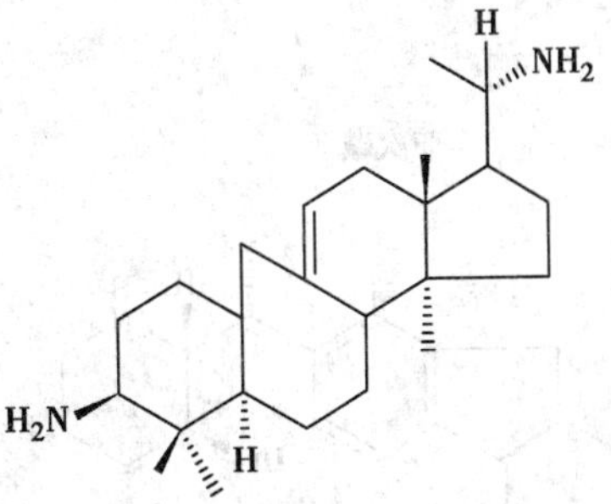

黄杨碱E

(三)胆甾烷(C27)生物碱

该类生物碱分为胆甾烷生物碱和异胆甾烷生物碱两类。前者主要是天然胆甾醇为母体氨基化的衍生物,多以苷的形式存在,代表化合物如辣茄碱(solanocapsine)、圆锥茄次碱(jurubidine)、澳洲茄胺(solasodine)、维藜芦胺(veralkamine)、茄次碱(solanidine)等。后者与前者的根本区别在于 C 环和 D 环异位,常以酯或游离碱形式存在,代表化合物如浙贝甲素(verticine)、藜芦胺(veratramine)、介藜芦碱(jervine)等。

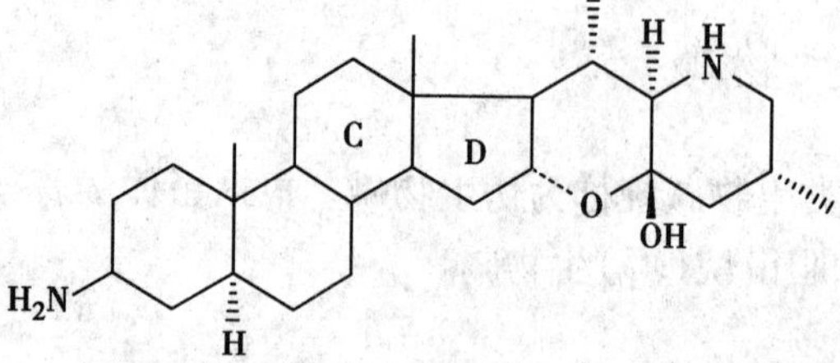

辣茄碱

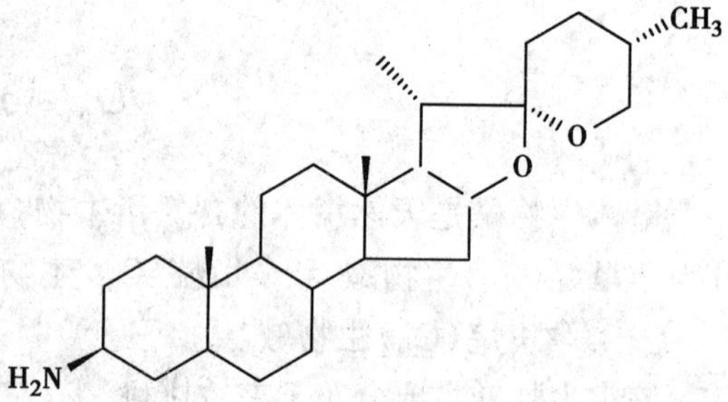

圆锥茄次碱

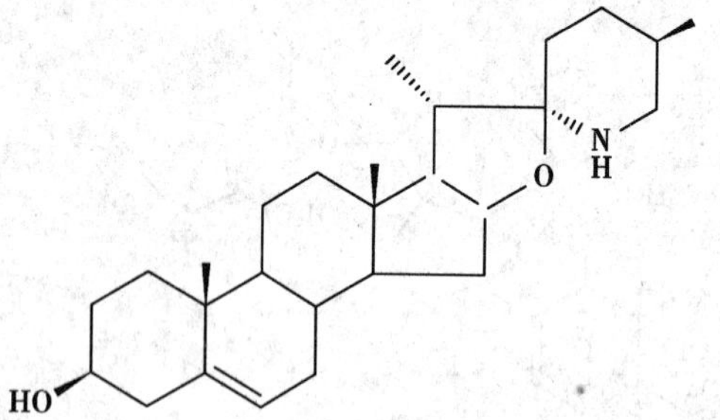

澳洲茄胺

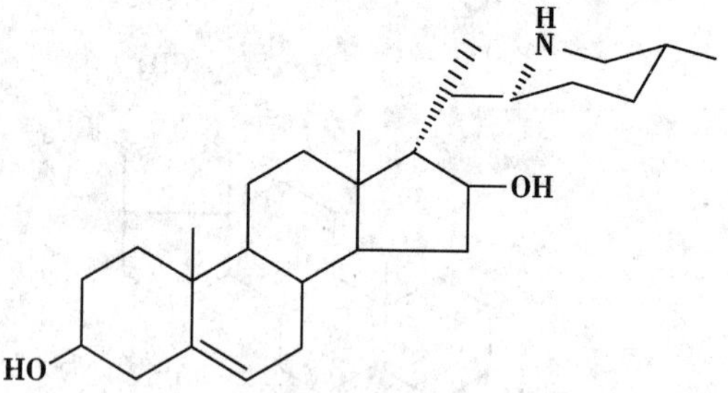

维藜芦胺

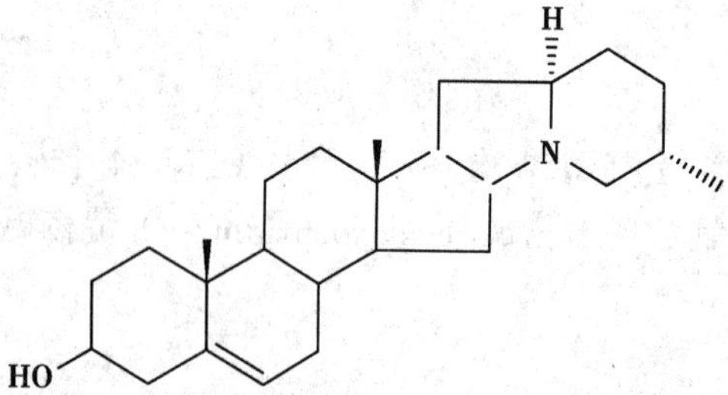

茄次碱

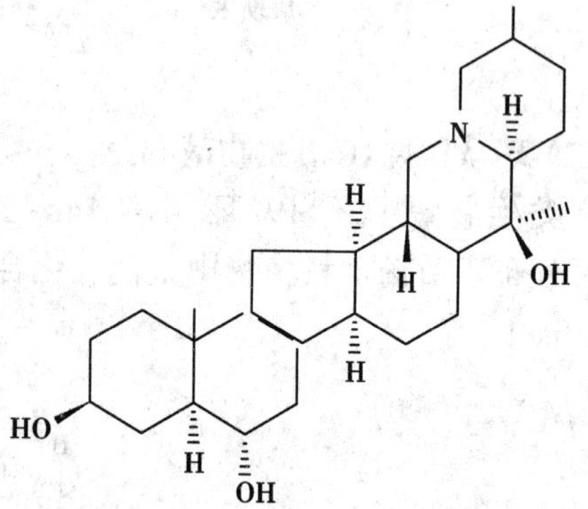

浙贝甲素

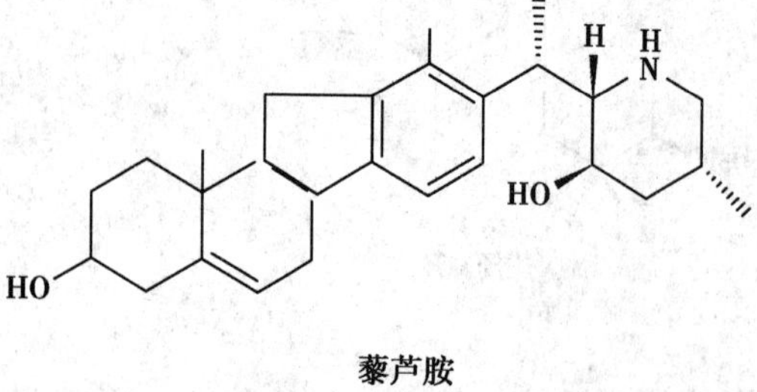

藜芦胺

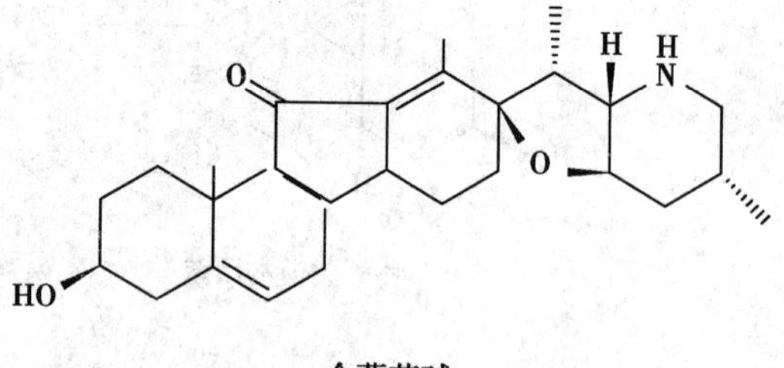

介藜芦碱

十、有机胺类生物碱

有机胺类生物碱是指氮原子不结合在环内的一类生物碱。该类生物碱的骨架结构如下图所示。代表性化合物如麻黄碱(ephedrine),其左旋结构具有平喘作用,其差向异构体为伪麻黄碱(pseudoephedrine)等。

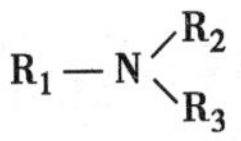

基本骨架 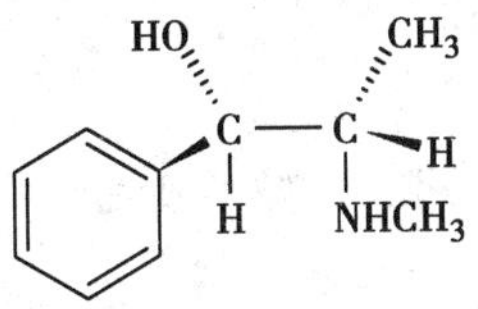　　　　*l*-麻黄碱(1*R*,2*S*) 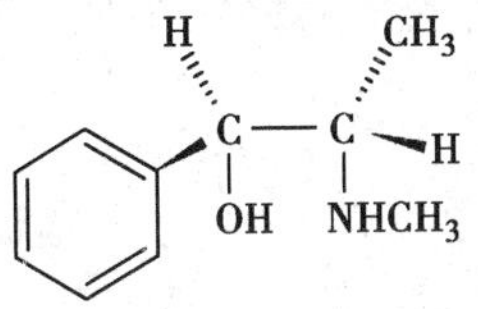　　　　*d*-伪麻黄碱(1*S*,2*S*)

第三节　生物碱的理化性质

一、性　　状

生物碱类化合物绝大多数含有 C、H、O、N 元素,极少数分子还含有 Cl、S 等元素。大多数生物碱为结晶形固体,少数为无定形粉末,个别生物碱为液态。固体生物碱多数具有确定的熔点,极个别有双熔点如防己诺林碱(fangchinoline)、浙贝乙素(verticinone)等;有的生物碱具有升华性,如咖啡因(caffeine)等;有的生物碱为液态,液态生物碱分子中一般不含有氧原子如烟碱(nicotine)、毒芹碱(coniine)或氧原子以酯键形式存在如槟榔碱(arecoline)等,液体生物碱(除槟榔碱外)以及某些生物碱如麻黄碱(ephedrine)等,常压下可以随水蒸气蒸馏而逸出。

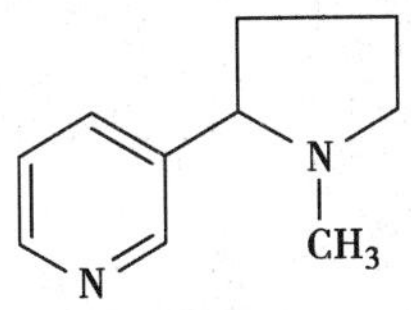

烟碱 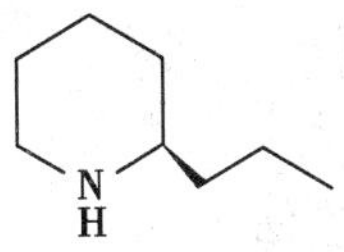　　　　　　毒芹碱 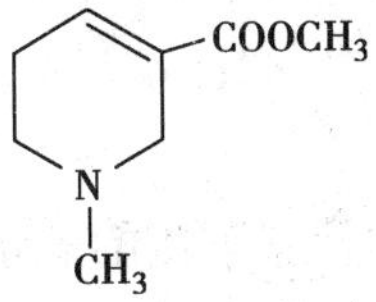　　　　　　槟榔碱

生物碱多数具有苦味,有些味极苦,如盐酸小檗碱(berberine);有些具有辣味,如胡椒碱(piperine);有些具有甜味如甜菜碱(betaine)。

绝大多数生物碱为无色,少数生物碱分子结构中具有共轭体系,尤其具有较长共轭体系并有助色团等功能基时,在可见光下呈现出各种颜色,如小檗碱(黄色)、小檗红碱(红色)、尼泊尔碱(宝石红色)、南天竹灵(深蓝色)、甜菜花色苷碱(红至紫色)等。有的生物碱是无色结晶,成盐后为有色结晶,如血根碱(红色)和白屈菜红碱(黄色或金黄色)。

二、旋　光　性

具有手性碳原子或本身为手性分子的生物碱,都具有旋光性,大多数为左旋光性。生物碱的旋光性除了受手性碳原子的构型影响外，还易受 pH、溶剂和生物碱存在形式等因素影响。如烟碱在中性条件下呈左旋光性，在酸性条件下呈右旋光性。麻黄碱在三氯甲烷溶液中呈左旋光性，在水溶液中则为右旋光性。游离吐根碱在三氯甲烷中为左旋光性，其盐酸盐则为右旋光性。

生物碱的生物活性与旋光性密切相关。通常左旋光体的生物活性强于右旋光体，如左旋莨菪碱的散瞳作用大于右旋莨菪碱的 100 倍。但也有少数生物碱的右旋体生理活性强于左旋体，如右旋古柯碱的局部麻醉作用强于左旋古柯碱。

三、溶 解 性

生物碱按其溶解性可分为脂溶性生物碱和水溶性生物碱。

脂溶性生物碱主要包括大多数叔胺碱和仲胺碱，易溶于亲脂性有机溶剂，如乙醚和苯，特别易溶于三氯甲烷等。可溶于甲醇、乙醇、丙酮，溶于酸水，不溶或难溶于水或碱水。而其生物碱盐一般易溶于水，可溶于甲醇、乙醇，难溶于亲脂性有机溶剂。由于酸的种类不同，所形成的生物碱盐的溶解度也有差异。通常情况下，生物碱的无机酸盐水溶性大于有机酸盐，特别是含氧酸盐（如硫酸盐、磷酸盐）在水中溶解度大于卤代酸盐（如盐酸盐）。小分子有机酸盐（如乙酸盐）水溶性大于大分子有机酸盐。

水溶性生物碱主要指季胺型生物碱和某些 N-氧化合物的生物碱（如氧化苦参碱），可溶于水、甲醇、乙醇，而难溶于亲脂性有机溶剂。某些生物碱（如麻黄碱、氧化苦参碱和烟碱）因分子较小，或有配位键，或为液体等，既可溶于水，又可溶于有机溶剂。

生物碱分子中具有酚羟基或羧基等酸性基团，称为两性生物碱。这类生物碱既可溶于酸水，又可溶于碱水溶液中，但在 pH 为 8~9 时溶解性最差，易产生沉淀。具有内酯结构或内酰胺结构的生物碱，易溶于热 NaOH 溶液，此时其内酯结构可开环形成羧酸盐而溶于水。

四、碱   性

（一）碱性的产生及其强度的表示方法

生物碱分子中的氮原子具有孤电子对，能给出电子或接受质子而显碱性。

$$\geq N\text{:} + H^+ = \left[\geq N\text{:} H\right]^+$$

生物碱   生物碱盐

生物碱的碱性强度可用酸式解离常数 pK_a 和碱式解离常数 pK_b 表示。它们之间的关系是：

$$pK_a = pK_w - pK_b = 14 - pK_b$$

其中，pK_w 为水的解离常数。pK_a 越大，碱性越强。可根据 pK_a 值将生物碱分为：极弱碱性生物碱（$pK_a < 2$），弱碱性生物碱（$pK_a = 2~7$），中强碱性生物碱（$pK_a = 7~11$）和强碱性生物碱（$pK_a > 11$）。生物碱结构中的碱性基团的 pK_a 值大小顺序一般是：胍基 > 季铵碱 > N-烷杂环 > 脂肪胺 > 芳胺 ≈ N-芳杂环 > 酰胺基 ≈ 吡咯。

（二）碱性强弱与分子结构的关系

生物碱的碱性强弱和氮原子的杂化方式、诱导效应、共轭效应、空间效应以及分子内氢键形成等因素有关。

1. **氮原子的杂化方式** 生物碱分子中氮原子上孤电子对的杂化方式有三种形式:即 sp^3、sp^2 和 sp。在这三种杂化方式中,生物碱碱性强度随杂化度升高而增强,即 $sp^3 > sp^2 > sp$。

sp^3	>	sp^2	>	sp
$\geqslant$N		—N=C		N≡C
pK_a 10		5~6		0~1

如异喹啉(sp^2,$pK_a=5.4$)氢化成四氢异喹啉(sp^3,$pK_a=9.5$)后,碱性增强,而腈类 RC≡N 分子中氮原子(sp 杂化)则呈中性。季胺碱如小檗碱($pK_a=11.5$)因羟基以负离子形式存在而呈强碱性。

2. **诱导效应** 如果生物碱分子结构中氮原子附近存在供电基团(如烷基),能使氮原子电子云密度增加,而使其碱性增强。如碱性由弱到强是氨<伯胺<仲胺,但是叔胺碱性弱于仲胺,其原因是叔胺结构中的三个甲基阻碍了氮原子接受质子的能力,因而使其碱性降低。

	NH_3	$H_3C—NH_2$	$H_3C—NH—CH_3$	$H_3C—\overset{\underset{\displaystyle |}{CH_3}}{N}—CH_3$
	氨	伯胺	仲胺	叔胺
pK_a	9.75	10.64	10.70	9.74

如果生物碱分子结构中氮原子附近存在吸电子基团(如苄基、羰基、酯基、醚基、羟基、双键等),能使氮原子电子云密度降低,而使其碱性减弱,如去甲麻黄碱的碱性小于苯异丙胺,而二氢石蒜碱的碱性大于石蒜碱。

去甲麻黄碱
$pK_a=9.0$

苯异丙胺
$pK_a=9.8$

二氢石蒜碱
$pK_a=8.4$

石蒜碱
$pK_a=6.4$

3. **共轭效应** 若生物碱分子中氮原子孤电子对处于 p-π 共轭体系时,可使其碱性减弱。如苯胺氮原子上孤电子对与苯环 π- 电子形成 p-π 共轭体系,而使碱性比环己胺弱得多。如毒扁豆碱(physostigmine)分子中,N_1 氮原子由于与苯环形成 p-π 共轭体系,碱性很弱,pK_a 仅为 1.76,而 N_2 氮原子未处于 p-π 共轭体系中,pK_a 为 7.88,二者相差悬殊。

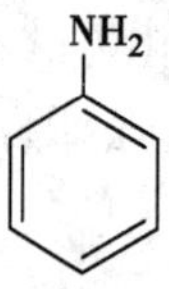

苯胺
$pK_a=4.58$

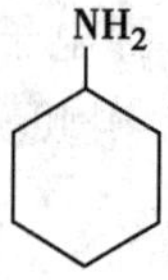

环己胺
$pK_a=10.14$

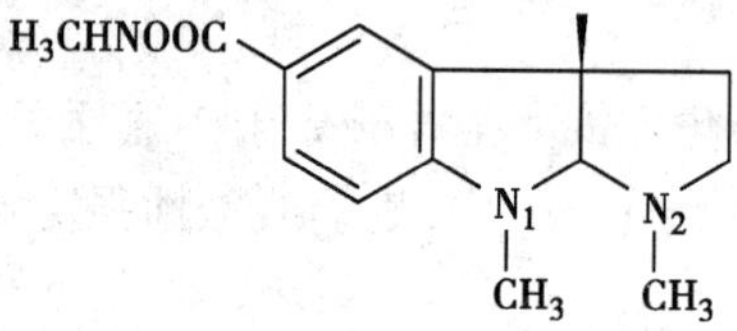

毒扁豆碱
$pK_{a1}=1.76$
$pK_{a2}=7.88$

若氮原子处于酰胺结构中,其孤电子对与羰基的 π- 电子形成 p-π 共轭,碱性很弱,如胡椒碱(piperine)、秋水仙碱(colchicine)和咖啡因(caffeine)。

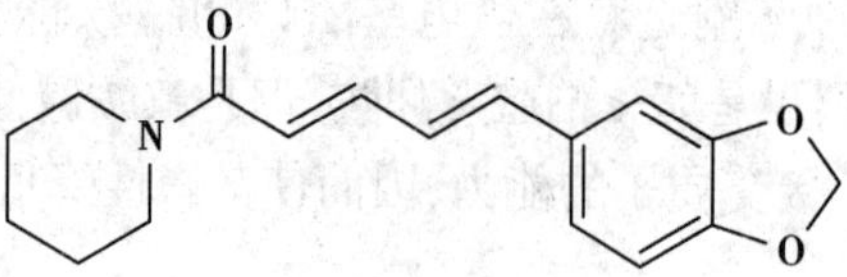

胡椒碱
$pK_a=1.42$

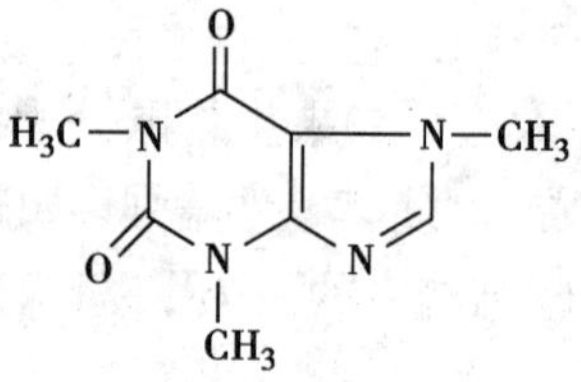

咖啡因
$pK_a=1.22$

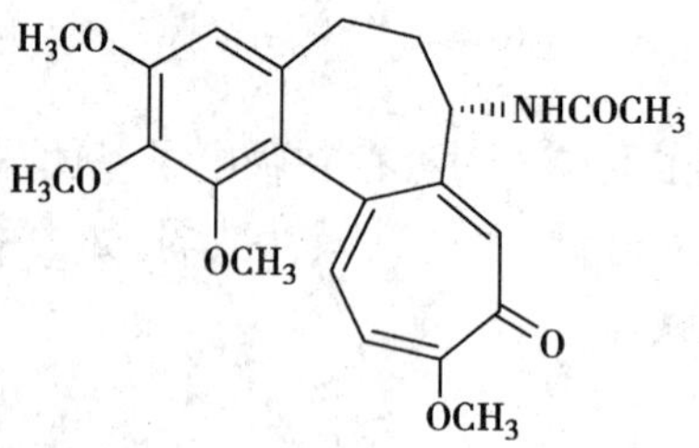

秋水仙碱
$pK_a=1.84$

不是所有的 p-π 共轭效应都使生物碱碱性减弱。当氮原子上孤电子对与供电子基发生共轭时,可使生物碱的碱性增强。如含胍基($pK_a=13.6$)的生物碱多数呈强碱性,因为胍基接受质子后形成铵离子,具有较高的稳定性,而呈强碱性。

4. 空间效应 虽然质子的体积较小,但是生物碱中的氮原子质子化时,仍受到空间效应的影响,使其碱性增强或减弱。如东莨菪碱(scopolamine)分子结构中,氮原子附近的环氧结构形成空间位阻,使其碱性弱于莨菪碱(hyoscyamine)。

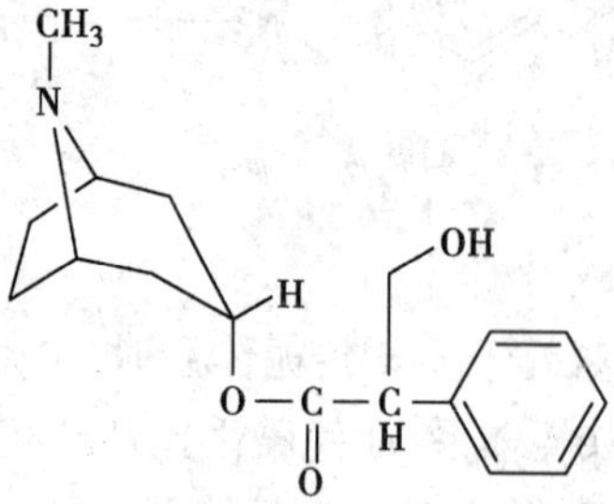

莨菪碱
$pK_a=9.65$

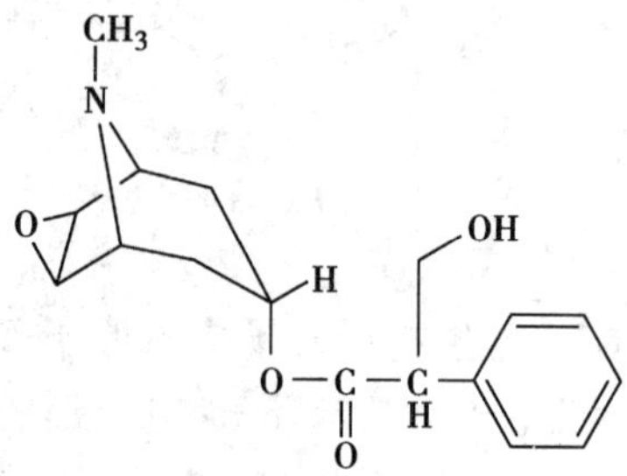

东莨菪碱
$pK_a=7.50$

5. 分子内氢键形成 生物碱氮原子孤电子对接受质子形成共轭酸,如在其附近存在羟基、羰基等取代基团时,有利于和生物碱共轭酸分子中的质子形成氢键缔合,从而增加了共轭酸的稳定性,使其碱性增强。例如,10-羟基二氢去氧可待因有顺反两种异构体,顺式羟基与共轭酸形成分子内氢键缔合强于反式,因此顺式碱性大于反式。

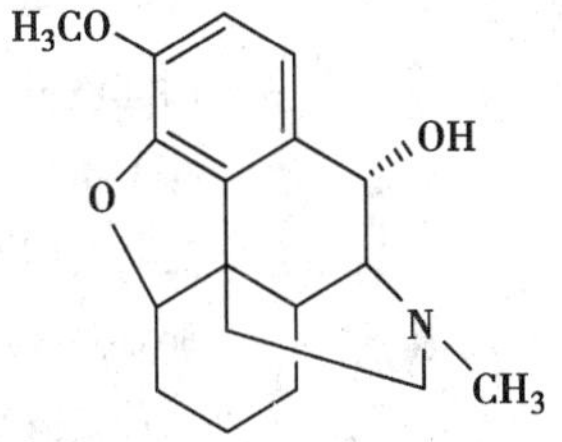

反式10-羟基二氢去氧可待因
pK_a=7.71

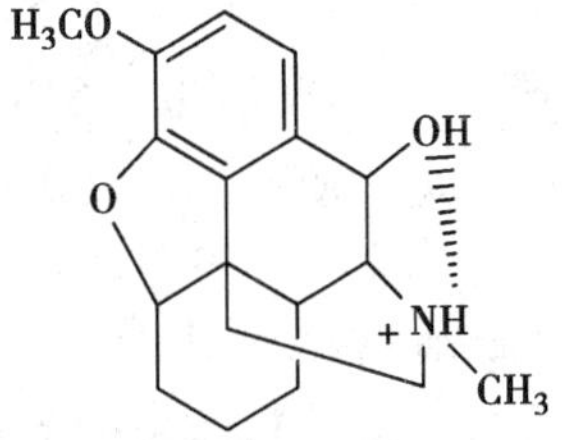

顺式10-羟基二氢去氧可待因
pK_a=9.41

又如和钩藤碱(rhynchophylline)盐的质子化氮上氢可与酮基形成分子内氢键,使其更稳定,碱性相对较强;而异和钩藤碱(isorhynchophylline)的盐没有形成类似的氢键,碱性相对较弱。

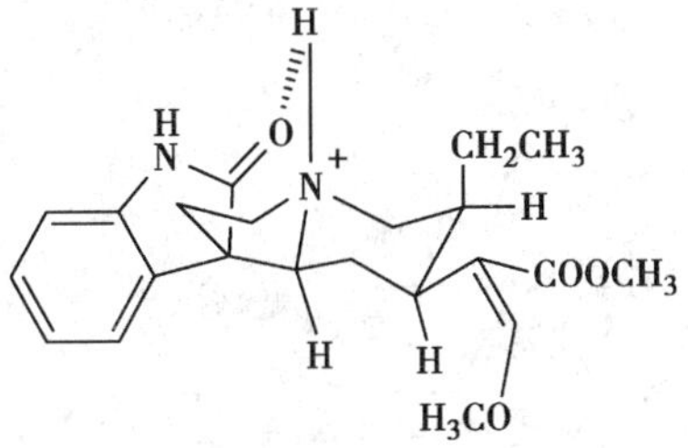

和钩藤碱
pK_a=6.32

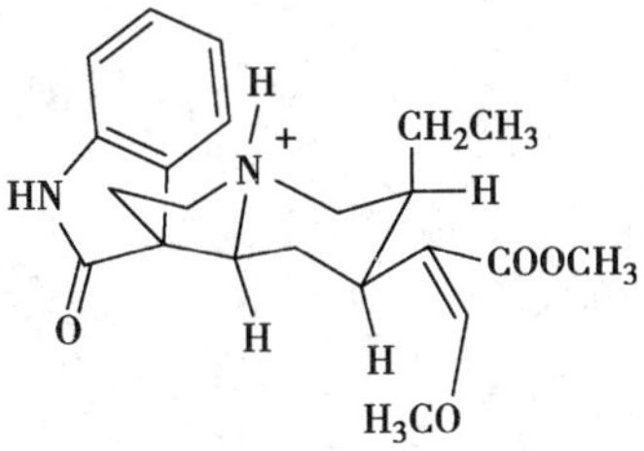

异和钩藤碱
pK_a=5.20

在比较生物碱碱性强弱时,对于具体化合物,要综合考虑上述几种影响碱性强度的因素,往往是多因素协同作用。一般来说,当空间效应和诱导效应共存时,前者影响较大;当诱导效应和共轭效应共存时,共轭效应居于主导地位。此外,溶剂、温度等外界因素对生物碱的碱性也有一定的影响。

五、沉 淀 反 应

大多数生物碱在酸性条件下,能与某些试剂反应生成不溶性复盐或络合物沉淀等,这种反应称为生物碱沉淀反应,这些试剂被称为生物碱沉淀试剂。利用生物碱沉淀反应可预示生物碱的存在,检查提取分离是否完全,也可用于生物碱的精制和鉴定。

生物碱沉淀反应要在酸性水溶液或稀醇溶液中进行,因为生物碱和生物碱沉淀试剂均可在此条件下溶解,使反应易于进行;同时反应物为沉淀易于结果判断。因沉淀试剂对各种生物碱的灵敏度不同,鉴别时每种生物碱需选用三种以上沉淀试剂,结果均呈阳性或阴性方有可信性;另外,直接中药酸提取液进行沉淀反应,需要对提取液进行净化处理,排除氨基酸、蛋白质、多糖、鞣质等干扰,才可判定生物碱的存在。有少数生物碱与某些沉淀试剂并不能产生沉淀,如麻黄碱,因此在下结论时要慎重。

生物碱沉淀试剂的种类很多,常用的有以下几种(见表9-1):

表 9-1　常用的生物碱沉淀试剂

种类	试剂	组成	反应结果
金属盐类	碘 - 碘化钾(Wagner 试剂)	$KI - I_2$	红棕色无定形沉淀
	碘化铋钾(Dragendoff 试剂)	$BiI_3 \cdot KI$	橘红色至黄色无定形沉淀
	碘化汞钾(Mayer 试剂)	$HgI_2 \cdot 2KI$	类白色沉淀,若加过量试剂,沉淀又被溶解
	雷氏铵盐硫氰酸铬铵试剂	$NH_4^+ \left[Cr(NH_3)_2(SCN)_4 \right]^-$	难溶性紫红色复盐
重金属盐类	氯化铂(10%,Platinic chloride)	H_2PtCl_6	白色晶形沉淀
	氯化金(3%,Auric chloride)	$HAuCl_4$	黄色晶形沉淀
大分子酸类	苦味酸(Hager 试剂)	(三硝基苯酚结构)	晶形沉淀,必需在中性溶液中反应
	三硝基间苯二酚	(三硝基间苯二酚结构)	黄色晶形沉淀
	苦酮酸	(苦酮酸结构)	黄色结晶
	硅钨酸(Bertrand 试剂)	$SiO_2 \cdot 12WO_3 \cdot nH_2O$	淡黄色或灰白色无定形沉淀
	磷钼酸(Sonnen schein 试剂)	$H_3PO_4 \cdot 12MoO_3$	白色至黄褐色无定形沉淀,加氨水转变成蓝色
	磷钨酸(Scheibler 试剂)	$H_3PO_4 \cdot 12WO_3$	白色至褐色无定形沉淀

第四节　生物碱的提取与分离

一、生物碱的提取

　　在生物体中生物碱大多与有机酸结合成盐的形式存在,但也有个别生物碱是与无机酸结合成盐;少数生物碱因碱性很弱而以游离状态存在,或与糖结合成苷的形式存在。所以从生物体中提取生物碱时,既要考虑生物碱的性质,同时也要考虑到生物碱在生物体中的存在形式,从而更好地选择适宜的提取方法和提取溶剂。除个别具有挥发性的生物碱可用水蒸气蒸馏法进行提取外,一般情况下采用溶剂提取法。

(一) 酸水提取法

　　根据生物碱盐易溶于水,难溶于有机溶剂的性质,将生物体内多种形式的生物碱转变为在水中溶解度较大的盐而被提出。酸水提取法常用 0.5%~1% 的硫酸、盐酸和乙酸等为溶剂,选用浸渍法或渗漉法提取,尽量少用煎煮法,否则由于温度较高时提出得杂质较多,还可避免生物碱的苷类在酸性条件下加热容易水解,使苷键断裂。酸水提取法简单易行,但是其缺点是提取液体积较大,浓缩困难,并且提取出来的水溶液杂质多,回收后处理较麻烦,对于含有大量淀粉或蛋白质的植物不适宜采用此法提取。一般酸水提取后,再采用以下三种方法做进一步处理(图 9-1)。

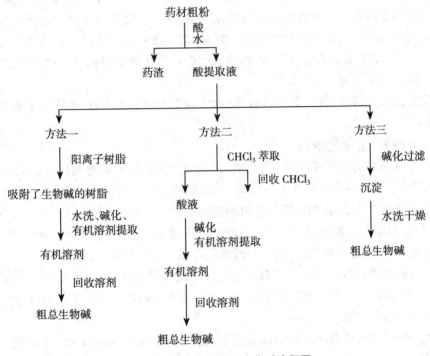

图 9-1　酸水法提取总生物碱流程图

1. 离子交换树脂提取法　生物碱盐在水中可解离出生物碱阳离子,能和阳离子交换树脂发生离子交换反应,而被交换到树脂上。将酸水提取液通过强酸型阳离子交换树脂柱,使酸水中生物碱阳离子与树脂上的阳离子进行交换,而杂质随溶液流出柱;树脂用氨水碱化,使生物碱从树脂上游离出来,再将树脂用有机溶剂洗脱;洗脱液浓缩后即可得到游离的总生物碱。其反应过程如下:

$$R-SO_3^-H^+ + (BH)^+Cl^- \longrightarrow R-SO_3^-(BH)^+ + HCl$$

$$\text{磺酸氢型} \qquad\qquad \text{生物碱盐}$$
$$\text{阳离子交换树脂}$$

$$R-SO_3^-(BH)^+ + NH_3 \cdot H_2O \longrightarrow R-SO_3^-NH_4^+ + B + H_2O$$

离子交换树脂提取法的优点如下:①有机溶剂用量少,离子交换树脂再生后可反复使用;②酸水通过树脂后,生物碱被树脂选择性的吸附而得到浓缩;③所得的总生物碱纯度高。

2. 有机溶剂萃取法　酸水提取液用碱液(氨水或石灰水等)碱化,使生物碱盐转变为生物碱,再用亲脂性有机溶剂(三氯甲烷和乙醚等)萃取,合并萃取液,回收有机溶剂即可得到总生物碱。

3. 沉淀法(酸溶碱沉淀法) 利用游离生物碱难溶于水的性质使其在水中产生沉淀进行提取。例如在蝙蝠葛根茎的酸水提取液中加碳酸钠碱化,水不溶或难溶性生物碱即沉淀析出,可与水溶性生物碱及杂质分离。对于中等极性的生物碱,将酸水提取液碱化后,再利用盐析而沉淀析出进行提取,这种沉淀方法也被称作盐析法。如黄藤 1% 的酸水提取液,碱化至 pH=9,加入 NaCl 使溶液达到饱和,静置,即可析出掌叶防己碱的沉淀。

(二)醇类溶剂提取法

利用生物碱及其盐都能溶于乙醇和甲醇的性质,以醇为溶剂采用浸渍、渗漉或回流提取,提取液回收溶剂后即得粗总生物碱。此法提取液易浓缩,水溶性杂质少(如多糖和蛋白质等),但往往存在其他亲脂性杂质,这时可利用生物碱能溶于酸的性质,将粗总生物碱以 2% 左右稀酸水溶解,滤去不溶于水的亲脂性杂质,再将酸水碱化使生物碱游离,用三氯甲烷等有机溶剂萃取即得较纯的总生物碱。

甲醇的溶解性能好于乙醇,但毒性较大,除实验室和特殊要求外,生产中多数采用乙醇作为生物碱的提取溶剂。

(三)亲脂性有机溶剂提取法

利用大多数游离生物碱都是脂溶性生物碱,故可用亲脂性有机溶剂如三氯甲烷、乙醚等提取;但生物碱一般以盐的形式存在于生物体中,故采用亲脂性有机溶剂提取时,应先将生物碱盐碱化转化为游离生物碱,再用亲脂性有机溶剂提取。

操作如下:药材先用碱水(如石灰乳、碳酸钠或稀氨水)润湿,使生物碱充分游离,再用三氯甲烷、乙醚、甲苯等有机溶剂提取。该法一般采用冷浸法、回流提取法等。

亲脂性有机溶剂提取所得总生物碱一般是含有亲脂性生物碱,不含水溶性生物碱,杂质较少,容易进一步纯化。对于含油脂较多的药材,应先用石油醚等溶剂脱脂后再进行提取。

(四)雷氏铵盐沉淀法

利用生物碱的雷氏铵盐沉淀试剂而沉淀生物碱,多用于水溶性生物碱,主要用于季铵型生物碱的提取。

操作过程如下:①在含水溶性生物碱的碱性溶液中加盐酸调至 pH=2 左右,使游离生物碱转化为盐酸盐,然后滴加饱和的雷氏铵盐水溶液至不再生成沉淀为止,滤出沉淀,用少量水洗涤 1~2 次,抽干,将沉淀溶于丙酮中;②在丙酮溶液中加入 Ag_2SO_4 饱和水溶液,形成雷氏铵盐的银盐沉淀,生物碱则转化为硫酸盐而存在于溶液中;③在此溶液中加入计算量的 $BaCl_2$ 水溶液,使过量的 Ag_2SO_4 转化为 $BaSO_4$ 与 AgCl 沉淀析出,生物碱的硫酸盐则又变为盐酸盐,滤出沉淀,蒸干滤液,即得生物碱的盐酸盐。反应如下:

$$NH_4[Cr(NH_3)_2(SCN)_4]+B^+Cl^- \longrightarrow B[Cr(NH_3)_2(SCN)_4]\downarrow+NH_4Cl$$

$$2B[Cr(NH_3)_2(SCN)_4]+Ag_2SO_4 \longrightarrow B_2SO_4+2Ag[Cr(NH_3)_2(SCN)_4]\downarrow$$

$$B_2SO_4+BaCl_2 \longrightarrow 2BCl+BaSO_4\downarrow$$

也可将生物碱雷氏铵盐的丙酮溶液通过氯型阴离子交换树脂而直接得到生物碱的氯化物。

$$RCl+B[Cr(NH_3)_2(SCN)_4] \longrightarrow BCl+R[Cr(NH_3)_2(SCN)_4]$$

还可将酸水提取液加碱碱化,同时加饱和盐水盐析,或在酸水提取液中加饱和盐水盐析,使生物碱或生物碱盐沉淀析出。

（五）其他提取方法

1. 超临界流体萃取法　此法已用于生物碱的提取。例如长春花中长春碱和长春新碱是国内外应用较多的以药用植物为来源的抗癌药。如果用有机溶剂萃取，需要萃取多次，溶剂消耗量大，而且有毒性；若采用超临界 CO_2 做溶剂，在萃取器温度 $40\,℃$、压力 $3.50 \times 10^4\,kPa$ 以上的条件进行萃取，效果良好，极大地改善了生产条件。

2. 超声波提取法　浸泡在溶剂中的药材，在超声波振动时产生的空化效应的作用下，空化泡瞬间崩解所产生的力量使药材粉末的细胞壁破裂，加速了溶剂进入细胞内部，使受损伤的细胞中的生物碱成分直接快速溶解在溶剂中。例如用超声波提取药材中的小檗碱，与常规的煎煮、浸泡提取法相比，超声的空化作用大大加速了小檗碱成分的提取速度，还很好地保持了生物碱的特性和品质。

3. 微波萃取法　微波萃取技术是一种新型的萃取技术，主要是对极性分子能够选择性加热，从而对其选择性地溶出，同时降低了萃取时间，提高了萃取速度。例如，有研究比较了微波提取与常规煎煮方法，结果微波法浸出麻黄碱的量明显优于煎煮法。

4. 半仿生提取法　半仿生提取法是近几年提出的新方法。它是从生物药剂学的角度，将整体药物研究法与分子药物研究法相结合，模拟口服药物经胃肠道转运吸收的环境，采用活性指导下的导向分离方法，是经消化道口服给药的制剂设计的一种新的提取工艺。其主要特点是：①提取过程符合中医配伍和临床用药的特点和口服药物在胃肠道转运吸收的特点；②在具体工艺选择上，既考虑活性混合成分又以单体成分作指标，这样不仅能充分发挥混合物的综合作用，又能利用单体成分控制中药制剂的质量；③有效成分损失少。在对多个单味中药和复方制剂的研究中，半仿生提取法已经显示出较大的优势和广泛的应用前景。例如，有研究对比了水提法、水提醇沉法、半仿生提取法、半仿生提取醇沉法对莲子心中总生物碱提取量的影响，结果表明以半仿生提取法效果最佳。

二、生物碱的分离

经提取和精制后所得的生物碱，仍可能是含有多种结构相似成分的混合物，称为总生物碱。虽然总碱也应用于临床（如萝芙木中的降压灵），但有时为了进一步提高疗效、降低副作用或探讨其作用原理，需要根据碱性、溶解性和极性等差异对总碱进一步分离。常用以下几种方法：

（一）利用生物碱的碱性差异进行分离

总生物碱中各单体生物碱的碱性之间存在着一定的差异，可在不同的条件下分离，称为 pH 梯度萃取法。具体操作有两种：

1. 将总生物碱溶于酸水溶液中，逐渐加碱（如氨水）使 pH 由低到高，每调节一次 pH，用三氯甲烷等有机溶剂萃取一次，使碱性较弱的生物碱先游离出来而转溶于有机溶剂中，从而与碱性较强的生物碱分离。加入碱水时 pH 由低到高逐渐增加，碱性由弱到强的生物碱逐渐游离并转溶于三氯甲烷等有机溶剂中而分离。

2. 将总生物碱溶于三氯甲烷等有机溶剂中，用 pH 由高到低的酸性缓冲溶液顺次萃取，碱性由强到弱得生物碱逐渐成盐；再将酸水溶液碱化，使生物碱游离同时转溶于有机溶剂中，即可获得生物碱单体。

在进行 pH 梯度萃取法前多采用缓冲纸色谱法做萃取分离的先导,可对总生物碱中各生物碱的碱性强弱有所了解,则可以有针对性地用各种不同 pH 缓冲溶液来萃取分离。

(二) 利用生物碱及其盐的溶解度的差异进行分离

由于结构的差异,使生物碱在有机溶剂中溶解度不同,可利用此性质对生物碱进行分离,如从苦参总碱中分离氧化苦参碱。氧化苦参碱为苦参碱的氮氧化物,亲水性强,在乙醚中的溶解度很小。向苦参总碱的三氯甲烷溶液中加入大约 10 倍量乙醚,可使氧化苦参碱沉淀析出。

有些生物碱盐比生物碱易于结晶,可利用生物碱与不同酸生成的盐在溶剂中溶解度的差异进行分离。例如士的宁和马钱子碱的分离。盐酸士的宁在水中的溶解度小于盐酸马钱子碱,可先结晶析出,而与盐酸马钱子碱分离;而硫酸士的宁在水中的溶解度大于硫酸马钱子碱,则硫酸马钱子碱先结晶析出,而与硫酸士的宁分离。

(三) 利用生物碱所含特殊官能团的不同进行分离

生物碱除了具有碱性基团外,还含有其他的特殊功能基团,可利用这些功能基团的特性进行分离。①具有羧基或酚羟基的两性生物碱,除有碱性外还具有酸性,可分别溶于 $NaHCO_3$ 或 NaOH 溶液中生成羧酸盐或酚盐而溶于水,而非酸性生物碱不溶于碱水,可利用此性质将两者分离。如吗啡和可待因的分离,利用吗啡结构中具有酚羟基,而可待因没有,用 NaOH 溶液萃取将两者分离。②具有内酯或内酰胺结构的生物碱,可与 NaOH 溶液在加热条件下皂化开环,生成溶于水的羧酸盐,酸化后环合又从溶液中析出,与不具有这种结构的生物碱分离。如苦参碱和喜树碱的分离。③通过制备官能团衍生物进行分离。含仲胺碱及叔胺碱的总碱可以利用仲胺与亚硝酸(常用 $NaNO_2 + H_2SO_4$)生成亚硝基衍生物,与氯乙酰或氯甲酸乙酯生成相应的酯,而叔胺则不起作用,使两者分离;仲胺衍生物加酸水解后又得原物。例如,石榴皮中的异石榴皮碱(isopelletrerine)和甲基异石榴皮碱(methylisopelletrerine)的分离即利用次甲酸乙酯使前者生成相应的氨基甲酸乙酯(b.p. 150~165℃),而后者(b.p. 114~117℃)不起作用,可通过蒸馏分开;异石榴皮碱氨基甲酸乙酯与浓盐酸加热至 120~130℃即析出纯异石榴皮碱,同时放出二氧化碳及氯乙烷。

(四) 利用色谱法进行分离

上述分离方法各有特点,但又有一些局限性,在分离总生物碱时,常常不能达到完全分离的目的,尤其结构近似的成分更难以用上述方法分离,此时需要采用色谱法对生物碱进行分离,该法在生物碱的分离中应用最为广泛。实际操作中多采用吸附色谱、分配色谱,还可采用离子交换色谱、大孔树脂吸附色谱、葡聚糖凝胶色谱等。吸附剂多采用硅胶、氧化铝、ODS、Sephadex LH-20 等;其中硅胶应用最广,但是硅胶显弱酸性,强碱能与其形成强的吸附而较难洗脱下来,常在洗脱液中加入适量的二乙胺,使生物碱在游离状态下分离。

对于组分复杂的生物碱,需几种色谱法结合起来,反复操作才能达到较好的分离效果。若分离效果不理想,还可采用制备性薄层色谱法进行分离。

(五) 其他分离方法

1. 分步结晶法 利用各种生物碱在不同溶剂中的不同溶解度以达到分离的目的。先将总碱溶于少量乙醚、丙酮或甲醇,放置。如果析出结晶,过滤,母液浓缩至少量或加入另一种溶剂往往又可得到其他生物碱结晶。

2. 分馏法 由不同沸点组成的液体生物碱总碱,可以通过常压或减压分馏分离。例如,毒芹(*Conium maculatum*)中的毒芹碱(coniine,b.p. 166~167℃)、羟基毒芹碱(conhydrine, b.p. 116℃）等；石榴皮（*Punica granatum* L.）中的石榴皮碱（punicine，b.p. 195℃）、异石榴皮碱（isopelletrerine，b.p. 86℃）、甲基异石榴皮碱（methylisopelletrerine，b.p. 114~117℃）等可用此法分离。

三、生物碱提取分离实例

例1：麻黄中麻黄碱与伪麻黄碱的提取与分离

1. 结构 麻黄为麻黄科植物草麻黄（*Ephedra sinica* Stapf.）、中麻黄（*Ephedra intermedia* Schrenk et C. A. Mey.）或木贼麻黄（*Ephedra equisetina* Bge.）的干燥草质茎。麻黄具有发汗散寒、宣肺平喘、利水消肿的功效，用于治疗风寒感冒、胸闷喘咳、风水浮肿、支气管哮喘。

麻黄中含有多种生物碱，以麻黄碱（ephedrine）为主，约占总生物碱的80%~85%，具有收缩血管、兴奋中枢作用；其次是伪麻黄碱（pseudoephedrine），具有升压、利尿作用。

2. 提取分离方法 根据麻黄碱和伪麻黄碱易溶于有机溶剂的性质，将麻黄水浸液用甲苯萃取，甲苯层流经草酸溶液，使两种生物碱均转化为草酸盐，因两者在水中溶解度不同而分离（图9-2）。

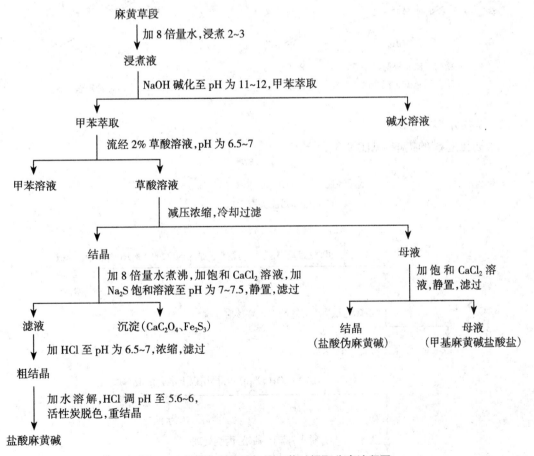

图9-2 麻黄中麻黄碱与伪麻黄碱提取分离流程图

3. 化学法鉴别　麻黄碱和伪麻黄碱皆为仲胺衍生物,具有挥发性,不易与生物碱沉淀试剂生成沉淀,选用下列两者化学方法鉴别:

（1）二硫化碳-硫酸铜反应:在麻黄碱或伪麻黄碱的乙醇溶液中,加入 CS_2、$CuSO_4$ 和 NaOH 试剂各 1 滴,可产生黄棕色沉淀。

（2）铜络盐反应:在麻黄碱或伪麻黄碱的水溶液中加 $CuSO_4$ 试剂和 NaOH 试剂,溶液成蓝紫色。加入乙醚振摇放置后,乙醚层显紫红色,水层变蓝色。紫红色铜络盐可溶于乙醚,在水中转变成四水合物显蓝色。

例2: 防己中粉防己碱和防己诺林碱的提取与分离

1. 结构　防己为防己科植物粉防己（*Stephania tetrandra* S. Moore）的干燥根,具有利水消肿、祛风止痛的功效。用于治疗水肿脚气、小便不利、湿疹疮毒、风湿痹痛及高血压等症。防己中含多种生物碱,主要是粉防己碱(tetrandrine)、防己诺林碱(fangchinoline)和轮环藤酚碱(cyclanoline)。防己总生物碱具有镇痛作用,其中粉防己碱比防己诺林碱的作用强。

粉防己碱（汉防己甲素）　　R=CH₃
防己诺林碱（汉防己乙素）　R=H

轮环藤酚碱

2. 提取分离方法

（1）防己总碱的提取:见图 9-3。

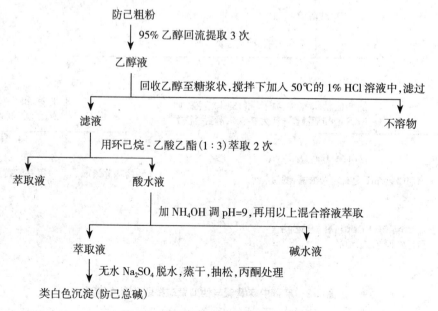

防己粗粉
↓ 95% 乙醇回流提取 3 次
乙醇液
↓ 回收乙醇至糖浆状,搅拌下加入 50℃的 1% HCl 溶液中,滤过
滤液　　　　　　　　　　　　　　不溶物
↓ 用环己烷-乙酸乙酯(1:3)萃取 2 次
萃取液　　酸水液
↓ 加 NH₄OH 调 pH=9,再用以上混合溶液萃取
萃取液　　　　　　　碱水液
↓ 无水 Na₂SO₄ 脱水,蒸干,抽松,丙酮处理
类白色沉淀(防己总碱)

图 9-3　防己总生物碱的提取流程图

(2) 防己总碱中粉防己碱和防己诺林碱的分离：见图 9-4。

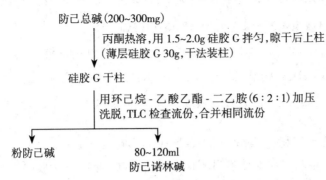

防己总碱(200~300mg)

丙酮热溶,用 1.5~2.0g 硅胶 G 拌匀,晾干后上柱
(薄层硅胶 G 30g,干法装柱)

硅胶 G 干柱

用环己烷 - 乙酸乙酯 - 二乙胺(6：2：1)加压
洗脱,TLC 检查流份,合并相同流份

粉防己碱　　　80~120ml
　　　　　　防己诺林碱

图 9-4　防己总碱中粉防己碱和防己诺林碱的分离流程图

第五节　生物碱的结构测定

生物碱的结构鉴定与测定方法包括化学方法和波谱学方法。20 世纪 60 年代以前,结构测定以化学方法为主,通过经典的降解方法如霍夫曼降解、脱氢反应、官能团分析及全合成等手段,推测生物碱结构;此法需要的样品量大、副产物多、准确率低、破坏了原来的样品而难以回收,现在已很少使用该方法鉴定生物碱结构。随着光谱法不断发展,克服了化学方法的缺点,现在已取代化学法而成为最重要的测定生物碱结构的方法。

一、紫 外 光 谱

生物碱的紫外光(UV)谱反映了其基本骨架或分子中生色团的结构特点,是结构测定的手段之一。生物碱结构中助色团的种类、位置和数量对 UV 谱能够产生显著的影响,对结构母核的确定具有一定意义。

(一) 生物碱的结构分类与 UV 谱的关系

1. 生色团在分子结构的非主体部分　该类生物碱主要有吡咯里西啶、喹诺里西啶、萜类和甾类生物碱类等。由于其 UV 谱不能反映分子结构的骨架特征,对结构确定作用较小。

2. 生色团在分子的主体结构部分　可分为:①含一个生色团的生物碱,如托品类、苄基四氢异喹啉类、普罗托品类、二氢吲哚类等;②含两个生色团的生物碱,如吗啡碱类、刺桐碱类。由于不同类型的生物碱具有相同或相似的UV谱,因而不能通过UV谱推断生物碱的骨架类型,UV 谱仅起到辅助作用。

3. 生色团在分子的整体结构部分　生色团组成分子的基本骨架与类型。如吡啶、喹啉、氧化阿朴菲、吲哚碱类等。此类生物碱 UV 谱受取代基的影响很小,能够反映生物碱的基本骨架与类型特征,对生物碱骨架的测定有重要作用。

(二) 生物碱 UV 谱与 pH 的关系

某些生物碱的 UV 谱受 pH 影响较大,主要有以下 4 种情况:

1. 当碱性 N 原子参与生色团或直接相连时,如喹啉类、吲哚类、吖啶酮类等在酸性溶液和中性溶液中测定的 UV 谱不同。例如,喹啉 UV λ_{max}^{EtOH} nm(lgε):227(4.56)、280(3.56)、314(3.56);UV $\lambda_{max}^{10\%HCl}$ nm(lgε):233(4.50)、236(4.45)、307(3.76)、313(3.79)。

2. 当非碱性 N 原子与生色团直接相连时,酸性溶液和中性溶液测定的 UV 谱基本一致。例如,箭头毒 V(caracurine)UV $\lambda_{max}^{H_2O}$ nm(lgε):256(3.85)、292(3.70)。N_1 虽然处于生色团取代苯胺中,但因其碱性甚弱,在 2mol/L HCl 液中其 UV 谱基本不变[λ_{max}nm(lgε):256(3.80)、290(3.77)]。

3. 当 N 原子不与生色团相连,则虽与酸成盐,也不影响紫外吸收。

4. 若生色团中含有羟基取代苯类结构,则遇碱成酚氧负离子,使吸收峰发生红移。

二、红 外 光 谱

主要用于功能基的定性和与已知碱对照鉴定,利用特征吸收峰,鉴定结构中主要官能团。对于生物碱骨架的立体构型、功能基的位置及确定构型有一定帮助。对生物碱来说,共同的特征不多,仅叙述以下 2 种情况:

1. 酮基 $v_{C=O}$ 吸收 处于跨环效应时,$v_{C=O}$ 吸收在 1680~1660cm^{-1} 区域,比正常酮基吸收移向低波数。例如,普罗托品中 $v_{C=O}$ 吸收为 1661~1658cm^{-1},紫乌定(episcopalidine)6- 酮基吸收为 1695cm^{-1}。

2. Bohlmann 吸收带 具有喹诺里西啶环的生物碱,其六元环具有顺式和反式两种稠和方式,IR 光谱具有明显区别,在反式喹诺里西啶环中,凡 N 原子邻碳上的氢有 2 个以上与氮孤电子对呈反式双直立关系,且氮孤电子对不参与共轭时,则在 2800~2700cm^{-1} 区域有 2 个以上明显的吸收峰,称之为 Bohlmann 吸收带;顺式异构体 N 原子邻碳上的氢只有一个与氮孤电子对呈反式双直立关系,在此区域没有峰或峰极弱。实际中,若采用三氯甲烷溶液,则多为两个峰,而溴化钾压片则为一簇峰。通常呈现 Bohlmann 吸收带的生物碱有喹诺里西啶类、吐根碱类、吲哚类中柯南因 - 阿马利新类和育亨宾类等生物碱中。所以,Bohlmann 吸收带在这些生物碱结构测定中有指导意义。

喹诺里西啶　　　双环反式　　　双环顺式
（有Bohlmann带）（无Bohlmann带）

三、质　　谱

生物碱的质谱数据非常丰富。根据文献对各主要生物碱质谱的特征及裂解规律的总结,本书介绍以下几种生物碱的质谱规律:

1. 难于裂解或由取代基或侧链的裂解产生特征离子 该类生物碱的特点是[M]$^+$或[M-1]$^+$

多为基峰或强峰。一般观察不到由骨架裂解产生的特征离子。主要包括两大类结构不同的生物碱：①芳香体系组成分子的整体或主体结构：如喹啉类、4-喹酮类（A）、吖啶酮类、β-卡波林类（B）、去氢阿朴菲类、酮式阿朴菲类等；②具有环系多、分子结构紧密的生物碱：如马钱碱类、吗啡碱类（如吗啡碱[M]$^+$为基峰）、苦参碱类（如苦参碱[M]$^+$为基峰）、秋水仙碱类（C）、萜类生物碱、取代氨基甾体生物碱（如丰土那明丙素，fubtuphyllamine C 等）。

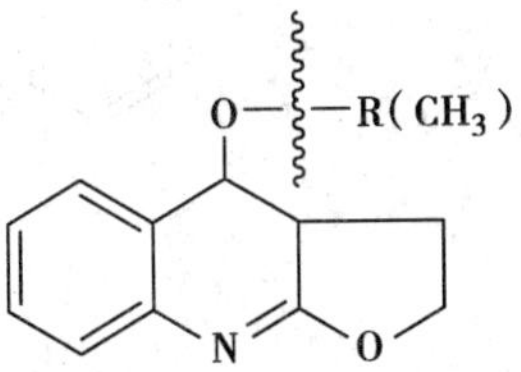

A 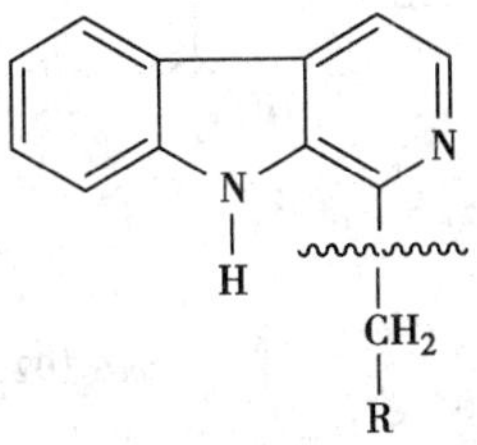   B 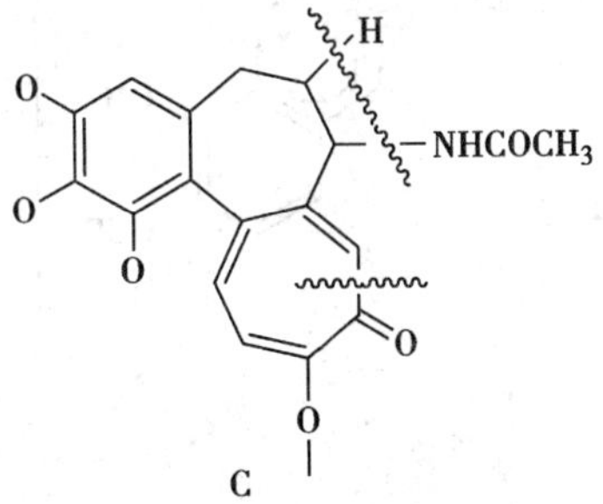   C

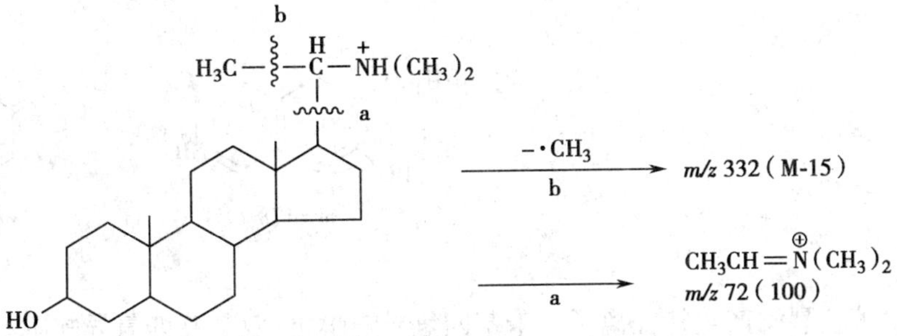

丰土那明丙素

$-\cdot CH_3$ ，b → m/z 332（M-15）

a → $CH_3CH=\overset{\oplus}{N}(CH_3)_2$ m/z 72（100）

2. **主要裂解受氮原子支配** 此类生物碱主要裂解方式是以氮原子为中心的 α-裂解，且多涉及骨架的裂解，故对生物碱基本骨架的测定有重要意义。特征是基峰或强峰多是含氮的基团或部分，如氮杂环己烷及其衍生物、四氢异喹啉环、四氢 β-卡波林环等。具有这种裂解特征的生物碱类型很多，主要有金鸡宁类、托品类、石松碱类、甾体生物碱类等。现以金鸡宁碱类为例加以说明。金鸡宁（cinchonine）的裂解特征是先 α-裂解，C_2-C_3 键断开，形成一对互补离子 a 和 b，基峰离子 b 又经 α-裂解等产生其他离子。

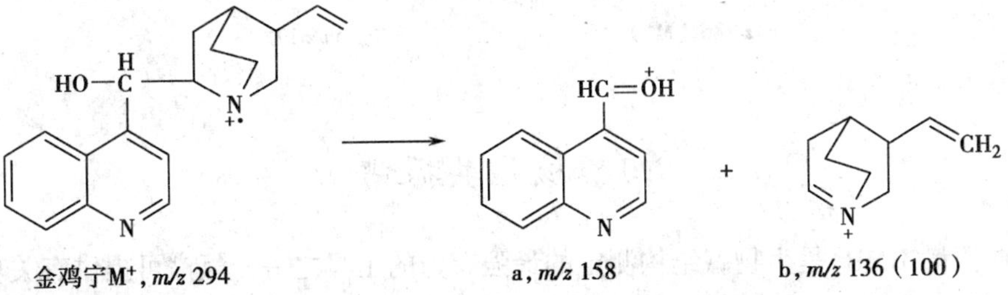

金鸡宁 M$^+$，m/z 294   a，m/z 158   b，m/z 136（100）

3. **主要由 RDA 裂解产生特征离子** 该类生物碱特点是裂解后产生一对强的互补离子，由此可确定环上取代基的性质和数目。属于这种裂解的生物碱主要有含四氢 β-卡波林结构的吲哚类碱、四氢原小檗碱类、普罗托品类以及无氮烷基取代的阿普菲类等。如四氢原小檗碱类的生物碱，主要从 C 环裂解，发生逆 Diels-Alder 反应（RDA 反应）。以轮环藤酚碱（cyclanoline）的裂解过程为例，表示如下：

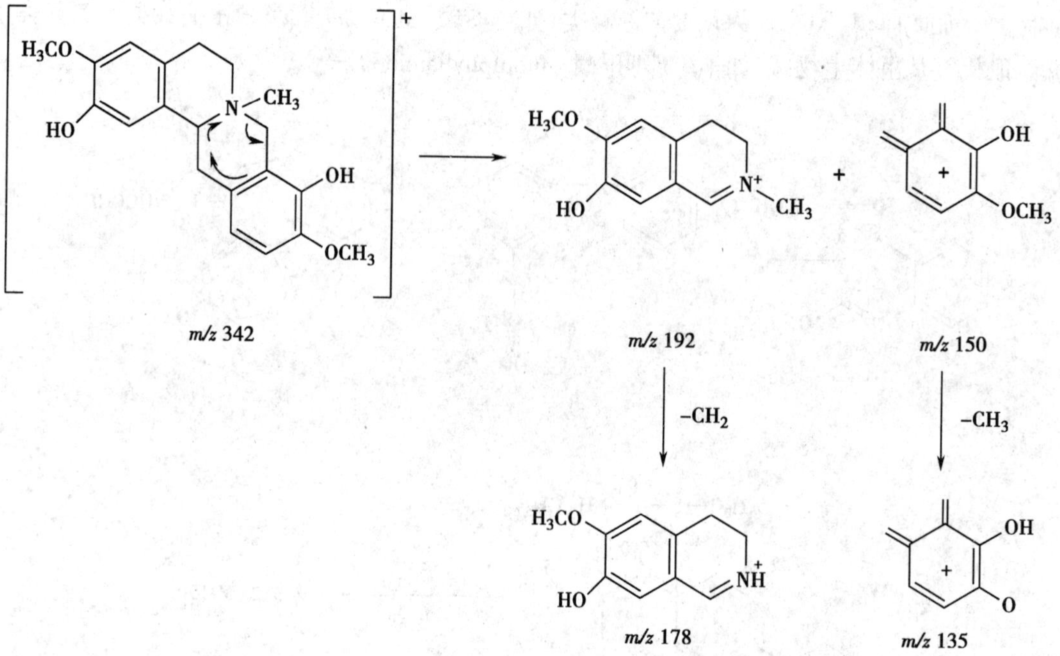
H3CO
HO
N
CH3
OH
OCH3
m/z 342
H3CO
HO
N+
CH3
OH
OCH3
m/z 192
m/z 150
-CH2
-CH3
H3CO
HO
NH
OH
O
m/z 178
m/z 135

4. 主要由苄基裂解产生特征离子　苄基四氢异喹啉类、双苄基四氢异喹啉等是最经典的代表。裂解后得到一对强的互补离子。如异喹啉类型中的 1- 苯甲基四氢异喹啉类型的生物碱，其在裂解过程中易失去苯甲基，得到以四氢异喹啉碎片为主的强谱线，表示如下：

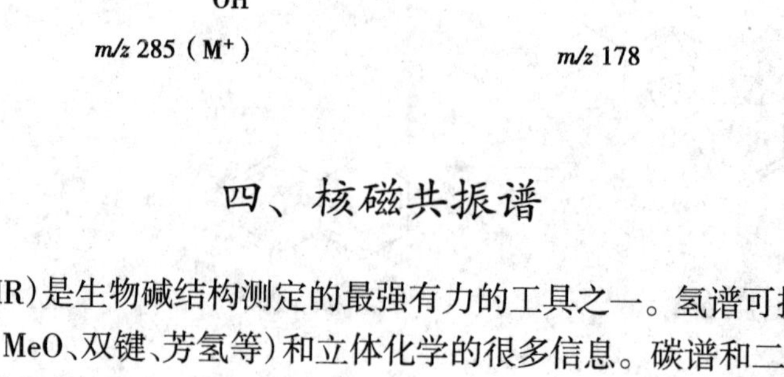
H3CO
HO
NH
OH
m/z 285（M+）
H3CO
HO
NH
m/z 178

四、核磁共振谱

核磁共振谱（NMR）是生物碱结构测定的最强有力的工具之一。氢谱可提供有关功能基（如 NMe、NEt、NH、OH、MeO、双键、芳氢等）和立体化学的很多信息。碳谱和二维核磁共振谱等所提供的结构信息的数量与质量，又是任何光谱法所无法比拟的。由于生物碱的核磁共振谱内容非常庞杂，相关文献收集整理了大量的 NMR（^{1}H、^{13}C）数据，对生物碱的结构测定有重要参考价值。

本章小结

　　生物碱是含负氧化态氮原子、存在于生物有机体中的环状化合物。存在形式主要分为六类：游离碱类、盐类、酰胺类、N-氧化物类、氮杂缩醛类及其他类。生物碱以化学结构分为吡咯类生物碱、吡啶类生物碱、莨菪烷类生物碱、喹啉类生物碱、异喹啉类生物碱、吲哚类生物碱、嘌呤类生物碱、萜类生物碱、甾体生物碱及有机胺类。

　　大多数生物碱为结晶形固体，少数为无定形粉末，个别生物碱为液态。大多数生物碱为无色，味苦，左旋光性。生物碱按其溶解性可分为脂溶性生物碱和水溶性生物碱。脂溶性生物碱主要包括大多数叔胺碱和仲胺碱，易溶于亲脂性有机溶剂；水溶性生物碱主要指季胺型生物碱和某些 N-氧化合物的生物碱，可溶于水、甲醇、乙醇。影响生物碱碱性强弱的因素包括氮原子的杂化方式、诱导效应、共轭效应、空间效应及分子内氢键形成。生物碱沉淀反应要在酸性水溶液或稀醇溶液中进行，常用的生物碱沉淀试剂有碘化铋钾（Dragendoff 试剂）、苦味酸、硅钨酸等。

　　生物碱的提取方法有酸水提取法、醇类溶剂提取法、亲脂性有机溶剂提取法、雷氏铵盐沉淀法及其他提取方法。分离方法包括：利用生物碱的碱性差异进行分离，又称作 pH 梯度萃取法；利用生物碱及其盐的溶解度的差异进行分离；利用生物碱所含特殊官能团的不同进行分离；利用色谱法进行分离，在生物碱的分离中应用最为广泛；其他分离方法，如分步结晶法和分馏法。

　　生物碱结构鉴定的方法主要包括紫外光谱、红外光谱、质谱、核磁共振谱法。

复习题

一、单选题

1. 利用溶剂法提取水溶性生物碱常用的溶剂是（　　　）

　　A. 正丁醇　　　　　　B. 石油醚　　　　　　C. 苯　　　　　　D. 三氯甲烷

2. 总生物碱的三氯甲烷溶液用不同酸性缓冲液萃取时，酸性缓冲液的 pH 和分离顺序是（　　　）

　　A. pH 由高到低，碱性由强到弱　　　　　B. pH 由低到高，碱性由弱到强

　　C. pH 由高到低，碱性由弱到强　　　　　D. pH 由低到高，碱性由强到弱

3. 关于生物碱叙述错误的是（　　　）

　　A. 是天然产的一类含氮有机化合物

　　B. 生物碱的 pK_a 值越大，碱性越小

　　C. 小檗碱属于异喹啉类结构

　　D. 生物碱集中分布在系统发育较高级的植物类群

4. 生物碱进行薄层层析时，一般使用的显色剂是（　　　）

　　A. 碘化汞钾　　　　　B. 苦味酸　　　　　C. 硅钨酸　　　　　D. 改良碘化铋钾

5. 分离水溶性生物碱的沉淀试剂为（　　　）

　　A. 碘化汞钾　　　　　B. 雷氏铵盐　　　　　C. 硅钨酸　　　　　D. 碘化铋钾

6. 决定生物碱碱性最主要因素是（　　　）

    A. 分子内氢键　　　　　　　　　　B. 分子中诱导效应

    C. 分子中共轭效应　　　　　　　　D. 分子中空间效应

    E. 分子结构中氮原子杂化方式

7. 属于异喹啉生物碱的是（　　　）

    A. 莨菪碱　　　　B. 苦参碱　　　　C. 小檗碱　　　　D. 麻黄碱

8. 生物碱的味和旋光性多为（　　　）

    A. 味苦,右旋　　　B. 味苦,左旋　　　C. 味苦,消旋

    D. 味甜,左旋　　　E. 味酸,右旋

9. 生物碱在植物体内大多数以什么状态存在（　　　）

    A. 无机酸盐　　　B. 有机酸盐　　　C. 游离状态

    D. 苷的形式　　　E. 氯化物

10. 具有何种结构生物碱碱性最强（　　　）

    A. 脂氮杂环　　　B. 芳氮杂环　　　C. 芳氨类

    D. 酰胺类　　　　E. 季铵类

二、多选题

1. 下列哪些试剂可和生物碱产生沉淀反应（　　　　）

    A. 碱溶液　　　　B. 乙酸镁甲醇溶液　C. 碘化汞钾试剂

    D. 硅钨酸试剂　　E. 鞣酸试剂

2. 在生物碱的沉淀反应中,下述哪些成分可产生干扰,可与生物碱沉淀试剂产生沉淀

    （　　　　）

    A. 蛋白质　　　　B. 鞣质　　　　　C. 果胶

    D. 氨基酸　　　　E. 无机盐

3. 生物碱及其盐都能溶解的溶剂有（　　　　）

    A. 甲醇　　　　　B. 三氯甲烷　　　C. 乙醇

    D. 酸水　　　　　E. 碱水

4. 以下生物碱属于莨菪烷类的有（　　　　）

    A. 阿托品　　　　B. 莨菪碱　　　　C. 吗啡

    D. 樟柳碱　　　　E. 东莨菪碱

5. 下列哪些基团能使生物碱氮原子上电子云密度下降,产生负诱导作用,使碱性降低

    （　　　　）

    A. 羟基　　　　　B. 乙基　　　　　C. 苯基

    D. 醚基　　　　　E. 甲基

三、配伍题

1. A. 果实　　B. 种子　　C. 树皮　　D. 茎　　　E. 根

    a. 黄柏中生物碱多集中于（　　　）

    b. 苦参中生物碱多集中于（　　　）

    c. 麻黄中生物碱多集中于（　　　）

    d. 石蒜中生物碱多集中于（　　　）

2. A. 降压　　B. 抗癌　　C. 抗菌　　D. 镇痛　　E. 平喘

a. 利血平具有(　　)作用

b. 延胡索乙素具有(　　)作用

c. 长春碱具有(　　)作用

d. 小檗碱具有(　　)作用

3. A. 异喹啉生物碱　　B. 萜类生物碱　　C. 有机胺类

D. 吲哚类生物碱　　E. 莨菪烷类生物碱

a. 小檗碱属于(　　)

b. 利血平属于(　　)

c. 益母草碱属于(　　)

d. 乌头碱属于(　　)

e. 阿托品属于(　　)

4. A. 正诱导效应　　B. 负诱导效应　　C. 共轭效应　　D. 空间效应

E. 溶剂因素

a. 东莨菪碱碱性比莨菪碱弱是因为(　　)

b. 秋水仙碱碱性弱的原因是由于分子中存在有(　　)

c. 麻黄碱碱性强于去甲麻黄碱是由于(　　)

5. A. 莨菪碱　　　　B. 东莨菪碱　　C. 山莨菪碱　　D. 樟柳碱

a. 碱性最强的生物碱是(　　)

b. 碱性最弱的生物碱是(　　)

c. 碱性处于第三位的是(由强到弱)(　　)

第 十 章

海洋天然产物

海洋是生命的发源地,从出现最原始的生命开始到现在已有 40 多亿年的历史,海洋在几十亿年的演化过程中孕育了丰富多彩的生物世界。海洋生物在生长和代谢过程中,产生并积累了大量的具有新颖、独特化学结构并具有特殊生理活性和功能的代谢产物,成为资源最丰富、保存最完整、最具有新药开发潜力的新领域,也是天然产物研究最为活跃的领域。因此,21 世纪被称为"海洋的世纪"。本章介绍来源于海洋生物的天然产物的主要结构类型和生物活性。通过本章的学习了解世界海洋天然产物的研究情况,重点介绍大环内酯类、聚醚类、肽类、前列腺素类、C_{15} 乙酸原类等海洋天然产物,并简单介绍一些重要的其他类型的海洋天然产物,如海洋生物碱类、甾醇类、萜类化合物以及它们的生物活性,了解它们在天然产物研究和新药开发中的作用。

第一节 概 述

近 10 多年来药物开发越来越困难,人类迫切需要结构新颖、生物活性和作用机制独特的新的天然产物作为新药开发的先导化合物,于是把目光投上了海洋。海洋约占地球表面积的 71.2%,达 3.6 亿平方千米,占生物圈体积的 95%,是迄今所知最大的生命栖息地。海洋生物总种类达 30多门 50 余万种,生物总量占地球总生物量的 87%,与陆生植物的研究相比,人们对海洋生物的研究还相当有限。20 世纪 50 年代以前,海洋天然产物的研究相当缓慢,受采集、分离、鉴定的技术的限制,最初的研究主要集中在大型海藻类生物。海洋天然产物的研究发展主要得益于对陆生植物天然产物化学研究所积累的丰富经验。纵观海洋天然产物研究的发展大致可分为四个阶段:1960 年以前称为孕育期,60~70 年代为形成期,80 年代进入快速发展期,90 年代以后为成熟期。

海洋天然产物的研究可以追溯到 20 世纪 30 年代。当时已有少数的科学家已经注意到了海洋天然产物的潜力,由于当时正值合成药物和抗生素研究的黄金时代,海洋天然药物的研究一直到没有引起科学界的重视。随着 20 世纪 60 年代初河豚毒素(tetrodotoxin,TTX)(101)

结构鉴定的完成和合成药物暴露出来的一些问题,加之60年代以从海绵中分离的尿嘧啶核苷为模板合成的阿糖胞苷被批准在临床用于各种白血病的治疗、60年代末从柳珊瑚中得到高含量前列腺素15R-PGA2(87),"从海洋中索取药物"的概念开始被人们接受。进入20世纪70年代尤其是80年代以后,随着分离技术的发展和二维核磁共振技术、软电离质谱技术的成熟,海洋天然产物的研究大大地加快了,一些结构比较复杂的海洋天然产物如短裸甲藻毒素brevetoxins B(BTX-B)(27)和西加毒素(CTX)(30)相继被分离并完成结构鉴定。进入90年代,代表着现代鉴定技术在天然产物化学结构研究最高应用水平的刺尾鱼毒素(32)完成了结构鉴定,标志着海洋天然产物的研究进入成熟期。

海洋生物的生存环境与陆生生物迥然不同,如高盐度、高压、寡营养、低温但相对恒温(火山口附近有400℃的高温和高浓度的H_2S、极地地区有超低温)、有限的光照和有限的含氧量。生存环境的巨大差异决定了海洋生物在新陈代谢、生存方式、信息传递、适应机制等方面具有显著的特点,从而使海洋生物次级代谢的途径和酶反应机制与陆地对应生物几乎完全不同,最重要的区别表现在结构的多样性和元素的组成。由于海水富含卤素,因而海洋生物含有很多共价结合的含卤有机物,主要是溴和氯,少数含有碘。含有多卤素的天然产物是海洋天然产物中所特有的,特别是溴化物和碘化物迄今尚未见于陆源生物中。另外,海洋生物次生代谢产物结构的多样性和复杂性远远超出了人们的想象,如聚醚类和大环内酯类化合物;有的海洋生物次生代谢产物还含有一些特殊的取代基团,如二氯代亚胺基($C=NCl_2$)、异氰基、胍基和环硫醚等。大约71%海洋天然产物的骨架是在陆生植物中没有的。这些结构独特的海洋生物次生代谢产物也常常具有很强的生物活性和独特作用机制,它们不仅可以作为开发新药的先导化合物,还可作为生命科学和基础药物学研究的工具或分子探针。海洋特殊生态环境是一个能产生特殊结构和特殊生物活性次生代谢产物的巨大资源宝库,海洋生物资源已成为拓展天然药用资源的新空间。

海洋生物资源是保存最完整、资源最丰富、最具有药物开发潜力的领域。海洋天然产物的来源比较广泛,目前研究的对象主要有:①藻类:藻类资源丰富,全世界藻类约有30 000余种,根据其光合色素的类型分为绿藻、褐藻和红藻。海藻的代谢产物相对其他海洋生物相对简单,以萜类为主,海藻代谢产物的最大特点富含卤素。②海绵:海绵是一种原始而奇特的最简单的多细胞生物。海绵种类繁多,资源极为丰富,约占海洋生物总量的1/15,已知的有15 000多种,分布极为广泛,与海藻、珊瑚及其他无脊椎动物相比,蕴藏着结构新颖的次生代谢产物,是发现新化合物的主要原料,约30%的海洋天然产物和75%的抗肿瘤活性海洋天然产物专利来源于海绵,其中萜类化合物约占37%,含氮类化合物约占41%。海绵与微生物在长期进化中形成密切的共生关系,海绵中的微生物可占海绵本体干重的30%~70%,因此,许多从海绵中获得的天然产物可能是与其共生的微生物的次生代谢产物。③腔肠动物:包括海葵、珊瑚和水母等,研究较多的是珊瑚。珊瑚是海洋低等无脊椎动物,全球约7000多种,有"海洋中的热带雨林"之称,其代谢产物主要有脂类、萜类(倍半萜和二萜)、甾体和前列腺素类化合物,其中萜类化合物约占85%。④软体动物:研究较多的是海兔,它以海藻为食并可以储藏海藻中的化学成分。⑤被囊类动物:被囊动物在进化地位上十分特殊,位于脊椎动物和无脊椎动物之间,约有2000种,其中海鞘类占绝大多数,从中发现了许多功能独特的新结构化合物,特别是含氮化合物约占89%。⑥棘皮动物:是具有特殊水管系统的一大类无脊椎动物,常见的有海参、海星、海胆等,棘皮动物会产生甾体皂苷作为它们体内的常见毒素。⑦苔藓虫类:海洋苔藓动物俗称苔藓虫,是动物界中一门具有真体腔的水生动物,资源丰富,全世界约4000多种,已从总合草苔虫分得有抗癌活性的bryostanis类大环内酯类化合物。⑧海洋微生物：包括细菌、真菌、放线菌、微藻等。海洋微生物产生结构特殊的大环内酯类、肽类、聚醚类和生物碱类等，近年来独特的海洋微生物被认为是人类最可能利用海洋药物资源的一大明星，如极端微生物已经适应了极限环境条件，与陆地土壤微生物相比较，它们很可能具有一些不相同的代谢途径和遗传背景，是海洋生物活性物质的研究热点之一。

海洋蕴藏着丰富多样的生物物种，其品种是陆地上的两倍以上，无论大小、软硬抑或速度快慢，都能生存下来，说明它们有天然自卫和抵抗疾病的能力。特别是那些身上充满生物活性分子、利用化学方式保护自己的海洋物种，很可能蕴含丰富的药物资源，因此开展海洋天然产物研究具有重要的理论意义和实际应用价值。

目前从海洋生物中发现的海洋天然产物超过 30 000 种，每年大概有 700~1000 个新的海洋天然产物被发现，虽然海洋天然产物结构千差万别，但按照化学结构分类主要有烃类、萜类、C_{15} 乙酸原类、生物碱类（包括胍胺类）、甾体类、肽类、聚醚类、大环内酯类、前列腺素类、多糖类等。从海洋天然产物的来源分析，大概 31% 来源于海绵，24% 来源于腔肠动物，15% 来源于微生物，10% 来源于藻类，所有其他生物约占 20%。随着海洋生物采集技术、海洋微生物分离和培养技术、海洋天然产物分离和结构鉴定技术的不断发展，从海洋生物中将会发现更多的结构新颖、生物活性显著的天然产物。

一直以来，海洋天然产物的奇特结构和显著的生物活性引起了化学家和药物学家们的极大兴趣。目前已有超过 50 个海洋天然产物进入临床应用或临床试验，如以海绵尿苷为先导化合物研制开发的治疗白血病的阿糖胞苷和阿糖腺苷、以头孢菌素 C 为模板开发出来的一系列头孢菌素类抗生素、源于海绵的萜类抗炎物质 manoalide 以及作用机制与紫杉醇类似的抗肿瘤物质 discodermolide 和源于海鞘的 didemin 等已作为抗癌药进入临床应用或临床后期研究；manoalide 现已成为研究阻断磷酯酶 A_2 的常规工具药。一些海洋天然产物具有显著抗癌活性，如 ecteinascidin 743、dehydrodidemnin B（Aplidine）、kahalalide F、苔藓虫素、dolastatin 10、dolastatin 15 合成类似物 LU103793 等均显示了广阔的临床应用前景。镇痛药 ziconotide 已成功通过 III 期临床，获得了美国 FDA 证书；Et-743 已在欧洲上市；美国 FDA 于 2010 年底批准 Halaven™（Eribulin mesylate）用于治疗转移性乳腺癌。另一方面，海洋天然产物在化妆品、功能食品、酶制剂、科研工具药和生物医药等方面也取得了广泛的应用。海洋天然产物新颖独特的化学结构和生物活性，还极大地促进了有机合成化学和生命科学的发展。美国国家癌症研究所报道筛选过的海洋天然产物中大概 1% 具有抗癌活性，而在陆生植物中大概只有 0.1%。海洋天然产物已成为发现重要药物和药物先导物以及新生物作用机制药物的重要源泉。

海洋天然产物研究对食品卫生学的研究也有重要意义。每年都有很多起海洋食物中毒发生，其根源就是海洋生物产生的海洋毒素。如西加毒素每年在世界范围内引起 2 万 ~6 万人中毒，是分布最广的一种海洋毒素。海洋毒素无色无味，人类吃了海洋毒素污染的海鲜会引起食物中毒，鱼类吃了含有海洋毒素的微藻会引起大批鱼类死亡。因此，近年来海洋毒素越来越引起科学界的重视，海洋毒素不仅影响了人类的健康，而且对渔业生产、环境保护和海洋旅游均产生不良影响。海洋毒素属于非蛋白类的低分子化合物，它们的结构特征、物理性质和作用机制均有很大的差异。通常根据中毒症状不同，把海洋毒素分为腹泻性贝毒、麻痹性贝毒、神经性贝毒、记忆缺失性贝毒等。但也有些海洋毒素很难根据中毒特征分类，而是根据最初分离得到它们的来源进行分类，如河豚毒素、西加毒素等。

海洋生物由于其自身和生存环境的特点，其结构类型繁多。限于篇幅，本章仅就海洋天然产物结构独特、生物活性显著的几大类化合物加以介绍,有关其他类型的海洋天然产物可参考有关文献。

第二节 大环内酯类化合物

大环内酯类化合物是海洋生物特别是海洋微生物中常见的一大类相对简单的化合物,具有特殊的化学结构和广泛而强烈的生理活性,它们是由长链脂肪酸形成的含有一个或多个内酯环的化合物,环的大小差别较大,从 8 元环至 68 元环都有,通常有抗肿瘤活性和抗菌活性。主要分布在蓝藻、甲藻、海绵、苔藓虫、被囊动物、软体动物和海洋微生物中。根据结构类型不同通常可分为简单大环内酯、含氧环大环内酯、多聚大环内酯和其他大环内酯。

一、简单大环内酯类化合物

这类化合物尽管环的大小不同,但环上只有羟基或烷基取代,且多数只有一个内酯环,为长链脂肪酸形成的内酯。如从海绵 *Spongia* sp. 中分得的简单大环内酯 dictyostatin(dictyostatin-1,1) 为含有 22 元环的多不饱和脂肪酸内酯,对大鼠淋巴白血病 P388 细胞 ED_{50} 为 0.7nM。Dictyostatin 具有与紫杉醇一样的作用机制,对耐药性乳腺癌 MCF-7 细胞的抑制作用比紫杉醇还强。从海绵 *Ircinia sp* 中分离得到的 18 元环内酯 tedanolide C(2) 对 HCT-116 细胞有细胞毒性。从海兔 *Aplysia kurodai* 中分离得到的 aplyronine A(3) 具有很好的细胞毒性和抗肿瘤活性,对HeLa-S3 细胞的 IC_{50} 为 0.48ng/mL。从红藻 *Callophycus serratus* 中分离出一组苯甲酸二萜特殊结构的大环内酯类化合物,如 bromophycolide(4)。bahamaolid A(5) 是从海洋微生物培养菌中分离出来的 36 元环的具有抗真菌活性的大环内酯。大环内酯可以开环形成相应的大环内酯酸。

二、含氧环大环内酯

　　大环内酯类化合物的前体是不饱和脂肪酸,在环的结构上常含有双键、羟基等基团,在次生代谢过程中会发生氧化、脱水等化学反应,形成含有各种氧环的大环内酯类化合物。氧环大小以 3 元氧环和 6 元氧环较常见,其次是 5 元氧环。最具代表性的含有氧环的大环内酯类化合物是具有抗癌活性的草苔虫素(bryostatins)类化合物。1968 年发现总合草苔虫(*Bugula neritina*)提取物有抗癌活性,1982 年从采集于加利福尼亚太平洋蒙特内海湾的总合草苔虫 *B. nertina* 分得第一个具有抗癌活性的大环内酯类化合物 bryostatin-1。目前已从总合草苔虫中分离出了 20 个草苔虫素类化合物,其中 bryostatins 1,2,4,5(6~9)具有相同的母核,主要区别在 C-7 和 C-20 的取代基不同。该类化合物,对白血病、乳腺癌、皮肤癌、肺癌、结肠癌、宫颈癌、卵巢癌及淋巴癌皆有明显的疗效,目前完成了 80 多例 II 期临床研究。bryostatin-1 为特殊抗肿瘤药物,作用于蛋白激酶 C(PKC),对白血病患者血液中分离的急性白血病细胞、慢性淋巴细胞及 HL 260 白血病均有明显的诱导分化作用,并抑制其生长。此类化合物不同于以前所有的化疗药物,它除了直接杀死癌细胞外还能促进造血功能,是一类极有希望的低毒性抗癌药物。从海绵 *Spongia mycofijiensis* 和 *Hyatella* sp. 尔后又从海绵 *Fasciospongia rimosa*,*Chromodoris lochi* 和 *Dactylospongia* sp. 得到了大环内酯类化合物 laulimalide(fijanolide B,10)。Laulimalide 对人卵巢癌细胞 SKOV-3 的抑制作用是紫杉醇的六分之一,IC_{50} 为 11.5nM(紫杉醇 IC_{50} 为 1.7nM),但对耐药性的 SKVLB 细胞株却是紫杉醇的 800 倍。从新西兰海绵 *Mycale* sp. 和 *M. hentscheli* 中分得的 peloruside A(11)也具有细胞毒性和紫杉醇类似的作用机制。大环内酯类化合物还可以成苷。1991 年关岛和 2002 年菲律宾发生两起中毒事件造成 11 人死亡,起因是误食了含有 polycavernosides 红藻。后来从红藻 *Gracilaria edulis* 和 *Acanthophora specifera* 中分离出毒性成分 polycavernosides A(12)和 C(13)。

6　R=OAc, R'=OCO（CH）4n-Pr
7　R=OH, R'=OCO（CH）4n-Pr
8　R=OCOC（CH3）3, R'=OCOn-Pr
9　R=OCOC（CH3）3, R'=OAc

三、多聚内酯类

该类化合物含有两个或两个以上的酯键,大多有抗真菌活性。如从海洋微生物 *Hypoxylon oceanicum*(LL-15G256)分得的 15G256β(14)和 15G256ω(15)都具有一定的抗真菌活性。从海洋放线菌中分离出的 marinomycins A(16)和 B(17)具有很好的抗肿瘤活性(GI$_{50}$为 18.6 和 12.6nM),并且有一定的抗菌活性。从红海海绵 *Theonella swinhoei* 中分得的二聚内酯 swinholides A(18)和 B(19)对白血病 L1210 细胞和人表皮 KB 肿瘤细胞有细胞毒性。Swinholides A(18)和 B(19)还有抗 HIV-1 活性,并作为杀虫剂的原形。

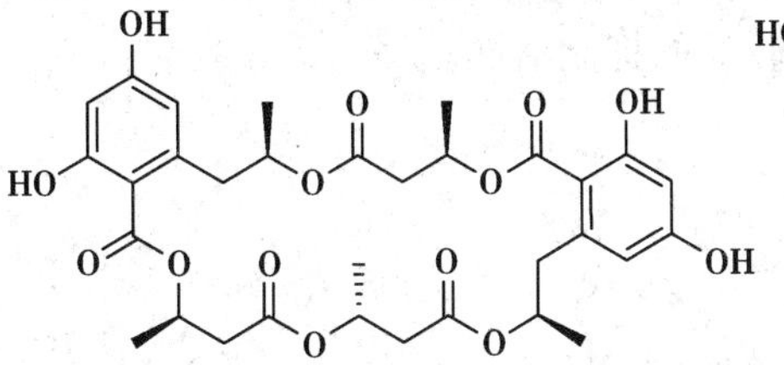

14

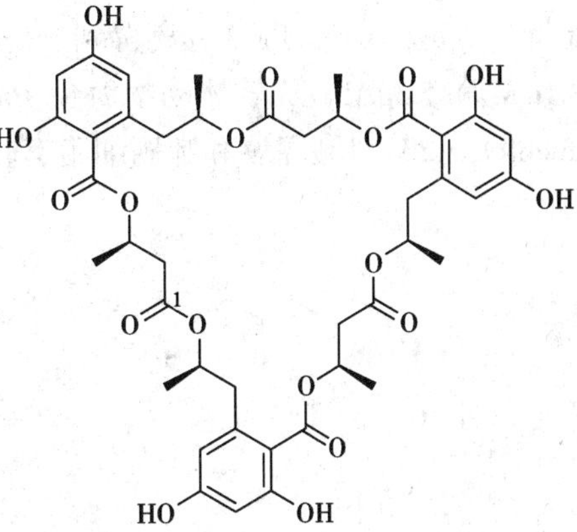

15

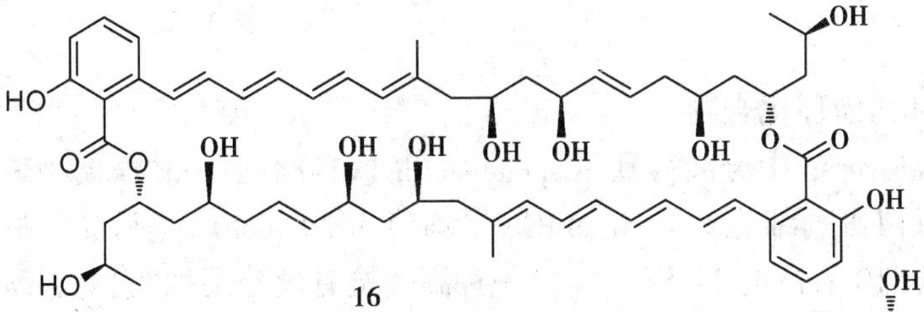

16

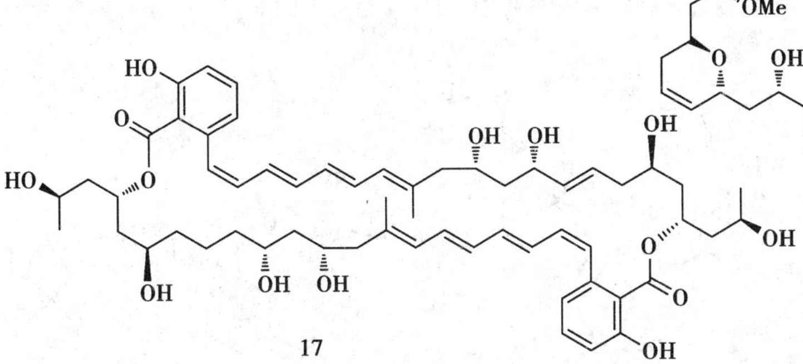

17

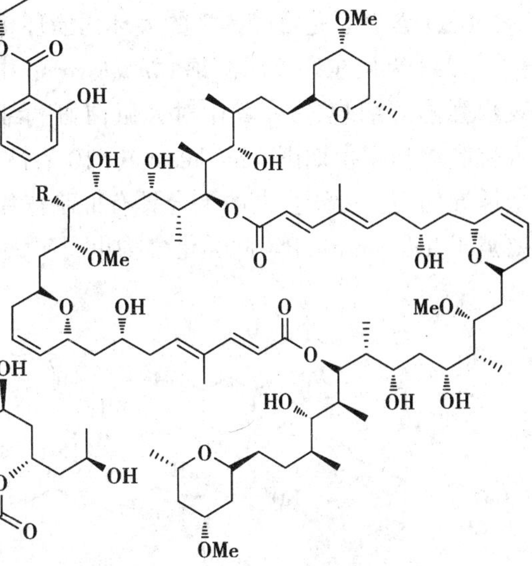

18 R=CH$_3$ 19 R=H

四、其他大环内酯类

海洋生物中的大环内酯类化合物是生物活性最广的一类化合物,结构类型也复杂多变,结构中还常含有氢化吡喃螺环、噁唑环和噻唑环等。

(一) 含噁唑环的内酯类

从海绵 *Halichondria* sp 和 *Chondrosia corticata* 中分离得到的 halichondramide(20)以及同系物(19*Z*)halichondramide 和 neohalichondramide(Δ⁴)是含有三个连续的噻唑环的 25- 环的大环内酯,具有一定的抗真菌活性(20 的 EC_{50} 值为 0.058μM)和对白血病 K562 细胞的细胞毒性。

(二) 含噻唑环的内酯类

从青蓝菌 *Lyngbya* sp. NIH309 分离得到 lyngbyabellin C(21)对 KB 细胞和 LoVo 细胞的 IC_{50} 值分别是 2.1μM 和 5.3μM。从软体动物海兔 *Bursatella leachii* 分离的到的 hectochlorin(22)和 deacetylhectochlorin(23)对乳腺癌和肺癌细胞有较好的抑制活性。

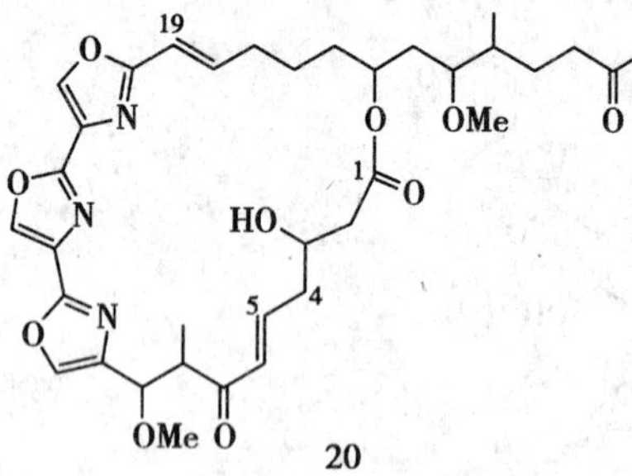

20 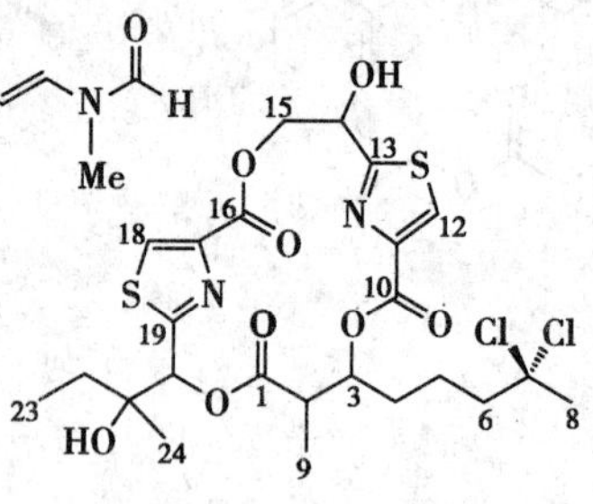   21 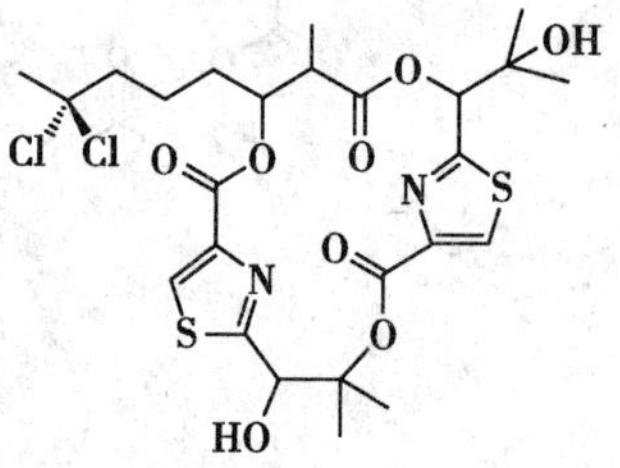   22 R=Ac
23 R=H

(三) 含有氢化吡喃螺环的大环内酯环化合物

1993 年从东印度洋海绵 *Cinachyra* sp 中分离得到了 spongistatin 1(24)对多种肿瘤模型表现出强烈的细胞毒性,其中对大鼠白血病细胞 L-1210 的 IC_{50} 平均值为 20pmol/L,是目前已进入抗肿瘤临床 I 期试验的 dolastatin 10 活性的 12 倍。24 是一种高效抗有丝分裂剂,它对谷氨酸诱导的细胞微管蛋白的聚合具有抑制作用,IC_{50} 为 3.6μmol/L,其活性稍小于 dolastatin 10,但要强于 halchondrin B。此类化合物也属于大环内酯聚醚类。

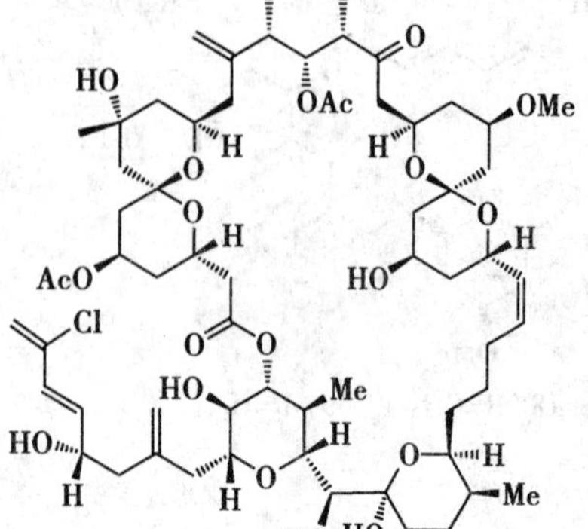

24 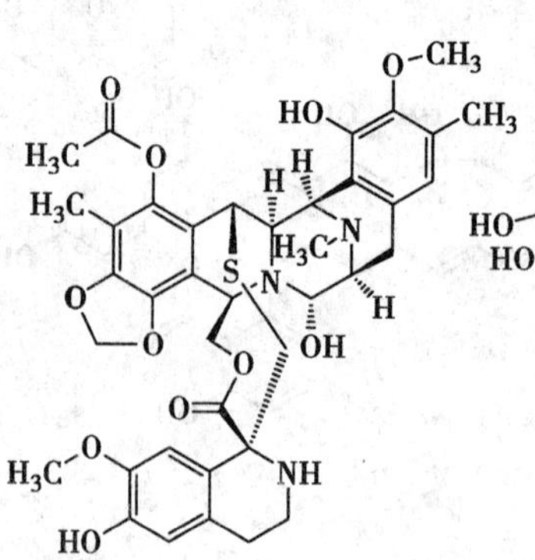   25 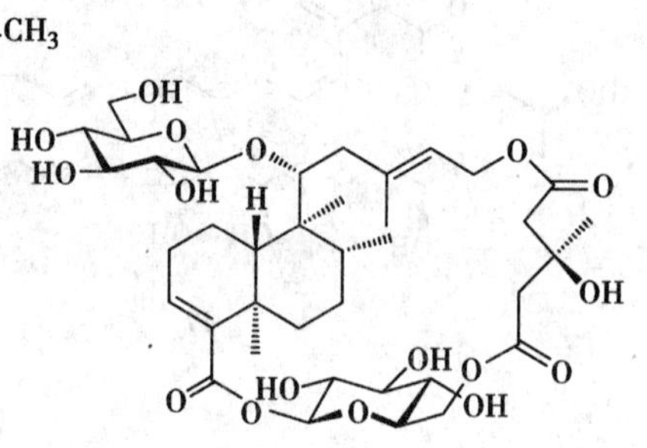   26

此外,从海洋微生物中还分离出一些含有硼原子、镁原子和镍原子的大环内酯,以及一些含有大环内酯的聚醚、生物碱、二萜、前列腺素、肽类等化合物。ecteinascidin 743(Et-743,25)是从加勒比海被囊动物红树海鞘 *Ecteinascidia turbinata* 中发现的含有四氢异喹啉的大环内酯类生物碱,它对晚期软组织癌症如直肠癌、乳腺癌、肺癌、黑色素瘤等有显著疗效,在美国已进入了Ⅲ期临床而且用于乳腺癌的Ⅲ期临床研究已取得了很好的结果。2007年欧盟已批准该药(商品名 Yondelis)用于晚期软组织肿瘤的治疗。目前已从海洋代谢物中发现 26 个 ecteinascidin 743 的类似物。syphonoside(26)是从软体动物 *Syphonota geographica* 分离出来的二萜大环内酯苷。大环内酯在细胞毒性、神经毒性、抗病毒和抗真菌方面的生物活性引起了有机合成化学家的极大兴趣。

第三节 聚醚类化合物

聚醚类化合物是海洋中一大类毒性成分,也称海洋毒素。海洋毒素是海洋天然产物的重要组成部分,是海洋生物活性物质中研究进展最迅速的领域,海洋生物毒素具有结构特异、活性广泛且活性强等特点。许多高毒性海洋毒素对生物神经系统或心血管系统具有高特异性作用,常作用于控制生命过程的关键靶位,如神经受体、离子通道、生物膜等,已成为新药开发的特殊模式结构,可发展成神经系统或心血管系统药物的重要先导化合物,很多海洋毒素已成为探索生理或药理现象非常有用的工具药。

该类化合物的结构特点是杂原子对碳原子的比例很高;结构特殊、新颖、分子量大;活性强、剧毒;广谱药效、作用机制独特;多数对神经系统或心血管系统具有高特异性作用。根据其结构特点聚醚类化合物主要分为聚醚梯、线性聚醚、大环内酯聚醚和聚醚三萜等四大类,其中以聚醚梯和线性聚醚因结构巨大、毒性强而著名。

一、聚醚梯类(脂溶性聚醚)

目前发现有 140 余个聚醚梯,以短裸甲藻毒素、西加毒素和刺尾鱼毒素为代表。聚醚梯的化学结构极为特殊,其分子骨架是由一系列含氧五元至九元醚环邻接稠合而成,形成一种陡坡式的梯形线状分子;分子骨架具有相同的立体化学特征,稠环间以反式构型相连,相邻醚环上的氧原子交替位于环的上端或下端;分子的两端大多为醛酮酯、硫酸酯、羟基等极性基团。

短裸甲藻毒素 brevetoxins B(BTX-B)(27),A(BTX-A)(28)和 C(BTX-C)(29)是从在墨西哥海湾形成赤潮的涡鞭毛藻 *Karenia brevis* 中分到的聚醚类毒素成分,BTX-B 和 A 分别于 1981 和 1987 年用 X- 衍射法确定了它的结构。BTX-A 是佛罗里达赤潮最主要的毒素成分,而 BTX-B 是世界范围内赤潮的最主要毒素成分。短裸甲藻毒素属于神经性贝毒,可以诱导 Na^+ 内流,从而导致肌肉和神经细胞的去极化。

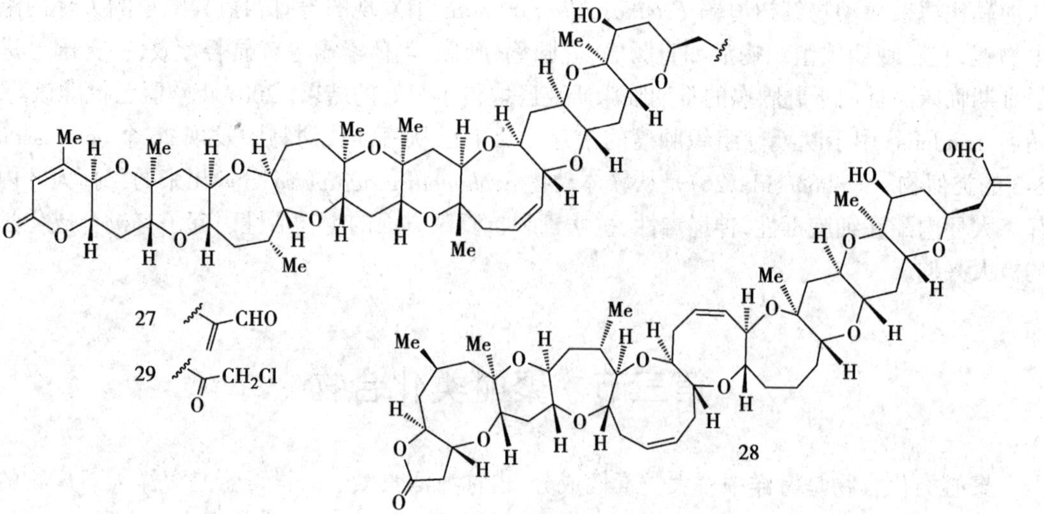

27 ～CHO

29 ～CH₂Cl

西加毒素(CTX)(30),主要来自鳗鱼 *Gynnothorax jauanicus*,而其同系物(CTX-4B,31)则来自有毒冈比藻(*Gambierdiscus toxicus*)。来自冈比藻的此类化合物极性较小、毒性也小些,而来自鱼类的该类化合物含氧较多、极性较大、毒性也大。CTX 并不存在于冈比藻,CTX-4B 作为 CTX 的前体物可能是在鱼中被氧化酶氧化转化成 CTX,其毒性比氧化前增加 10 倍。尔后又从人工培养的 *G. toxicus* 和鳗鱼分离出 5 个 CTX 的同系物,目前分离或检测到的该类化合物有 30 多个。CTX 的毒理和药理作用均十分特殊,分别对神经系统、消化系统、心血管系统和细胞膜有较高的选择性作用,属于新型的 Na⁺ 通道激动剂,是引起人类中毒分布最广的一种毒素,其 LD₅₀ 为 0.25μg/kg,是河豚毒素的 40 倍。西加毒素是电压依赖性 Na⁺ 通道激动剂,可作为研究兴奋细胞膜结构与功能以及局麻药作用机制的分子探针。

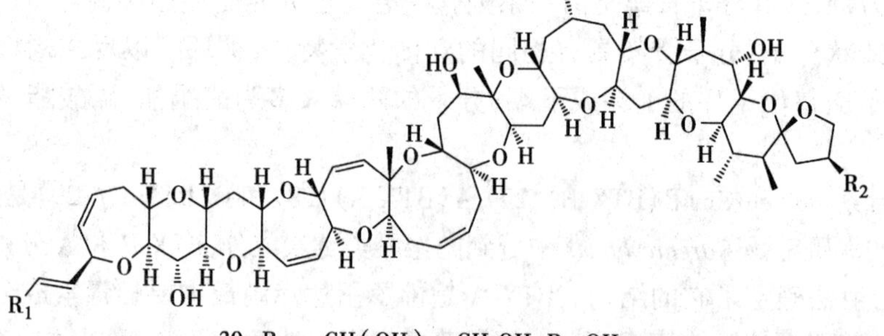

30 R₁=—CH(OH)—CH₂OH,R₂=OH
31 R₁=—CH=CH₂,R₂=H

32

刺尾鱼毒素（maitotoxin，MTX，32）在 1993 年从 *Gambierdiscus toxicus* 中分离得到，是西加鱼毒的一种。其毒性极为强烈，LD_{50} 仅为 0.05μg/kg，是非蛋白毒素中毒性最强的物质。MTX 属于典型的钙通道激动剂，可增加细胞膜对 Ca^{2+} 的通透性，是研究钙通道药理作用特异性工具药。CTX 和 MTX 是引起海洋食品中毒最广的毒素。MTX 是目前被发现的最复杂的一个聚醚梯类化合物。

二、线性聚醚（脂链聚醚）

线性聚醚（脂链聚醚）是另一类聚醚类化合物，其结构特点同样是含高度氧化的碳链，但仅部分形成醚环，多数羟基游离，属于水溶性聚醚。线性聚醚主要有两类，一类是以岩沙海葵毒素为代表的结构复杂的大分子化合物，另一类是以大田软海绵酸为代表 C_{38} 脂肪酸多醚结构的一系列衍生物。

岩沙海葵毒素 palytoxin（PTX，33）是从岩沙海葵（*Palythora toxicus*）以及 *P. vestitus*，*P. mamillosa* 和 *P. caribaeorum* 中分离得到的毒性成分，其毒性也极为强烈，LD_{50} 为 0.15μg/kg，比 TTX 高一个数量级，是非蛋白毒素中最毒的物质之一。PTX 是一个复杂的长链聚醚化合物，也是目前最强的冠脉收缩剂，作用强度比血管紧张素强 100 倍。研究表明 PTX 具有显著的抗肿瘤活性，当注射剂量为 0.84ng/kg 时，能抑制艾氏腹水瘤细胞的生长，增加剂量，不但可使瘤体消失，而且可使动物存活下来。PTX 还是一种新型的溶细胞素。1985 年上村等从 *P. tuberculosa* 中分离出 PTX 的同系物 homopalytoxin（34）、bishomopalytoxin（35）和 dideoxypalytoxin（36），1995 年又从涡鞭毛藻分得 5 个 PTX 类似物，1994 年完成了 PTX 全合成。

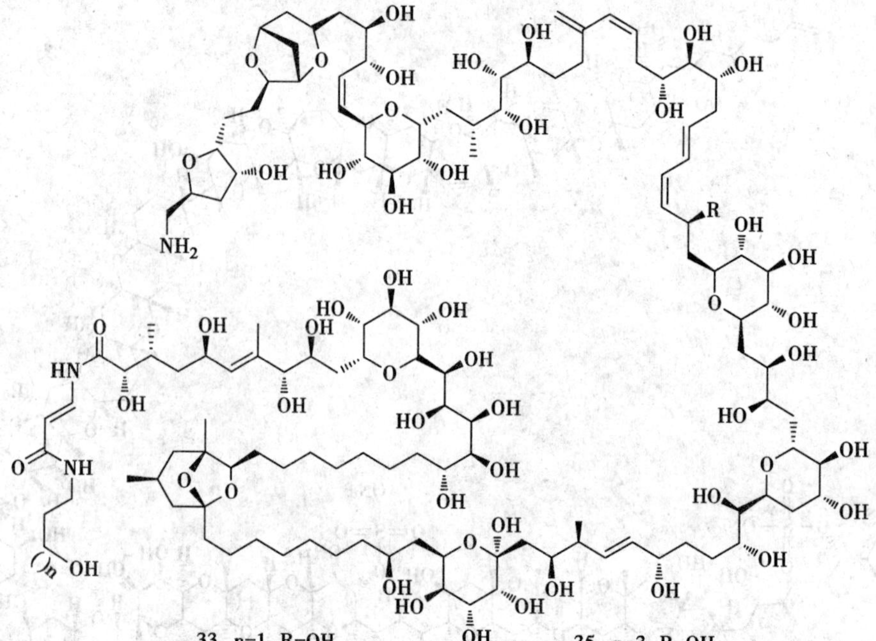

33 n=1，R=OH
34 n=2，R=OH
35 n=3，R=OH
36 n=1，R=H

大田软海绵酸（okadaic Acid，OA，37）是由 38 碳脂肪酸形成的聚醚，也属于线型聚醚，最初来源于大田软海绵 *Halichondria okadai* 因而得名，后来从隐爪软海绵 *H. melonodocia* 得到。后来证明 OA 实际上是由与上述两种海绵共生的微藻 *Prorocentrum lima* 和 *Dinophysis acuminata* 产生的，海绵通过滤食微藻而将 OA 浓集于体内。目前大田软海绵酸共有 20 余个，OA 和它的类似物 dinophysistoxins 1-3（DTX 1-3）是引起人类食用水生贝壳类发生腹泻性中毒的主要毒素。OA 是一种肿瘤促进剂，还能抑制由钙激活的磷脂依赖的蛋白激酶，是一种特殊的蛋白质磷酸酯酶 1、2A 和 2B 的抑制剂，还可以用于作为研究细胞调控的工具药。

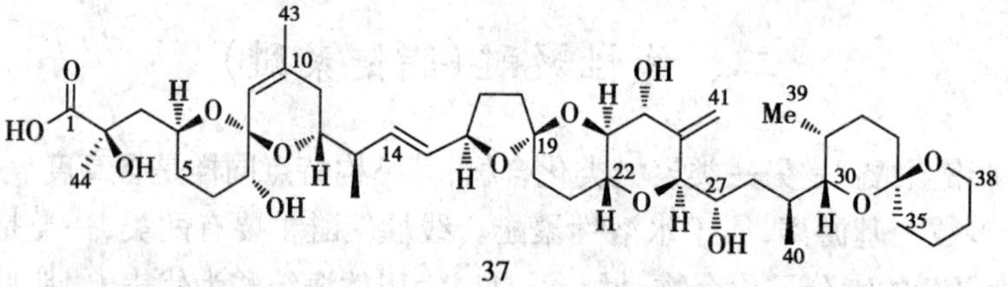

37

三、大环内酯聚醚

大环内酯聚醚有的聚醚类化合物可以首尾相连或局部成环形成大环内酯。大环内酯聚醚大多来自扇贝、海绵、甲藻和苔藓虫。大环内酯聚醚类大多有肝脏毒性。

（一）扇贝毒素（pectenotoxins，PTXs）

主要从受毒化的扇贝（*Patinopecten yessoensis*）的消化腺和微藻（*Dinophysis acuta* 或 *Dinophysis fortii*）中分离得到，属于腹泻性贝毒。1976 年开始日本东北部时有因食用扇贝导致的腹泻性中毒事件就起因于这种毒素。PTXs 是一个从海贝中分离出来的聚醚大环内酯家族成员,它是甲藻被贝类动物滤食后在体内积蓄而产生的,在这个家族中有 PTX$_1$(38),PTX$_2$(39)等。PTX$_2$ 对人肺、直肠和乳腺癌细胞有较强的细胞毒选择性作用。

38

39

研究人员一度曾把虾夷扇贝毒素(yessotoxin,YTX)和扇贝毒素(pectenotoxins PTX)称之为腹泻性贝毒,但它们并不引起腹泻。因此,根据这一类重要的毒素的肝毒性作用现在建议暂时称之为肝毒性贝毒。

(二) 软海绵素类化合物

这类聚醚化合物仅在局部形成大环,如 halichondrin B(40),它最早自日本海绵 *Halichondria okadai* 分离得到。目前 40 及其一些类似物仅在 5 种海绵中被发现,同时也提示这类化合物可能是来源于某种共同的微生物。对软海绵素类化合物的活性研究发现,它们是微管蛋白的强抑制剂,可非竞争性地结合到微管蛋白的长春碱结合位点并导致细胞阻滞于 G$_2$-M 期且伴随着有丝分裂的纺锤体断裂。40 抗肿瘤活性非常显著,对 B-16 黑色素瘤细胞的 IC$_{50}$ 仅为 0.095μg/mL。40 已被美国 NCI 选定为抗癌药物的先导化合物。构 - 效关系研究表明 halchondrin B 分子中的 38 元大环内酯片段对其抗肿瘤活性是必需结构。

40

(三) 含有氢化吡喃螺环的大环内酯聚醚

1993 年三个研究小组分别从海绵 *Spongia* sp. 和 *Spirastrella spinispirulifera* 以及 *Hyrtiosaltum* sp 中同时分得了一组具有细胞毒性的大环内酯类化合物 spongistatins 1~9(见第二节)。从海绵 *Spirastrella coccinea* 分离得到的 spirastrellolides A(41),具有抗有丝分裂和抑制蛋白质磷酸酯酶活性。

(四) 含氮大环内酯聚醚

azaspiracid(42)最初是在 1995 年 11 月荷兰人因吃了在爱尔兰 Killary 港养殖的贻贝(*Mytilus edulis*)而发生了中毒事件后被发现的,因此曾把它称之为 killary toxin-3(KT-3),后来把这种毒素称之为 azaspiracid shellfish poisoning(AZP)。azaspiracid 毒素在结构上与其他毒素显著不同,它们是含有螺环的含氮聚醚,末端含有羧基,此类化合物已有 50 余个。中毒症状主要是恶心、呕吐、腹泻和胃痉挛等,有些类似于腹泻性贝毒中毒,但又明显不同于 OA 引起的中毒。AZA-1 并不能显著地改变电压门控的 Na^+ 或 Ca^{2+} 的流量,说明这种毒素不是依赖电压门控通道而影响突触在神经网络传递的。

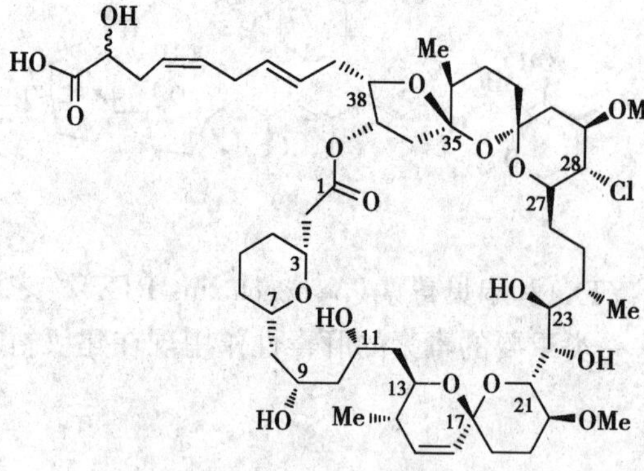

41

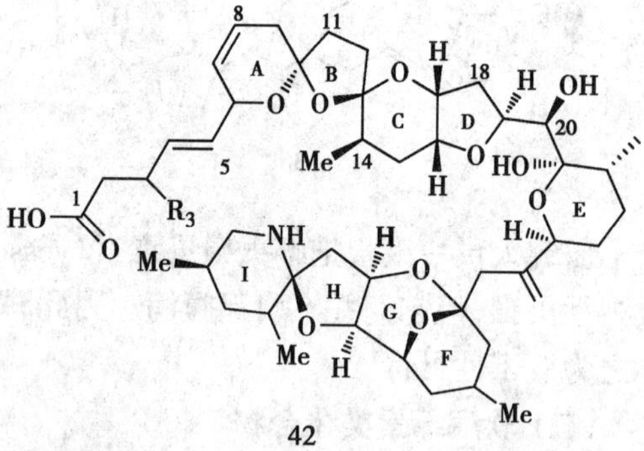

42

四、聚 醚 三 萜

聚醚三萜(polyether triterpenoids)是由角鲨烯衍生的一类结构新颖、含有多个手性中心的海洋聚醚三萜,主要由红藻、海绵和软体动物所产生,约有 70 余个。聚醚三萜大多有较好的生物活性,特别是抗肿瘤和蛋白质磷酸酯酶抑制活性。来源于红藻的聚醚三萜主要是链状,而来源于海绵的聚醚三萜主要是由通过一个次乙基桥连接在一起的环己烷反式骈噁庚英,该类化合物于 1990 年首次从海绵 *Raspaciona aculeata* 中分得,如 raspacionin(43)。从海绵 *Axinella weltneri* 中分得的 sodwanones 是一组结构类似的聚醚三萜,其中 sodwanone M(44)对 P388 细胞有选择性毒性 IC_{50} 为 $1\mu g/mL$。

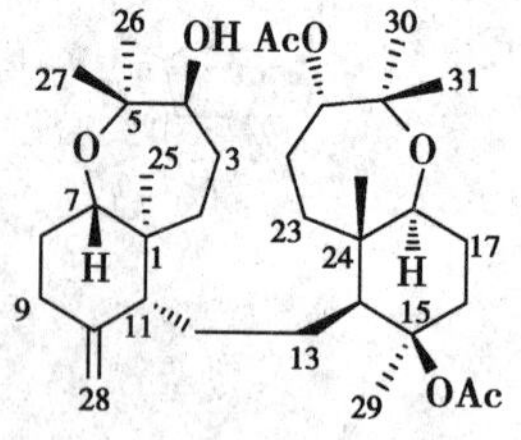

43

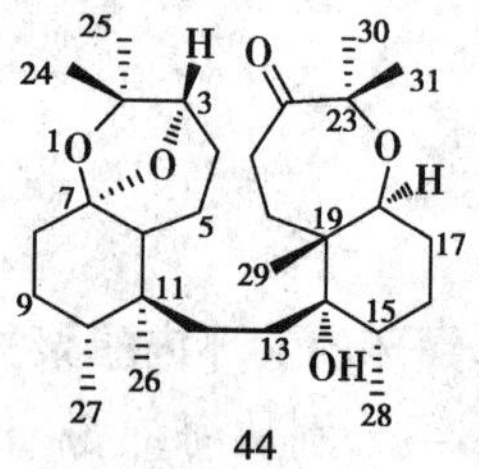

44

角鲨烯骨架聚醚三萜的研究始于 1978 年从 *Laurencia* 属红藻中首次分离出 thyrsiferol (45)。从加拿利群岛红藻 *Laurencia viridis* sp. 中分离得到的 12 个线性聚醚三萜,其中 thyrsiferol (45)和 thyrsenol B(46)对 P388 细胞有很好的选择性毒性,IC_{50} 为 $0.01\mu g/mL$。从印度洋红藻 *Chondria armata* 的具有抗病毒、抗真菌和抗细菌活性的氯仿提取物种分离出 6 个含溴的三萜聚醚,如 armatols A(47)。

45

46

47

五、其他聚醚

1975 至 1981 年间日本人因吃牡蛎 Pinna pectinata 而发生食物中毒的多达 2500 人,1995 年上村大埔等从引起食物中毒的牡蛎 Pinna muricata 中分离得到的毒性成分 pinnatoxins A (48) 和 pinnatoxins B(49) 等,它们是一类含有氢化呋喃吡喃螺环的大环聚醚生物碱。48 属于神经性毒素,对小鼠的 LD_{99} 为 180μg/kg($i.p.$),而且还可以激活 Ca^{2+} 通道。49 的毒性可以和 TTX 媲美(LD_{99} 为 22μg/kg)。从日本牡蛎 P. penguin 中分离得到三个剧毒的 pinnatoxin 衍生物 pteriatoxins A、B 和 C,它们的 33 位侧链上都含有一个半胱氨酸残基的 pinnatoxin 衍生物。

48

49

第四节 肽类化合物

肽类化合物(peptides)是海洋生物产生的另一大类特殊的含氮代谢物,也是海洋活性物质中数量较庞大的一类化合物,目前已从海洋生物中分离出 300 多种海洋环肽类化合物。肽类化合物在抗肿瘤、抗病毒、抗菌及酶抑制剂活性方面显示了巨大的开发潜力,已有若干个肽类药物已进入后期临床研究。肽类化合物主要来源于进化程度较低的动物,如海绵、水母、海兔、海葵、芋螺和微生物等。由于海洋环境的特殊性,组成海洋多肽类化合物的氨基酸除了常见的氨基酸外,常常含有一些特殊的氨基酸,如 β- 氨基异丁酸、异谷氨酸,在海人草(Digenea simplex)中发现的有效成分 α- 红藻氨酸(α-kainic acid,50)、别红藻氨酸(γ-allo-kainic acid,51)和别红藻氨酸内酯(γ-allo-kainic acid lactone,52)均具有显著的抗菌活性。在对 1987 年引起加拿大东部的爱德华王子岛中毒事件的贻贝 Mytilus edulis 进行研究并得到了毒素成分软骨藻草酸(多莫酸 domoic acid, DA, 53), 后续研究表明软骨藻草酸来源于贻贝摄取的形成赤潮的拟菱形藻 *Pseudonitzschia multiseries*, *Nitzchia pungens*, *F. multiseries* 以及红藻 *Chondria armata*。软骨藻草酸(53)及其异构体等属于记忆缺失性贝毒,可作为研究神经退化性疾病的一种工具。常见的海洋卤化过程也反映在氨基酸的合成中,已从海洋生物中发现了很多新奇的卤代氨基酸和含硫氨基酸,这些氨基酸除了以单体存在外,更多的是形成肽类化合物。海洋肽类化合物常见的有直链肽和环肽。

50   51   52   53

一、直　链　肽

Pettit 小组最早对印度洋海兔 *Dolabella auricularia* 抗肿瘤活性多肽展开研究,从中分得 18 个含有特殊氨基酸的较短的链状肽类化合物海兔毒肽 dolastatins 1~18,它们具有强烈抑制肿瘤细胞生长的作用,是目前已知来源的抗肿瘤剂种活性最强的一类,其中 dolastatin 10(54)和 dolastatin 15 (55)的 IC_{50} 值分别为 0.59nM 和 2.9nM。54 曾进入Ⅱ期临床研究用于治疗乳腺癌、肝癌、实体肿瘤和白血病。除抗肿瘤活性外,最近又发现 54 具有强烈的抗真菌活性。55 是另一个已经进入Ⅱ期临床研究的多肽,对 P388 白血病细胞的 ED_{50} 为 0.0024μg/mL。55 的衍生物 LU 103793(cematodin) 和 XL651 已投入Ⅱ期临床试验,是一类新型强效的微管蛋白结合肽类化合物。从海兔 *Dolabella auricularia* 中分离得到的 dolastatin H(56)和 isodolastatin H(57)也具有很好的细胞毒性。由它们衍生的数个先导化合物作为抗胰腺癌、前列腺癌、肺癌、皮肤癌、结肠癌、肝癌、乳腺癌和淋巴系统肿瘤用药已被开发进入临床或临床前研究。

54

56 R=

57 R=

55

58

从巴拿马海域微生物 *Symploca sp.* 分得的 belamide A(58)是一个多甲基化的直链肽,两端的取代基和 dolastatin 15 相同。Belamide A 对乳腺癌 MCF7 和结肠癌 HCT-116 的 IC_{50} 分别是 $1.6\mu M$ 和 $0.74\mu M$,是一个重要的抗癌药物先导化合物。

二、环　　肽

近来在海洋药物研究中一个值得重视的最新进展是海洋环肽(cyclic peptides)的发现,这方面的研究已成为海洋天然药物研究最活跃的领域之一,目前已从海洋生物中分离出 400 多种环肽类化合物,环的大小差别较大,但连接方式主要有两种:一种是环中各氨基酸之间完全是由肽键环节而成;另一种是环中含有一个通过酯键连接的氨基酸。海洋环肽的结构特殊,常常具有较强的抗病毒、抗肿瘤、抗菌和酶抑制活性。环肽主要来源于海鞘、海兔以及海绵和微藻。

膜海鞘素(didemnins)是一组从加勒比海被囊动物 *Trididemnum solidum* 中分离出来的抗病毒和细胞毒活性的环状缩肽化合物。didemnin B(59)的体内筛选结果表明它具有强烈的抗 P_{388} 白血病和 B_{16} 黑色素瘤活性。59 可诱导 HL-60 肿瘤细胞的迅速完全凋亡以及许多转化细胞的凋亡,但对静息的正常外周血单核细胞不起作用,是第一个在美国进入临床研究的海洋天然产物,作为一种新型抗肿瘤尤其是抗乳腺癌药物即将推向市场。目前 59 已经完成人工全合成。脱氢膜海鞘素 dehydrodidemnin B(60),商品名 Aplidin,是 59 的二级代谢产物。60 来自地中海海鞘 *Aplidium albicans* 的一种抗肿瘤环肽,虽为 59 的一个羰基被还原的化合物,但毒性和活性改变很大。60 在体内外试验均表现出广泛的抗肿瘤活性,如甲状腺癌、直肠癌、结肠癌、淋巴瘤、肾癌等。60 的活性是 59 的 20 倍,是紫杉醇的 80 倍且没有心脏毒性。1991 年 60 投入到抗实体肿瘤和非霍奇金淋巴瘤的 I 期临床试验,目前正进行治疗前列腺癌和膀胱癌的 II 期临床试验。60 是第二个最有希望进入医药市场的海洋药物。

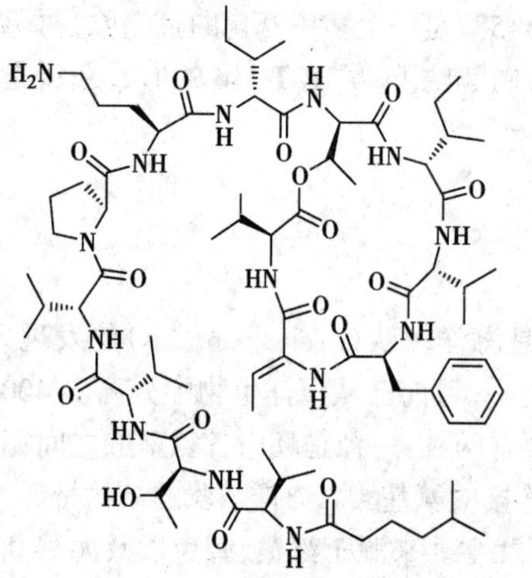

61

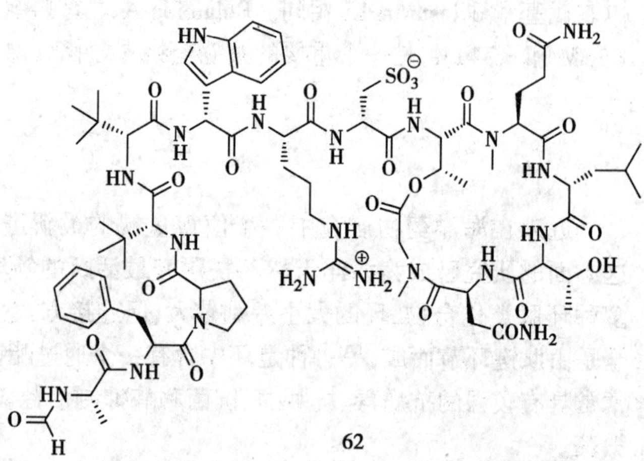

62

Kahalalides 从海洋软体动物 *Elysia rufesens* 中分离得到一组环肽,包括 7 个环肽和 3 个直链肽。后来发现软体动物 *Elysia rufesens* 食用的绿藻 *Bryopsis sp.* 也含有微量的肽类化合物,如 kahalalide G 等,其中 kahalalide F(61)2000 年在欧洲就已经投入了治疗 AIPC(非雄激素依赖型前列腺癌)的 I 期临床研究,目前正在进行治疗前列腺癌 II 期临床研究。61 具有与其他抗肿瘤药不同的作用机制,它选择性地改变肿瘤细胞的溶酶体膜,干扰前列腺、结直肠和肺癌细胞系的溶酶体功能,通过非调亡机制的细胞死亡程序诱导细胞死亡,而不是阻滞细胞周期和降解 DNA,以及在动物模型中显示对肺和乳腺癌有抗肿瘤活性。治疗前列腺癌 II 期临床研究的试验结果表明一些患者的 PSA(前列腺特异性抗原)浓度有所降低。从海绵 *Discodermia kiiensis* 中分离得到的 discodermin A(62)是最早从海绵中分离得到的活性肽类化合物,discodermin A 是磷酸酯酶 A_2 抑制剂(IC$_{50}$ 为 $3.5 \sim 7.0 \times 10^{-7}$ M)。62 还具有抗炎和抑制肿瘤促进剂的活性。

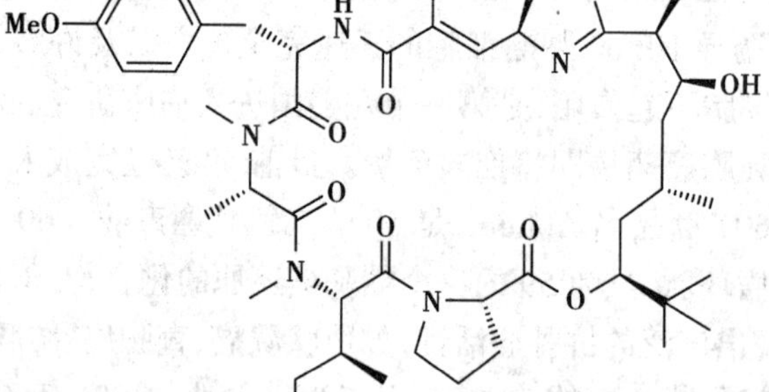

63

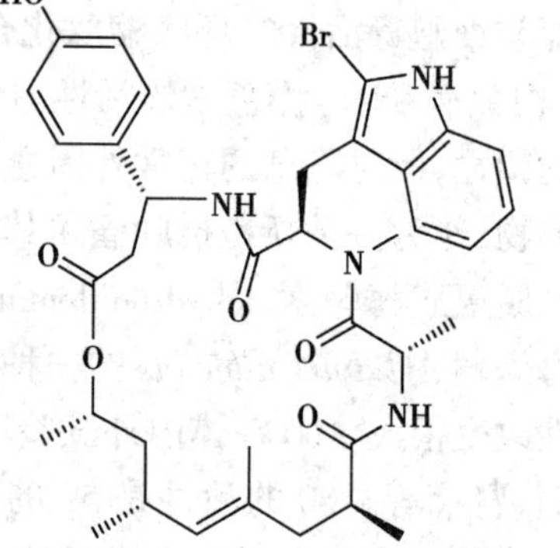

64

从海洋微生物 *Lyngbya majuscula* 中分得的具有噻唑环的 apratoxin A(63)对 KB 和 LoVo 细胞均有很好毒性,IC$_{50}$ 分别为 0.52nM 和 0.35nM。从印度洋太平洋海域 *Jaspis* sp 属海绵中分离得到的环肽 jaspamide(64)具有杀伤线虫活性和抗病毒活性,其 EC$_{50}$ 为 0.019μM,可作为抗 HIV-1 的先导化合物。64 能抑制原白血病细胞的自我更新能力,可为严重的脊髓白血病患者提供有效的治疗方法。

除了单环肽外,环肽还有双环肽和多环肽类。从芋螺类海蜗牛的毒液中分离的一种神经毒素芋螺毒素多肽(65)是三环肽,是一种 N- 型电压敏感的该通道阻断剂,由美国 Elan 公司研制,2004 年被 FDA 和欧盟(EC)批准上市(Prialt)。65 是一非成瘾镇痛药,主要用于癌症和艾滋病患者。

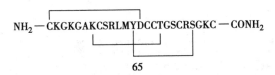

NH$_2$ — CKGKGAKCSRLMYDCCTGSCRSGKC — CONH$_2$

65

在过去 20 多年里,海洋肽类化合物的研究已经发展成为海洋天然产物研究的新领域。随着肽类化合物提取分离及结构鉴定技术的成熟,一些结构新颖生理活性广泛的新肽不断被发现,蓝绿藻和海绵是海洋肽类化合物的主要来源材料,从被囊动物以及寄生在海洋生物体中的微生物中也发现了大量的肽类化合物。由于海洋生物的特定环境,海洋肽类化合物与陆生动植物肽有很大不同,多为小分子肽,含有丰富的 D- 型氨基酸、羟基酸、新的 α- 氨基酸、β- 氨基酸以及噁唑环、噻唑环,这大大提高了肽的生物稳定性和生物利用度。生物活性环肽能形成限制性构象,与相应线性肽相比在生物体内具有更好的抗酶解和抗化学降解的能力。尤其是许多含噻唑环和噁唑环的海洋环肽,结构特殊,与迄今所有使用的抗癌药物结构类型都不相同,而它们的抗癌活性都更为强烈,已构成了一类完全新型有前途的抗癌物质。

第五节　C$_{15}$乙酸原化合物

C$_{15}$ 乙酸原(聚乙酰)类代谢物(C$_{15}$ acetogenins)是一类由乙酸乙酯或乙酰辅酶 A 生物合成的一类含有 15 个碳原子的非倍半萜类化合物,主要存在于红藻中的松节藻科凹顶藻 *Laurencia* 属植物中。从其生源合成过程可以发现,它们是从十六碳 -4,7,10,13- 四烯酸衍生而来(66)。该类化合物可以以直链型结构存在,更多的是形成不同大小的环状化合物,分子中常常含有醚环和氯、溴等卤原子,以及乙炔、乙烯基乙炔和丙二烯等端基侧链。这类结构虽然并不复杂,但由于在结构中常常含有手性中心,双键有存在顺反异构,结构鉴定有时也并不容易。

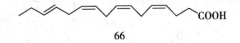

66

一、直链化合物

无氧取代的 C$_{15}$ 乙酸原化合物,如 laurencenyne(67)和 trans-laurencenyne(68)它们的结构中均含有三键。 除此之外,直链化合物可以被氧化成为含有羟基取代的 C$_{15}$ 乙酸原化合物,如化合物 68 的双键被氧化形成相应的 6,7- 二醇衍生物 69,有时也被卤族元素取代形成卤代 C$_{15}$ 乙酸原化合物。

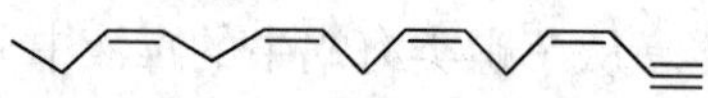

67

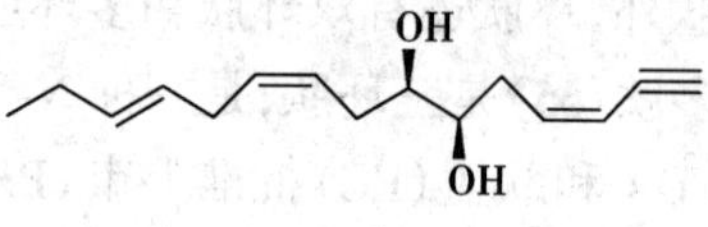

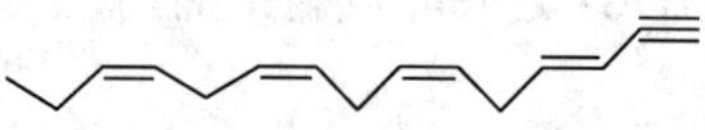

68

69

二、环氧化合物

不同位置的双键被氧化后可以形成不同大小的氧环,从三元环到十元环不等。

从采于不同海域的软体动物 *Aplysia dactylomela* 的消化腺中分离得到的单环醚和双环醚炔烯类 C_{15} 乙酸原化合物:(-) dactylyne(70),(3E)-dactylomelyne(71) 和含有偕烯(丙二烯)的 dactylallene(72)。作为生物自身的化学防御物质,它们具有鱼毒和拒食活性。从希腊海域红藻 *Laurencia obtusa* 分得的五个含八元醚环、侧链端基为顺式烯炔结构并卤代的 C_{15} 乙酸原类化合物 epilaurencienynes 73~77,具很强的杀蚂蚁活性。从 *L. glandulifera* 分得的(3Z,7R*,9R*,10R*,13R*)-9,10-diacetoxy-6-chlorolauthisa-3,11-dien-1-yne(78) 对多种细菌如 SA-1199B(NorA)、RN4220(MsrA)、EMRSA-15(mecA)、XU212(TetK)/(mecA) 和 ATCC 25923 具有抑制作用,MICs(minimum inhibitory concentration)在 8~16μg/mL 之间。从 *L. glandulifera* 和 *L. nipponica* 分得含有溴原子的 C_{15} 乙酸原类化合物 laurencin(79) 和 laureatin(80),其中 80 具有很好的杀蚊子幼虫活性(IC_{50}=0.06ppm)。从红藻 *L. obtusa* 中分离得到两种具有生物活性的溴代醚类微量成分 81 和 82,均具有较强的细胞活性。

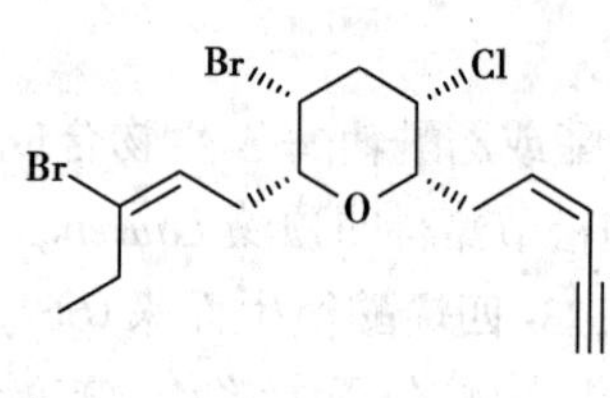

70

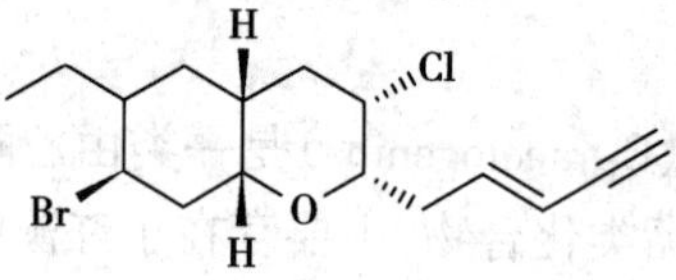

71

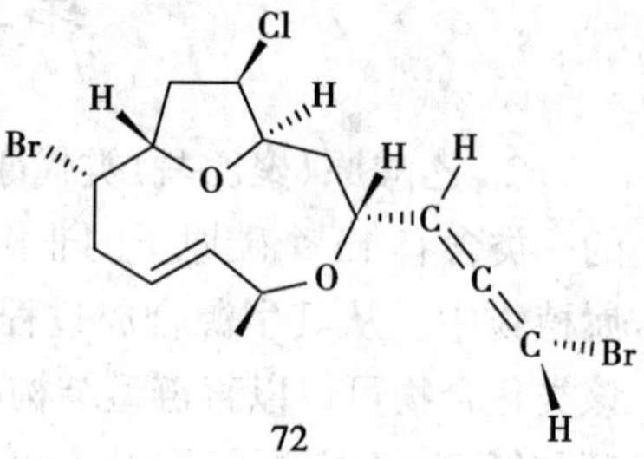

72

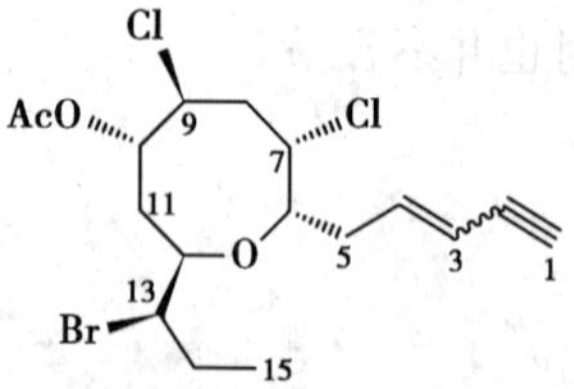

73 3Z
74 3E

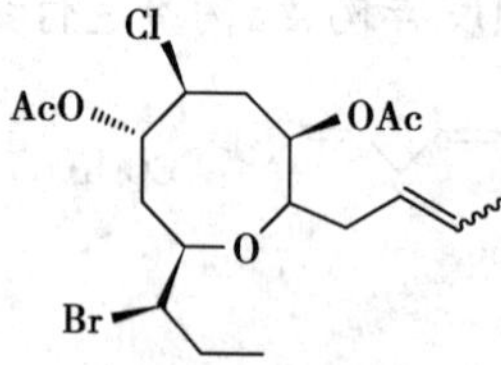

75 3E
76 3Z

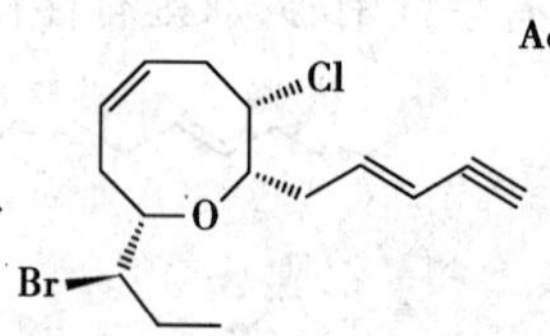

77

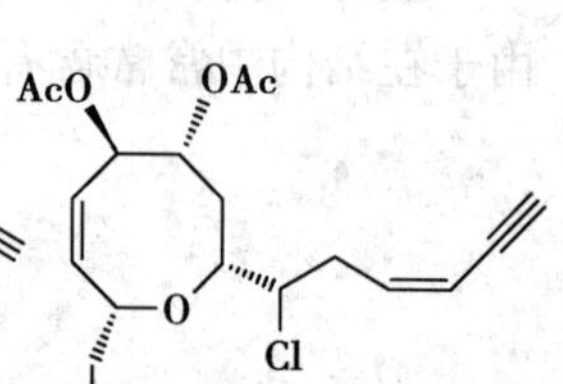

78

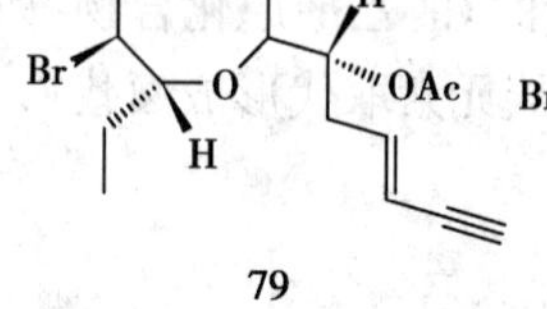

79

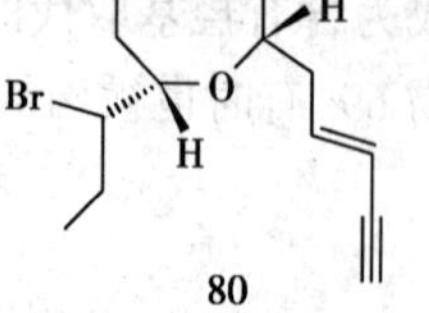

80

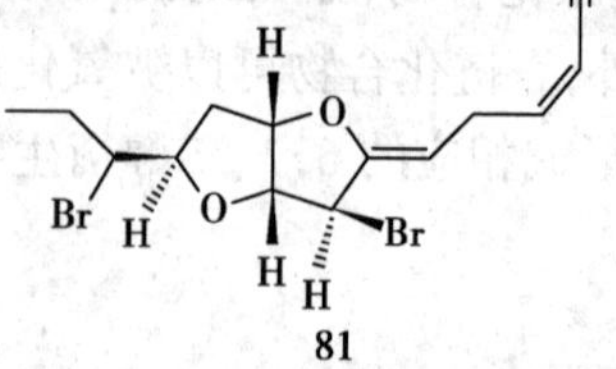

81

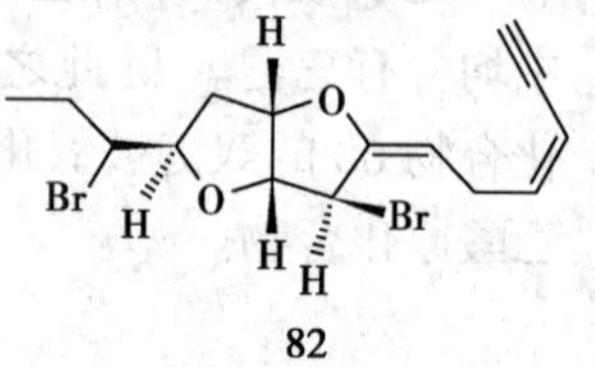

82

三、碳环化合物

从约旦红海岸采集的红藻 *Laurencia obtusa* 中分离出含有六元碳环的 C_{15} 乙酸原化合物 *cis*-maneonene D(83)、*trans*-maneonene C(84)和 *cis*-maneonene A(85)。从马来西亚红藻 *L. sp* 中分离出一个含有五元碳环的 C_{15} 乙酸原化合物 lembyne(86)。

在自然界,除了海洋红藻含有乙酸原化合物外,植物中也含有该类成分,只不过不像在红藻中的乙酸原化合物都是 15 个碳原子。如陆生植物番荔枝科(Annonaceae)植物就含有该类成分 500 多个,通称为番荔枝内酯[annonaceous acetogenins(ACGs or AGEs)],它们主要是由含有 32 或 34 个碳原子的直链脂肪酸形成的末端均含有一个 γ- 内酯的 35 或 37 个碳原子的一大类衍生物,该类化合物具有显著的抗肿瘤活性。

第六节 前列腺素类化合物

前列腺素(prostaglandines,PGs)是一类具有 20 个碳的多不饱和脂肪酸(PUFAs)衍生物,具有重要生理活性的化合物。前列腺素最初发现于哺乳动物的精囊中,含量甚微,由于人工合成困难,致使这类生理活性物质的研究和应用遇到了极大的障碍。1969 年从佛罗里达附近柳珊瑚 *Plexaura homomalla* 中首次分离得到 15-*epi*-PGA2(87)和其甲酯的乙酰化物 88(含量分别达到 0.2% 和 1.3%),从而改变了这种被动的局面。这一成果不但促进了前列腺素的研究,也促进了海洋次生代谢产物的研究。所有前列腺素类化合物可以看作是前列酸的衍生物,由一个环戊烷与一个七碳侧链和一个八碳侧链组成 20 个碳的非二萜类化合物,两个侧链可以以 α- 或 β- 取代基方式连接在五元环上。目前从珊瑚中分得的前列腺素类化合物约有 90 个,根据五元环上的取代类型可分为 9 组(PGA-PGI),每一组根据侧链上双键的数目还可进一步分类,不同类型的前列腺素的作用不同甚至相反。哺乳动物发现的前列腺素在 C15 位均为 *S* 构型,而海洋动物中发现的前列腺素在 C15 位绝大多数为 *R* 构型,只有少数为 *S* 构型,主要是海洋生物中前列腺素类化合物的生物合成途径与哺乳动物中的生物合成途径不同。从日本海洋动物 *Palythoa kochii* 中分得的 PGA2(89)和紫杉醇一样均能促进微管聚集,但细胞毒性较紫杉醇弱,IC_{50} 为 70μg/mL。

从日本软珊瑚 *Clavularia viridis* 中分离出约 50 种新型的前列腺素衍生物,如 clavulactones I 和 II (90,91),它们不但有抗炎活性,还有显著的选择性抗肿瘤细胞和抗有丝分裂活性。Clavulactone I 对 HL-60 细胞的抗有丝分裂活性尤为突出,能抑制 DNA 的合成,ED_{50} 为 0.4μmol/L。Clavulactone II 对 L1210 细胞有良好的细胞毒活性,ED_{50} 为 0.3μg/mL。尔后又从同一软珊瑚中分离出 23 个 10 位含有氯、溴和碘的前列腺素衍生物,包括 chlorovulone I (92),bromovulone I (93),iodovulone I (94) 以及它们 10,11-环氧化的卤代物:10,11-epoxybromovulones I, II 和 10,11-epoxyiodovulone II 等。10 位含有卤素取代的前列腺素抑制细胞增殖活性增强。从台湾产的八放珊瑚 *Clavularia viridis* 分得 7 个新的前列腺素类化合物包括 4 个卤代物 bromovulone II (95) 和 bromovulone III (96) 等,其中 bromovulone III (96) 对前列腺癌(PC-3)和结肠癌(HT29)细胞的 IC_{50} 为 0.5μM。从八放珊瑚 *Telesto riisei* 分得的 punaglandins 是一类在 C-12 位有含氧取代在 C-10 氯取代的前列腺素类化合物,其中 punaglandin-3 (97) 对白血病 L1210 细胞增殖有抑制作用,IC_{50} 为 0.02μg/mL,是 clavulone 的 15 倍,几乎与目前使用的最强抗癌药 vincristine、doxorubicin 的活性相当,所以这类抗癌药剂的发展很有潜力。

从日本软珊瑚 *Clavularia viridis* 中分得两个前列腺素化合物 clavubicyclone (98)。98 对乳腺癌 MCF-7 (IC_{50} 为 2.7μg/mL) 和卵巢癌 OVCAR-3 (IC_{50} 为 4.5μg/mL) 细胞的增殖有中等强度的抑制作用。*Tethys* 属软件动物是目前唯一含有前列腺素类化合物的软体动物,在地中海的该属动物中均发现了 1,15-内酯化的大环内酯型前列腺素类化合物,如从 *Tethys lmbria* 中分离得到的 PGE3-1,15-lactone-11-acetate (99) 和 PGE2-1,15-lactone-11-acetate (100)。作为防御物质软体动物在受到惊扰时会把体内储存的 1,15-内酯化的大环内酯型前列腺素类化合物转化为常规的前列腺素类化合物。

99　　　　　　　　　　　100

前列腺素类化合物主要来自珊瑚特别是软珊瑚和柳珊瑚和少数海藻如红藻以及个别的软件动物，它们除了有前列腺素样活性外，还表现出一定的抗肿瘤活性，特别是那些含有卤元素取代的前列腺素类化合物。海洋来源丰富的前列腺素类化合物可以作为有重要生物活性的前列腺素类化合物的生物合成原料。

第七节　其他类型海洋化合物

海洋生物中除了含有大环内酯类、聚醚类、肽类、前列腺素类、C_{15}乙酸原类等特征性化学成分外，还含有一些其他类型的海洋天然产物。其中生物碱、萜类和甾醇类化合物是海洋天然产物中主要的三大类化学成分。生物碱类化合物种类繁多、结构多变、生物活性显著，约占海洋天然产物的15%；萜类化合物数量最多，约占海洋天然产物的化学成分45%；海洋生物如海绵、珊瑚和棘皮动物等均含有大量与陆生植物不同的甾醇类化合物。本节对海洋生物中生物活性显著的或特有的生物碱、甾醇和萜类等化学成分作一介绍。

一、生　物　碱

生物碱(alkaloids)是构成了海洋生物的第二大类次生代谢产物，主要来自海绵，其次是海鞘和海洋微生物等，海洋生物中所含的生物碱大多有抗肿瘤、抗菌、抗病毒、抗炎等作用，而且结构复杂多变，作用机制独特、多样，具有广阔的开发前景。

在第二、三节介绍的Et-743(25)为一复杂的四氢异喹啉大环内酯生物碱，pinnatoxins A(48)和B(49)属于聚醚类生物碱。这里介绍海洋生物来源的一些结构特殊、活性较好的生物碱。

海洋生物中含有大量的含有胍基的生物碱(guanidine alkaloids)，特殊的结构赋予它们特殊的生物活性。河豚毒素(tetrodotoxin，TTX)(101)最初是在1909年把河豚鱼卵的神经毒性成分命名为河豚毒素，1964年才确定TTX的结构是一种复杂的笼形原酸酯类生物碱。河豚毒素结构新颖，在有机溶剂和水中都不溶解，仅溶于醋酸等酸性溶剂，并且在碱性和强酸性溶剂中不稳定，在溶液中以两种平衡体的形式存在(101a，101b)。TTX可来源于多种海洋动物甚至陆生动物，近年从含有河豚毒素的珊藻、毒蟹、河豚、毛颚动物等的体内和体表分离出一些细菌、放线菌中检测出河豚毒素及其类似物，推测河豚毒素最初合成于含毒生物体内共生的微生物，并可能与食物链有关，如从日本蝾螈中分离出TTX的衍生物4-epi-TTX，6-epi-TTX，11-deoxy-TTX和11-deoxy-4-epi-TTX等。TTX毒性极大，LD_{50}为8.7μg/kg，是氰化钠的1000倍。其局部麻醉作用是普鲁卡因的4000倍，可用作某些癌症后期的缓解药。TTX在极低的浓度就能选择性地

抑制 Na^+ 通过神经细胞膜,但却允许 K^+ 的通过,是神经生物学和药理学研究极为有用的标准工具药,临床上用于治疗各种神经肌肉痛、创伤及癌痛、肠胃及破伤风痉挛等,也用于局部麻醉药及神经性汉森(Hansen)型疾病等。石房蛤毒素(saxitoxin,STX,102)是由石房蛤(*Saxidomus giganteus*)滤食甲藻和蓝藻(*Alexandrium* sp 和 *Gymnodinium* sp)后在体内蓄积的一种毒素,因中毒后产生麻痹性中毒效应,又称麻痹性贝毒。它是海洋生物中毒性最强烈的麻痹性毒素之一,可引起死亡。目前该类化合物已有约 60 个,主要分为 STX(102)和 neo-STX(103)两大类。淡水中的蓝绿藻 *A. flos-aquae* 也可产生 STX 和 neo-STX。石房蛤毒素也是在特殊 Na^+ 通道和膜通道起作用,已成为一种显微外科手术的辅助物质。2008 年,在加拿大引起赤潮的微藻 *Alexandrium tamarense* 中检测出 5 种石房蛤毒素的类似物,确定了其中 4 种化合物的结构。麻痹性贝毒的结构不同,与 Na^+ 通道的亲和力不同而导致毒性不同,其中有氨基甲酰基的石房蛤毒素的毒性最强,而氨基甲酰基的氨基亚硫酸化后毒性最弱,但后者在胃酸那样的酸性环境中很容易转化成毒性较强的前者。

生物碱在海洋生物中分布广泛,仅在蓝藻(cyanobacteria)就分离出 300 余种生物碱。吲哚类生物碱是海洋生物碱的最大类群,约占四分之一,主要存在于海绵、被囊动物、红藻以及与它们共生的微生物中。1984 年以来陆续从被囊动物 *Eudistoma olivaceum*、*E. glaucus*、*E. fragrum* 和海鞘 *Pseudodistoma aureum*、*Ritterella sigillnoids* 中分离得到约 40 种 eudistomin 类生物碱,这类化合物具有抗肿瘤、抗菌、抗病毒和钙调节素抑制活性。从海鞘 *Lissoclimum fragile* 中分离的 eudistomin U(104)初步生物试验表明其能与 DNA 结合并有很强的抗菌活性和抗肿瘤活性。从加勒比海被囊动物 *E. olivaceum* 中分离得到的 eudistomins K(105)和 eudistomins L(106)分别在 $0.25\mu g/disk$ 和 $0.10\mu g/disk$ 浓度下可以抑制 HSV-1 生长。eudistomin K 还可以作为抗肿瘤药物的先导化合物,对 P-388 肿瘤细胞的 IC_{50} 值为 $0.01\mu g/mL$。从海洋放线菌 *Streptomyces staurosporeus* Awaya(AM-2282)分离得到的 staurosporine(107)对多种肿瘤细胞有抑制作用,对 KB 和 P-388 肿瘤细胞的 ED_{50} 值分别为 $0.0024\mu g/mL$ 和 $<0.08\mu g/mL$。从十几种海绵中分离出 80 余种 manzamine 类生物碱,大多有抗癌和抗疟活性,如从 *Halichona* sp 属海绵中分离得到 manzamine A(108)对 P388 肿瘤细胞的 IC_{50} 值为 $0.7\mu g/mL$。从海绵、被囊动物、海葵和软体动物中分离出 60 余个 pyridoacridine 类生物碱,如从深水海绵 *Dercitus* sp. 中分离得到的 dercitin (109)对多种肿瘤细胞有抑制作用,并且可以抑制 HSV-1。从海绵等海洋生物分离出 140 余种含溴的吡咯生物碱(bromopyrroles),如从多种 *Agelas* 属海绵中分离得到的 oroidin(110),该类化合物多有细胞毒性,有些可作为药理学和生理学研究的工具药。

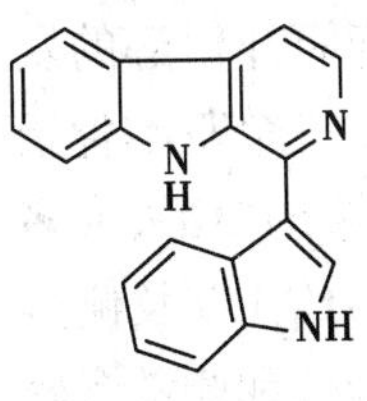

104

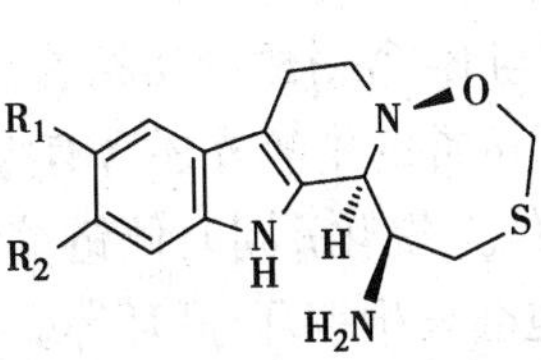

105 R$_1$=H, R$_2$=Br
106 R$_1$=Br, R$_2$=H

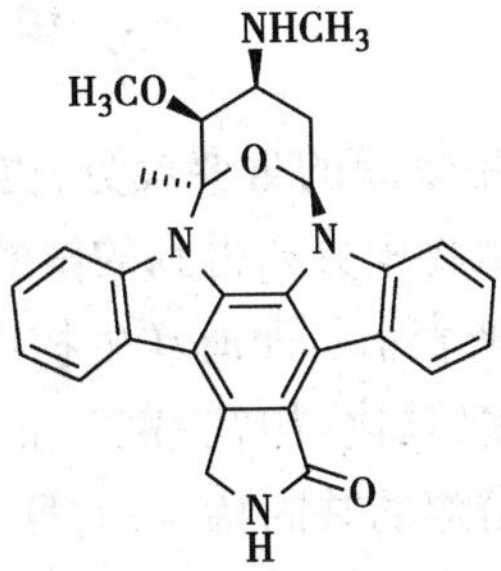

107

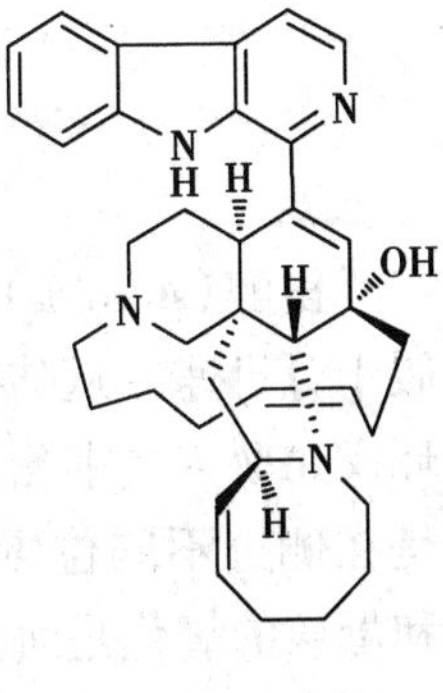

108

从海洋生物 *Zoanthus* 属六放珊瑚（zoanthids）分离出超过 20 个 zoanthamine（111）生物碱，这类生物碱不仅结构全新而且具有很好的生物活性。

从不同属的海绵如新西兰海绵 *Latrunculia* sp，日本海绵 *Prianos melanos* 和斐济海绵 *Zyzzya cf. Marsailis* 等中分离出约 60 个 discorhabdin 生物碱，如 discorhabdin A（112）。这类有特殊喹啉结构的生物碱都具有较强的抗肿瘤活性。

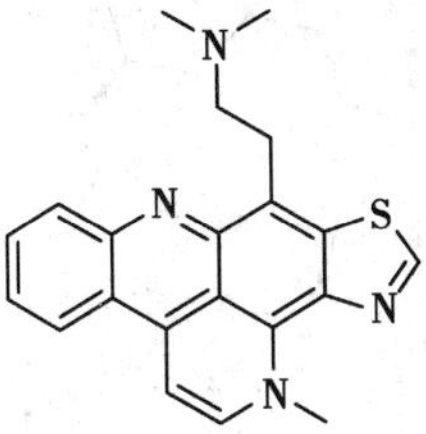

109

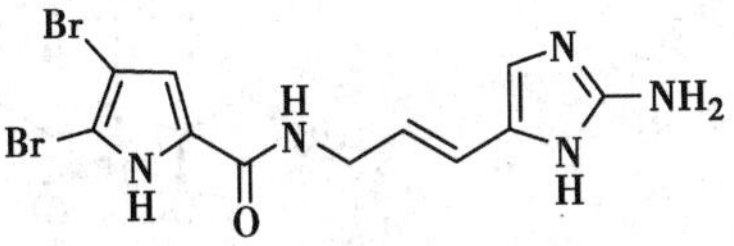

110

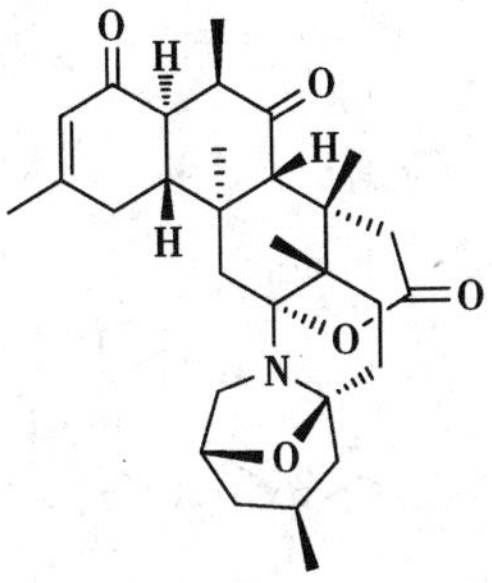

111

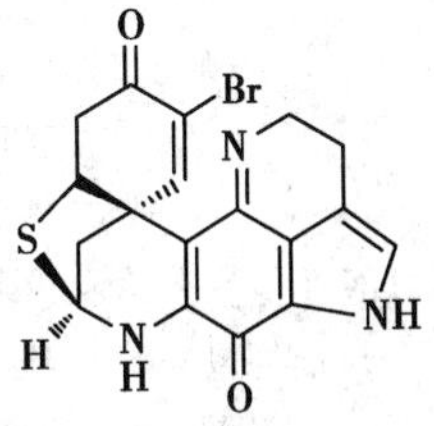

112

海洋生物中除含有很多结构独特的生物碱外，很多简单的含氮化合物也常常具有很独特的生物活性。curacin A（113）是从海洋微生物加勒比海鞘丝藻 *Lyngbya majuscula* 分离得到的含有罕见噻唑啉环的代谢产物，该化合物能选择性地对结肠、肾、乳腺肿瘤细胞有抗增殖和细胞毒性，并和紫杉醇一样有微管蛋白抑制作用（IC$_{50}$=1μM）。现在以 curacin A 为先导化合物合成了一系列衍生物筛选新一代抗肿瘤药物。从海洋鞘丝藻 *Lyngbya majuscul* 分得的 kalkitoxin（114）对海虾的 LC$_{50}$ 为 170nM，对人结肠癌 HCT-116 细胞的 IC$_{50}$ 为 1.0ng/mL。114 还是一个电压敏感性 Na$^+$ 通道阻滞剂，其 EC$_{50}$ 为 1nM。

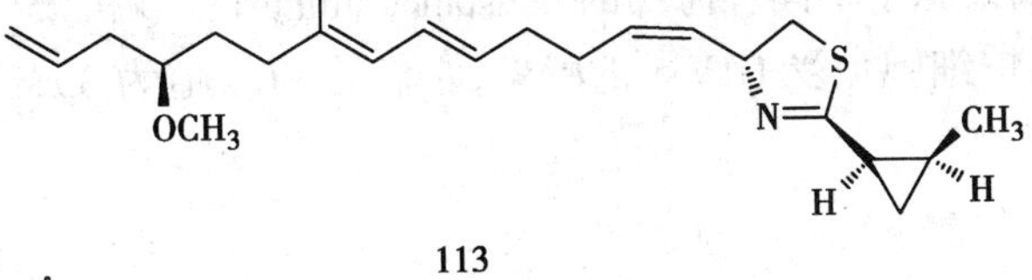

113

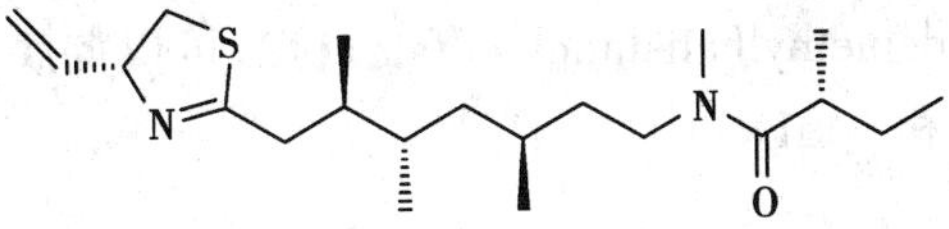

114

二、甾醇类化合物

甾醇(steroids)是生物膜的重要成分,也是某些激素的前体,自1970年以来海洋甾醇的发展十分迅速。从陆生植物中分离得到的甾醇通常与β-谷甾醇密切相关,可以用一个基本骨架环戊烷骈多氢菲甾核来表示。而海洋生物中除了正常的甾醇外还含有大量异常的甾醇,大多是在侧链不同位置上烷基化(如在C-22和C-23位上烷化),同时侧链缩短($C_0 \sim C_{12}$)以及侧链和母核的氧化是海洋甾醇的共同特点,而且母核也会发生缩环、开环等变化。母核和侧链含磺酸盐在海洋甾体化合物中也较常见。由于甾醇被认为在细胞膜的构成和渗透性上是重要的化合物,这些异常的甾醇带来了揭示海洋生物细胞膜特殊功能的信息,也反映了海洋环境特点和海洋生物初级代谢与陆地生物间的差别。第一个分离得到的海洋天然产物就是甾体化合物——海参苷(holothurin)。海绵动物已被证明在所有生物体中含有最多样化的甾体类化合物,约有300多个,包括罕见的以C-C键结合的甾醇二聚体。珊瑚类和棘皮动物也含有丰富的甾体类化合物,目前从海洋生物中分离得到的甾体化合物超过1500种。海洋甾醇及其皂苷的药理活性包括溶血活性、肿瘤细胞毒性、抗病毒作用、抗革兰阳性菌活性、阻断哺乳动物神经肌肉传导作用、ATP酶抑制作用、抗溃疡作用以及抗炎、麻醉和降血压等。

角鲨胺(squalamine)(115)是从白斑角鲨 Squalus acanthias (squalidae)胃和肝脏中分离出的阳离子氨基甾醇类化合物,具有独特的抗肿瘤活性、抗血管生成和广谱抗微生物作用,可抗革兰阴性细菌、革兰阳性细菌、真菌以及浮游生物。115是通过选择性地抑制H^+/Na^+交换而发挥其抗血管生成作用的,它可以降低肿瘤中的血管密度,增加细胞凋亡。Ⅰ期临床试验结果显示其耐受良好。研究证实115能够阻滞VEGF导致的MAP酶激活和血管内皮细胞增生,并且提高顺铂的细胞毒作用,而且115在体外对肿瘤细胞无毒性。因此,squalamine和铂类抗肿瘤药物的联合用药治疗非小细胞肺癌、卵巢癌等的Ⅱ期临床试验正在进行。从海绵 Petrosia contignata 中分离得到的 contignasterol(116)在动物实验中可以抑制组胺的释放,以其为先导化合物制备的一系列衍生物现在美国作Ⅱ期临床实验,用于治疗哮喘、皮肤和眼部感染。很多海洋甾醇的磺酸盐具有抗HIV病毒活性,如来源于不同种海绵的halistanol sulfate(117)和25-demethylhalistanol sulfate(118)可以彻底保护细胞免受HIV-1的感染,它们的EC_{50}值为$3\mu M$和$6\mu M$。

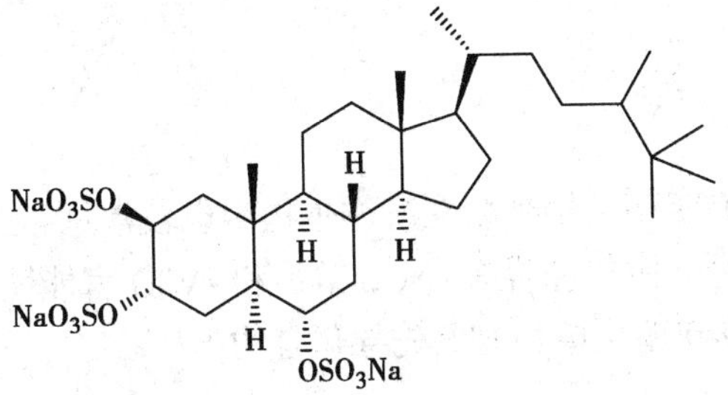

117

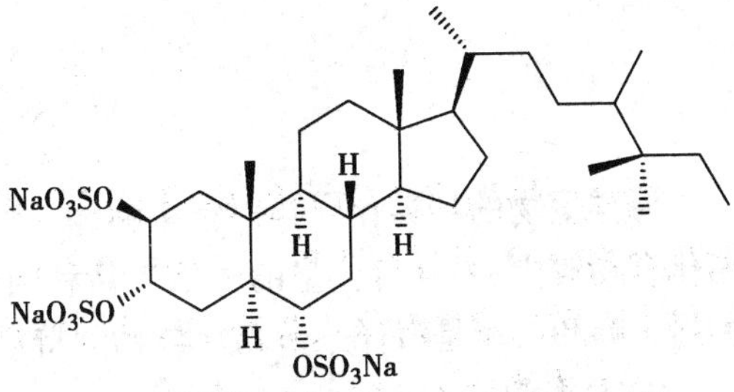

118

与其他海洋生物相比,海星是多羟基甾醇最丰富的来源。目前从海星中分离出 400 多种多羟基甾醇及其皂苷,它们主要以磺酸盐、葡萄糖或木糖苷的形式或游离的形式存在。海星中的皂苷成分不但具有抗癌、抗菌及抗炎活性,而且还有持续的降压作用,是一大类有广泛应用前景的化学成分。如从海星 *Anasterias minuta* 分离得到的 minutosides A(119)和 minutosides B(120)具有一定的抗真菌活性。

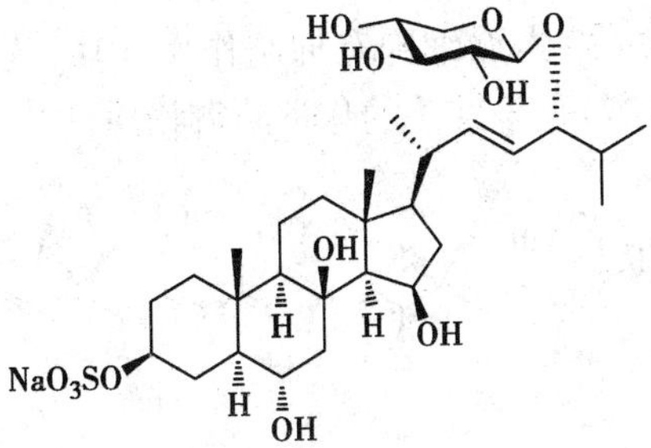

119

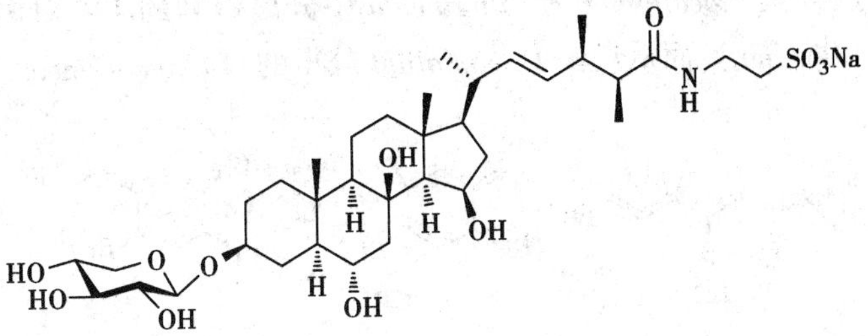

120

从印度洋蠕虫 *Cephalodiscus gilchristi* 和海鞘 *Ritterella tokiokal* 中得到 30 余个甾醇二聚体生物碱,对多种肿瘤细胞株都具有很强的抑制活性并且作用机制独特。其中 ritterazine A(121)对 P388 肿瘤细胞的 IC$_{50}$ 值为 0.018ng/mL。而 cephalostatin 1(122)是 NCI 筛选的抗癌活性最强的天然产物之一。

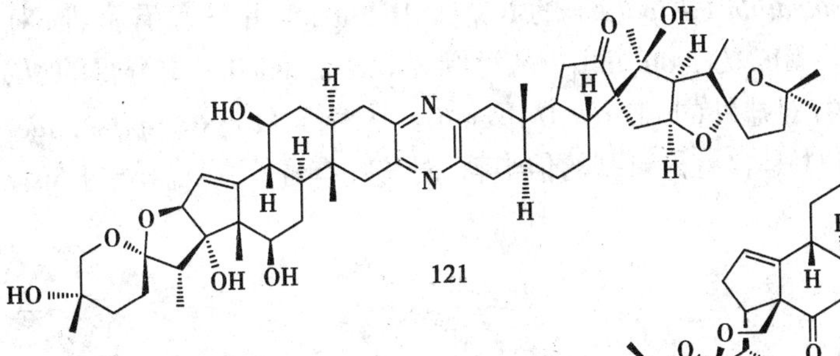

121

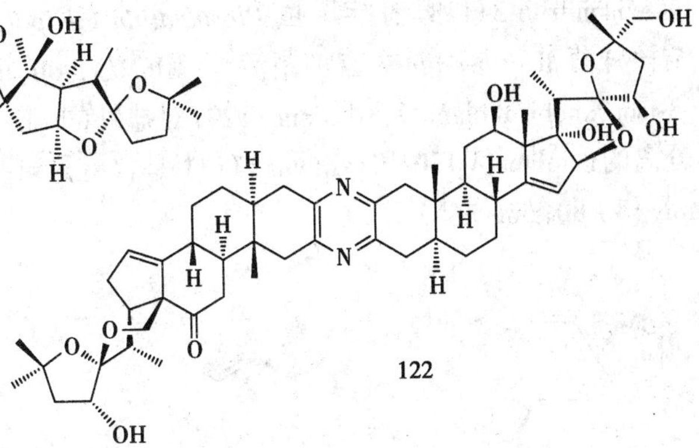

122

三、萜 类

海洋生物的萜类化合物以倍半萜和二萜居多,单萜和二倍半萜在海洋生物中也较常见,三萜化合物较少,另外有少量的三倍半萜和四萜化合物。卤代和含有 -NC,-NCS 和 -NCO 官能团的倍半萜和二萜是海洋来源萜化合物的特点,是开发新型抗虐药物的先导化合物。

(一)单萜(monoterpenoids)

在陆生植物中一个显著的特征是合成单萜,构成挥发油的主成分,而海洋生物种主要是合成大量的分子量较高的单萜类,大多不具有挥发性。在藻类特别是红藻中常常含有卤代的单萜,很多具有广谱抗菌活性。海兔以海藻为食,因此在海兔中也可分离出多卤代的单萜化合物。20 世纪 70 年代大量含卤素原子的萜类有机物从海洋生物中不断地被发现,改变了以往人们认为卤代有机化合物在天然界中很少存在甚至认为卤代有机化合物均有毒的不正确看法。如从红藻 *Plocamium cartilagineum* 中分得的 anverene(123)和 *epi*-plocamene D(124)有拒食活性。从红藻 *Portieria hornemanni* 中分离得到的 halomon(125),药理研究表明该化合物不仅具有独特的作用机制,而且对通常不敏感的癌细胞系具有选择性活性,被 NCI 确定为抗癌先导化合物。从红藻 *Plocaminum cartilagineum* 中分离得到的 126 对 Hela229 人癌细胞有抑制作用,ED_{50} 为 1.0μg/mL。而从红藻 *P. hamatum* 分得的 chloromertensene(127)是该红藻的化学防御物质。

123 124 125 126 127

(二)倍半萜(sesquiterpenoids)

海洋中的倍半萜主要来源有海藻(特别是红藻)、以海藻为食的海洋动物以及海绵和 *Lemnalia* 属珊瑚。海藻生长在高浓度卤离子的环境中,因此海洋中的倍半萜常含有氯、溴或碘等元素。海洋倍半萜的生理活性主要表现在抗肿瘤、抗菌、抗疟原虫、免疫调节功能、抗病毒以及对昆虫的拒食和杀灭作用。很多含有异氰基倍半萜均有杀疟原虫和抗附着活性,对来源生物具有保护作用,可以用来开发天然的抗附着剂。从海绵 *Acanthella klethra* 中分离得到的 axisonitrile-3(128)对疟原虫 *Plasmodium falciparum* 的 IC_{50} 为 16.5ng/mL 并且没有毒性,对结核杆菌 *M. tuberculosis* 有抑制活性,MIC 为 2.0μg/mL。从海绵 *Axinyssa* contains 中分得的(*E*)-3-isocyanobisabolane-7,10-diene(129)对盐虾的 LC_{50} 为 0.1μgm/L。从海绵 *Axinyssa aplysinoides* 分离的 axiplyns A(130)和 axiplyns C(131)是含有异氰基的倍半萜,对盐虾有毒性,LD_{50} 介于 1.5μg/mL 和 1.8μg/mL 之间。

128 129 130 131

（三）二萜（diterpenoids）

海洋生物中二萜的类型较多,主要类型有 cembranes 型、briarane 型、cladiellane 型、xenicane 型、eunicellin 型、asbestinane 型、lobane 型、gersolane 型、kalihinane 型、biflorane 型、dolabellane 型、dolastane 型、verticilane 型、aromadendrane 型和 amphilectane 型。珊瑚含有丰富的二萜,而海绵中常常含有一些特殊结构的二萜化合物。从海绵 *Acanthella* sp. 中分离得到 40 多个 kalihinane 型二萜,大多有抗微生物、细胞毒和抗附着活性,kalihinol A(132)具有抗疟活性,对 *Plasmodium falciparum* 的 EC$_{50}$ 为 1.2×10^{-9}M,且具有很好的选择性。从 *A. cavernosa* 分得的 *kalihinene X*(133)具有抗附着活性,可作为天然除垢剂。从海绵 *Plakortis* sp. 分离得到的 plakortide(134)对疟原虫具有显著的抑制作用,IC$_{50}$ 为 0.57μg/mL。diisocyanoadociane(135)对疟原虫 *P. falciparum* 的 IC$_{50}$ 为 4.9ng/mL。

从海鞘 *Styela plicata* 和 *Lissoclinum sp.* 中分离出的 dichlorolissoclimide(136)和 haterumaimide J(137)属于 labdane 型二萜生物碱,含有罕见的琥珀酰亚胺片段和氯原子。136 和 137 都有很强的细胞毒性,136 对 KB 细胞 IC$_{50}$ 为 14ng/mL,136 和 137 对 P388 鼠和色素瘤细胞 IC$_{50}$ 分别为 1ng/mL 和 0.23ng/mL。从珊瑚 *Eunicea fusca* 中分离得到的 lobane 型二萜阿拉伯苷 fuscoside B(138)在局部炎症活性实验中具有与吲哚美沙欣同等强度的抗炎活性,可选择性地抑制白三烯的合成,是一个潜在的非甾体类抗炎药。

cladiellane 型二萜苷 eleutherobin(139)最初从澳大利亚水域软珊瑚 *Eleutherobia* sp. 分离得到,尔后又从加勒比海八放珊瑚中分得,具有和紫杉烷一样的特殊抗癌机制,对乳腺、肾、卵巢及肺癌细胞有极高的选择性,是未来几年有希望发展为抗癌剂的候选化合物。该化合物是目前唯一处于临床研究的抗肿瘤珊瑚代谢产物。这类化合物早在 1987 年从产于地中海的 *Sarcodictyon roseum* 分离得到,直到发现其特殊的抗癌作用机制后才引起人们的关注。

139　　　　140　　　　141　　　　142

　　西松烷型(cembrane)大环二萜是海洋珊瑚中常见的代谢产物,该类化合物不但普遍具有肿瘤细胞毒性,而且大部分具有强的抗炎活性,特别是多氧取代的西松烷二萜。目前从软珊瑚和柳珊瑚中分离出 150 多种西松烷型大环二萜,在海鞘中也偶有发现。如从软珊瑚 *Lobophytum cristagalli* 中得到的 140 是一种法尼基蛋白转移酶(FPT)抑制剂,其 IC_{50} 值为 0.15μM,并且具有选择性。从八放珊瑚 *Eunicea mammosa* 中分离得到的 13-*epi*eupalmerin(141)对多种肿瘤细胞有抑制活性包括 A549、H116、PSN1 和 T98G,IC_{50} 值在 0.5~5mg/mL。从褐藻 *Callophycus serratus* 分得的 bromophycolide H(142),是一个含有苯甲酰基的溴代的大环内酯二萜,对乳腺癌细胞 DU4475 有很强的抑制作用(IC_{50}=3.88μM)。从不同海域的 *Briareum* 属的珊瑚中分离出数十种 asbestinane 型和数十种 briarane 型二萜,这两类化合物大多具有选择性肿瘤细胞毒活性,如从 *B. asbestinum* 中分离得到的 asbestinin A(143)还具有乙酰胆碱拮抗活性并且对 histamine 也显示拮抗作用。从不同海域的 *B. excavatum* 中分离得到的 excavatolide C(144)对 P388 肿瘤细胞有显著的细胞毒活性,EC_{50} 为 0.3μg/mL。

143　　　　144　　　　145　　　　146

　　美国斯克里普斯海洋研究所(Scripps Institution of Oceanography)Fenical 等人在对海洋生物进行生物活性筛选时发现了加勒比海柳珊瑚 *Pseudopterogorgia elisabethae* 中含有假蕨素 pseudopterosin A(145)和 amphilecotosin A(146)在内的一系列非常有效的抗炎化合物。目前这类化合物已经超过了 30 个。后来的研究证明 pseudopterosin 类化合物具有防止皮肤老化作用,并被用于化妆品中。pseudopterosin 的化学衍生物 methopterosin 作为创伤及接触性皮炎治疗药物早在 20 世纪 90 年代已进入临床开发阶段。

　　从台湾软珊瑚 *Cespitularia taeniatahe* 和 *C. hypotentaculata* 中分离出十数个类似二环紫杉烷型含氮化合物,其中 147 就有明显的人口腔表皮癌细胞 KB 和鼠类白血病细胞 L1210 细胞毒活性,IC_{50} 分别为 3.7μg/mL 和 5.1μg/mL,而 148 具有显著的抗须癣毛癣菌活性(MIC 2.08μg/mL)。从褐藻 *Stypopodium zonale* 中发现的鱼毒成分二萜醌类化合物 stypoldine(149)具有很强的细胞毒活性。

147 148 149

（四）二倍半萜（sesterterpenoids）

二倍半萜在自然界中数目不多，它主要存在于海洋生物中。在海绵和海洋微生物中发现的二倍半萜较多，包括线型、单环、二环、三环和四环二倍半萜，1996—2006 年仅从海绵中分离出的呋喃二倍半萜就有 260 多个。二倍半萜的生理活性主要包括细胞毒性、抗微生物、拒食和抗血小板凝聚，尤其是抗炎活性更突出。manoalide（150）是从海绵（*Luffariella variabilis*）中分离得到的线型二倍半萜类化合物，具有抗炎活性，是第一个有选择性作用于磷酯酶 A_2（PLA_2），对磷脂酶 C、鸟氨酸脱羧酶及醛糖还原酶等多种酶具有抑制作用的活性化合物。另外 150 对细胞膜上 Ca^{2+} 通道有阻滞作用，对环氧酶（COX）与脂氧酶有双重抑制作用，曾进入 II 期临床研究，现已有商品出售，作为研究阻断 PLA_2 的常规工具药。从海绵 *Fasciospongia cavernosa* 分离出的 cacospongionolide B（151）与 manoalide（150）一样，具有抗炎活性，作用于 PLA_2。从加勒比海海绵 *Dysidea etheria* 中分离得到的 dysidiolide（152）通过抑制 cdc25A 蛋白磷酸酶而表现为抗肿瘤活性。

150 151 153

152 154

从海绵 *Coscinoderma mathewsi* 中分离得到的 cheilanthane 型三环二倍半萜，如 coscinolactams A（153）属于二倍半萜生物碱，具有抗炎活性。目前这类 cheilanthane 型三环二倍半萜已经超过 50 个。从海绵 *Cacospongia scalaris* 中分离得到的四环二倍半萜 12-O-deacetyl-19-deoxoscalarin（154）有较好的抗肿瘤活性，对于 L1210 细胞株有选择性毒性，其 IC_{50} 为 1.6μg/mL。

（五）三萜化合物（triterpenoids）

从海洋生物中分离出的三萜类化合物主要有异臭椿类三萜化合物（isomalabaricane triterpenoids），主要从海绵 *Rhabdastrella globostellata*，*Stelletta*，*Geodia* 和 *Jaspis* sp 中分离得到。

异臭椿类三萜化合物为含有共轭侧链的三环三萜类化合物,并在 C12 位含有羧基,三个环均是以 *trans-syn-trans* 方式聚合在一起。该类化合物 1981 年首次从海洋生物中分离得到,其特点是光敏性高、稳定性差,通常有较好的细胞毒性。从澳大利亚海绵 *Stelletta* sp. 中分离的 stellettin A(155)和从印度尼西亚海绵 *Rhabdastrella globostellata* 中分离的 globostellatic acids A(156)等。

155   156

海洋生物中除了前边介绍的化学成分外,还含有多糖类、神经酰胺及其苷类、过氧化合物、醌类、酚类、糖脂类、烃类、核苷类、多烯类和多炔类化学成分,不少化合物也具有很好的生物活性。生长在海水潮汐地带的红树林植物含有大量结构新颖的柠檬苦素类化合物,许多具有抗肿瘤和杀虫活性。由于柠檬苦素类化合物在陆生楝科和芸香科植物也大量存在,本节没有包括这一类化合物。以上提及到的化合物的内容可参考有关的综述。

海洋天然产物新颖的化学结构赋予了它们强烈而特异的生物活性,特别是对抗肿瘤、抗病毒和神经心血管等严重疾病的特殊效果更加令人振奋。随着科技的进步和对海洋生物研究与开发的不断深入,海洋生物世界将成为具有新作用机制的抗癌药物和新一代抗生素最重要来源。

第八节　海洋天然产物研究实例

海洋生物由于其自身的特点,在样品采集、前处理、提取与分离等方面都与陆生植物不同,一般都是用甲醇或乙醇室温浸泡提取,然后用有机溶剂萃取分成水溶性和水不溶性部位,在活性跟踪下进行分离。对于一些极性较大的水溶性化学成分需要脱盐处理,离子交换层析等。对于脂溶性成分可用一般的分离方法分离。首先经过一至两次萃取除去水溶性成分或脱脂,然后用不同的正相和反相硅胶柱层析、不同类型的凝胶层析以及特殊填料的正相和反相 HPLC 和 MPLC 等进行分离。海洋次生代谢产物结构差异非常大,含量低,提取、分离和纯化方法各异。如从海兔中分离环肽 aurilide,经历两次液 - 液分配和 10 次常压、中压和高效液相色谱分离才从 262kg 海兔中分离得到 0.5mg 的 aurilide。1993 年从 4000L 的 *Gambierdiscus toxicus* 培养液中经过多次 ODS 和 C8 柱高效液相层析,最终分离出 10 几个毫克的刺尾鱼毒素(maitotoxin,MTX)。1989 年从 4000kg 鳗鱼 *Gynnothorax jauanicus* 中纯化出 0.35mg 西加毒素(ciguatoxin,CTX)。通过下面四个例子对海洋次生代谢产物的分离纯化过程有个大概的了解。

一、从红树海鞘 *Ecteinascidia turbinata* 中分离抗肿瘤物质 ecteinascidin743

1972 年,美国伊利诺斯大学实验室发现加勒比海红树海鞘 *Ecteinascidia turbinata* 提取物含有抗肿瘤活性物质,随后开展了对抗肿瘤活性成分的分离和结构鉴定工作,1990 年发现 Et-743 是其活性主要成分,利用 NMR 及 X- 射线衍射法确定化合物结构。有关 Et-743 分离的方法(包括专利方法)较多,其分离过程大体如图 10-1 所示:

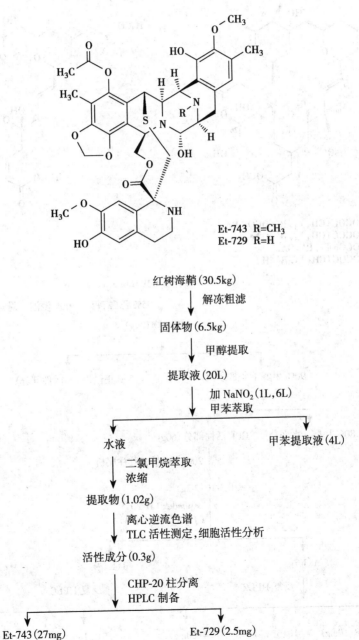

图 10-1 Et-743 的提取与分离

二、从总合草苔虫 *Bugula neritina* 中提取分离草苔虫素 (bryostatins) 类化合物

1968 年发现总合草苔虫 (*Bugula neritina*) 提取物有抗癌活性，1982 年从采集于加利福尼亚太平洋蒙特内海湾的总合草苔虫 *B. nertina* 分得第一个具有抗癌活性的大环内酯类化合物 bryostatin-1。目前已从总合草苔虫中分离出了 20 个草苔虫素类化合物。苔藓虫素 bryostatins 4，5，6，10 和 18 的分离过程大体如图 10-2 所示：

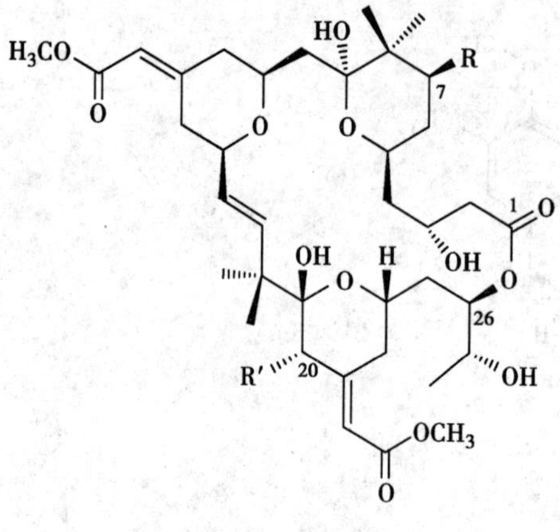

4　R=OCOC(CH$_3$)$_3$, R′=OCOn-Pr
5　R=OCOC(CH$_3$)$_3$, R′=OAc
6　R=OCOn-Pr, R′=OAc
10　R=OCOC(CH$_3$)$_3$, R′=H

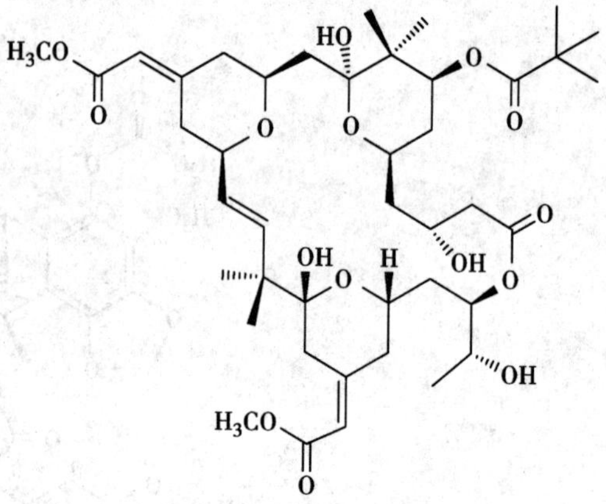

18

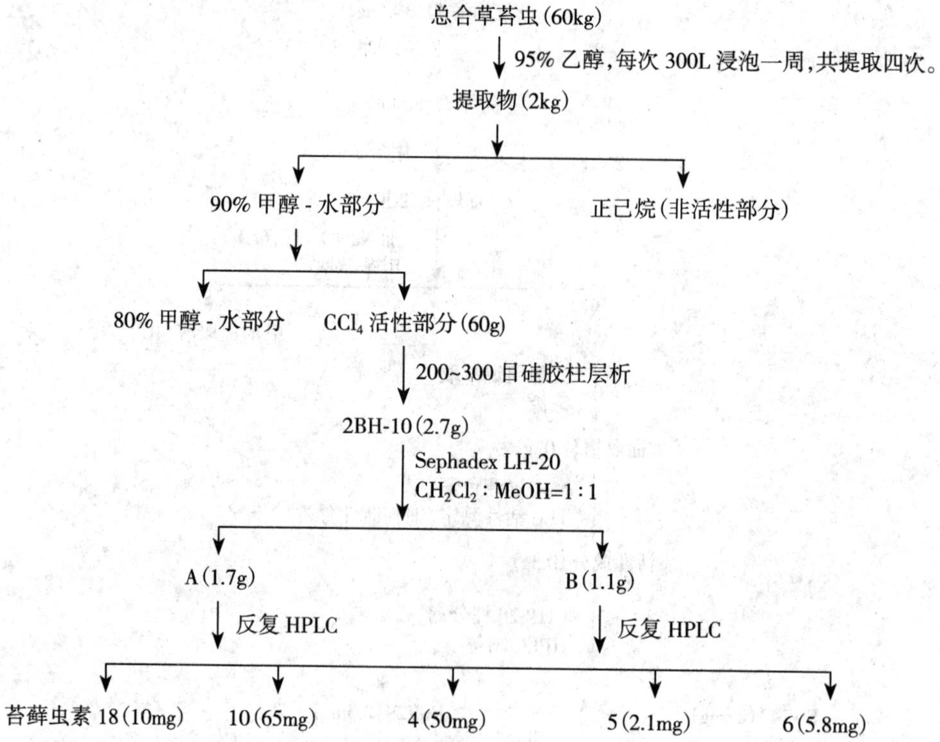

总合草苔虫 (60kg)

↓ 95% 乙醇，每次 300L 浸泡一周，共提取四次。

提取物 (2kg)

90% 甲醇 - 水部分　　　　正己烷 (非活性部分)

80% 甲醇 - 水部分　　CCl$_4$ 活性部分 (60g)

↓ 200~300 目硅胶柱层析

2BH-10 (2.7g)

Sephadex LH-20
CH$_2$Cl$_2$: MeOH=1 : 1

A (1.7g)　　　　　　　　　B (1.1g)

↓ 反复 HPLC　　　　　　↓ 反复 HPLC

苔藓虫素 18 (10mg)　　10 (65mg)　　4 (50mg)　　5 (2.1mg)　　6 (5.8mg)

图 10-2　草苔虫素的提取与分离

三、从海绵 *Cinachyra* sp 中提取分离细胞毒性成分 spongistatin 4

1993 年从东印度洋海绵 *Cinachyra* sp 中分离得到了细胞毒性成分 spongistatin 4,其提取分离过程大体如图 10-3 所示:

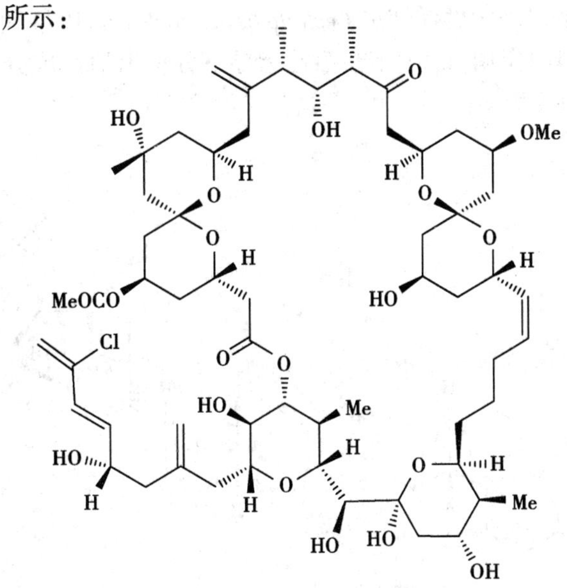

spongistatin 4

Cinachyra sp(6.6kg)
先用乙醇提取
再用丙酮提取
合并两次提取液、浓缩

提取物
加蒸馏水混悬
乙醚萃取

乙醚层   水层
90% 甲醇水混悬
正己烷萃取

正己烷部分   甲醇水部分
ODS 闪柱层析
甲醇:水 =7:3

活性部分
HPLC ODS
CAPCELL PAK C_{18}
50%~80% 甲醇梯度洗脱

活性部分
HPLC COSMOCLL5C$_{18}$-AR
40% 乙腈洗脱

活性部分
ODS HPLC COSMOCIL5C$_{18}$-AR
70% 甲醇洗脱

spongistatin 4(1mg)

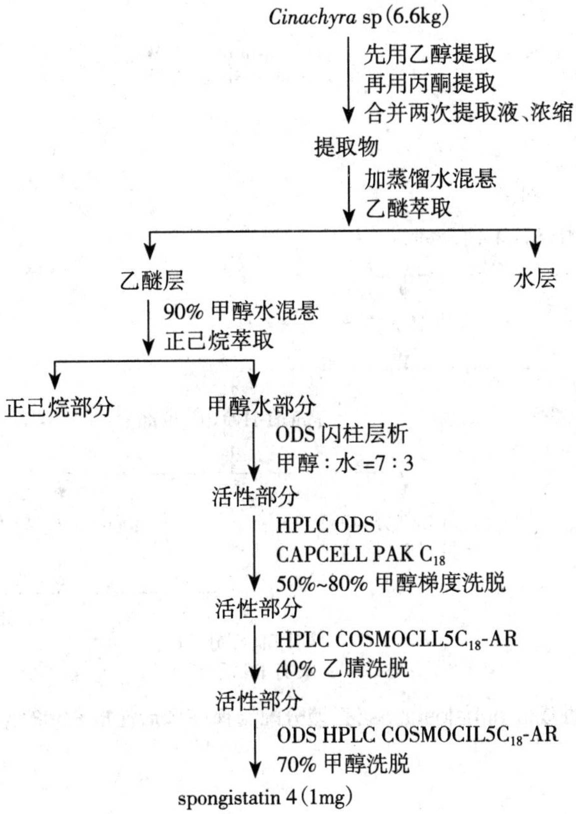

图 10-3 Spongistatin 4 的提取与分离

四、从 *Cephalodiscus gilchristi* 中提取分离细胞毒性成分 cephalostatins 5 和 6

1972 年 Pettit 小组采集到印度洋蠕虫 *Cephalodiscus gilchristi*，1974 年发现其甲醇和水提取物对 P388 肿瘤细胞有抑制作用，1981 年在活性指导下分离出活性成分。其提取分离纯化过程大体如图 10-4 和图 10-5 所示：

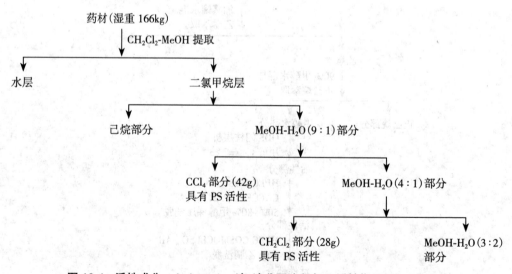

cephalostatin 5 R=Me
cephalostatin 6 R=H

药材（湿重 166kg）
│ CH₂Cl₂-MeOH 提取
│

水层   二氯甲烷层

己烷部分   MeOH-H₂O（9∶1）部分

CCl₄ 部分（42g）   MeOH-H₂O（4∶1）部分
具有 PS 活性

CH₂Cl₂ 部分（28g）   MeOH-H₂O（3∶2）
具有 PS 活性   部分

图 10-4 活性成分 ephalostatins 液-液分配流程（PS 活性指 P388 system）

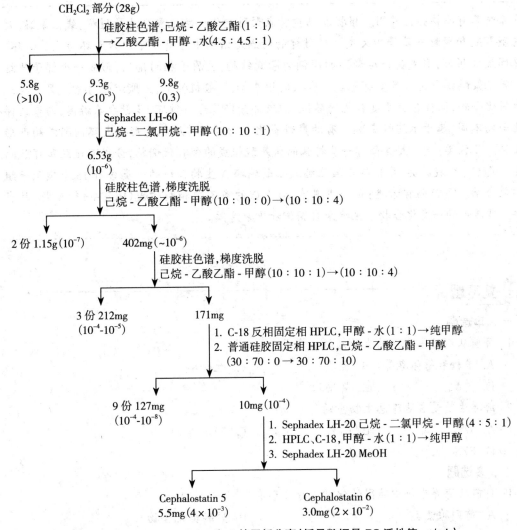

图 10-5 Cephalostatins 5 和 6 的层析分离(括号数据是 PS 活性值 μg/mL)

本章小结

本章主要讲解了海洋天然产物化学的发展情况,重点介绍了海洋天然产物主要的结构类型及其结构特征。

海洋天然产物主要的研究对象包括:①海洋植物:海藻类;②海洋无脊椎动物:海绵、珊瑚、海参、海星等;③海洋微生物:细菌、真菌、放线菌、微藻等。

海洋天然产物主要的结构类型及其结构特点:①大环内酯类:是由长链脂肪酸形成的含有一个或多个内酯环的化合物,环的大小差别较大,从 8 元环至 68 元环都有。②聚醚类:是海洋中一大类毒性成分,也称海洋毒素,该类化合物的结构特点是杂原子对碳原子的比例很高;结构特殊、新颖、分子量大;活性强、剧毒;广谱药效、作用机制独特;多数对神经系统或心血管系统具有高特异性作用。根据其结构特点聚醚类化合物主要分为聚醚梯，线性聚醚，大环内酯聚醚和聚醚三萜等四大类。聚醚梯的特点是结构中含有多个以六元环为主的醚环，醚环间反式骈合，形成骈合后聚醚的同侧为顺式结构，氧原子相间排列，形成一个梯子状结构。常见聚醚梯类化合物多有无规则取代的甲基等，一般极性低，为脂溶性毒素。另一类线性聚醚化合物，同样含有高度氧化的碳链，但仅部分羟基形成醚环，多数羟基游离，与聚醚梯类化合物不同，属于水溶性聚醚。有的聚醚类化合物可以首尾相连形成大环内酯或局部形成大环。③肽类：是一大类含有一些特殊的氨基酸组成的含氮代谢物，分成直链肽和环肽两大类。④ C_{15} 乙酸原类：系指从乙酸乙酯或乙酰辅酶 A 生物合成的一类含有 15 个碳原子组成的化合物。⑤前列腺素类：是一类具有 20 个碳的多不饱和脂肪酸（PUFAs）衍生物，具有重要生理活性的一类化合物。主要来自珊瑚和少数海藻。

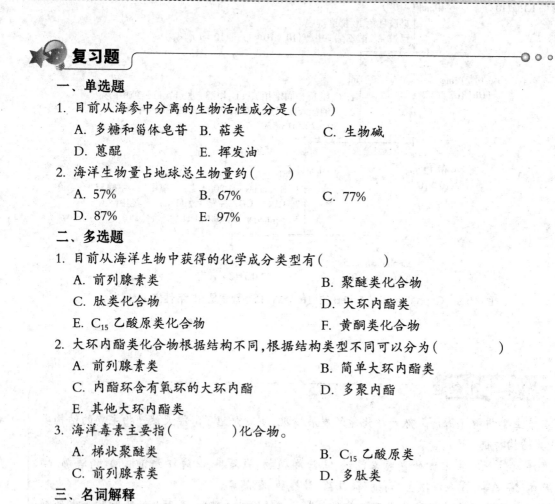

复习题

一、单选题

1. 目前从海参中分离的生物活性成分是（　　　　）

　　A. 多糖和甾体皂苷　　B. 萜类　　　　　　C. 生物碱

　　D. 蒽醌　　　　　　　E. 挥发油

2. 海洋生物量占地球总生物量约（　　　　）

　　A. 57%　　　　　　　B. 67%　　　　　　　C. 77%

　　D. 87%　　　　　　　E. 97%

二、多选题

1. 目前从海洋生物中获得的化学成分类型有（　　　　　　）

　　A. 前列腺素类　　　　　　　　　　B. 聚醚类化合物

　　C. 肽类化合物　　　　　　　　　　D. 大环内酯类

　　E. C_{15} 乙酸原类化合物　　　　　　F. 黄酮类化合物

2. 大环内酯类化合物根据结构不同，根据结构类型不同可以分为（　　　　　　）

　　A. 前列腺素类　　　　　　　　　　B. 简单大环内酯类

　　C. 内酯环含有氧环的大环内酯　　　D. 多聚内酯

　　E. 其他大环内酯类

3. 海洋毒素主要指（　　　　）化合物。

　　A. 梯状聚醚类　　　　　　　　　　B. C_{15} 乙酸原类

　　C. 前列腺素类　　　　　　　　　　D. 多肽类

三、名词解释

1. 大环内酯类化合物

2. C_{15} 乙酸原类化合物

四、填空题

1. 海参中除了分离出多糖之外，还分离出_____，作为阴离子表面活性剂作用于红血球,表现出_____作用。

2. 从海洋生物中分离得到的前列腺素类成分,通常含有_____元素。一般都具有_____活性。

3. 内酯环含有氧环的大环内酯类化合物除内酯环外,还可能含有_____、_____、_____等。

4. 酯环上超过一个酯键的大环内酯化合物,称为_____。

5. 聚醚类化合物的特点是结构中含有多个以_____为主的_____环,醚环间_____骈合,形成骈合后聚醚的同侧为_____结构,氧原子_____排列,形成一个梯子状结构,又称_____。

6. C-15乙酸原化合物系指从_____或_____生物合成的一类化合物,根据结构特点分为以下不同的结构类型:_____、_____、_____、_____。

五、判断题

下列化合物属于哪种结构类型的海洋天然产物?

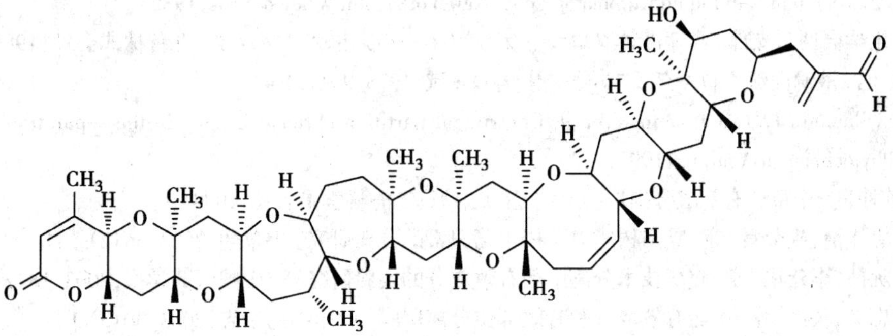

1

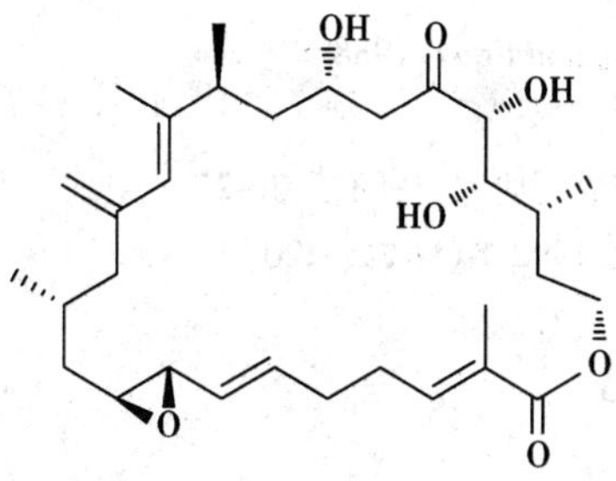

2

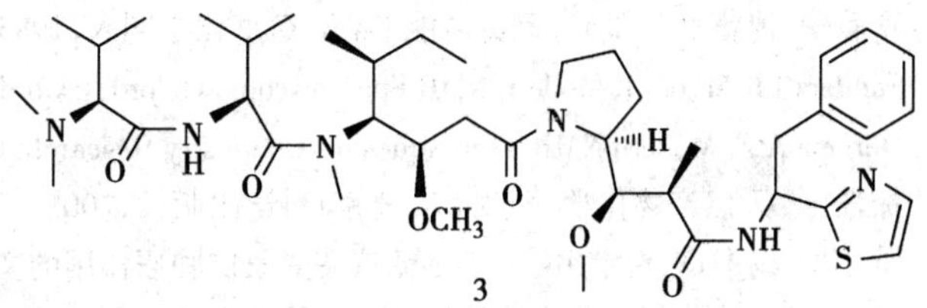

3

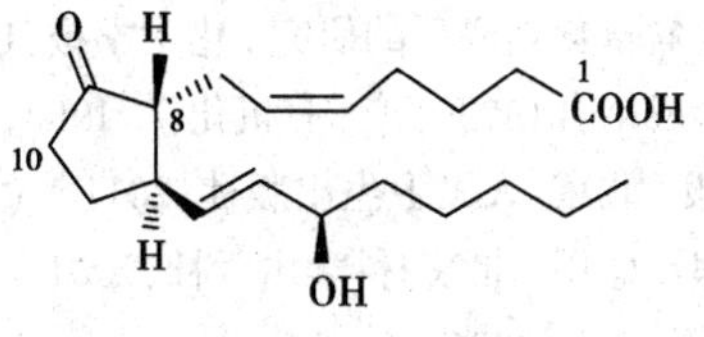

4

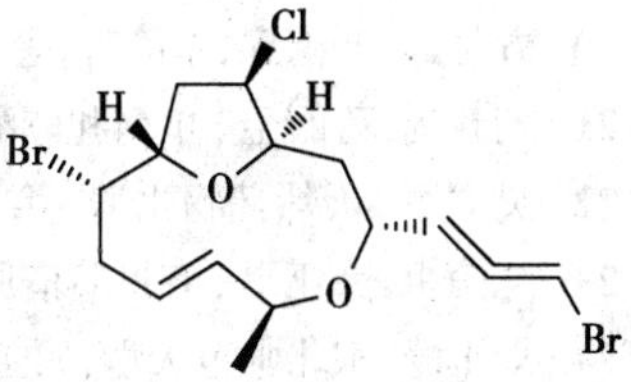

5

六、简答题

1. 目前研究发现的海洋天然产物中结构特殊、生理活性明显的化合物主要有哪几种类型? 主要表现出什么生物活性?

2. 已发现的海洋天然产物按其活性分类主要有哪些?

3. 简述聚醚类化合物的结构特点。

4. 海洋天然产物研究的主要对象有哪些(至少列出三种)? 主要化学结构类型有哪几大类(至少列出三类)?

参考文献

1. 大岳望,他. 物質の単离离精製. 东京:东京大学出版社,1976

2. 名取信策,他. 天然有機化合物実験法. 講談社サィェソティフィク,1977

3. 张斌,许莉勇. 超声萃取技术研究与应用进展. 浙江工业大学学报,2008,36(5):558-561

4. 汤大卫. 微波萃取技术在天然产物提取中的应用. 医药工程设计杂志,2003,24(5):5-6

5. Simpson G F. Techniques in Liquid Chromatography. New York:John Wiley & Sons,1982

6. 日本分析化学会関东支部. 高速液体クロマトゲラフィー—ハンドグブブック. 丸善株式会社,1985

7. 谷村恵德,他. 液滴向流クロマグラフィー. 化学の领域,1975,29(12):43

8. Marston A,Slacanin I,Hostettmann K,et al. Centrifugal partition chromatography in the separation of natural products. Phytochemical Analysis,1990,1:3

9. 徐任生,陈仲良. 中草药有效成分提取与分离(上). 上海:上海科学出版社,1983

10. 欧来良,史作清,施荣富,等. 吸附树脂对葛根中葛根素的分离研究. 中草药,2003,34(2):134

11. 邹节明,阮征,李建华,等. 超滤技术分离中药有效成分的实验研究等. 中国医药学报,2003,18(2):76-81

12. 王姣,姜忠义,吴洪,等. 中药有效成分和有效部位分离用膜. 中国中药杂志,2003,30(3):165

13. 冯武文,杨村,于宏奇. 一种新型分离技术——分离蒸馏技术. 化工生产与技术,2000,7(4):6-9

14. 斋藤肇,神藤平三郎訳. 高分解能 NMR. 东京化学同人,1983

15. Sanders J K M,et a1. Modern NMR Spectroscopy. Oxford:Oxford University Press,1987

16. Derome A E. Modern NMR Techniques for Chemistry Research. Oxford :Pergamon Press,1988

17. 徐任生. 天然产物化学. 第2版. 北京:科学出版社,2005

18. 季宇彬,杨书良,台宝山. 人参多糖抗突变及抗肿瘤作用的实验研究. 中成药研究,1988,5:26-27

19. 杨桦,赫牲,杨明久. 人参多糖抗肿瘤活性的实验研究. 中国药理学通报,1992,8(3):218-220

20. 方圣鼎,严修琭,李静芳,等. 垂盆草化学成分的研究. 化学学报,1982,40:273-280

21. 刘景瑶,蒋丽金. 单糖和硼酸形成络合物的讨论. 有机化学,1984,428-433

22. 吴立军. 天然药物化学. 第6版. 北京:人民卫生出版社,2011

23. 陈耀祖,涂亚平. 有机质谱原理及应用. 北京:科学出版社,2001

24. 刘玉峰,东北师范大学,硕士学位论文. 2006

25. 川崎敏男. 天然药物化学. 东京:广川书店,1986

26. Kashman Y,Gustafson KR,Fuller RW,et al. The calanolide,a novel HIV-inhibitory class of coumarin derivatives from the tropical rainforest tree,Calophyllum lanigerum. J Med Chem,1992,35(15):2735

27. 奥山 徹. Essential 天然药物化学. 东京:医齿药出版株式会社,2007

28. Currens MJ,Gulakowski RJ,Mariner JM,et al. Antiviral activity and mechanism of action of calanolide A against the human immunodeficiency virus type-1. J Pharmacol Exp Ther,1996,279(2):645

29. 北川 勳. 天然物化学·生物有机化学 I. 东京:朝仓书店,2008

30. Zhang Hailong,Hisashi Matsuda,Akira Kumahara ,et al. New type of anti-diabetic compounds from the processed

leaves of Hydrangea macrophylla var. thunbergii(Hydrangeae Dulcis Folium). Bioorganic & Medicinal Chemistry Letters,2007,17:4972

31. 赵余庆. 中药及天然产物提取制备关键技术. 北京:中国中医药科技出版社,2012

32. Ward R S. Lignans,neolignans and related compounds. Nat Prod Rep,(a)1997,43-74;(b)1999,16:75

33. De Diaz AMP. Neolignans from Anaxagorea clavata. Phytochemistry,1997,44(2):345

34. Dewick P M. Medicinal natural products. A biosynthetic approach. 3rd ed. New York:John Wiley and Son,Ltd., 2011:155

35. Fujihashi T,Hara H,Sakata T,et al. Anti-human-immunodeficiency(HIV)activities of halogenated gomisin-J derivatives,new nonnucleoside inhibitors of HIV type-1 reverse-transcriptase. Antimicrob Agents Chemother, 1995,39:2000

36. Xie LH,Ahn EM,Akao T,et al. Transformation of arctiin to estrogenic and antiestrogenic substances by human intestinal bacteria. Chem Pharm Bull,2003,51(4):378

37. Wang LQ,Meselhy MR,Li Y,et al. Human intestinal bacteria capable of transforming secoisolariciresinol diglucoside to mammalian lignans,enterodiol and enterolactone. Chem Pharm Bull,2000,48(11):1606

38. 柳娜,陈晓青,杜晖,等. 杜仲中木脂素类化合物纯化工艺研究. 化学通报,2006(4):302

39. 吴立军. 天然药物化学. 第4版. 北京:人民卫生出版社,2004,146

40. 郝延军,桑育黎,赵余庆. 决明子的研究进展. 中草药,2001,32(9):858-859

41. 肖培根. 新编中药志第二卷. 北京:化学工业出版社,2002

42. 吴寿金,赵泰,秦永琪,等. 现代中草药成分化学. 北京:中国医药科技出版社,2002,141

43. 黄志纾,张敏,马林,等. 紫草的化学成分及其药理活性研究概况. 天然产物研究与开发.2000,1:88-95

44. 张尊建,李茜,王伟,等. 丹参及丹参注射液指纹图谱的 HPLC-MS 研究. 中草药.2002,12:1074-1076

45. 杨保津,钱名堃,秦国伟,等. 丹参有效成分的研究-V. 紫丹参甲素和乙素的分离和化学结构. 药学学报, 1981,16(11):837-841

46. 房其年,张佩玲,徐宗沛,等. 丹参抗菌有效成分的研究. 化学学报,1976,34(3):197-209

47. Linn B O,Page A C,Wong E L,et al. Coenzyme Q. VII. Isolation and distribution of coenzyme Q10 in animal tissues. J Am Chem Soc,1959,81(15):4007-4010

48. Jeffregs J A D. Michael additions to methoxy-p-benzoquinone. J Chem Soc,1959,2153-2157

49. Kitanaka S,Takido M. Studies on the constituents of the seeds of Cassia obtusifolia Linn. The structures of three new anthraquinones. Chem Pharm Bull,1984,32(3):860-864

50. 裴月湖. 天然药物化学实验. 北京:人民卫生出版社,2005:60

51. Bloom H,Briggs L H,Cleverley B. Physical properties of anthraquinone and its derivatives part 1,infrared spectra. J Chem Soc,1959,178-185

52. 宋国强,贺贤国. 十二个蒽醌化合物的质子核磁共振谱研究. 药学学报,1983,18(5):345-350

53. McDonald I A,Simpson T J,Sierakowski A F. 13C N.M.R. spectral studies of some naturally occurring quinones and related compounds. Aust J Chem,1977,30(8):1727-1734

54. 于德泉,杨峻山. 分析化学手册(第七册). 北京:化学工业出版社,2011:55

55. 中国科学院上海药物研究所植物化学研究室. 黄酮体化合物鉴定手册. 北京:科学出版社,1981

56. Williams C A,Grayer R J. Anthocyanins and other flavonoids. Nat Prod Rep,2004,21:539

57. Harborne J B. The flavonoids,advances in research. London:Chapman and Hall,1988

58. 吴立军,裴月湖,刘明生,等. 天然药物化学. 第5版. 北京:人民卫生出版社,2007

59. Beladi I,et al. Flavonoids and bioflavonoids(ed. By Farkas,L. et al). New York:Elsevier,1981,443

60. 贺师鹏,魏莫愁,李荣芷,等. 某些中药的黄酮类化合物对磷酸二酯酶抑制作用的研究. 北京医学院学报, 1982,14:253

61. 李景荣.胡枝子属药用植物的化学研究.中国药科大学博士学位论文,1990

62. Markham K R,Mabry T J. The identification of twenty-three 5-deoxy- and ten 5-hydroxy-flavonoids from Baptisia lecontei(Leguminosae). Phytochemistry,1968,7:791

63. Stahl E. Thin-Layer chromatography. 2ⁿᵈ ed. Berlin,New York:Springer-Verlas,1969

64. Mabry T J,et al. The systematic identification of flavonoids. Berlin:Sppringer- Verlag,1970:55

65. Chari V M,et al. Flavonoids and bioflavonoids,current research trends(ed. by Farkas L. et al). Amsterdam: Budapest and Elsevier,1977:49

66. Breitmaier E,et al. 13C-NMR spectroscopy. 2ⁿᵈ ed. New York:Verlag Chemie,Weibelm,1978

67. Schels H,Zinsmeister HD,Pfleger K. Mass spectrometry of silylated flavonol O-glycosides. Phytochemistry,l977, 16:1019

68. Gaffield W. Circular Dichroism,optical rotatory dispersion and absolute configuration of flavanones, 3-hydroxyflavanones and their glycosides,determination of aglycone chirality in flavanone glycosides. Tetrahedron, 1970,26:4093

69. WuL J,Miyase T,Ueno A,et al. Studies on the constituents of Sophora flavescens Aiton Ⅱ. Chem Pharm Bull, 1985,33(8):3231

70. 裴月湖,吴立军,等.仙鹤草根芽中新二氢黄酮醇苷的结构研究.药学学报,1990,25(4):267

71. Desmond Slade,Daneel Ferreira,Jennie P J Marais. Circular dichrolsm,a powerful tool for the assessment of absolute configuration of flavonoids. Phytochemistry,2005,66:2177

72. Connolly J D & Hill R A. Dictionary of Terpenoids. Vol.1,2,3,Chaoman & Hall,1991

73. Paul M. Dewick. 药用天然产物的生物合成.娄红祥译.第2版.北京:化学工业出版社,2008

74. 郑昌戈,刘煊业,喻晓蔚,等.l-薄荷醇的合成研究进展.化工进展,2011,30(10):2277-2278

75. 余竞光.海洋倍半萜化合物研究概况.海洋药物杂志,1983,3:166;4:207

76. 匡海学.中药化学.北京:中国中医药出版社,2003

77. 方起程.天然药物化学研究.北京:中国协和医科大学出版社,2006

78. Wani M C,Taylor H L,Wall M E,et al. Plant antitumor agent.Ⅵ. The isolatuion and structure of taxol,a novel antileukemic and antitumor agent from Taxus brevifolia. J Am Chem Soc,1971,93(9):23-25

79. Hanson J R,De Oliveira B H. Stevioside and related sweet diterpenoid glycosides. Natural Product Reports,1993, 10(3):301

80. 陈玉昆.萜类天然产物的提取及生产工艺.北京:科学出版社,2009

81. 朱凯,李军,罗桓,等.广西莪术化学成分的分离与鉴定.沈阳药科大学学报,2009,26(1):27-29

82. 胡长鹰,丁霄霖.当归挥发油中内酯类成分的提取分离及结构鉴定.中草药,2004,35(4):383-384

83. 单舒筠,王立波,高慧媛,等.人参叶中人参二醇组皂苷降解转化为人参皂苷 Rg₃ 和 Rh₂ 的工艺考察.沈阳药科大学学报,2009,26(9):731-735

84. Hong Z,Xiong J,Wu S,et al. Tetracyclic triterpenoids and terpenylated coumarins from the bark of Ailanthus altissima(“Tree of Heaven”). Phytochemistry,2013,86:159-167

85. Wang J,Liu H,Kurt'an T,et al. Protolimonoids and norlimonoids from the stem bark of Toona ciliata var. Pubescens. Org Biomol Chem,2011,9:7685-7696

86. Dong S,He X,Dong L,et al. Triterpenoids from melia toosendan. Helv Chim Acta,2012,95:286-300

87. Manito P. Biosynthesis of Natural Products. New York:John Wiley & Sons,1981

88. 罗永明.天然药物化学.武汉:华中科技大学出版社,2011

89. 吴剑峰,明延波.天然药物化学.第2版.北京:高等教育出版社,2012

90. 林启寿.中药成分化学.北京:科学出版社,1977

91. 姚新生.天然药物化学.第3版.北京:人民卫生出版社,2001

92. 吴立军 . 天然药物化学 . 第 2 版 . 北京 : 人民卫生出版社,2011

93. 卢艳花 . 中药有效成分提取分离技术 . 北京 : 化学工业出版社,2005

94. 林启寿 . 纸上色谱及其在中草药成分分析中的应用 . 北京 : 科学出版社,1978

95. 赵玉英 . 天然药物化学 . 北京 : 北京大学医学出版社,2012

96. 周晶 . 中药提取分离新技术 . 北京 : 科学出版社,2010

97. 杨世林,热娜·卡斯木 . 天然药物化学 . 北京 : 科学出版社,2010

98. 黄量,于德全 . 紫外光谱在有机化学中的应用 . 北京 : 科学出版社,1988

99. 丛浦珠 . 质谱在天然有机化学中的应用 . 北京 : 科学出版社,1987

100. 谭仁祥 . 功能海洋生物分子——发现与应用 . 北京 : 科学出版社,2007

101. 李八方 . 海洋生物活性物质 . 青岛 : 中国海洋大学出版社,2007

102. 平田義正 . 天然物有机化学 . 东京 : 岩波书店,1981

103. Otto Meth-Cohn, Derek Barton and Koji Nakanishi. Comprehensive Natural Products Chemistry. Amsterdam : Elsevier Science Ltd.,1999

复习题参考答案

第一章 总　论

一、单选题

1. D　2. D　3. B　4. C　5. D　6. C　7. B　8. B　9. D　10. D

二、多选题

1. BD　2. AC　3. ABE　4. BCD　5. ACD

三、判断题

1. √　2. ×　3. ×　4. √　5. ×

四、填空题

1. 极性　小　大

2. 待分离化合物在两相溶剂中的分配比不同

3. UV　IR　NMR　MS

4. 有效成分

5. 水 - 醇法

五、名词解释

1. Sephadex LH-20：羟丙基葡聚糖凝胶。

2. HR-MS：高分辨质谱，可以预测分子量。

3. AA-MA 途径：乙酸 - 丙二酸途径。

4. HSCCC：高速液滴逆流分溶色谱。

六、简答题

1. 乙醇 > 丙酮 > 乙酸乙酯 > 乙醚 > 三氯甲烷 > 二氯甲烷 > 苯 > 环己烷。

2. 聚酰胺分离原理：主要通过酰胺与酚、酸、醌等化合物形成氢键，吸附能力取决于氢键的强弱。

影响因素：①溶质的影响：a. 酚羟基个数：形成氢键的基团数目越多，则吸附能力越强。b. 酚羟基位置：易形成分子内氢键者，其在聚酰胺上的吸附相应减弱。c. 芳香化程度越高吸附能力越强。②溶剂的影响：洗脱能力：水 < 甲醇 < 丙酮 < 氢氧化钠水溶液 < 甲酰胺 < 二甲基甲酰胺 < 尿素水溶液。

3. (1) 乙酸 - 丙二酸途径（AA-MA 途径，C_2 单位）；

(2) 甲戊二羟酸途径（MVA 途径，C_5 单位）；

(3) 莽草酸途径及桂皮酸途径（C_6 单位）；

(4) 氨基酸途径;

(5) 复合途径。

4. "水提醇沉淀法"是在药材浓缩水提取液中加入数倍量高浓度乙醇,以沉淀出多糖、蛋白质等水溶性杂质;"醇提水沉淀法"是在浓缩乙醇提取液中加入数倍量水稀释后放置,以沉淀除去树脂、叶绿素等水不溶性杂质。

5. 水蒸气蒸馏法适用于具有挥发性、能随水蒸气蒸馏而不被破坏,并且难溶或不溶于水的成分的提取。

第二章 糖和苷类化合物

一、单选题

1. D 2. E 3. A 4. A 5. D 6. B 7. C 8. B 9. B 10. A 11. C 12. C
13. B 14. A 15. B

二、多选题

1. BC 2. DE 3. BCD 4. BD 5. AC

三、判断题

1. × 2. × 3. × 4. × 5. × 6. × 7. × 8. × 9. √ 10. ×

四、五、六、七(略)

八、分析比较

1. (1) (B)>(D)>(A)>(C)

    (2) (F)>(E)>(B)>(D)>(A)>(C)

    (3) (A)>(D)>(B)>(E)>(C)

2. (B)>(E)>(C)>(D)>(F)>(A)

3. (E)>(A)>(B)>(C)

4. (A)>(B)>(C)

九、略

第三章 苯丙素类化合物

一、单选题

1. A 2. A 3. B 4. C 5. A 6. D 7. A 8. E

二、多选题

1. ABD 2. BCE 3. BC 4. ABCD 5. BCDE

三、填空题

1. C_7- 位 伞形花内酯

2. 内酯 红

3. 碱提酸沉 挥发性

4. 苯丙素

5. 五味子

6. 立体构型

7. 异构

四、名词解释

1. 香豆素类化合物具有内酯结构,在碱性条件下开环形成羧酸盐而溶于水,在酸性条件下有重新闭合成内酯环而沉淀析出。

2. 香豆素或某些木脂素的内酯结构在碱性条件下开环,与盐酸羟胺缩合成异羟肟酸,进而在酸性条件下与三价铁离子络合而显红色。

五、判断题

1. ×　2. √　3. √　4. √

六、简答题

1. 香豆素类化合物具有内酯结构,在碱性条件下开环形成羧酸盐而溶于水,在酸性条件下又重新闭合成内酯环而沉淀析出。但提取过程中如果在碱液中长时间放置,生成的顺式邻羟基桂皮酸盐可转变为稳定的反式邻羟基桂皮酸盐,即使再加酸也不能环合,所以提取过程中应注意碱液的浓度和加热时间。

2. 参考木脂素章节中含木脂素中药实例——杜仲部分。

第四章　醌类化合物

一、单选题

1. A　2. A　3. B　4. D　5. C

二、多选题

1. ABDE　2. AD　3. ABDE

三、填空题

1. 邻菲醌　对菲醌

2. -COOH　含两个以上 β-OH　含两个以上 α-OH

3. 5%NaHCO$_3$　5%Na$_2$CO$_3$　1%NaOH

四、名词解释

1. Kesting-craven 法:醌及萘醌类化合物当其醌环上有未被取代的位置时,可在碱性条件下与一些含次甲基的试剂(如乙酰醋酸酯、丙二酸二乙酯等)的醇溶液反应。

2. Feigl 反应:醌类衍生物(包括苯醌、萘醌、菲醌及蒽醌)在碱性条件下加热能迅速被醛类还原,再与邻二硝基苯反应,生成紫色化合物,这是鉴别醌类化合物的主要反应。醌类在反应前后实际上并无变化,仅起传递电子的作用。

3. 大黄素型蒽醌:羟基分布在两侧的苯环上的蒽醌类化合物,多数化合物为黄色结晶。

4. 茜草素型蒽醌:这类化合物的羟基分布在一侧的苯环上,化合物颜色较深,多为橙黄色或橙红色的结晶。

五、判断题

1. ×　2. ×　3. √　4. √　5. ×

六、简答题

1. 醌类化合物的生物活性:①泻下作用;②抗菌作用:蒽醌类化合物大多具有一定的抗菌

活性,苷元的活性一般比苷类强;③ 多种蒽醌类化合物具有明显的抗癌作用;④其他作用:对磷二酯酶有显著的抑制作用。

2. 当酚羟基位于苯醌或蒽醌的β-位时,由于受羰基吸电子的影响,使羟基上氧原子的电子云密度降低,故氢质子解离度增高,解离后的产物由于存在共振杂化体,故酸性较强。而位于α-位的酚羟基,由于羟基上的氢与相邻的羰基易形成分子内氢键,降低了氢质子的解离度,故酸性较弱,小于β-酚羟基蒽醌衍生物。α-酚羟基蒽醌的酸性很弱,不溶于碳酸氢钠及碳酸钠溶液。含-COOH> 含两个以上β-OH> 含一个β-OH> 含两个以上α-OH> 含一个α-OH。

3. ①根据溶解性差异用溶剂萃取法分离;②根据酸性差异用pH梯度萃取法分离;③根据极性大小用吸附层析法分离;④根据分子大小用凝胶色谱法分离。

第五章　黄酮类化合物

一、单选题

1. D　2. D　3. B　4. A　5. C　6. C　7. D　8. D　9. C　10. A

二、多选题

1. ABCD　2. AC　3. ABCD　4. AD　5. BDE

三、填空题

1. 交叉共轭体系　助色团

2. 300~400nm　桂皮酰基　220~280nm　苯甲酰基

3. 3 或 5-OH　5-OH　3-OH

4. 聚酰胺　氢键

四、名词解释

1. 原指基本母核为 2- 苯基色原酮类化合物,现泛指两个苯环通过中央三碳原子相互连接而成的一系列化合物(极少数化合物中央的碳原子少于 3 个或多于 3 个)。

2. 为鉴定黄酮类化合物最常用的颜色反应,方法是将试样溶于 0.1ml 甲醇或乙醇中,加入少许镁粉(或锌粉)振摇,滴加几滴浓盐酸,1~2 分钟内(必要时微热)即可显色。

五、判断题

1. ×　2. √　3. ×　4. ×　5. √

六、简答题

3,5- 二羟基二氢黄酮水溶度大。因为 3,5- 二羟基二氢黄酮系非平面分子,故分子与分子间排列不紧密,分子间引力低,有利于水分子进入,溶解度大于平面性较强的 3,5- 二羟基黄酮。

七、分析比较

1. (1) ABCD　DBCA　(2) ACBD　DCBA　ACBD

2. 氯化锶反应阳性的是化合物 B 与 C,A 没有,故可区分 A;锆 - 枸橼酸反应:B 与 C 的 $ZrOCl_2$ 试验显黄色,而 C 在加枸橼酸后黄色褪去,B 在加枸橼酸后黄色不褪,则可区分 B 与 C。

第六章　萜类和挥发油

一、单选题

1. C　2. B　3. D　4. C　5. A　6. D

7. C　8. B　9. B　10. D　11. A　12. D

二、填空题

1. 异戊二烯

2. 奥类　蓝紫色或绿　紫色或红

3. 黄花蒿　抗恶性疟疾　青蒿琥珀酸单酯

4. 萜类化合物　芳香族化合物　脂肪族化合物　萜类化合物

5. 密闭棕　低　空气与光线

三、名词解释

1. 生源的异戊二烯法则:萜类化合物是经甲戊二羟酸途径(图 6-2)或脱氧木酮糖磷酸酯途径衍生的一类化合物,这就是"生源的异戊二烯法则"。

2. 萜类化合物:由甲戊二羟酸衍生、且分子式符合 $(C_5H_8)_n$ 通式的衍生物。

3. 挥发油:存在于植物体内的一类具有芳香气味的油状液体的总称。

4. 奥类化合物:由五元环与七元环骈合而成的芳环骨架。

四、判断题

1. ×　2. √　3. ×　4. √　5. √　6. √　7. √　8. √　9. ×　10. √

五、简答题

1. 通常萜类化合物的分类依据分子结构中异戊二烯单位的数目来进行,分为单萜、倍半萜、二萜、二倍半萜、三萜、四萜和多聚萜。

2. 草酚酮类化合物是一类变形的单萜,它们的碳架不符合异戊二烯定则,具有如下的特性:①草酚酮具有芳香化合物性质,具有酚的通性,也显酸性,其酸性介于酚类和羧酸之间;②分子中的酚羟基易于甲基化,但不易酰化;③分子中的羰基类似于羧酸中羰基的性质,但不能和一般羰基试剂反应;④能与多种金属离子形成络合物结晶体,并显示不同颜色。

3. 青蒿素属环状倍半萜类化合物,具有抗恶性疟疾的生物活性。青蒿素在水中及油中的溶解度均较小,影响疗效,临床应用也受到一定限制。因此以青蒿素作为先导化合物进行结构改造,从中筛选出具有抗疟效价高、原虫转阴快、速效、低毒等特点的双氢青蒿素,再进行甲基化或酯化,将它制成油溶性的蒿甲醚及水溶性的青蒿琥珀酸单酯。

六、指出下列化合物的名称及结构类型

(1) l-薄荷醇　(2) l-龙脑　(3) 樟脑　(4) 斑蝥素

(5) 龙胆苦苷　(6) 京尼平苷　(7) 青蒿素　(8) 穿心莲内酯

七、提取分离与工艺设计

(1) A:碱性成分,B:强酸性成分(萜酸,挥发性酸),C:弱酸性成分(酚,烯醇或某些酯),D:除去羰基化合物的中性油(如醇),E:醛酮等羰基化合物;(2)D 部位成分可以进一步与二元酸类试剂(丙二酸单酰氯或邻苯二甲酸酐或丁二酸酐)形成酸性水溶性单酯,用 $NaHCO_3$ 溶液萃取得碱水层,再用碱溶液皂化,乙醚萃取得萜醇。剩余挥油层可以通过分馏或柱色谱得到不

同中性油成分。

第七章　三萜及其苷类

一、单选题

1. A　2. C　3. B　4. D　5. A

二、多选题

1. AD　2. ABCD　3. ABCD

三、填空题

1. 30　6

2. 糖　糖醛酸

3. 四环三萜　五环三萜

4. Liebermann 反应（或醋酐 - 浓硫酸反应、或三氯乙酸反应、或五氯化锑反应氯仿 - 浓硫酸反应、或氯仿 - 浓硫酸反应）　Molisch 反应

5. δ 0.625~1.50　δ 8.9~33.7

6. FD-MS　FAB-MS　ESI-MS　FAB-MS

四、判断题

1. √　2. √　3. ×　4. ×

五、六、略。

第八章　甾体及其苷类

一、单选题

1. B　2. C　3. B　4. D　5. B　6. A　7. B　8. B　9. C　10. D

二、多选题

1. ACD　2. ABE　3. AB　4. ABDE　5. ABCD

三、填空题

1. 呋甾烷醇型皂苷

2. 合成甾体激素和甾体避孕药

3. C_{17} 不饱和内酯环不同

4. 心脏　甾体苷

5. 毛花洋地黄　地高辛

6. 抑制

7. 溶血指数　最低

四、名词解释

略

五、判断题

1. ×　2. √　3. ×　4. ×　5. √

六、简答题

1. 强心苷按苷元结构特点分为两种类型:甲型强心苷元、乙型强心苷元。亚硝酰铁氰化钠试剂、碱性苦味酸试剂、3,5-二硝基苯甲酸试剂、间二硝基苯试剂反应鉴别。

2. 还有去氧糖,常见的有 6-去氧糖、2,6-二去氧糖、甲氧基糖等。可用三氯化铁-冰醋酸(Keller-Kiliani)反应、呫吨氢醇反应、对-二甲氨基苯甲醛反应、过碘酸-对硝基苯胺反应鉴别 2-去氧糖。

3. 提取强心苷原生苷时应注意的因素有:

(1) 原料须新鲜,采集后要低温快速干燥,保存期间要注意防潮。

(2) 可用乙醇提取破坏酶的活性,通常用 70%~80% 的乙醇为提取溶剂。

(3) 同时要避免酸碱的影响。

(4) 加入硫酸铵等无机盐使酶变性,再选择溶剂提取。

4. 泡沫试验:持久泡沫不因加热而消失;

溶血试验:大多数呈阳性;

检测甾体母核试验:醋酐-浓硫酸反应、三氯醋酸反应、氯仿-浓硫酸反应、五氯化锑反应、酸性-芳香醛反应等。

5. 皂苷的溶血原因是:因为多数皂苷能与红细胞膜上胆甾醇结合生成不溶于水的复合物,破坏了红细胞的正常渗透性,使细胞内渗透压增高而使细胞破裂,从而导致溶血现象。用溶血指数表示皂苷溶血作用的强弱。具有溶血的皂苷药物临床应用时应注意不宜供注射用。

七、分析比较题

1. 易→难:___B___>___A___>___C___

原因:因为 B 中连接的糖是 2,6-二去氧糖,在酸催化水解时竞争质子的能力弱且空间位阻也小,最容易被温和酸催化水解;A 连接的 6-去氧糖,水解的能力次之;C 连接的 2-羟基糖竞争质子能力强且空间位阻大,所以很难被温和酸催化水解。

2. R_f 值大→小顺序:___B___>___C___>___A___

原因:三种化合物的结构差别仅在官能团不同,极性大小取决于官能团的种类,化合物取代的官能团极性顺序:A>C>B。在极性色谱中,化合物极性越大,R_f 越小。所以,R_f 大小顺序是:___B___>___C___>___A___

八、鉴别题

1. ① A、B 醋酐-浓硫酸(20:1) (−) 不出现绿色 / (+) 黄→红→紫→蓝→绿色

② A、B 25% 三氯醋酸/乙醇 加热 (+) 100℃ 呈红色 / (+) 60℃ 即呈红色

2. 呋甾烷醇型皂苷(A)、螺甾烷醇型皂苷(B)、甲型强心苷(C)

取 A、B、C 的乙醇溶液,分别加入 3,5-二硝基苯甲酸试剂呈现红色或深红色为 C,化合物 A 与 B 不显色。(或用碱性苦味酸、间二硝基苯、亚硝酰铁氰化钠试剂鉴别)。

分别取上述两种样品 A、B 分别加盐酸-对二甲氨基苯甲醛试剂,显红色的是 A,不显色的是 B。

3. UV 光谱法鉴别:A 是甲型强心苷元,具有 $\triangle^{\alpha,\beta}$-γ-内酯,其紫外光谱吸收 λ_{max}:在 220nm 左右。B 是乙型强心苷元,具有 $\triangle^{\alpha(\beta),\gamma(\delta)}$-δ-内酯,其紫外光谱吸收 λ_{max}:在 295~300nm 左右。

IR 光谱法鉴别：A 的 IR 光谱的正常吸收峰大多在 1760~1750cm^{-1} 左右,B 的 IR 光谱的正常吸收峰大多在 1720cm^{-1} 左右。

4. 甾体皂苷元在红外光谱 1000~800cm^{-1} 区间几乎都有 4 个特征性的吸收谱带,分别是：980cm^{-1}(A)、920cm^{-1}(B)、900cm^{-1}(C)、860cm^{-1}(D)。

A 是螺甾烷醇型皂苷元：为 C_{25}-S 构型,吸收强度 B 带 >C 带；

B 是异螺甾烷醇型皂苷元：为 C_{25}-R 构型,吸收强度 C 带 >B 带。

5. 分别取 A、B、C 样品的乙醇溶液,分别加入 3,5- 二硝基苯甲酸试剂呈现红色或深红色为含有五元不饱和内酯环的 A 与 B,C 为六元不饱和内酯环,不显色。(或用碱性苦味酸、间二硝基苯、亚硝酰铁氰化钠试剂鉴别)。

再分别取上述两种样品 A、B 的乙醇溶液,水浴蒸干,残渣以冰醋酸溶解,加三氯化铁水溶液,混匀,沿管壁加入浓硫酸,如冰醋酸层逐渐为蓝色,界面处呈红棕色的是含有 2- 去氧糖的 B (也可以用对二甲氨基苯甲醛、呫吨氢醇试剂鉴别)。

九、提取分离流程设计

1.

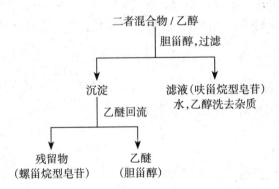

2. (1) 粉碎药材,是为了提取更完全；用索氏提取器以汽油连续回流 3~4h 是为了脱去种子药材中的油脂。

(2) 加 5 倍量水在 35~40℃放置 24h 是让黄夹苷酶解生成次生苷即黄甲夹次苷,加 2.5% 甲苯是为了防止酶解中发酵液发霉。

(3) 因为酶解生成的黄夹次苷易溶于乙醇,所以用 15 倍量、10 倍量乙醇浸泡、渗滤 2 次,以保证提取完全。

第九章 生 物 碱

一、单选题
1. D 2. A 3. B 4. D 5. B 6. E 7. C 8. B 9. B 10. E

二、多选题
1. CDE 2. AB 3. ACD 4. ABDE 5. ACD

三、配伍题
1. CEDD 2. ADBC 3. ADCBE 4. DCA 5. ADB

第十章 海洋天然产物

一、单选题

1. A　2. E

二、多选题

1. ABCDE　2. BCDE

三、名词解释

略

四、填空题

1. 皂苷　较强的溶血

2. 卤族　抗肿瘤

3. 三元氧环　五元氧环　六元氧环

4. 多聚内酯

5. 六元环　醚　反式　顺式　相间　聚醚梯

6. 乙酸乙酯　乙酰辅酶 A　直链化合物　环氧化合物　碳环化合物　其他类似乙酸原化合物

五、判断题

1. 聚醚类化合物(梯状聚醚类化合物)

2. 大环内酯类化合物(生物碱类化合物)

3. 肽类类化合物

4. 前列腺素类化合物

5. C-15 乙酸原类化合物

六、问答题

略

索 引

10检